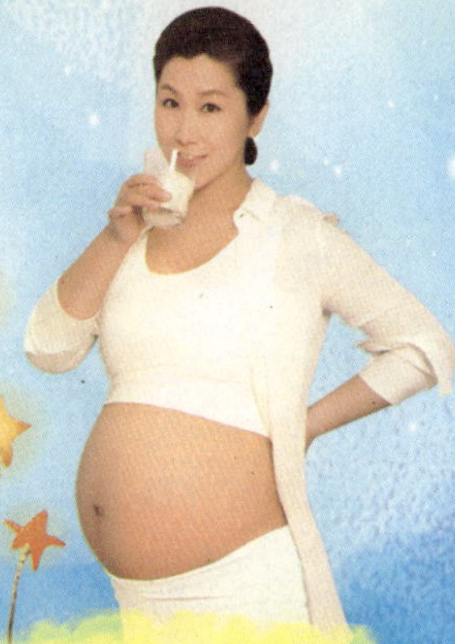

Yunchan Mama Yingyang Fang'an

孕产妈妈营养方案

吴 莹◎主编

吉林出版集团 Jilin Publishing Group | 吉林科学技术出版社 JILIN SCIENCE & TECHNOLOGY PUBLISHING HOUSE

图书在版编目（CIP）数据

孕产妈妈营养方案 / 吴莹主编. -- 长春 : 吉林科学技术出版社, 2013.5
ISBN 978-7-5384-6579-2

Ⅰ. ①孕… Ⅱ. ①吴… Ⅲ. ①孕妇－营养卫生－基本知识②产妇－营养卫生－基本知识 Ⅳ. ①R153.1

中国版本图书馆CIP数据核字（2013）第065667号

孕产妈妈营养方案

Yunchan Mama Yingyang Fang'an

主　　编　吴　莹
出 版 人　李　梁
责任编辑　许晶刚　赵　沫　任思诺
图片模特　张子璇　任晓静　及春晓　金雨欣　张莹楠　宋贞仪　白浩东
　　　　　于　洋　陈　悦　于　娜　王　舒　张　卓
封面设计　长春市一行平面设计有限公司
制　　版　长春创意广告图文制作有限责任公司
开　　本　880mm×1230mm　1/20
字　　数　300千字
印　　张　15
印　　数　1—10 000册
版　　次　2013年6月第1版
印　　次　2013年6月第1次印刷

出　　版　吉林出版集团
　　　　　吉林科学技术出版社
发　　行　吉林科学技术出版社
地　　址　长春市人民大街4646号
邮　　编　130021
发行部电话/传真　0431-85677817　85635177　85651759
　　　　　　　　　85651628　85600611　85670016
储运部电话　0431-84612872
编辑部电话　0431-85635176
网　　址　www.jlstp.net
印　　刷　长春新华印刷集团有限公司

书　　号　ISBN 978-7-5384-6579-2
定　　价　39.90元

foreword
前言

《孕产妈妈营养方案》首先从孕前待孕妈妈和丈夫的饮食调理谈起，然后重点介绍了40周母婴的变化及营养需求，最后对产褥期的饮食调理及新生儿喂养，进行了切实的指导。

《孕产妈妈营养方案》根据怀孕40周的母婴变化及需求，严格地为孕妈妈设计了每周关键营养补充方案、饮食宜忌、具体吃法等，并列出了相关营养食谱，使孕妈妈从备孕开始就能明确地知道接下来每一周该怎样吃，对孕期可能出现的各种情况也从饮食上做了科学的应对。大量实用的菜谱将营养的补充细化在了每一餐之中，让孕妈妈在获取营养的同时尽享美味。

《孕产妈妈营养方案》还为孕妈妈详细介绍了最有利于孕期吃的17种必需营养素，并为孕期容易出现的各种症状提供了可靠的饮食指导，可以帮助孕妈妈轻松应对孕期的各种不适。

《孕产妈妈营养方案》是由孕产育儿专家团队倾力奉献，你容易忽略掉的每一个孕期饮食细节我们都为你关注到，唯一的心愿是让每一位孕妈妈和胎宝宝吃得够营养、够安全、够美味，成就日后的聪明宝宝与健康妈妈。

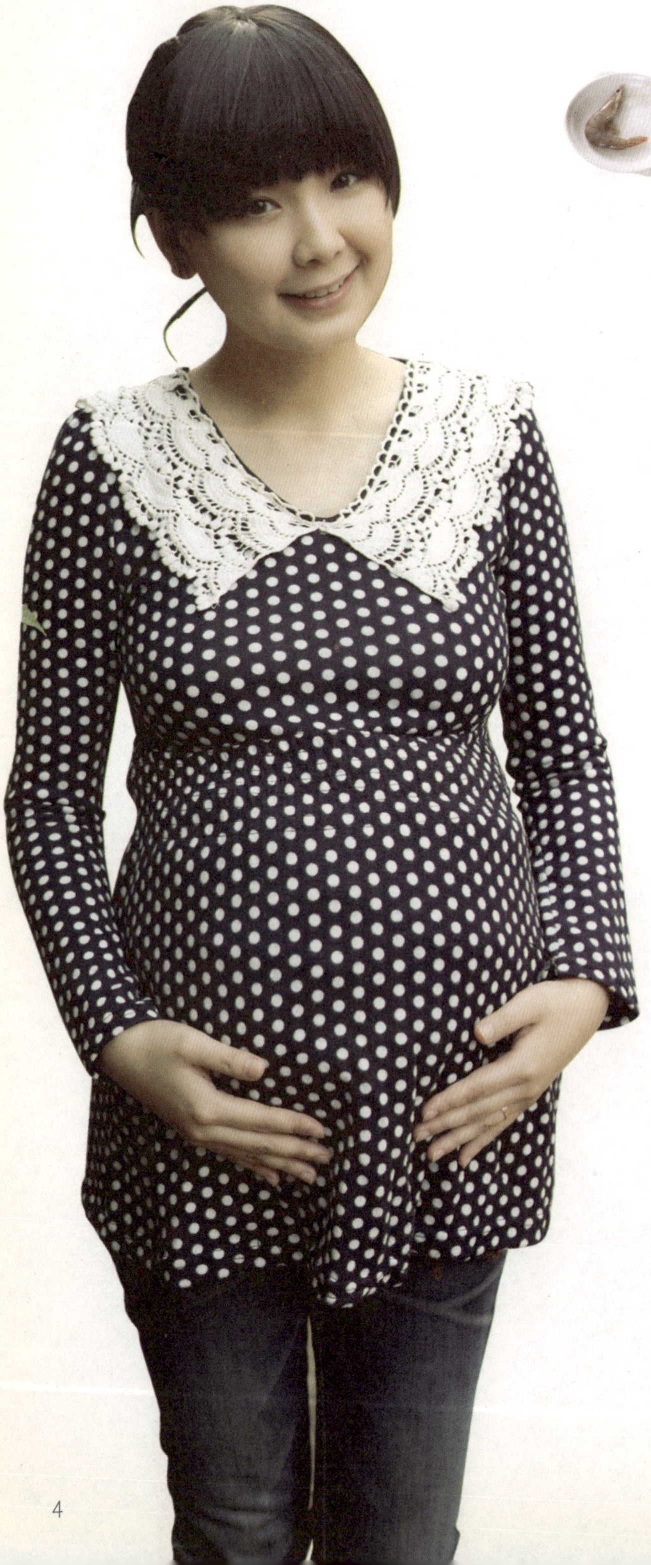

第一章

孕前营养储备不能少

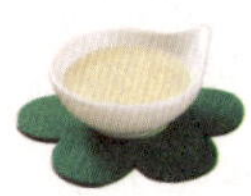

第二章

孕期同步营养方案

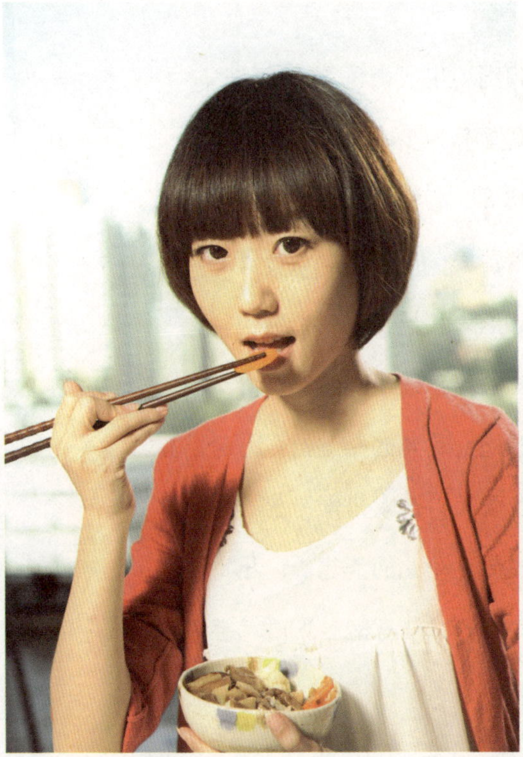

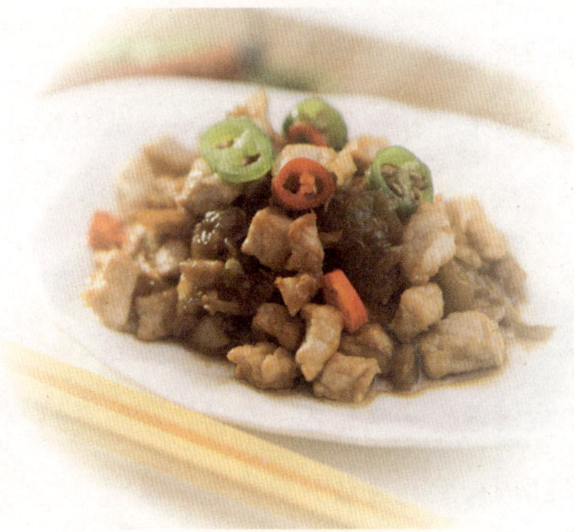

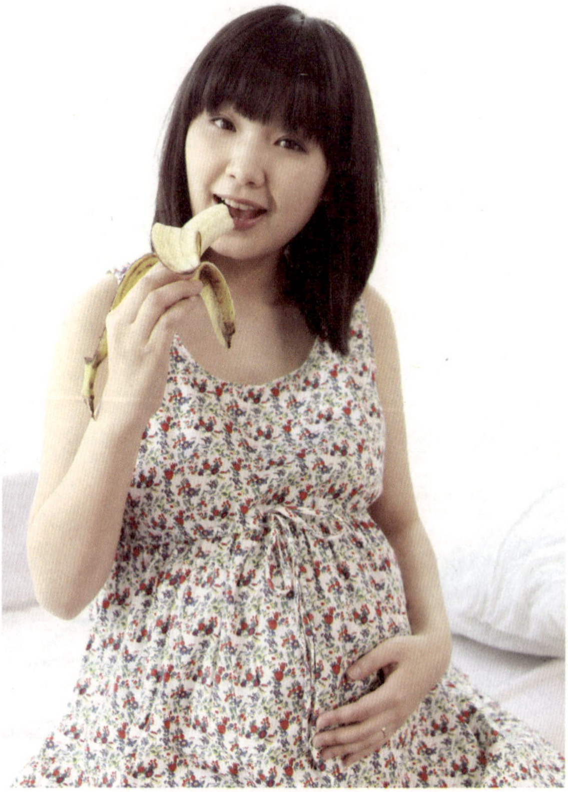

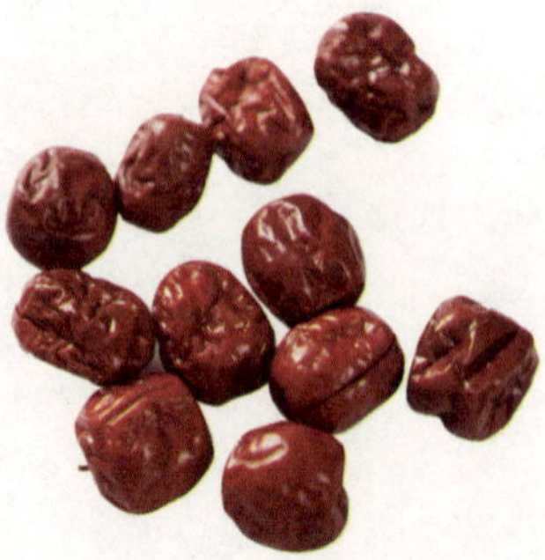

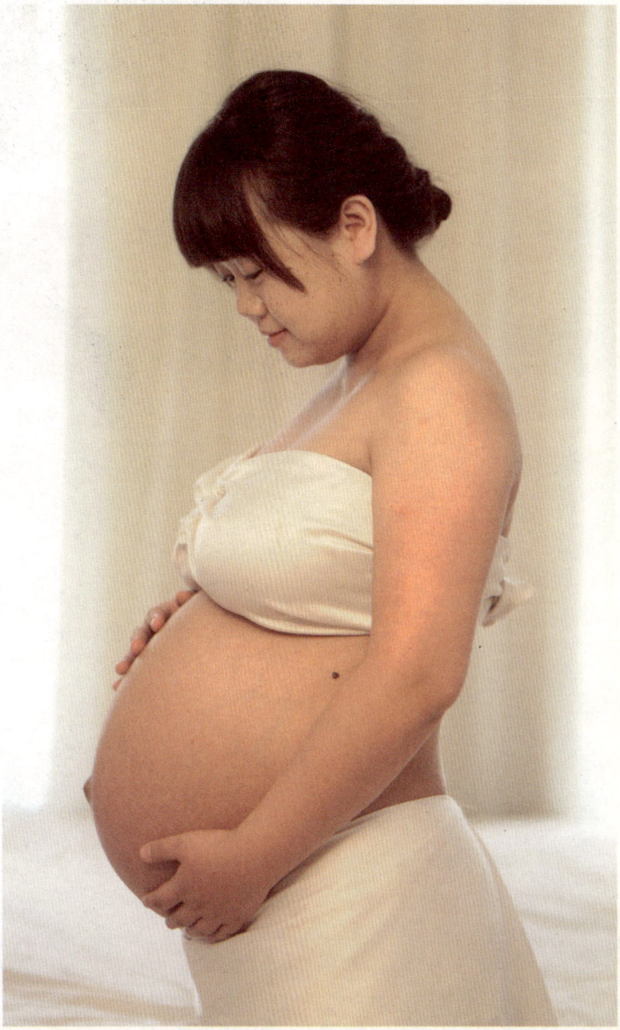

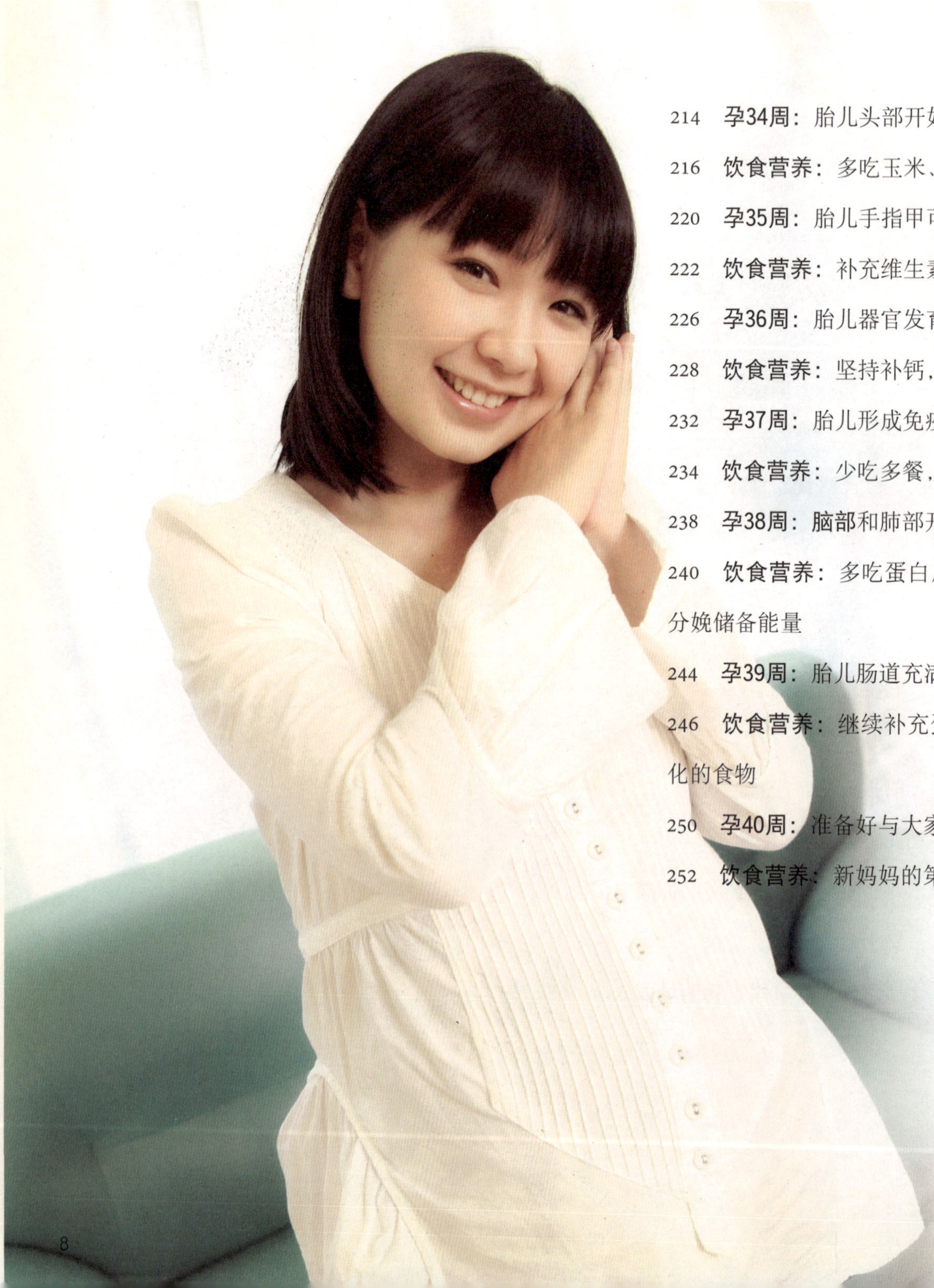

第三章

孕期必需的营养素

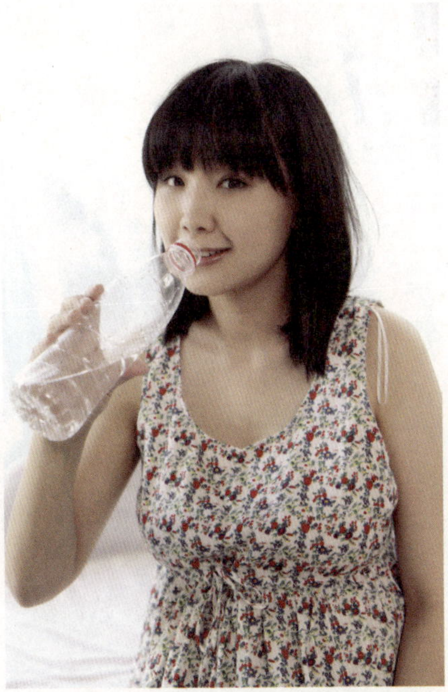

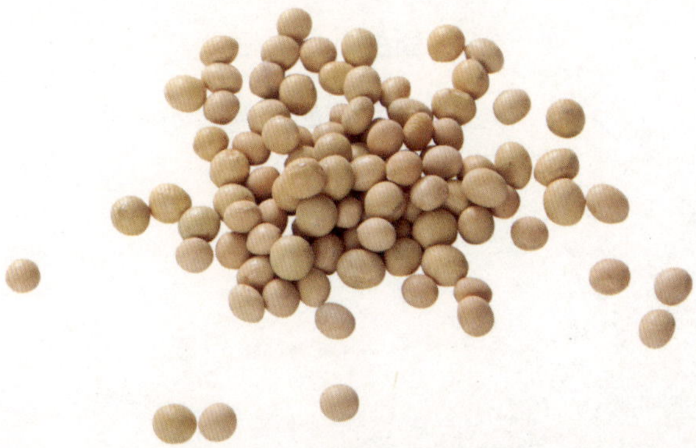

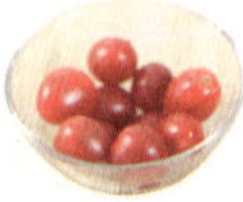

第四章
孕产期不适食疗方案

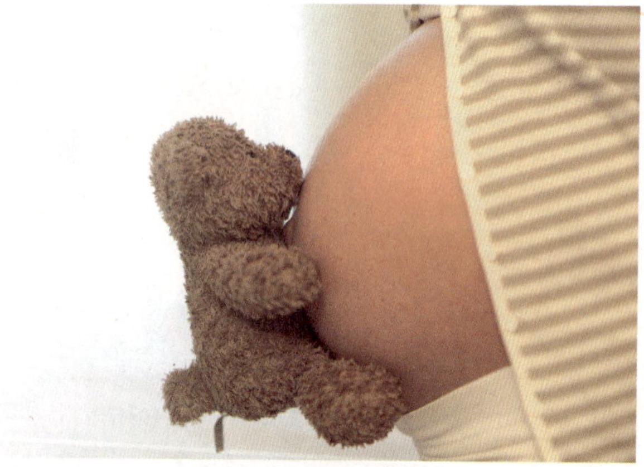

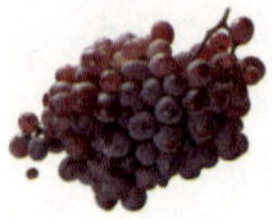

第五章
产后营养食疗

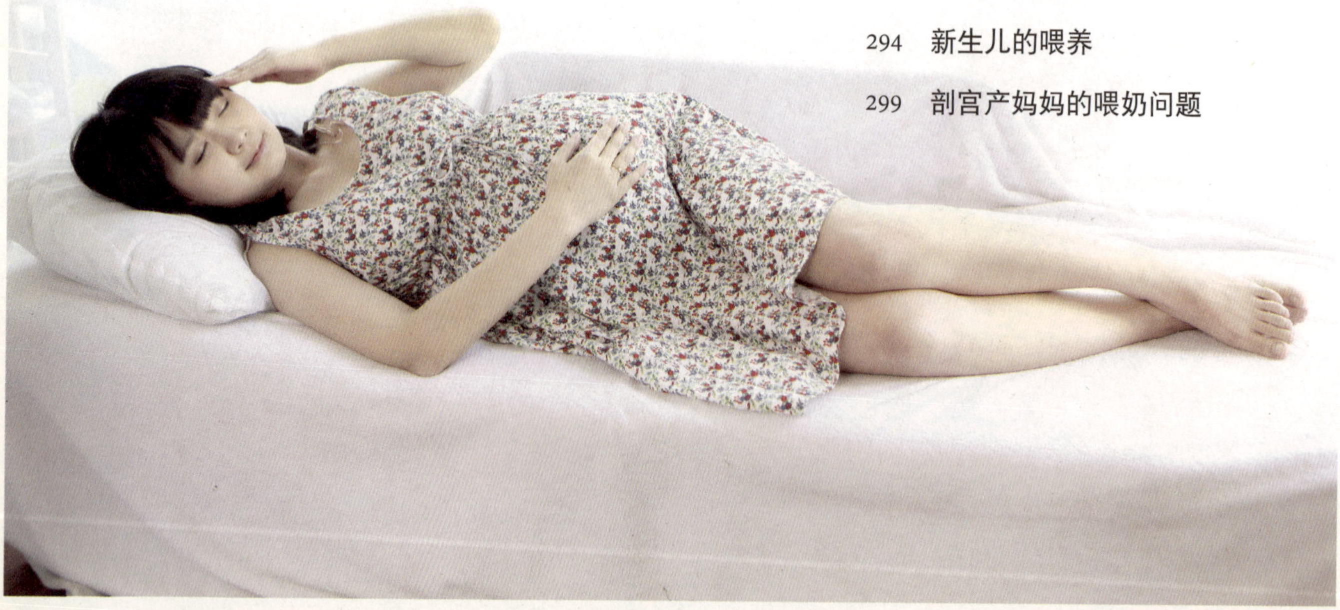

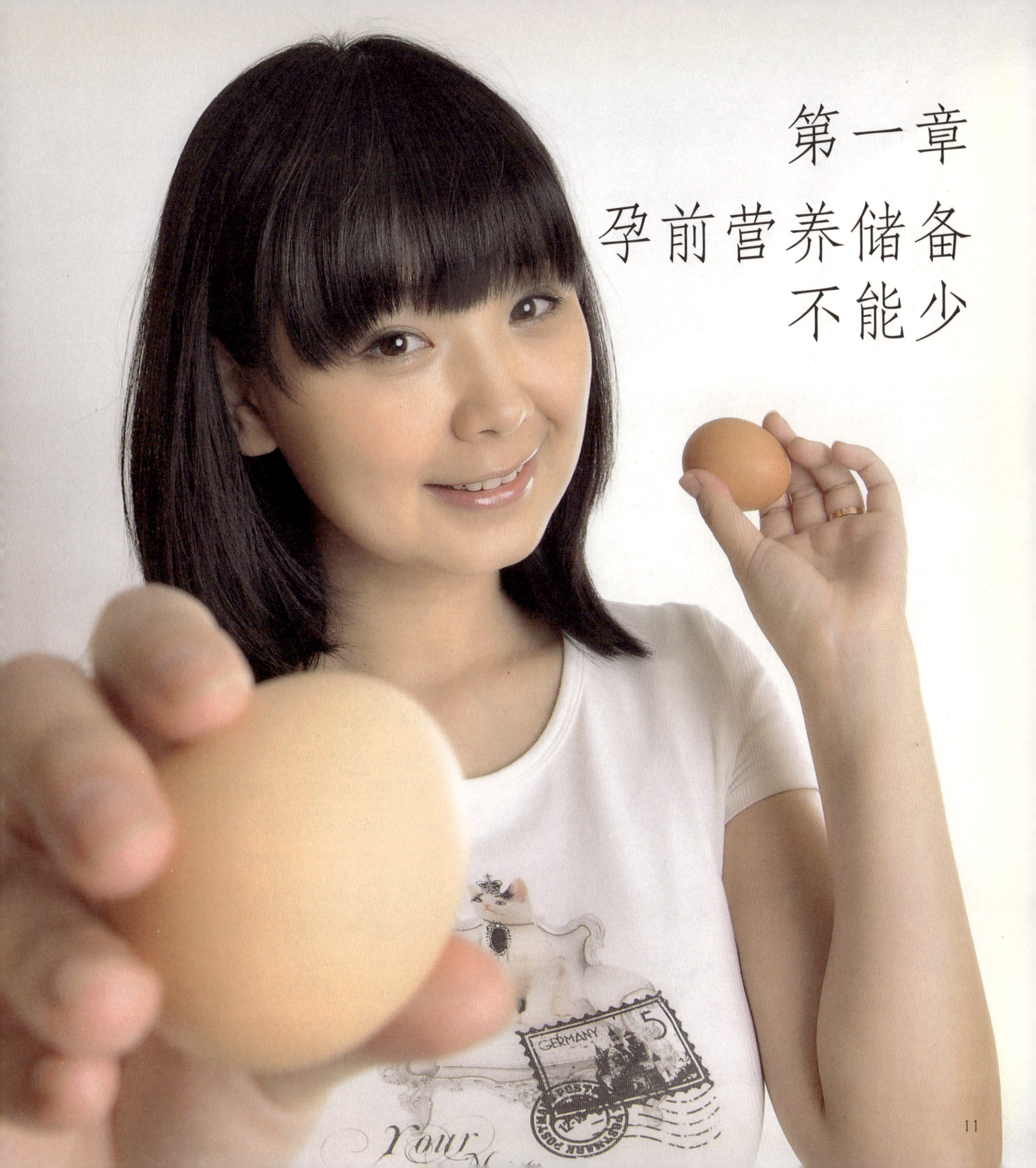

第一章 孕前营养储备不能少

孕前须知

每对夫妇都希望自己的宝宝健健康康地到来，这就需要“爸爸妈妈”有准备的配合。一般情况下待孕妈妈在孕前3个月至半年，就要开始饮食调理，体重过重的待孕妈妈要进行运动、合理搭配饮食进行健康的瘦身，以保证给胎儿一个良好的孕育环境。

补充营养　如果每天保证摄入的营养均衡，就不必要补充药剂的营养素。

孕前必需营养素

叶酸

叶酸是准备怀孕前3个月需要重点补充的营养素，它可以预防胎儿神经管畸形。准备怀孕前3个月每天需要摄入400微克叶酸。以下是每100克的食物中叶酸含量：

鸡肝：1 172（微克）

猪肝：425.1（微克）

黄豆：181.1（微克）

鸭蛋：125.4（微克）

花生：107.5（微克）

核桃：102.6（微克）

鸡蛋：70.7（微克）

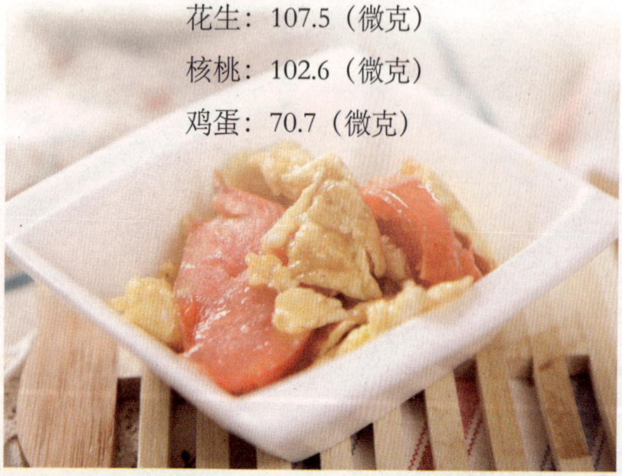

碘元素

孕前补碘比孕期补碘对胎儿大脑发育更有帮助。碘称为“智力营养素”，是人体合成甲状腺素不可缺少的原料。孕前补充碘以后出生的宝宝，其体重、身高和智商水平都要高于孕前未补碘生出的宝宝。准备怀孕的待孕妈妈最好检测一下尿碘水平，以判断身体是否缺碘。孕期每天需要摄入175微克的碘。以下是每100克的食物中碘含量：

裙带菜干：15 878（微克）

紫菜：4 323（微克）

海带：923（微克）

开心果：37.9（微克）

锌元素

锌对胎儿尤其胎儿大脑的发育起着不可忽视的作用。准备怀孕前3个月每天需要摄入15毫克锌。孕前和孕期都宜多摄入富含锌的食物。

以下是每100克的食物中锌含量：

山核桃：12.6（毫克）

扇贝：11.7（毫克）

香菇（干）：8.47（毫克）

铁元素

铁是造血的原料，在矿物元素中位列第二。如果铁摄入不足，孕期母体就会发生不同程度的贫血或者营养不良，甚至可能导致流产。孕前和孕期都宜多摄入富含铁食物。以下是每100克的的食物中铁含量：

猪肝：31.1（毫克）

鸡血：28.3（毫克）

蛋黄：10.2（毫克）

钙元素

钙对胎儿骨骼及牙齿发育有着重要作用。如果孕前和孕期钙的摄入量低，日后宝宝的牙齿就会长得不结实，很容易患龋齿。准备怀孕前3个月每天需要摄入800毫克钙，孕晚期、哺乳期每天需要摄入1 500毫克的钙。孕前和孕期都宜多摄入富含钙的食物。以下是每100克的食物中钙含量：

虾皮：2 000（毫克）

芝麻酱：1 170（毫克）

紫菜：422（毫克）

淡水虾：325（毫克）

TIPS

1.淘米时间不宜过长，不宜用力搓洗，不宜用热水淘米；米饭以焖饭、蒸饭为宜，不宜做捞饭，否则会使营养成分大量流失。2.熬粥时不宜加碱。3.买回来的菜不宜放太久，制作时应先洗后切。炒菜时应急火快炒，3～5分钟即可；煮菜时应水开后再放菜煮，可以防止维生素的流失。

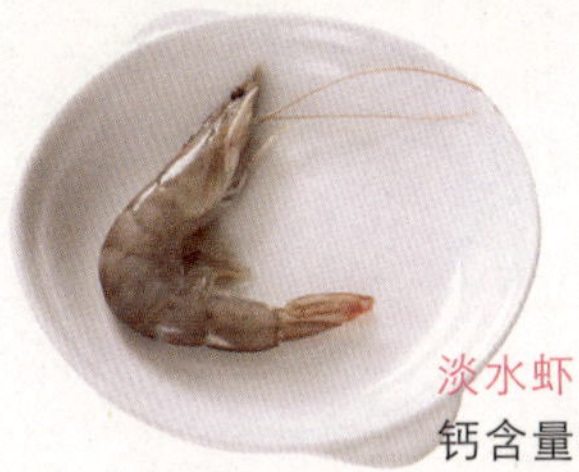

淡水虾　淡水虾的钙含量较丰富，孕前可适量食用

为了宝宝要忌口

冷饮

有些习惯应在孕前加以改变，如喜欢食冷饮。孕妈妈在孕期，胃肠对冷的刺激非常敏感，多吃冷饮会使胃肠血管突然收缩，胃液分泌减少，消化功能降低，从而引起食欲缺乏、消化不良、腹泻，甚至引起胃部痉挛，出现剧烈腹痛现象。

有研究发现，胎儿对冷的刺激也极为敏感，当孕妈妈喝冷饮时，胎动会变得频繁。

浓茶

浓茶中的单宁酸会与铁结合，从而降低铁的正常吸收率，除此之外，大量的单宁酸还会刺激胃肠，久而久之不仅铁的吸收率会发生障碍，也会影响其他营养素的吸收，易造成缺铁性贫血。

含咖啡因的饮料

含咖啡因的饮料会通过胎盘影响胎儿心跳及呼吸，同时容易刺激孕妈妈胃酸分泌，加重肠胃不适症状。而且咖啡、烟、酒容易导致胎儿畸形。

生冷的食物

勿食生鱼片、螺肉等未经加热处理的食物。如果吃了已遭细菌污染或不新鲜的熟食，发生食物中毒则将危及孕妈妈及胎儿的健康。

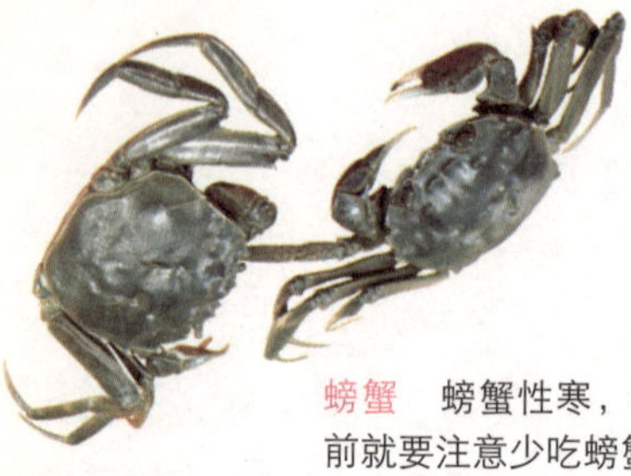

螃蟹　螃蟹性寒，孕前就要注意少吃螃蟹

螃蟹

它味道鲜美，但其性寒凉，有活血化瘀之功效，故对孕妈妈不利，尤其是蟹爪，有明显的堕胎作用。

糖果和巧克力

糖果中的香料和色素，巧克力中的咖啡因，以及它们含有的大量糖分，对健康无益。孕程结束后才可以少量食用。

甜味剂

包括糖、糖蜜、糖浆、阿斯巴甜（阿斯帕坦）等，糖分含量高，最易促胖，而且大量糖分的摄入还会影响孕妈妈牙齿的健康，孕妈妈糖分摄入过高，还会使孕妈妈的血糖高。

辛辣调味料

茴香、花椒、辣椒粉、胡椒等调味品性热且具有刺激性，孕妈妈的肠蠕动本来就在减缓，如果再食用此类食品，会造成便秘。

药膳材料

如果能广泛地从食物中摄取营养成分，是不需要喝大补汤的，如果想烹调药膳食用，最好能根据医生建议调配。

马齿苋

实验证明，马齿苋汁对于子宫有明显的兴奋作用，能使子宫收缩次数增多，强度增大，易造成流产。

油条及油炸食物

在制作油条过程中，所使用的明矾是一种含铝的无机物，铝可以通过胎盘侵入胎儿的大脑，影响胎儿智力的发育。因此，孕妈妈在孕期应该避免食用此类食品。

甲鱼

甲鱼具有滋阴补肾的功效，但是甲鱼性味咸寒，有着较强的通血络、散瘀块作用，因而有一定堕胎之弊。

食用药物

药物会引起胎儿性器官的变化及其他畸形或身体的缺馅。从准备怀孕开始，用药应询问医生后才可使用，中药的服用也应当谨慎。

薏米

药理实验证明，薏米对子宫平滑肌有兴奋作用，可能促进子宫收缩，因而有诱发流产的可能。

胡萝卜

胡萝卜含有丰富的胡萝卜素，但过量摄入会引起闭经和抑制卵巢的排卵功能。

山楂

医学临床证实，山楂对女性子宫有刺激收缩作用，如果孕妈妈大量食用山楂及山楂食品，就会刺激子宫收缩，甚至还会导致流产。

腌制食品

咸鸭蛋是造成孕妈妈水肿的罪魁祸首。一个咸鸭蛋所含的盐已超过孕妈妈一天的需要量，加之孕妈妈每天还要食用含盐食物，这样便使盐的摄入量远远超过肌体需要量。

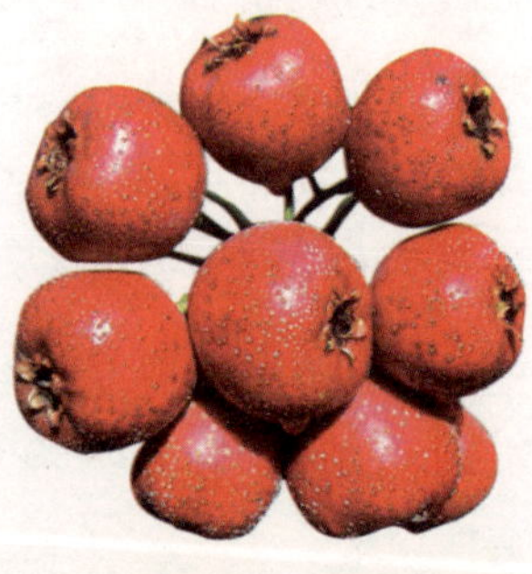

合理搭配是营养的核心

营养的核心是合理搭配。合理营养是指既要通过膳食调配提供满足人体生理需要的能量和各种营养素，又要考虑合理的膳食制度和烹调方法，以利于各种营养物质的消化、吸收与利用；此外，还应避免膳食构成的比例失调，某些营养素摄入过多以及在烹调过程中营养素的损失或有害物质的生成。

膳食追求的是营养平衡。除了初生婴儿可以从母乳中取得较为全面平衡的营养以外，再没有哪一种单一的食物能够为人类提供全面的营养。因此，人类的膳食要进行合理的搭配，不但要提供给用餐者足够的热量和所需的各种营养素，以满足人体正常的生理需要，还要保持各种营养素之间的合理比例和多样化的食物来源，以提高各种营养素的吸收和利用，达到合理营养的目的。

孕前排毒方案

运动排毒

运动是排毒最有效的方法，通过运动让身体出汗，皮肤上的汗腺和皮脂腺，会通过出汗的方式排毒。正准备要宝宝的待孕妈妈一定要养成经常健身、运动的好习惯，如果一周能够进行三次运动，那么就能有很好地排毒功效。

食物排毒

具有排毒功效的食物	
动物血	动物血液中的血红蛋白被胃液分解后，可以提高淋巴细胞的吞噬功能，从而起到排毒的作用
鲜蔬果汁	鲜蔬果汁中所含的生物活性物质可以阻碍亚硝胺对人体的伤害，利于排毒
糙米	糙米被称为“肠道管道工”，因为它有丰富的可溶性植物纤维，可以有效地排毒
豆芽	豆芽中含多种维生素，可以清除体内致畸物质，达到排毒的效果
芋头	芋头中含有食物纤维素，被称为“胃肠清道夫”，因此能够帮助人体清除肠壁上的垃圾
黑木耳	黑木耳中含有丰富的植物胶质，具有很强的吸附能力，能够起到清肠胃排毒的作用
海藻类	海带、紫菜中所含的胶质能够促使体内的放射性物质随粪便排出体外

体重过轻的待孕妈妈怎样补

在流行骨感美的年代，很多女孩把减肥作为终身事业，但是待孕的女孩要了解，体重过重或者过轻都会影响受孕。当女性体重过低时，会造成脑下垂体分泌促滤泡素及促黄体素不足，导致卵巢分泌减少，渐渐引发慢性不排卵或不孕症。因此，微胖的女生比较容易受孕。

补气血　药补不如食补，气虚的待孕妈妈每天都需要摄入一些补气血的食物。

要提前12个月改善体质

属于瘦弱型体质的孕妈妈，需要先把身体调养到标准状态的范围以内，并维持身体稳定、良性的新陈代谢的循环状态；而属于标准体质的孕妈妈，则可以利用这段时间把身体调养到最佳的状态。无论瘦弱还是肥胖的待孕妈妈，都需要提前12个月开始改善体质，做到营养均衡。

瘦弱的待孕妈妈如何改善体质

如果孕妈妈体重过轻，表现为消瘦、乳腺发育不良，将影响胎儿发育和产后泌乳，并且难以承受住分娩所带来的体力消耗。因此应加强营养，尤其是多吃含优质蛋白质和脂肪的食物，使体重接近正常水平后再受孕。身体瘦弱、营养状况较差的女性，根据自身情况可提前12个月开始加强营养。

孕妈妈怎么吃	
血虚的孕妈妈怎么吃	血虚者的特征：一般面色苍白或蜡黄、嘴唇不红、指甲无血色，经血过少、贫血、时常心慌、失眠、头晕、眼花、手足发麻冷凉等症状。在生活饮食中应注意：多吃些含铁质的食物，如：葡萄、樱桃、苹果、深绿色蔬菜、鱼、蛋、奶、大豆、猪肝、鸡肝等
气虚的孕妈妈怎么吃	气虚者的特征：一般为说话无力、食欲缺乏、缺少耐力、易头晕、易疲劳、嗜睡、四肢无力、面色白、易出汗。在生活饮食中要注意：保证三餐，不要一忙就忘了吃饭，并积极摄取一些有营养的食物，如：鱼、蛋、肉、奶、蔬果。特别是要在每次生理期结束之后，最好能吃些调养身体的补品，如：人参、黄芪

体重过重的待孕妈妈怎样吃

体重超重或过于肥胖，也会成为怀孕、分娩的不利因素，也会成为妊娠糖尿病等疾病的诱发因素。而在妊娠期间是不能采用节食减肥措施的，否则难以保证胎儿的营养和正常发育。因此，这一类的待孕妈妈应在怀孕之前通过合理的营养，配合适当的体育锻炼，达到或接近理想体重，提高身体健康水平与适应能力之后便可受孕。

合理减重　孕前减重不能采取节食、吃减肥药等不健康的方式减重。

孕前最理想的体重

在当前流行骨感美女的时尚潮流影响下，减肥便成了女性生活的一部分。在拥有纤细身材的同时，过度节食减肥会使女性内分泌紊乱，甚至会出现闭经，影响卵巢正常排卵，从而影响生育。但是过胖的女性同样是不容易受孕的，因为雌激素容易积聚在肥胖女性的脂肪组织中，会导致内分泌代谢紊乱，甚至也会出现月经周期紊乱，也有部分女性虽然月经规律，但是没有排卵，同样也会导致不孕。

那么女性的孕前体重达到多少才算标准呢？下面为女性提供两个公式作为参考：

1.理想体重（千克）=身高（厘米）－105

2.BMI（身高体重指数）=体重/（身高×身高）单位：（千克/平方米）

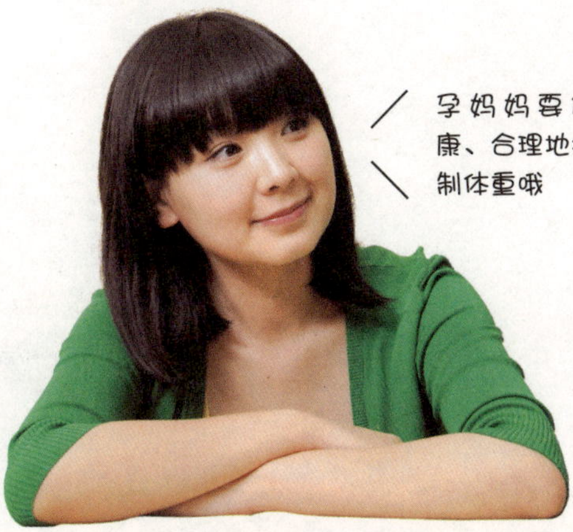

成人BMI（身高体重指数）数值	
轻体重	BMI<18.5
健康体重	18.5≤BMI<24
超重	24≤BMI<28
肥胖	28≤BMI
最理想的体重指数	22

合理控制体重

现在很多正在计划怀孕的待孕妈妈都有了一些孕前控制体重的意识，都了解太胖不仅不利于受孕，而且还会影响未来宝宝的健康。那么孕前要怎样控制饮食才不会影响待孕妈妈的身体呢，下面我们为待孕妈妈介绍一些方法：

★ 改善饮食：要吃一些自己身体真正需要的食物，一天三餐要均衡饮食，那些不健康的膨化食品、饮料、油炸食品等，就一定不要再吃了，适量吃一些水果、蔬菜、坚果、豆类、粗纤维等对身体有益的食物。

★ 坚持做运动：制订一个运动健身计划，并不断地坚持，至少一周需要进行3次锻炼，每次要达到1个小时，可以选择慢跑、快走、散步、游泳等有氧运动。运动不仅可以控制体重，还可以减少体重，对日后顺利分娩和产后体形恢复都有很大的帮助。

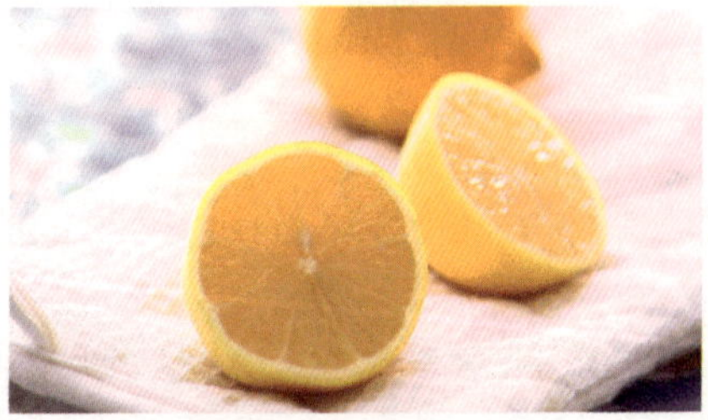

可以控制体重的食物	
谷类	玉米
豆类	黄豆、豆制品
蔬菜类	山药、红薯、豌豆、胡萝卜、马铃薯
水果类	苹果、葡萄柚、香蕉
肉、蛋、奶类	鸡肉、牛肉、羊肉、鹌鹑

蘑菇炖豆腐

原料：水发香菇50克，豆腐1块，胡萝卜10克，葱末、姜末、花椒面、精盐、酱油、香油、植物油各适量。

做法：1.水发香菇择洗净，切成小块；豆腐切成小块；胡萝卜洗净，切成“象眼片”。

2.分别下入沸水锅中焯烫3分钟，捞出沥水。

3.锅中留底油烧热，下入葱末、姜末、花椒面炒香，再加入豆腐、香菇、胡萝卜片、酱油、精盐及适量水烧开，转文火炖入味，淋入香油装碗即可。

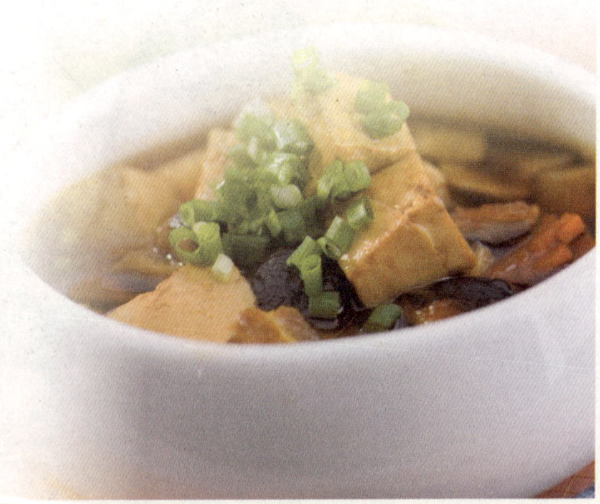

丈夫的饮食不可忽视

别以为孕育宝宝只是“妈妈”的事情，在孕育宝宝的过程中，“爸爸”同样起着至关重要的作用。“爸爸”不仅在准备怀孕前的3个月开始戒烟、戒酒，还要进行食补和体育锻炼等，为优生宝宝做出一份贡献。“爸爸”的精子质量是决定宝宝健康与否的重要因素。

杀精　洗涤剂中含有的十二烷基苯磺酸钠，会降低精子的活性。

这些食物会伤害精子

会伤害精子的食物	
烧烤及油炸食品	烧烤和油炸的淀粉类食物中含有致癌毒素丙烯酰胺，会导致男性精少
咖啡	咖啡中的咖啡因会刺激人的交感神经，使人精神振奋，但是当交感神经活动频繁时，副交感神经就会受到压抑，时间久了会导致性欲减退
酒	酒会加速体内睾酮的分解，会导致男性血液中睾酮水平降低，容易出现性欲减退、精子畸形等
肾脏	准备要宝宝的男性尽量不吃动物肾脏，因为动物肾脏中含有重金属镉，重金属镉会损伤精子导致不育
奶茶	奶茶中含有奶精、色素、香精等，奶精的主要成分是氢化植物油，是一种反式脂肪酸，它会减少雄性激素的分泌，对精子造成很大的伤害

特别提示

在洗菜或者洗水果的时候，尽量不要用洗涤剂，如果在未冲洗干净的情况下食用，同样会伤害男性的精子，最好用精盐浸泡蔬果。

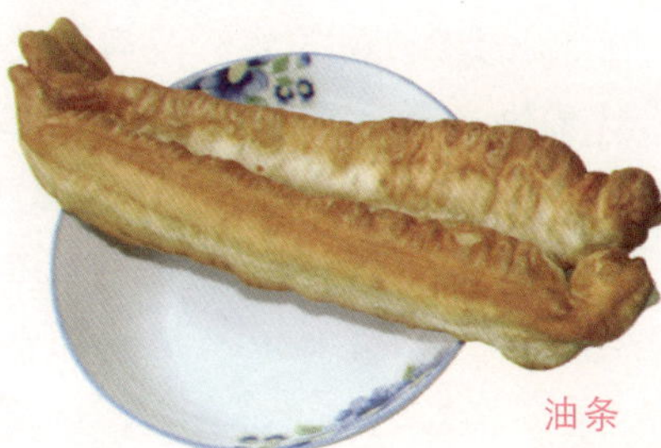

油条　油条中含有明矾，长期食用会影响精子的质量

提高精子质量的食物

能够提高精子质量的食物	
海带	对放射性物质有特别的亲和力，其胶质能促使体内的放射性物质随粪便排出，从而减少积累和减少诱发人体功能异常的物质
海鱼	含多种不饱和酸，能阻断人体对香烟的反应，并能增强身体的免疫力
豆芽	贵在“发芽”，无论黄豆豆芽还是绿豆豆芽中所含多种维生素能够消除身体内的致畸物质，并且能促进性激素的生成
韭菜	韭菜又称起阳草，富含挥发油、硫化物、蛋白质、纤维素等营养素，能温中益脾、壮阳固精，其精纤维可帮助吸烟饮酒者排泄体内的毒素
水果	能解除体内堆积的毒素和废物，把积累在细胞中的毒素溶解并由粪便排出体外

蛋皮韭菜

原料：韭菜250克，鸡蛋3个，虾皮10克，香油1小匙，白糖、植物油各3/5小匙，醋、精盐各2小匙，湿淀粉1/2小匙。

做法：1.把韭菜切去老根，下入沸水锅中，加入精盐，用武火烧开，至熟透捞出，沥去水，凉凉，切成3厘米长的段；把鸡蛋磕入碗中，加入精盐、湿淀粉，搅匀；虾皮洗净，沥去水。

2.锅烧热，加植物油，使油滑匀，再将油倒出不用，把1/2的鸡蛋液倒入锅中，摊成大而薄的圆形鸡蛋饼，至熟透取出，再把余下的鸡蛋液倒入锅中，以同样的方法制成鸡蛋饼，均切成丝。

3.把余下的韭菜段、鸡蛋饼丝摆入盘中，再把虾皮放在中心点上。

4.把香油放碗中，加精盐、白糖、醋，调成味汁，浇在盘内韭菜段、鸡蛋饼丝、虾皮上即可。

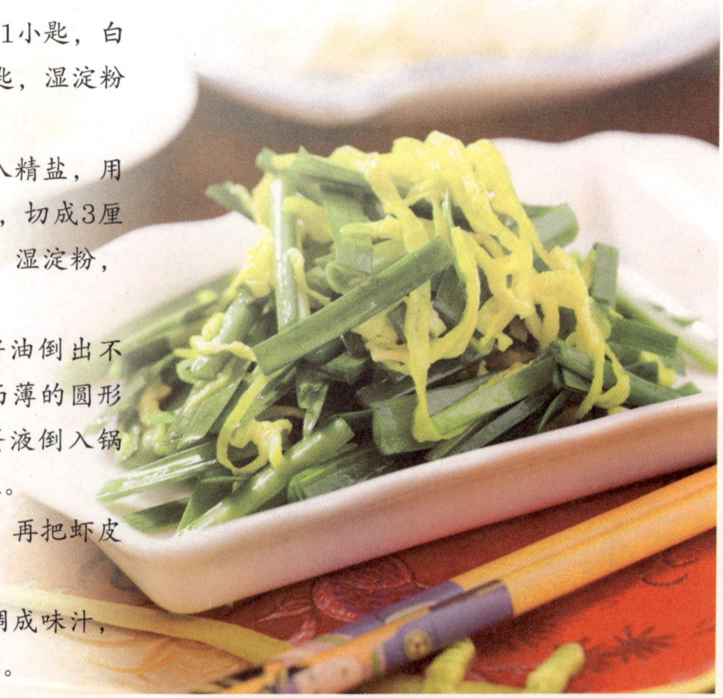

第二章
孕期同步营养方案

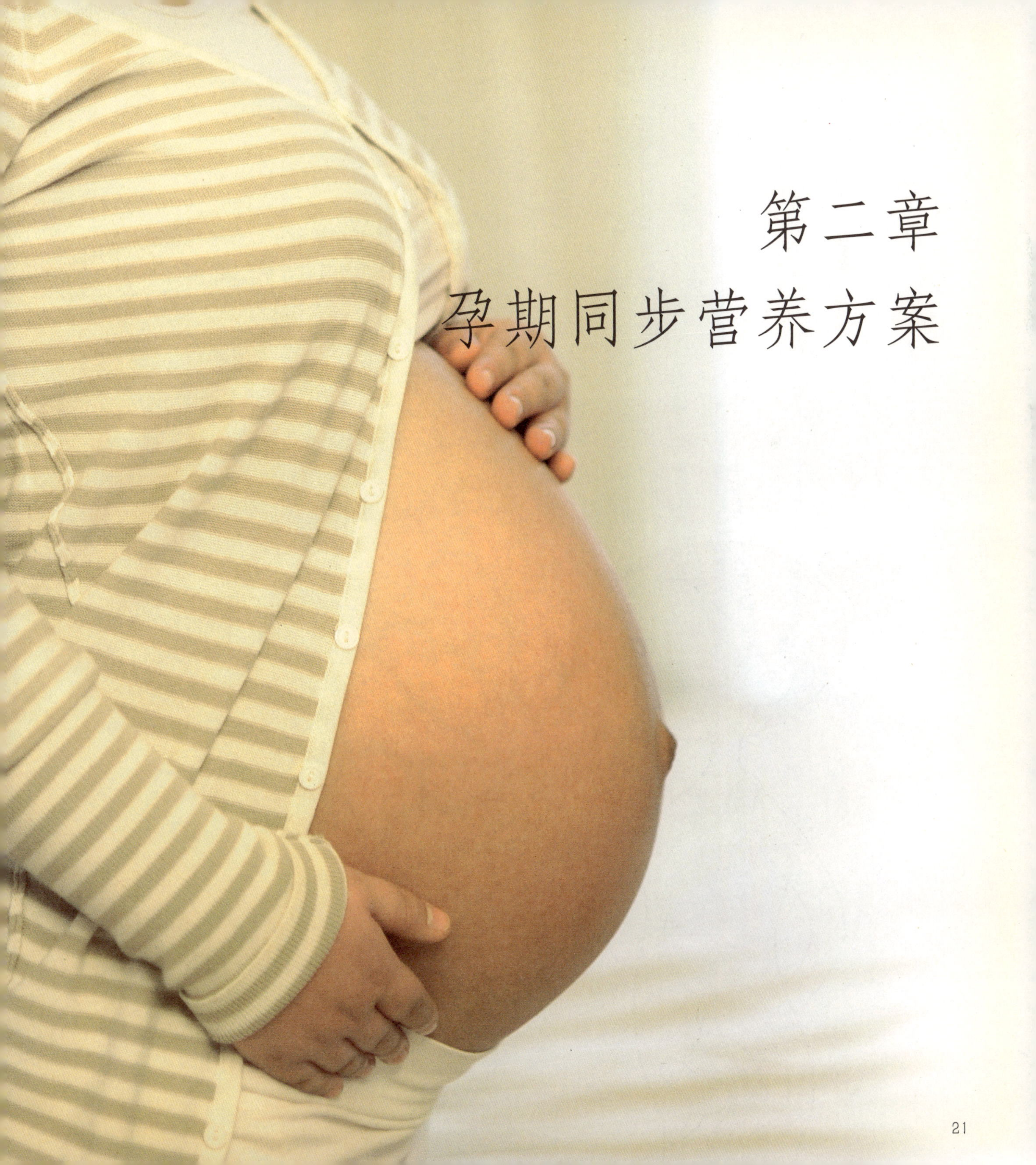

孕1~2周 准备怀孕

优生 现代社会，越来越多的人讲究优生，优生即在怀孕之前做一系列有利于孕育健康胎儿的准备。

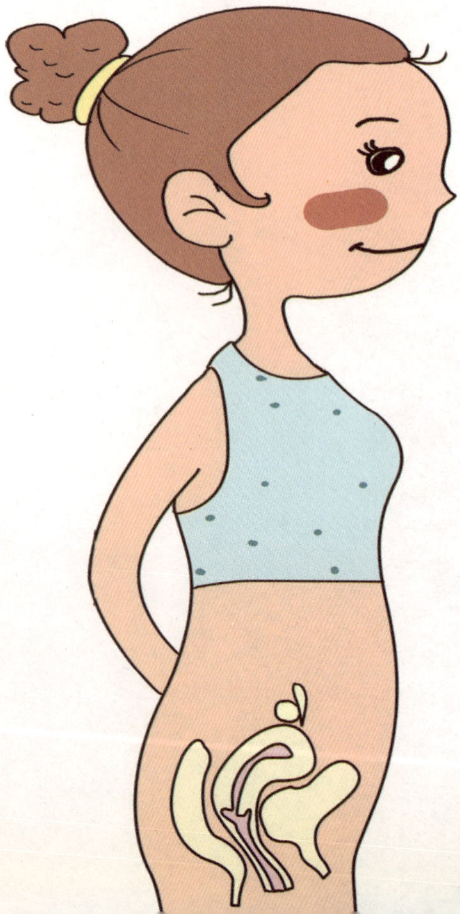

决定怀孕的瞬间

怀孕并不是从精子和卵子的相遇开始的，而是从生成具有怀孕能力的卵子和精子的瞬间开始的。

所以，怀孕期以40周计算，将准备产生新卵子的一周视为怀孕第一周。因此待孕妈妈从末次月经开始，应随时检查是否怀孕。待孕妈妈要精确计算自己的排卵日，最好在排卵日当天跟丈夫同房，而且在同房前的1～2周内，未准爸爸应该禁欲。

最佳受孕体位

科学证明，做爱时男上女下的姿势对受孕最为有利。这种姿势使阴茎插入最深，因此能使精子比较接近子宫颈。如果要加强效果，女性可以用枕头把臀部抬高，使子宫颈可以最大限度地接触精子。

胎儿的变化

宝宝的性别由构成基因的46条染色体中的两条来决定，精子和卵子各带一条。卵子带X染色体，精子带X或Y染色体。如果是带X染色体的精子使卵子受精，就是女孩；如果是带Y染色体的精子使卵子受精，就是男孩。因此，是男性决定宝宝的性别。

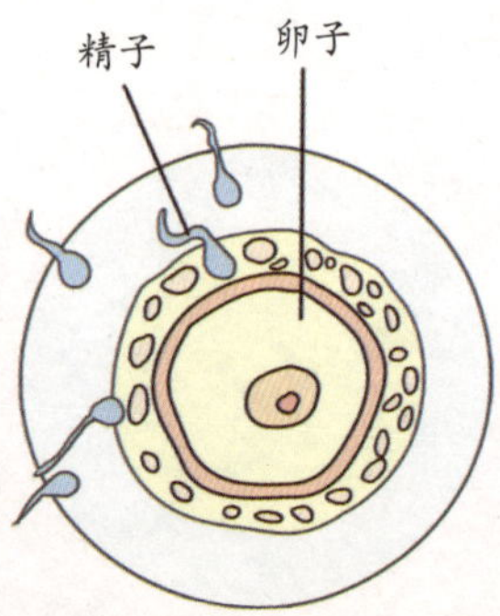

最佳受孕时机

在夫妻双方的感情好，特别是精神状态好，无任何忧愁干扰时；在双方身体无任何疾病时，长期口服避孕药的待孕妈妈应停用两个月后再受孕。受孕前3个月，男女双方要戒烟酒，保持营养状态良好。

确定排卵日期后，选择风和日丽的好天气同房：排卵前5天避免性生活，以保证精子数量和质量；宫颈黏液开始有拉丝反应时，提示即将排卵，可隔天同房；拉丝度最佳的一天最接近排卵，应选择此日同房；在排卵后3天或基础体温处于上升水平后3天内仍有受孕可能，可隔日同房。

研究发现，同房的最佳时间是下午5～7时。因为无论是精子的数量还是质量，一天中变化都很大，而这段时间则达到高峰，恰好也在此时，女性最容易受孕。按人体生理钟推算出智力、体力和情绪都在最佳状态时，此办法应以女方为主，想让男女同时处于最佳状态是不太容易的。

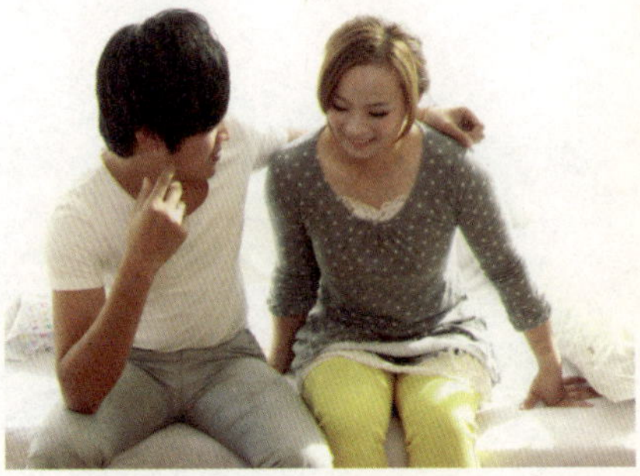

正确计算排卵日

数字推算法

如果你是月经周期非常规律的女性，就可以用数字法推算出自己的排卵周期。女性的排卵期一般在下次月经来潮前的14天左右。例如，你的月经周期为28天，如果这次月经来潮的第一天是在8月1日，那么下一次就应该是8月29日，那么这个月的13、14、15、16、17日中间任何一天都可能是排卵日，不过，由于女性的月经周期有时会随外界因素而变化，或者你本身月经就不规律，这种方法常常显得不够准确。

排卵试纸测定法

女性排卵一般在基础体温上升前由低到高上升的过程中，在基础体温处于升高水平的三天内为“易孕阶段”，但这只能提示排卵已经发生，不能预知排卵将何时发生。经6小时充足睡眠醒后尚未进行任何活动之前测体温并记录：正常情况下排卵后体温上升0.3℃～0.5℃；如无排卵，体温不上升，整个周期呈低平体温。此法需反复多次测试，并用点线相连进行分析。

TIPS

在什么情况下我应该担心不孕症？

婚后有正常性生活，且在月经中期进行无保护性行为两年以上而未受孕者称为不孕症。如果你的月经周期不规律（每个月的来潮时间有48小时以上的差异）或者根本没有月经，那么你就可能没有排卵。如果这样，在计划怀孕时或者尝试了6个月之后仍未能怀孕者，请向医生咨询。40%～50%的夫妇的问题在于男性缺乏精子或者精子活动性差所导致。可进行精液分析检查。

观察宫颈黏液

月经干净后宫颈黏液常稠厚而量少，甚至没有黏液，称“干燥期”，不易受孕。月经周期中期随着内分泌的改变，黏液增多而稀薄，阴道分泌物增多，称“湿润期”。接近排卵期黏液清亮，滑润而富有弹性，如同鸡蛋清状，拉丝度高，不易拉断，出现这种黏液的最后一天前后48小时之内是排卵日，因此，在出现阴部湿润感时为“易孕期”。

本周注意事项

生活计划	执行方案
做好计划	做好在排卵日同房的怀孕计划，在这之前的1～2周要禁欲
谨慎用药	对有可能影响怀孕的药物要停服，服药一定要咨询医生
戒烟、戒酒	向周围人宣布戒烟、戒酒，让大家帮忙监督
制订营养计划	及早服用叶酸等营养物质，少吃对待孕妈妈身体不好服的食物，比如加工食品（香肠）、油炸食物（油条）、冷饮（冰激凌）、腌制食品（酸菜）等

饮食营养：正常吃饭，无需进补

这周孕妈妈所需营养素与孕前没有太多变化，如果之前的饮食已经很规律，这时只需保持就可以了。但孕后，需要在两餐之间各安排一次加餐。

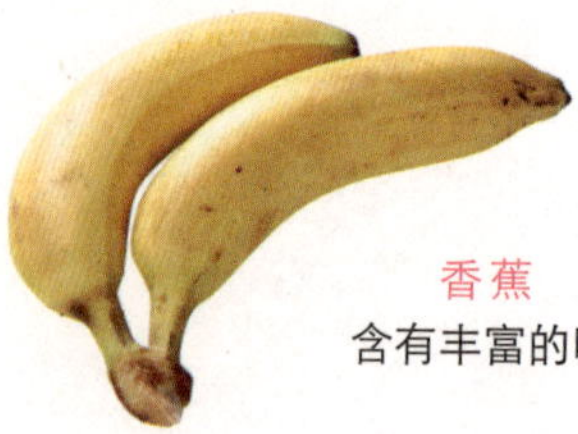

香蕉　香蕉中含有丰富的叶酸

营养重点

重点补充	适量补充
蛋白质	糖类
各种维生素	无机盐
矿物质	钙

营养需求

我们这里所说的怀孕第一周，其实是末次月经开始后的第一周。此时的待孕妈妈，正处在月经期间。虽然第一周精子和卵子还只能以“前体”的状态存在于“爸爸”、“妈妈”体内，但这一周也要遵循营养全面、合理搭配的饮食原则。待孕妈妈应适当增加糖类和蛋白质的摄入量，糖类每天150克以上，蛋白质每日不少于40克。另外要确保无机盐、钙质和维生素的供给。

吃什么、怎么吃

为确保未来胎儿的正常发育，孕妈妈应该调整自己的饮食习惯：

每天清晨空腹喝一杯温开水或矿泉水，可以起到清除肠胃毒素的作用，对改善器官功能，防止一些疾病的发生都有很大好处。

待孕妈妈一定要吃早餐，而且要保证早餐的质量。最好有50克面包或粥作为主食，1个鸡蛋，250毫升牛奶或豆浆，少量蔬菜，做到营养丰富均衡。

饮食专家提示

远离烟酒和其他有毒物质，如农药、麻醉药、铅、汞、镉等；远离电磁污染，煮饭时用电磁炉要保持一定的距离。尽量少用电脑、微波炉等，因为它们能产生电磁场，对待孕和未来的胎儿均有危害；避免饮浓茶、浓咖啡及碳酸型饮料。此外，在切生肉后一定要将手洗干净，以免有细菌进入体内；炒菜、吃涮羊肉时一定要把肉炒熟涮透，以防生肉中的弓形体原虫进入体内。

孕妈妈的参考餐单

用餐时间	食物名称
早餐	牛奶、粥、汤、配着点心、面包、三明治、鸡蛋、蔬菜等吃。如果早餐不习惯喝牛奶，可以尝试豆浆，豆腐汤等豆制品
加餐	酸奶、奶酪配苹果
午餐	要吃好，不要选择外面的快餐（包括西式快餐）。如果一定要吃，也要记得帮自己点一份青菜，过于油腻的菜先泡过白开水后再吃；碳酸饮料尽量避免喝，可用新鲜果汁或矿泉水代替
加餐	坚果、豆制品、水果、饼干
晚餐	米饭1碗、清蒸鲫鱼、海带汤、番茄炒鸡蛋

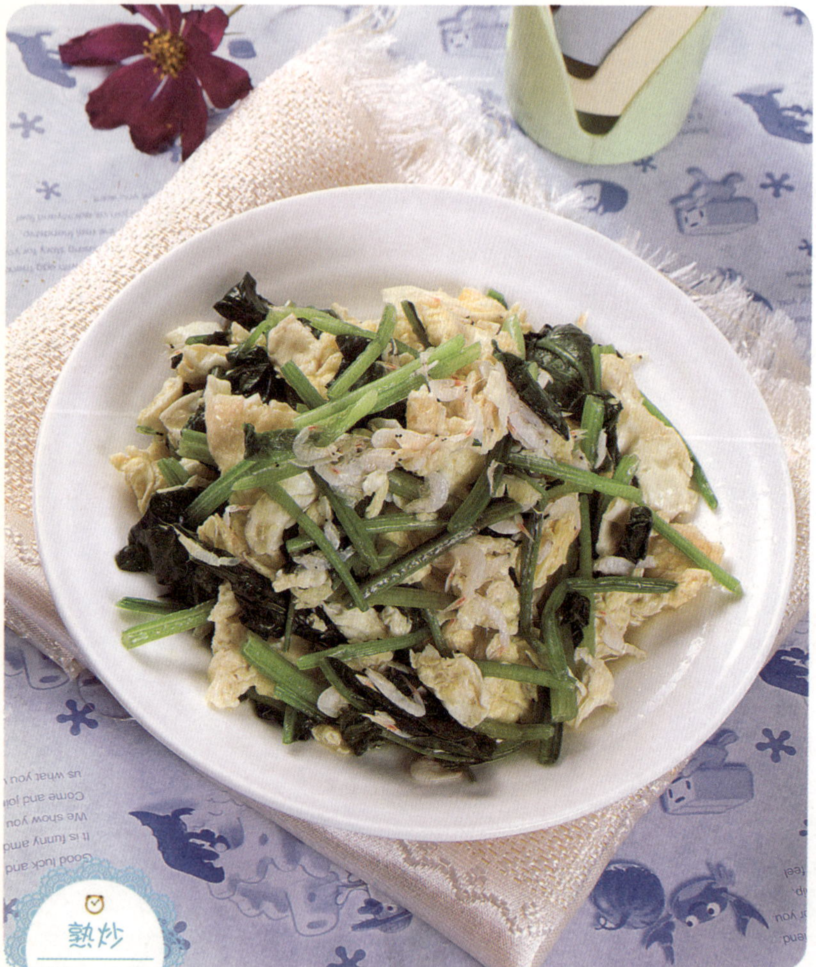

熟炒

咸鲜、软嫩

虾皮鸡蛋炒菠菜

原料

菠菜300克，虾皮30克，鸡蛋3个。

调料

精盐、白糖、植物油各适量。

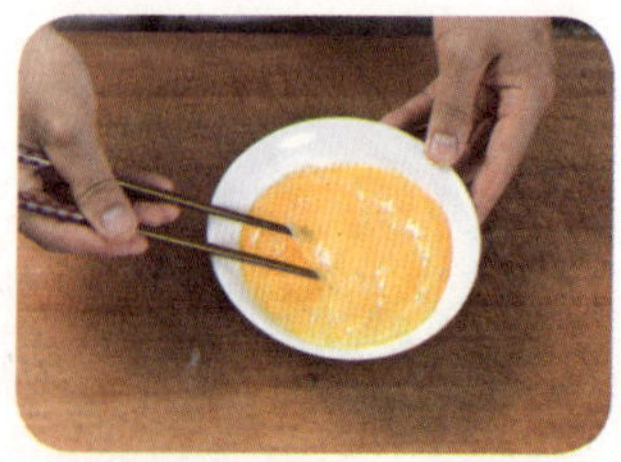

1 鸡蛋磕入碗内，加入精盐搅拌；虾皮洗净放碗中，上屉蒸5分钟，取出。

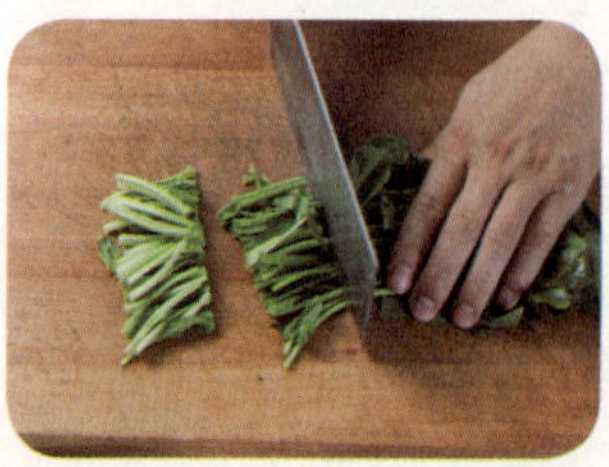

2 菠菜去根，洗净，切成4厘米长的小段，放入沸水锅中焯烫一下，捞出用冷水过凉，沥净水分。

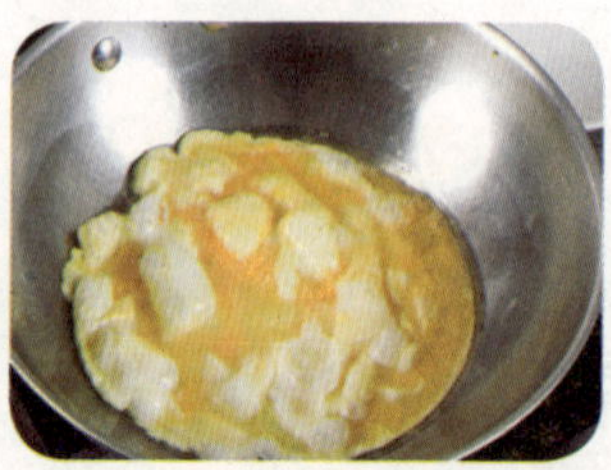

3 锅中放入植物油烧热，倒入鸡蛋液炒熟、取出，锅中加入少许植物油，连汤汁倒入虾皮略炒。

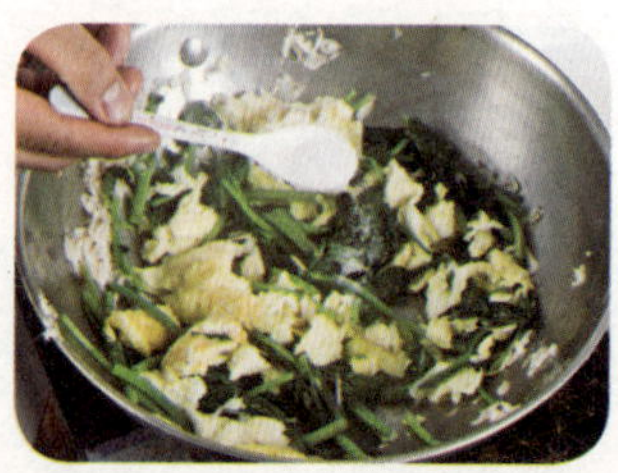

4 放入炒好的鸡蛋和焯烫好的菠菜段，用武火快速炒匀；在加入精盐、白糖出锅装盘即可。

苦瓜炒虾仁

原料

苦瓜500克，鲜虾仁100克。

调料

精盐、酱油各1小匙，植物油3大匙。

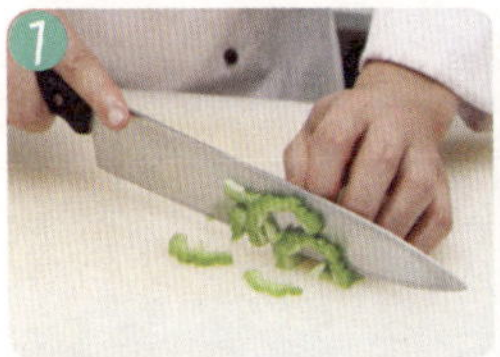

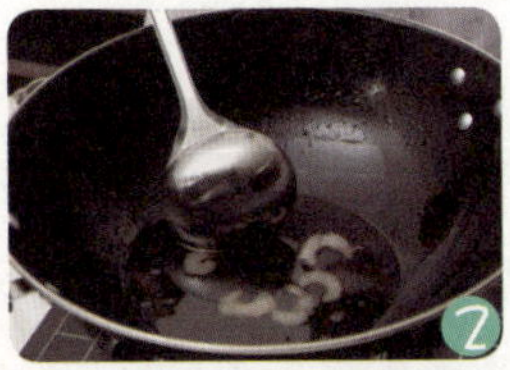

1 将苦瓜洗净，切去两端，从中间剖开，再去瓤及籽，切成薄片；坐锅点火，加油烧至七成热，放入虾仁滑散、滑熟，捞出沥油。

2 锅再上火，加入少许底油烧热，先下入切好的苦瓜略炒，再放入熟虾仁、精盐、酱油速炒一下，即可出锅装盘。

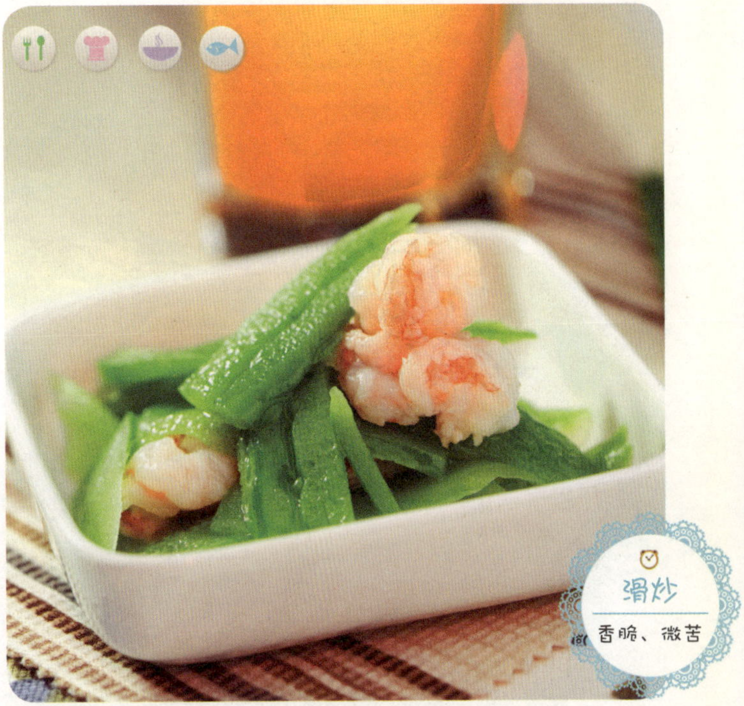

韭菜炒虾仁

原料

韭菜200克，虾仁50克。

调料

葱段、姜丝各少许，精盐1/2小匙，植物油3大匙。

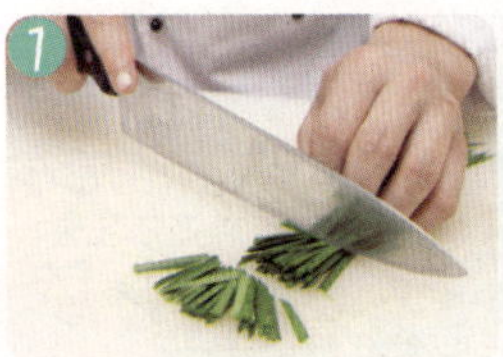

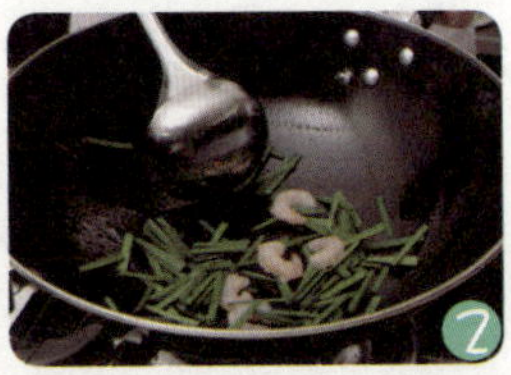

1 将韭菜择洗干净，切成3厘米长的段；虾仁挑除沙线，洗净。

2 坐锅点火，加油烧至六成热，先下入姜丝、葱段炒香；再放入虾仁、韭菜快速翻炒均匀，然后加入精盐调好口味，即可出锅装盘。

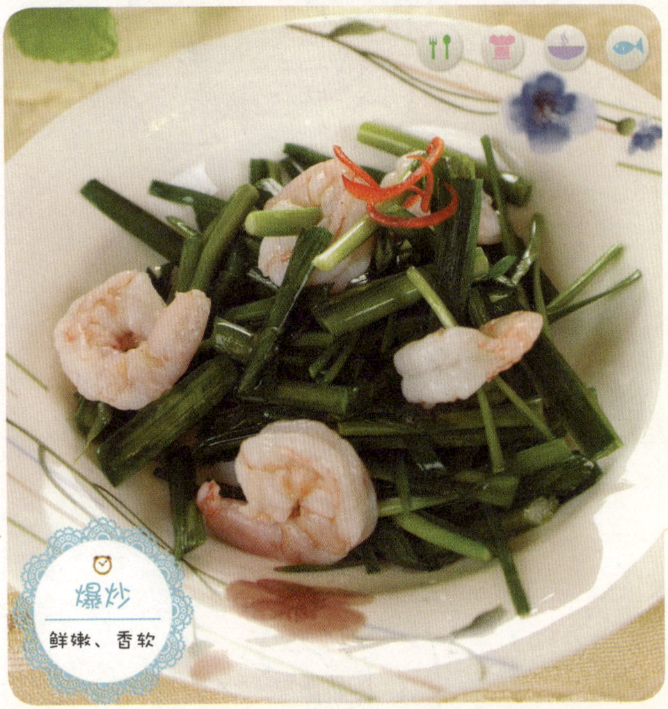

孕3周 受精卵进行细胞分裂

着床　本周受精卵已经开始缓慢地进入子宫，并在进行细胞分裂。

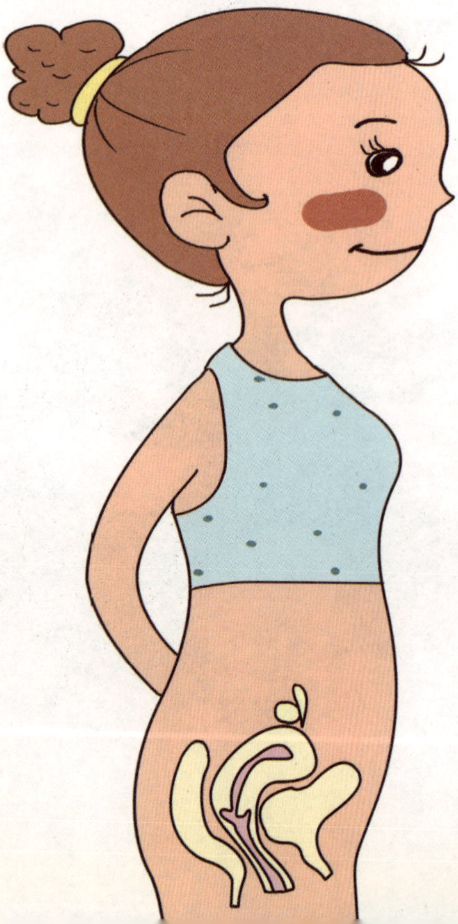

受精卵进入子宫

受精卵从输卵管缓慢地进入子宫，同时进行细胞分裂。受精卵连续分裂，在到达子宫前已经分裂成16个细胞，再经过6次细胞分裂变成64个细胞，之后，受精卵开始变大。受精卵在受精4～5天后到达子宫，在子宫内自由地游荡3天后，做着床前的准备。

月经停止

在受精后的6～7天，桑葚胚开始植入子宫内膜，也就是着床。随着细胞团的发育，受精卵发育成胚泡，这会悄悄引发身体内的巨大变化，包括月经周期的停止。

有15%的孕妈妈，在排卵时会有下腹部轻微疼痛的感觉，同时阴道分泌物也会随之增多。当受精卵在子宫内着床时，有些孕妈妈还会出现少量的出血症状。

胎儿的变化

怀孕的最初几天，胚胎的发育速度惊人，每天都有很大的变化。仅仅7天时间里，一个单细胞就发展成了具有数百个细胞的细胞团，用显微镜观察可以看到，一些细胞发展成胚胎本身，另外一些发育成为胚胎提供营养的支持结构。

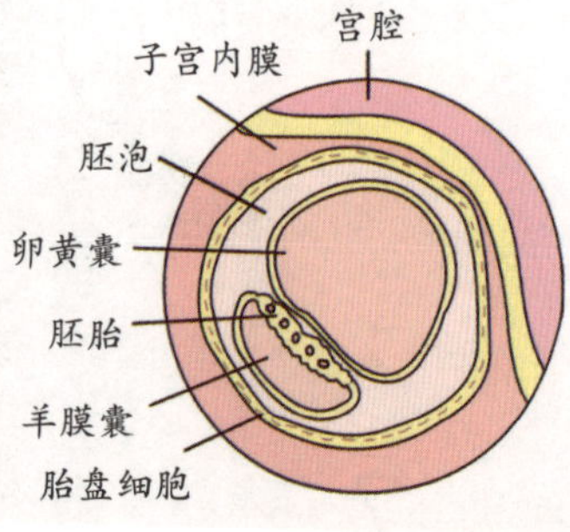

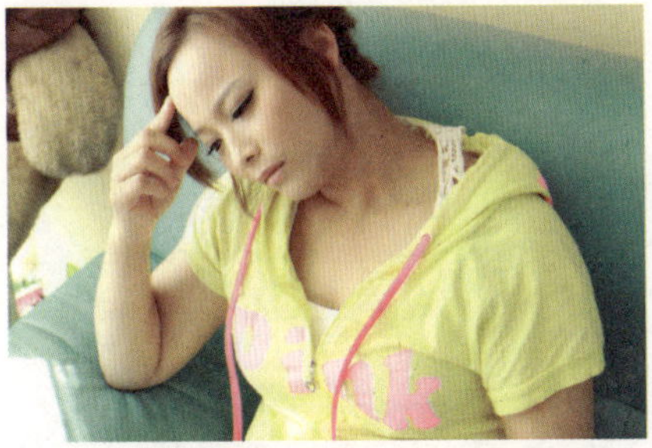

胎儿需要好好保护

这个时候，孕妈妈还没发现自己已经怀孕，还以为自己在备孕期里，即便如此，孕妈妈也要好好保护身体，尽可能地为胎儿营造一个舒适的环境。

防辐射服

在怀孕的第二周里，孕妈妈可能刚刚知道自己怀孕了，刚刚身为人母的担忧和喜悦一起“携手而至”。然后就会变得格外地小心翼翼，生活中辐射源有很多，想要尽可能地远离辐射源，但是还是会不可避免或多或少地接触到一些辐射源，比如电脑。在这个时候，孕妈妈就需要一件防辐射服。现在市面上主要流通的防辐射服有多种材质，材质不同，功效也会有所差异。孕妈妈需要做一些实验去检验一下。

远离噪声和振动

噪声与振动会让孕妈妈增加流产的机会，更有甚者还可能会引起胎儿低体重、新生儿生命力低下、听力受损害、听觉发育差等。如果有超过100分贝以上的强噪声，就会对胎儿的影响更大。

正确使用电热毯

在严寒的冬天，孕妈妈也许会因为希望可以让被窝暖和一点而使用电热毯，却又害怕电热毯辐射对胎儿的影响。正确使用电热毯的方法是：打开电源的电热毯是不宜躺上去的，而是应该先将电热毯预热半小时，在睡觉之前关闭开关，拔掉电源插头。

避免与宠物接触

孕妈妈已经怀孕了，如果家里有猫狗，要尽量避免孕妈妈与宠物接触。因为宠物身上有一种弓形原虫，会通过宠物的粪便传染给孕妈妈从而会影响胎儿，甚至可能会导致流产、胎儿发育异常等，如果在孕妈妈孕晚期被传染可能会造成胎儿脑积水或畸形。

应回避的工作环境

1.接触放射线危险的工作，如医院放射科、单位的机房等。2.高强度的流水线工作。因为过度的疲劳也会导致流产。3.需频繁上下攀爬、弯腰下蹲等动作的工作。4.宠物医院。动物常携带有病菌，会通过孕妈妈感染胎儿，导致胎儿发育异常。5.高热对胎儿也有影响。孕早期高热（即孕妈妈发热39℃以上）可能会引起胎儿中枢神经系统畸形。

当心食物上的农药

因为孕妈妈的新陈代谢十分旺盛，对农药的吸收能力强，容易发生中毒现象。农药中毒不但会危害孕妈妈的身体健康，而且还会影响胎儿的正常发育。因此孕妈妈在吃蔬果之前，一定要将这些蔬果清洗干净，再进行食用。

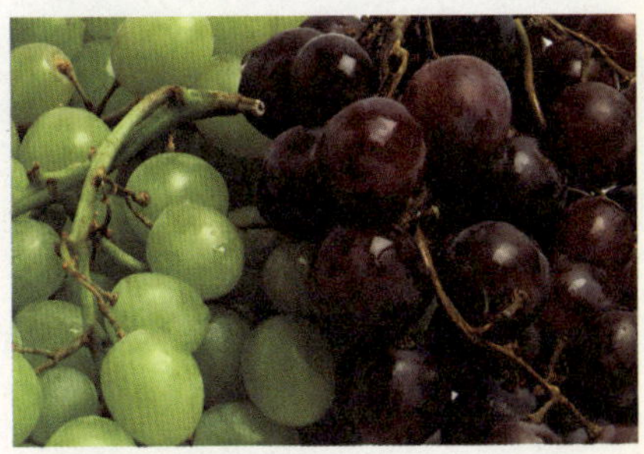

本周注意事项

生活计划	执行方案
避免剧烈运动	虽然还不能确认是否怀孕，但是平时就要多留意自己身体的变化，避免剧烈运动和做过多的家务事，同时取消比较消耗体力的旅行计划
避免过量放射线的危害	禁止做X射线检查、CT检查。受精后的1～15天为胎儿的器官分化前期，过量接受X射线，会导致胎儿畸形、流产及胎死宫内等
远离环境和物品危险	远离电磁污染，听音响、看电视时要保持一定的距离。尽量少用电脑、微波炉、手机等

饮食营养：吃温热养胃的食物

此时待孕妈妈也许已经怀孕了，但是自己可能还不知道。无论待孕妈妈是否知道怀孕了都要继续保持健康的饮食习惯，不要吃不健康的食品，例如含咖啡因的饮料。

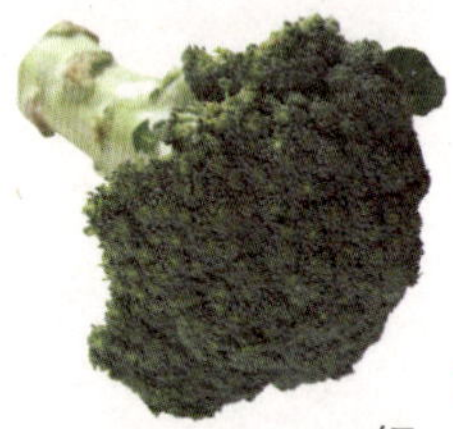

西蓝花　它的钙、铁、钾、锌含量很高

营养重点

重点补充	适量补充
叶酸	铜
铁	锌

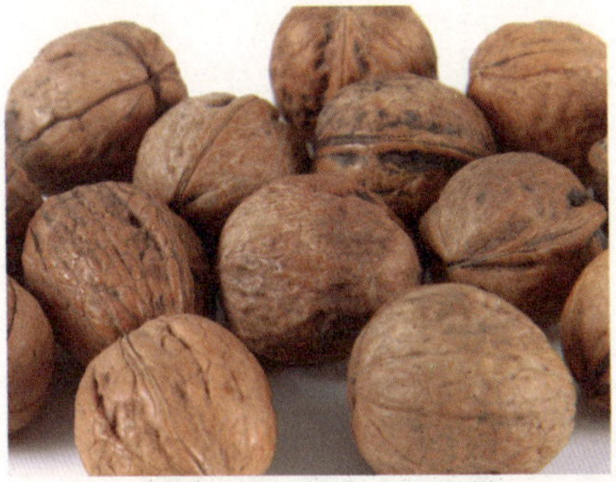

营养需求

在孕妈妈与丈夫享受完鱼水之欢后的24小时，精子和卵子会结合在一起形成受精卵，受精卵有0.2毫米大小，重1.505微克。受精卵经过3～4天的运动到达子宫腔，在这个过程中由一个细胞分裂成多个细胞，并成为一个总体积不变的实心细胞团，称为桑胚体。孕妈妈自身可能还没有什么感觉，但在孕妈妈的身体内在进行着一场变革。受精卵已经进入子宫开始发育。孕妈妈在补充叶酸的同时，应加强微量元素的摄取，微量元素锌、铜等参与了中枢神经系统的发育。可以适当吃一些香蕉、动物内脏、坚果类食品，都富含锌元素。

吃什么、怎么吃

保证营养均衡，适量摄入叶酸、维生素和微量元素。

早餐应该吃温热的食物，以保护胃气。享用热稀饭、热燕麦片、热牛奶、热豆花、热面汤等热食，可以起到养胃的作用。尤其是寒冷的冬季，这点特别重要。

饮食专家提示

人为了维持身体内环境的稳定，吃进去的钠与排出来的钠是相等的。当肾脏发生病变功能减退时，可使排钠减少，失去水电解质的平衡，引起血钾升高，导致心脏功能受损。因此，孕妈妈的盐量应根据身体所需摄取。如果孕妈妈多吃盐，就会加重水肿且使血压升高，甚至引起心力衰竭等疾病。但是如果长期低盐或者不能从食物中摄取足够的钠时，就会使人食欲缺乏、疲乏无力、精神萎靡，严重时发生血压下降，甚至引起昏迷。研究表明，正常孕妈妈每日的摄盐量以7～10克为宜。

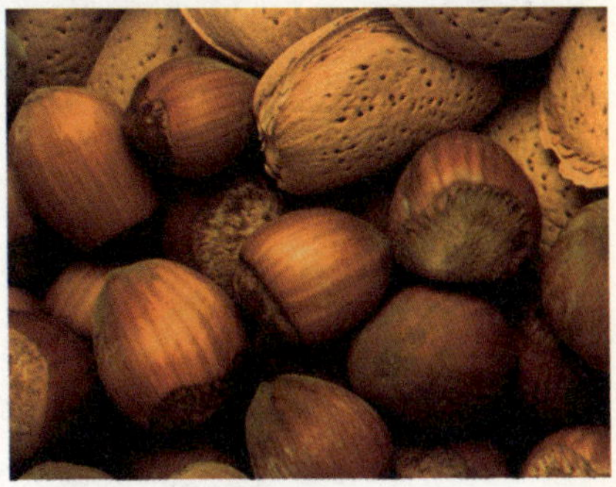

孕妈妈的参考餐单

用餐时间	食物名称
早餐	核桃芝麻红枣粥、1个鸡蛋和少许蔬菜
加餐	酸奶、水果、全麦面包
午餐	米饭1碗、甜椒牛肉丝、虾仁豆腐
晚餐	玉米饼、牛肉炖柿子、素什锦

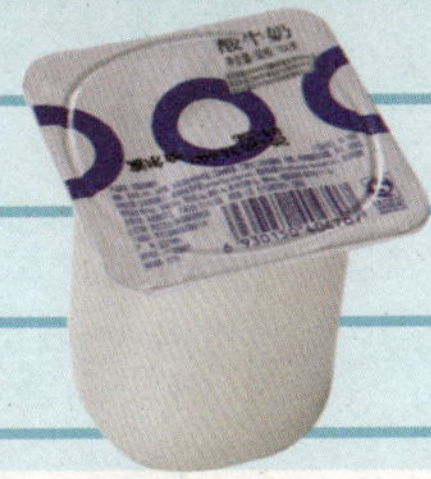

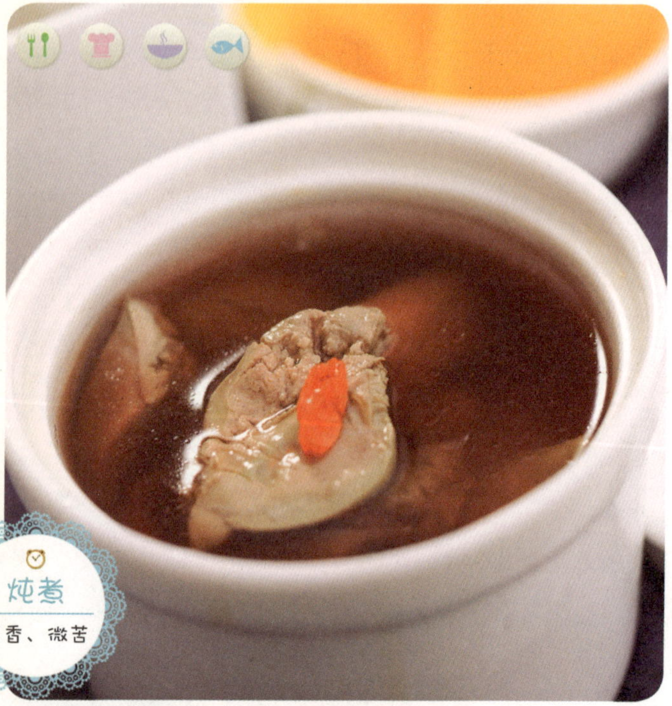

枸杞猪肝汤

原料

猪肝100克，枸杞30克。

调料

精盐1大匙，植物油3大匙，肉汤500克。

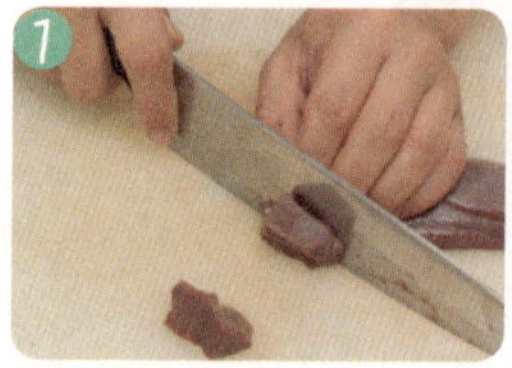

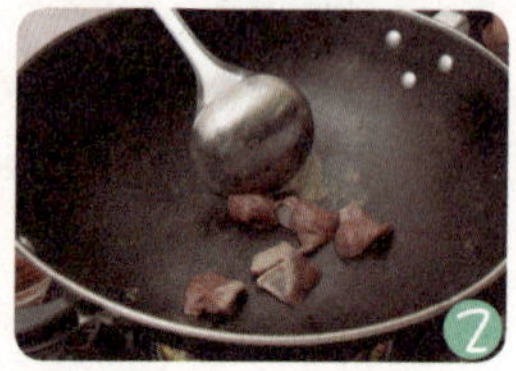

1 将猪肝洗净切块，放入淡盐水中浸泡片刻，捞出沥水；枸杞去杂洗净。

2 锅内加入植物油，放入猪肝煸炒，捞出装入盘中；锅中加油，下入猪肝、枸杞，加入肉汤，用武火烧沸；转文火煮至猪肝熟透，再加入精盐，出锅装碗即成。

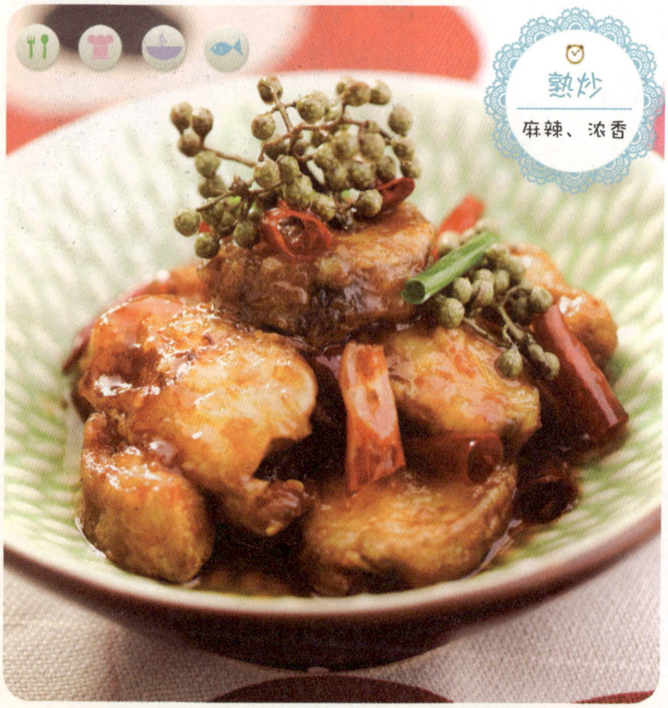

麻辣鳕鱼

原料

净鳕鱼1条（约600克）。

调料

干辣椒30克，葱、姜、蒜、花椒粒、植物油、精盐各少许，白糖1匙，淀粉2匙。

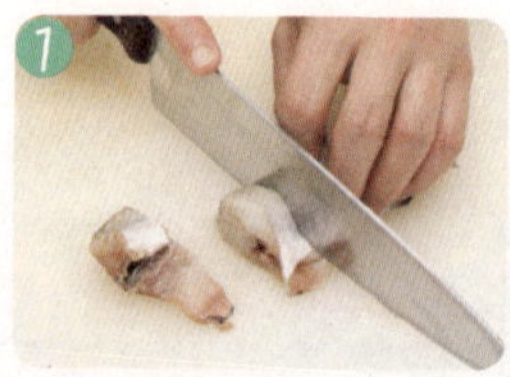

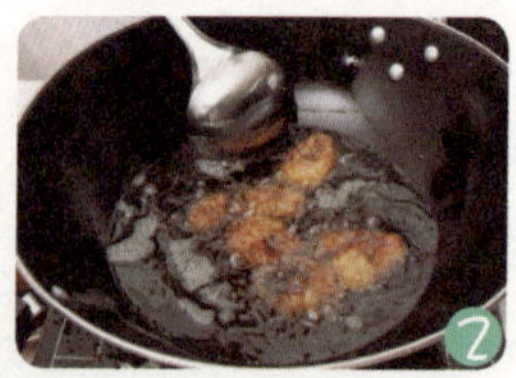

1 鳕鱼洗净剁成2厘米宽的段，再拍匀淀粉，下入七成热油中炸至金黄色，捞出沥油。

2 锅中留底油，下入花椒、干椒、葱、姜炒香，放入鳕鱼、精盐、白糖，转文火收汁即可。

玫瑰百合鱼片汤

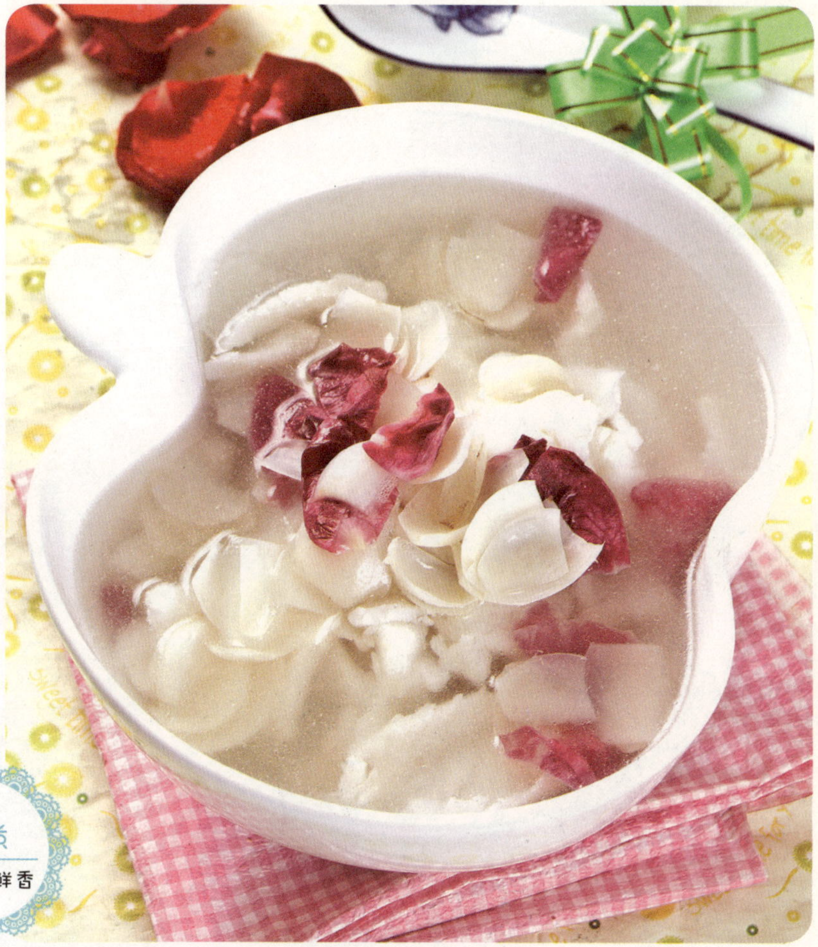

原料

鳕鱼肉200克，百合30克，鲜玫瑰花2朵，鸡蛋清1个。

调料

精盐、鸡汤各适量。

熬煮
清淡、鲜香

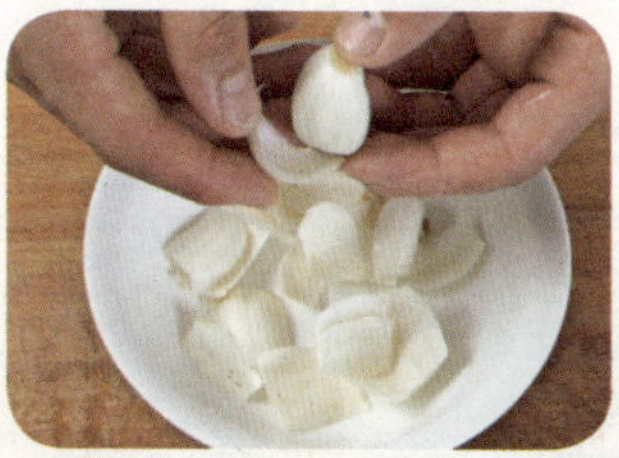

1 百合、玫瑰花洗净，掰取花瓣；将百合花瓣和玫瑰花瓣放入水中焯烫，捞出沥水。鳕鱼去骨、去皮洗净。

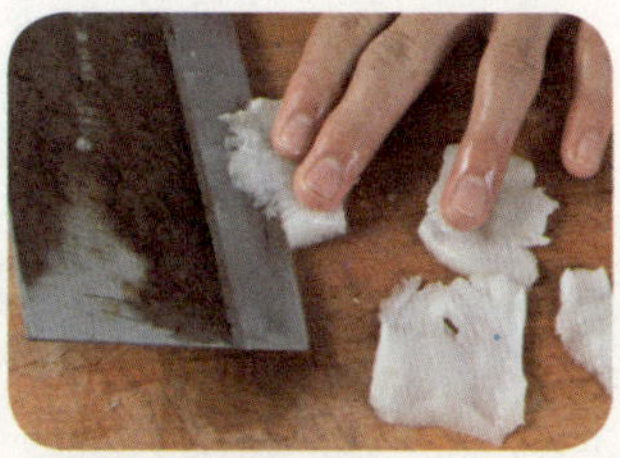

2 放在案板上，用坡刀片成薄片，放入碗中；加入少许精盐、蛋清拌匀上浆，腌渍15分钟；锅中加入鸡汤烧沸，放入腌渍好的鱼片，用筷子轻轻拨散。

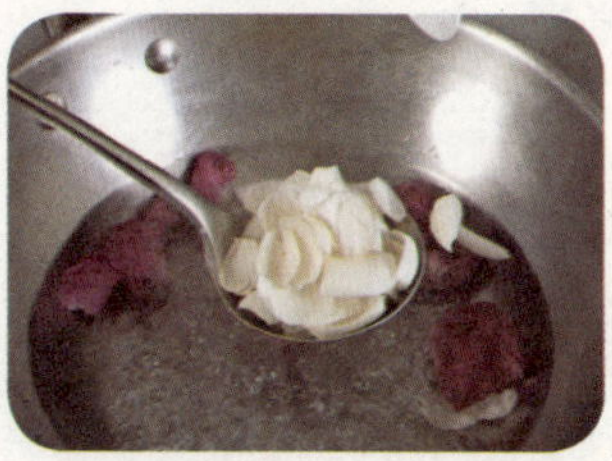

3 待鱼片呈白色时，捞出沥水，放入汤碗中；锅内原汤撇去浮沫，放入玫瑰花、百合用中火烧沸；加入精盐调味，起锅浇入盛有鱼片的汤碗内即可。

孕4周 胚泡开始发育成胚

确认怀孕 本周月经准的孕妈妈会发现已经怀孕了。胚胎也发生了一些变化，胚泡开始发育成胚。

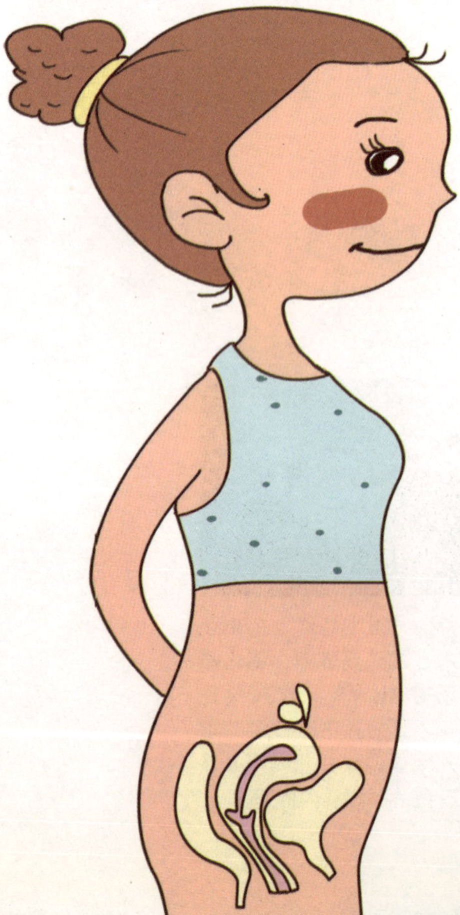

体温升高

如果出现月经该来的时候没来，基础体温连续14天处于高温期，那就很可能已经怀孕了。如果已经怀孕，基础体温在排卵后升高，且持续14日保持高温期。不能确定是否怀孕时，可以购买测孕试纸进行检查，或者到医院的妇产科做检查。

检查是否怀孕

如果B超检查中发现子宫体积变大，同时子宫内壁变厚，就能确认已经怀孕了。在怀孕4周半时，利用B超检查能确认胎囊状态，并由此诊断出孕妈妈是正常怀孕还是宫外孕。所以，即使早早孕试纸显示已怀孕了，建议孕妈妈也要在怀孕35天时去医院接受B超检查。

胎儿的变化

胚泡开始发育成胚，并分化为外胚叶、中胚叶及内胚叶。这些胚叶最后形成不同的身体器官，最上层的外胚叶形成皮屑、毛发、手指甲、脚趾甲、大脑、脊髓和神经；中间的中胚叶形成肌肉、骨骼、泌尿系统和生殖器、心脏以及其他器官；最下层的内胚叶形成各种脏器内部的黏膜、肺和肠子以及连接这些器官的分泌腺。

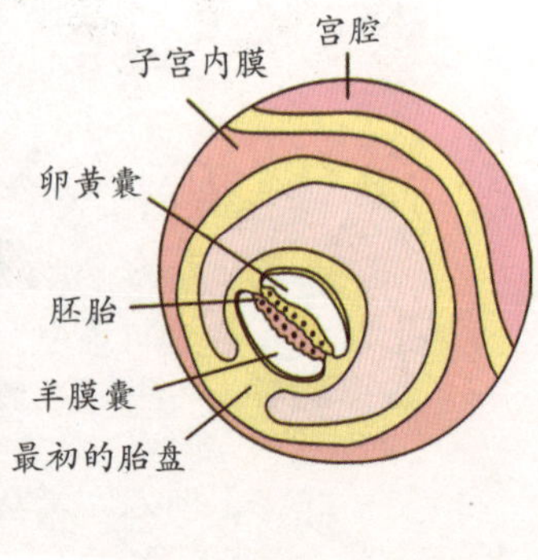

发现怀孕

停经

第一个信息就是停经，生育年龄、平时月经周期规则，一旦月经过期没来，应疑为妊娠。若停经已经8周，则妊娠的可能性更大。停经是已婚女性可能妊娠的最早与最重要的症状。当然，停经不一定就是妊娠。

医院检验

大型医院尿检的收费也就是8元左右，是经济实惠的测定怀孕的方法。或者也可以抽取静脉血进行血HCG浓度的检查。如果想要在第一时间知道自己是否怀孕；或是多次尿检均为阴性，但高度怀疑已怀孕；或是医生怀疑有宫外孕的可能；可以进行此项检查，费用比较昂贵，但结果准确可靠。

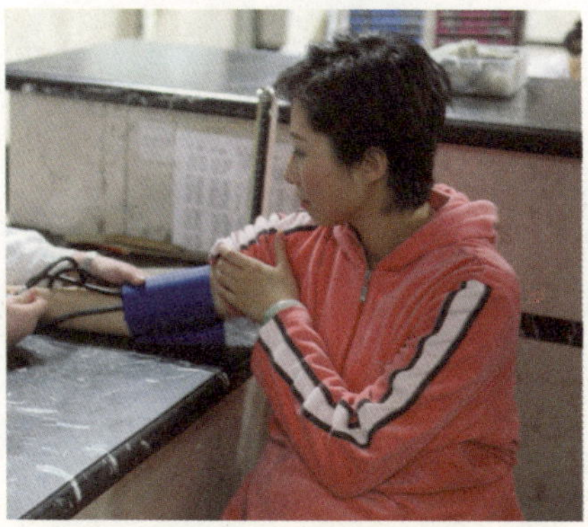

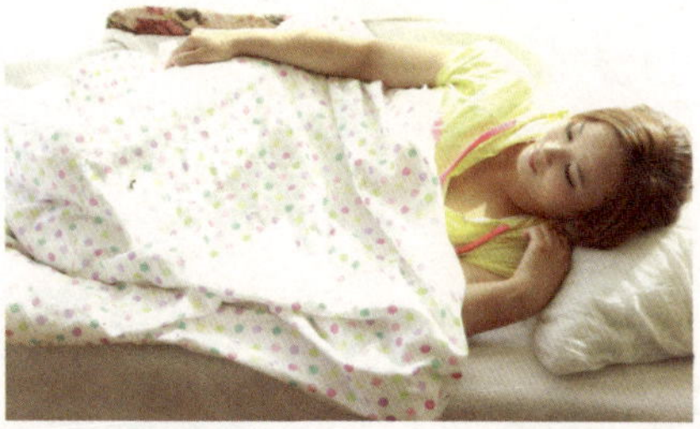

明显的征兆

怀孕最初的征兆就是乳房变得敏感、胀痛。待孕妈妈会突然感到疲倦，甚至觉得筋疲力尽。在受孕后11～12天，差不多在待孕妈妈发现自己错过月经的时候，一些女性会有少量的阴道出血。这种阴道出血可能是由于受精卵植入血液丰富的子宫内膜所引起的，这个过程在受精6天后开始。一般情况下，在受孕一个月后会出现恶心、呕吐，对气味更加敏感、腹胀、尿频等，这些都可以证明，已经怀孕了。

早孕试纸

试纸主要是检测尿中人绒毛膜促性腺激素（HCG）的含量，当HCG的含量达到一定的诊断标准时，早孕试纸显示阳性结果。通常，试纸附带的说明都宣称在受精卵着床后3～4天内就能够发现妊娠；但是一般来说，除了受孕时间非常早的情况，在停经4周左右阳性率最高，检测结果也最准确。

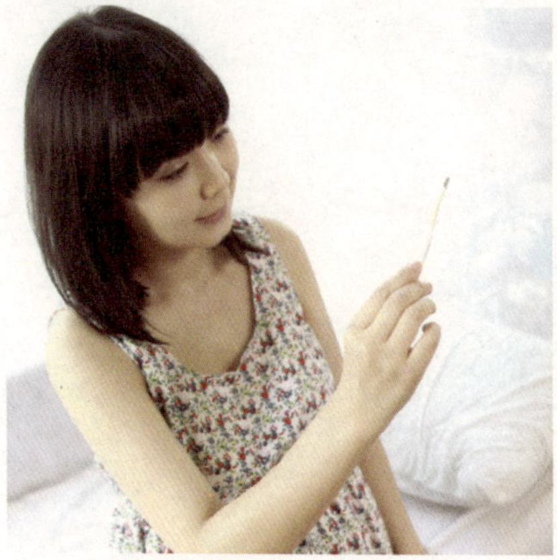

特别提示

预产期，计算预产期，只需在末次月经第一天加上9个月零1周（280天）即可。例如：末次月经是1月1日，加9个月为10月1日，再加1周（7天），为10月8日。10月8日就是预产期。真正分娩可能发生在预产期的前后2周内。如果你月经周期不太规则，或记不清末次月经的日期，请在妊娠早期根据妇科检查来推算。

本周注意事项

生活计划	执行方案
及早检测是否怀孕	利用早孕试纸或血液检查或B超检查，检查是否怀孕
进行必要的检查	进行血液（血红蛋白、血细胞比容、血型、风疹、乙肝）、阴道、遗传疾病的检查

饮食营养：想吃什么吃什么

这时期孕妈妈所需要的营养素与孕前的差别不大，孕妈妈不必要每天吃过多食物，因为此时胎儿还无法吸收太多的营养，吃得过多反而对孕妈妈有不好的影响。

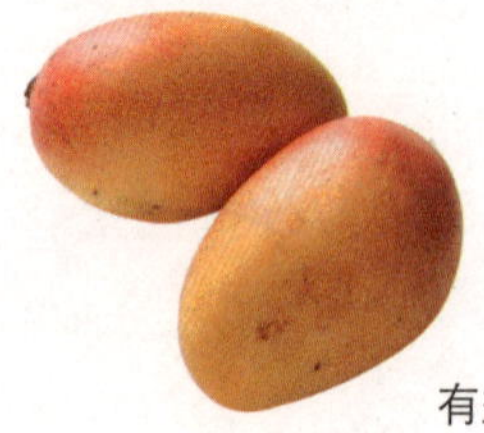

芒果　芒果具有益胃利尿的功效

营养重点

重点补充	适量补充
叶酸	锌

营养需求

进入怀孕第四周，孕妈妈不需要太多的进补，只需要遵循以往的饮食规律和饮食习惯，但是不要挑食，每天要保证营养均衡。这个时候，孕妈妈也不需要每天吃很多食物，因为这时候胎儿还无法吸收营养，过多的进补会使孕妈妈迅速增胖，反而会给孕妈妈和胎儿带来不好的影响。

在这个时期，孕妈妈需要继续补充叶酸和蛋白质，胎儿神经管发育的关键时期在怀孕初期第十七天至第三十天。此时，如果叶酸摄入不足，可能引起胎儿神经系统发育异常。补充一定量的叶酸可以防止胎儿神经管畸形等。每天还应摄取蛋白质60～80克，优质蛋白质40～60克，以保证受精卵的正常发育。

吃什么、怎么吃

吃饭时候的环境和心情对用餐质量和餐后营养吸收都非常重要。孕妈妈可以把自家餐厅布置得温馨美好，用餐时谈论开心的话题，都有助于对营养的吸收。

如果生活环境允许，选择海产品时尽量选冰鲜食品，不要选用水发、干制的半加工食品。因为这类食品在加工时很有可能被小作坊式的加工点加入有害物质，因此要特别小心。

饮食专家提示

早餐、午餐之间吃水果，吸收是最好的，建议孕妈妈每天吃3种以上水果，如苹果、橙子、猕猴桃等。

这个时候补充叶酸的同时也应增加锌的补充，可以在两餐之间吃一些香蕉、花生、松子等富含锌的食物。

虽然现在宝宝对营养的需求并不多，但孕妈妈要从现在起，养成不挑食、不偏食、均衡饮食的良好习惯。

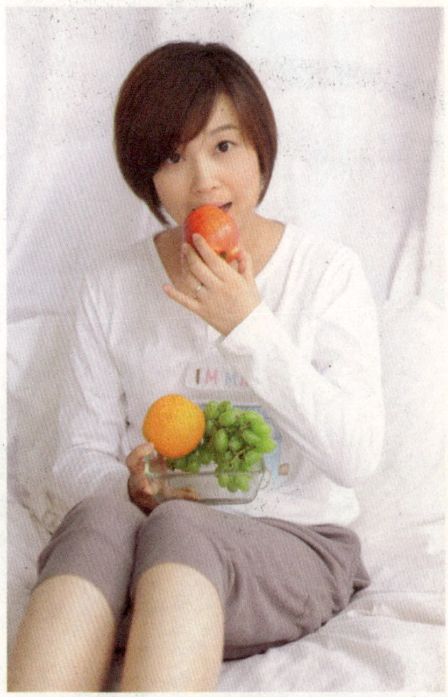

孕妈妈的参考餐单

用餐时间	食物名称
早餐	红枣粥、鸡蛋1个、香菇扒油菜
加餐	香蕉1根、苹果1个
午餐	蒸红薯1个、熘肝尖、番茄炒鸡蛋
加餐	猕猴桃1个、松子10个
晚餐	粗粮饭1碗、素炒空心菜、红烧刀鱼

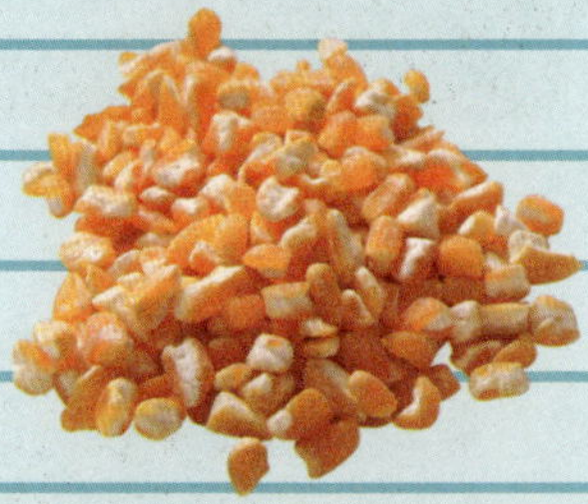

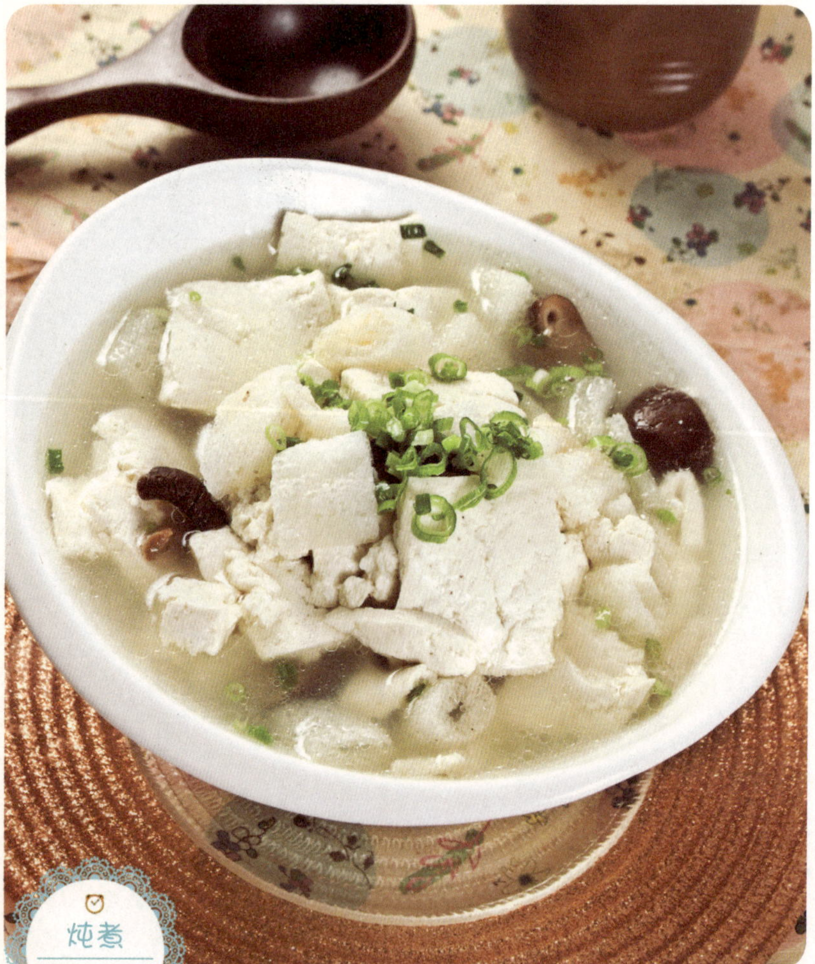

白玉双菌汤

炖煮

咸鲜、嫩滑

原料

老豆腐400克，竹荪50克，干香菇20克。

调料

姜片5克，葱花少许，精盐1/2小匙，胡椒粉1/3小匙，香油1小匙，鲜汤1 000克，熟猪油适量。

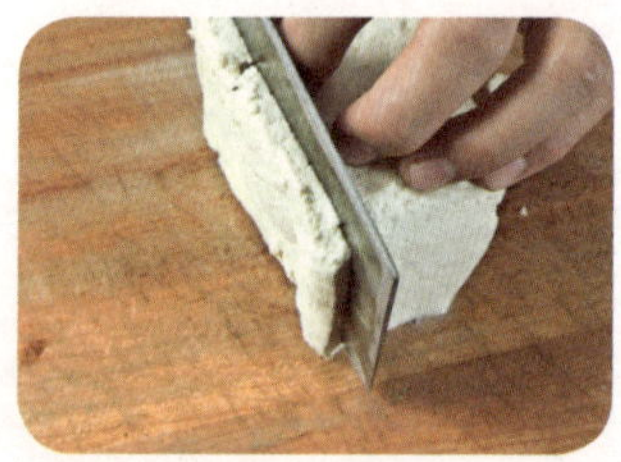

1 老豆腐洗净，切片。锅中加水烧沸，下入豆腐片焯烫一下，捞出沥水。

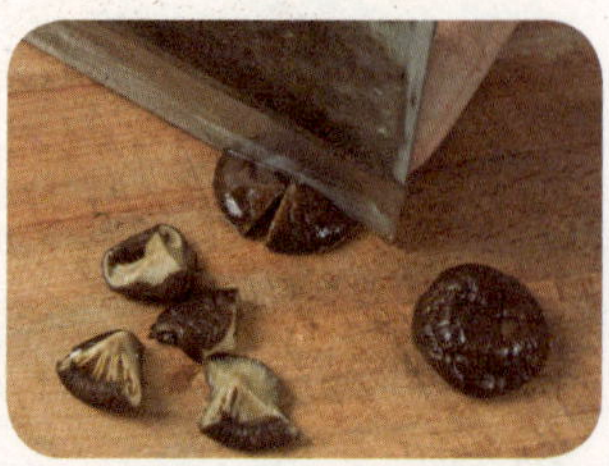

2 竹荪、干香菇用盐水洗净、涨发，切成块；锅中加入清水烧沸，下入竹荪和香菇焯烫，捞出沥水。

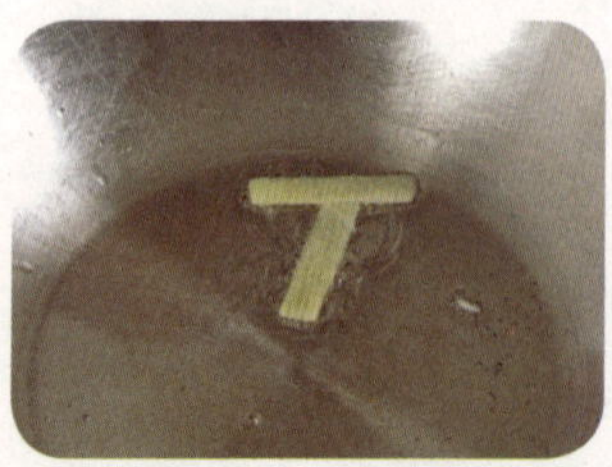

3 净锅置火上，加入熟猪油烧热，下入姜片炒香；倒入鲜汤烧沸，捞出姜片不用，再放入豆腐片稍煮。

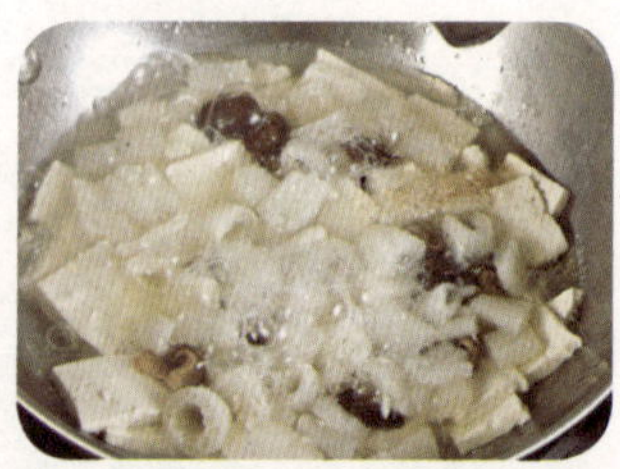

4 放入竹荪和香菇烧沸；加入精盐、胡椒粉调好并烧煮入味；出锅淋入香油，撒上葱花即成。

莲子百宝粥

原料

莲子50克，百宝粥料100克。

调料

白糖适量。

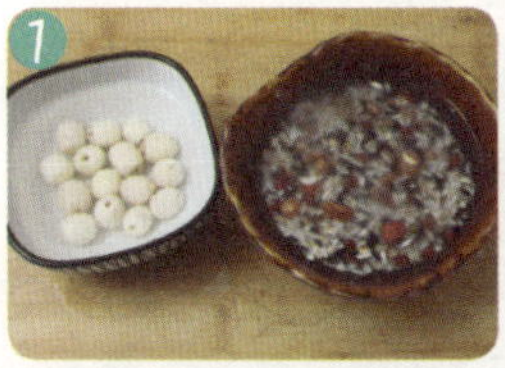

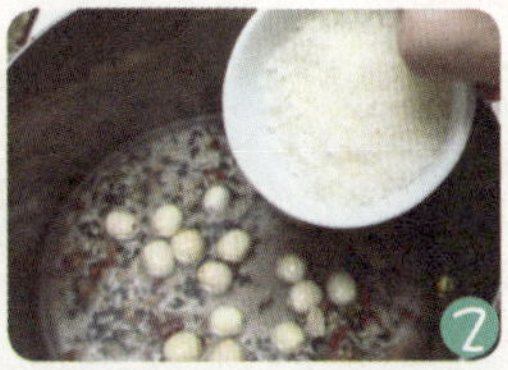

1 将莲子用温水浸泡至软，去蕊；百宝粥料淘洗干净，放入清水中浸泡2小时。

2 将百宝粥料放入锅中，加入适量清水，先用武火烧沸；再放入莲子，改用文火煲约1小时至米烂成粥，然后加入白糖煮至溶化，即可出锅装碗。

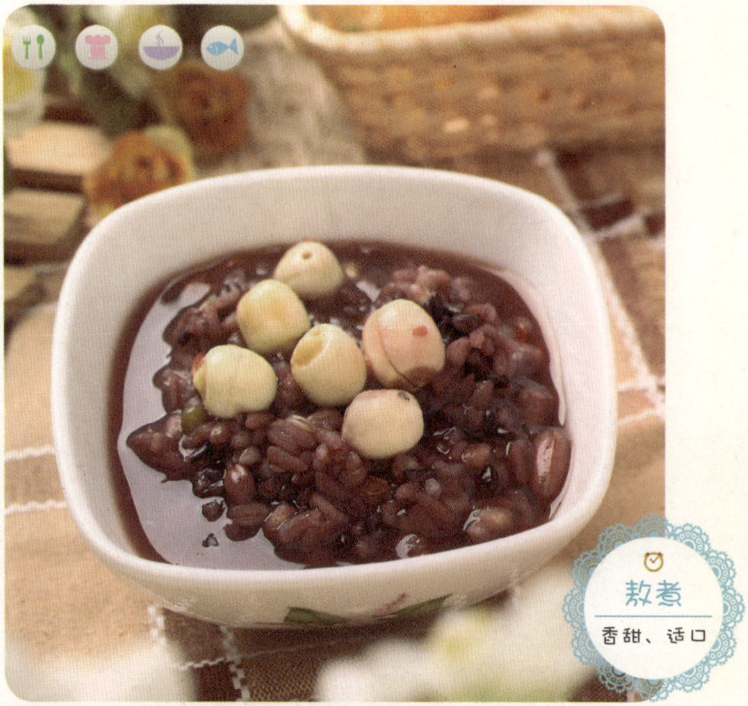

葱油鲤鱼

原料

鲤鱼1条（约800克），青、红椒各10克。

调料

葱白、姜块各20克，精盐1小匙。

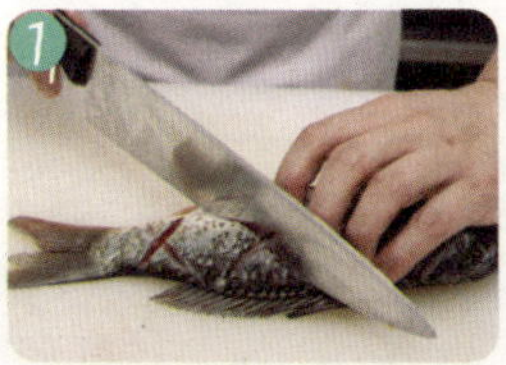

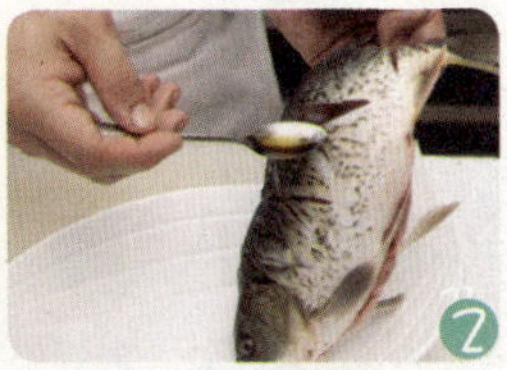

1 鲤鱼洗净，剞上花刀，加入精盐腌至入味，放入碗中，入蒸锅蒸约8分钟至熟透，取出。

2 葱白洗净，切成细丝；姜块去皮，洗净，切成细丝；青、红椒去蒂及籽，洗净，切成细丝，将葱丝、姜丝、青、红椒丝撒在鱼身上，再浇入烧热的植物油，即可上桌食用。

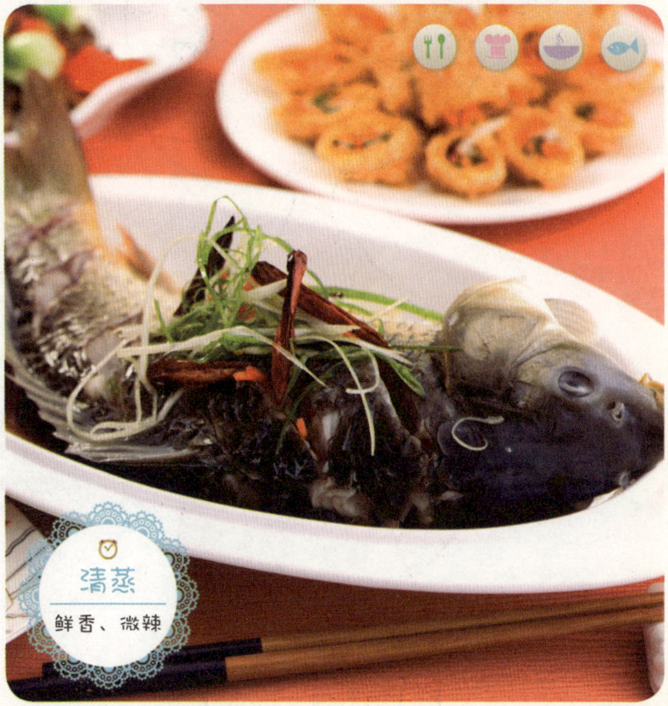

孕5周 胚胎的神经管形成

孕妈妈 月经未至，出现恶心、呕吐等症状。

胎　长 6毫米左右。

胎　重 1.5克左右。

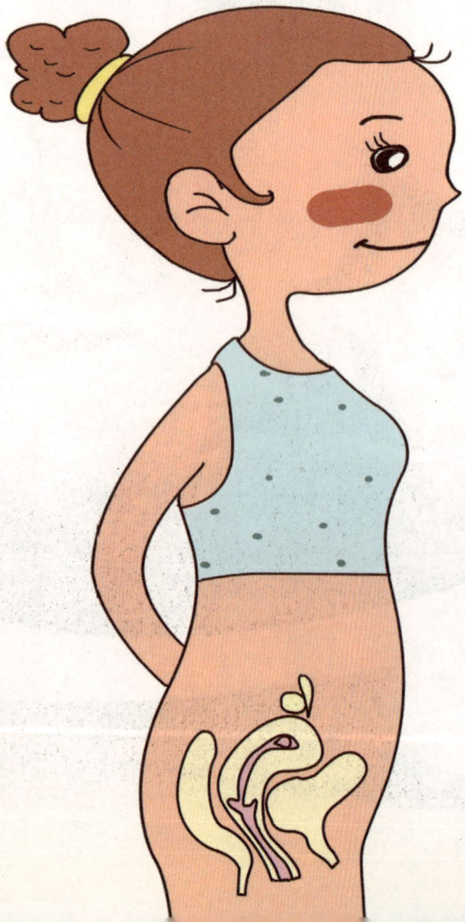

出现类似感冒的症状

怀孕初期，孕妈妈就像患了感冒一样全身无力、头痛、畏寒。即使不运动也常常感到疲劳。这是由于体内分泌大量的黄体酮而导致的现象，这时应该充分休息，保持愉快的心情。

情绪上的转变

这时期孕妈妈的心理是复杂的，一方面对生命的到来感到喜悦和幸福；另一方面对生活上的转变而产生忧虑。这些复杂的情绪起伏，会在这时期表现出来，例如易怒、对丈夫不满、对丈夫的依赖感变强等，孕妈妈需要花一些时间才能调适好自己的情绪。这是很正常的生理导致的心理反应，不必觉得对宝宝有所愧疚。

胎儿的变化

现在的胚胎已经头尾可辨，下方沿着背部的一条斑纹状结构弯曲起来形成一条沟，随后合并起来形成管，即神经管。神经管会发育成脊髓和大脑。

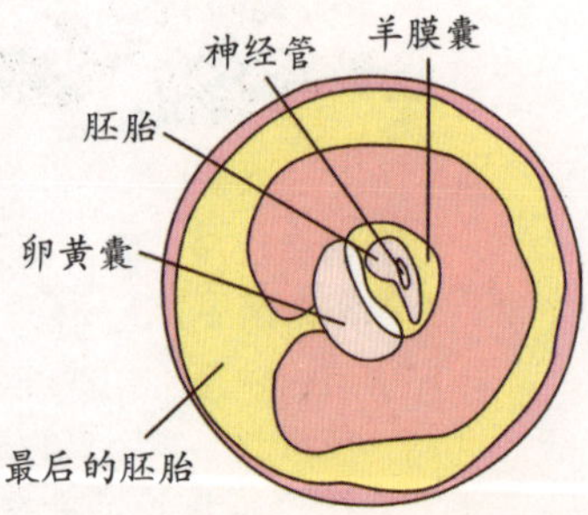

偶尔胀气

孕妈妈有时候会有胀气的感觉，这是因为由于怀孕时子宫增大会压迫大部分的消化系统，因此消化道内会产生气体与之抗衡。减轻胀气的方法有以下几种：

少食多餐。少食多餐更有利于消化，大部分孕妈妈对每天吃五六餐的细嚼慢咽感到更舒服。当孕妈妈吃饭很快的时候，很容易咽下很多气体。吞下的气体越多，肠胃蠕动就越缓慢。因此孕妈妈吃饭要细嚼慢咽。

避免吃含气的食物。许多食物或者饮料会在消化道里产生气体，例如西蓝花、菜花、豆类，以及碳酸饮料等。因此孕妈妈要避免吃太多这些食物。

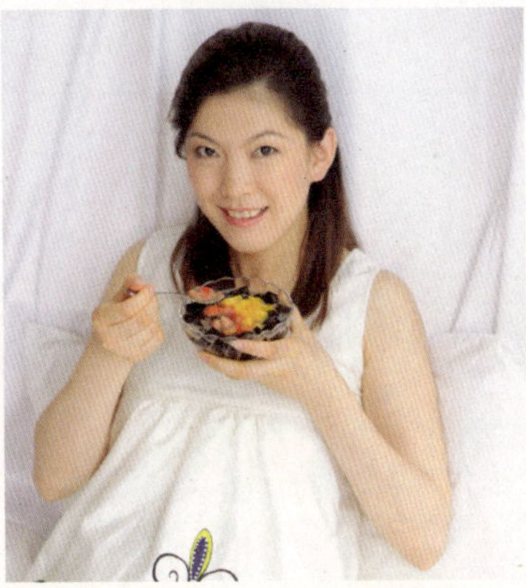

应对早孕反应

恶心

不要让自己的胃空着，空腹会让恶心和呕吐更严重。因此，要随身准备一些饼干或新鲜水果。将一日三餐改为少食多餐。

避免吃高脂肪的食物，它们难以消化。避免吃油腻、辛辣、酸味和油炸的食物，这些食物会刺激孕妈妈已经变得脆弱的消化系统。

小口喝水。尽管喝水对预防脱水非常重要，但也不要一口气猛喝，把胃涨满。

起床后不要空腹服用孕期维生素片，可以试着在吃东西时服用维生素，也可以在晚上入睡前服用。

试试含姜的食物。研究显示，姜能够让胃感到舒服一些。把生姜切碎，用热水冲泡，给自己做一杯姜茶。注意不要在入睡前服用姜水。

疲劳

无论如何疲倦，都不要想到以咖啡、浓茶、可乐、糖果、甜腻的蛋糕来振奋精神。丈夫此时要特别理解和照顾孕妈妈，包括身体上和精神上，现在孕妈妈正经历着不受控制的疲倦。孕妈妈应该尽量多休息，坐着的时候可以抬高脚的位置。晚上早点睡觉，每天进行适当的散步也可以缓解疲劳。

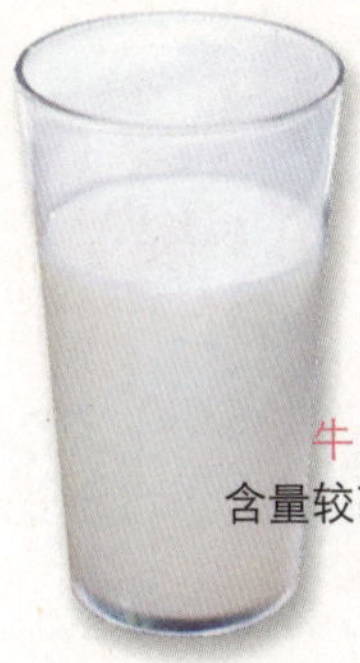

牛奶 牛奶钙含量较高

特别提示

流产和宫外孕。早期流产时，因绒毛与子宫底蜕膜的联系尚不牢固，常先有阴道流血，然后伴有阵发性下腹疼痛。出血由于绒毛和蜕膜分离，血窦开放引起，而腹痛由于宫腔积血刺激子宫收缩所致。怀孕最初3个月容易流产，孕妈妈应避免过度劳累，保持情绪稳定，不要同房。宫外孕是指受精卵着床在子宫以外的地方，通常在输卵管，这是妇科一种危险的急腹症，一旦出现停经、腹痛并伴有阴道出血现象时，应立即去医院检查确诊。

本周注意事项

生活计划	执行方案
减缓妊娠反应	早晨醒来先吃一些含蛋白质、碳水化合物的食物，如温牛奶加苏打饼干
小心病毒感染	尽量远离人群，注意环境卫生，室内要经常开窗通风
与上司和同事协商减轻工作量	远离影响胎儿发育的工作，遇到困难时向同事求援
补充营养	注意均衡饮食，保证充足的碳水化合物、叶酸、维生素等多种营养素

饮食营养：多吃蔬菜水果

孕妈妈在这周会出现早孕反应，感到身体还适，这时孕妈妈可以多吃一些米糠、白菜、芹菜、牛奶、番茄，它们中含有维生素B_1，可以缓解孕妈妈肌肉软弱无力、疲劳等症。

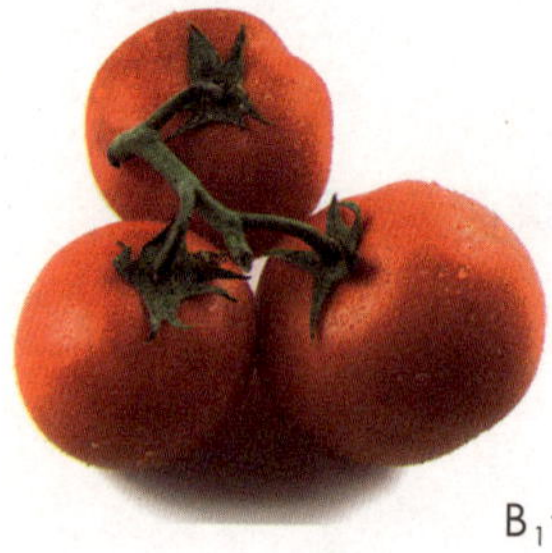

番茄　维生素B_1含量高，可缓解疲劳

营养重点

重点补充	适量补充
叶酸	维生素B_1
钙	维生素B_2

营养需求

很多孕妈妈在本周身体没有任何不适，反而会感到食欲旺盛，食量增加。但如果有轻微的恶心、呕吐的孕妈妈，可以采用少量多餐的办法。

注意不要缺水，每两小时喝1杯水，做到定时饮水，不要等到口渴时再喝，让体内的有毒物质能及时从尿中排除。每天至少摄入150克以上的碳水化合物和50克脂肪（植物油），这样才能保证必需的能量。

吃什么、怎么吃

维生素B_1（硫胺素）缺乏，可使孕妇全身无力，体重减轻，食欲缺乏。在孕期，身体组织对维生素B_1的需要量增加，易引起缺乏症。每日应补充维生素B_1约1.5毫克。维生素B_2（核黄素）缺乏时，由于体内物质代谢发生障碍，会出现口角炎、舌炎、皮炎、角膜炎等病症。孕妈妈每日需要维生素$B_2$1.6毫克。动物性食物中含维生素B_2较多，首先是内脏，其次是奶类和蛋类；鱼、蔬菜中含量较少。

饮食专家提示

孕妈妈可以选择外形吸引感官的、口感清爽、富有营养的食物，如番茄、黄瓜、橙子、彩色柿子椒、鲜香菇、新鲜平菇、苹果等，它们色彩鲜艳，营养丰富，可诱发食欲。

选择的食物要易消化、易吸收，同时能减轻呕吐，如烤面包、饼干、大米或小米粥及营养煲粥。口感干的食品能减轻恶心、呕吐症状，粥能补充因恶心、呕吐失去的水分。

食物要对味，烹调要多样化，并尽量减少营养素的损失。

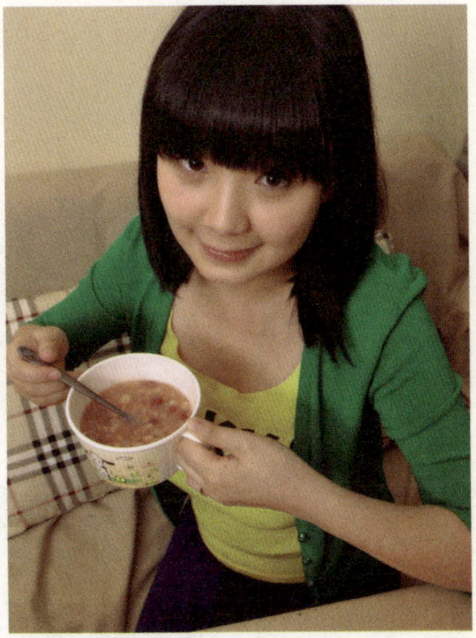

孕妈妈的参考餐单

用餐时间	食物名称
早餐	豆包、蒸饼50克、二米粥1碗（大米和小米）、煮鸡蛋1个、蔬菜适量
加餐	牛奶300毫升、苹果1个
午餐	面条1碗、黄瓜炒肉、番茄炖牛肉
加餐	烤馒头片50克、橘子1个
晚餐	米饭1碗、猪肝或羊肝50克、香菇扒油菜

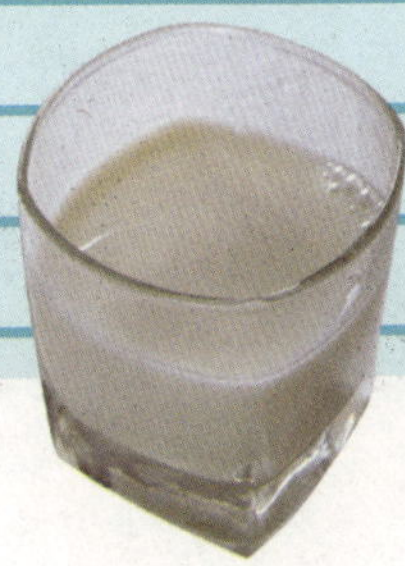

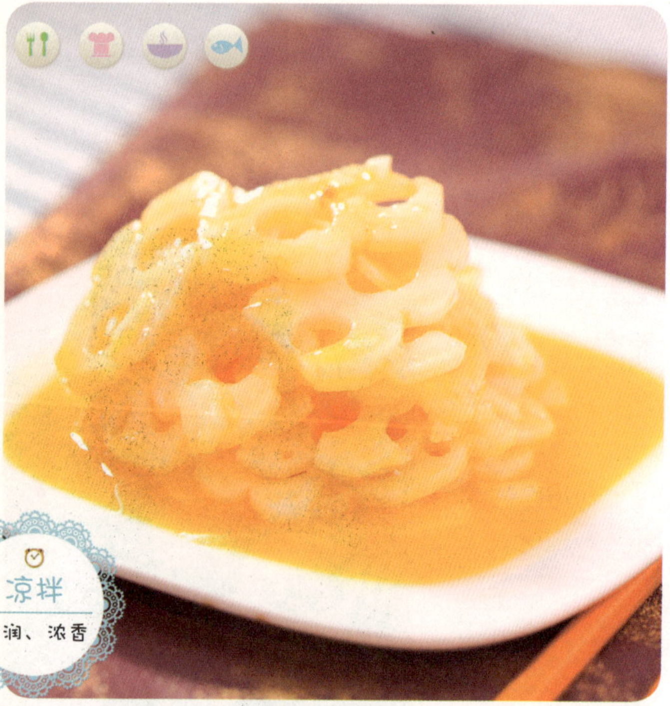

果醋醉藕片

原料

鲜藕350克。

调料

精盐1小匙，柠檬汁2大匙，橙汁3大匙，白糖1大匙。

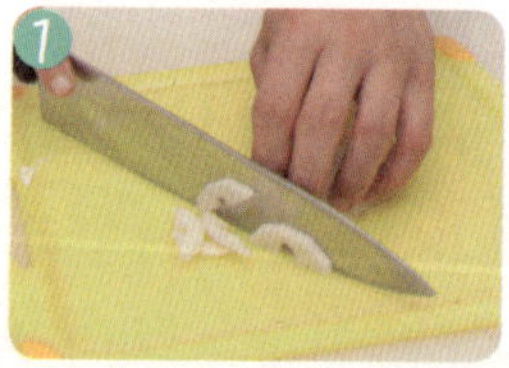

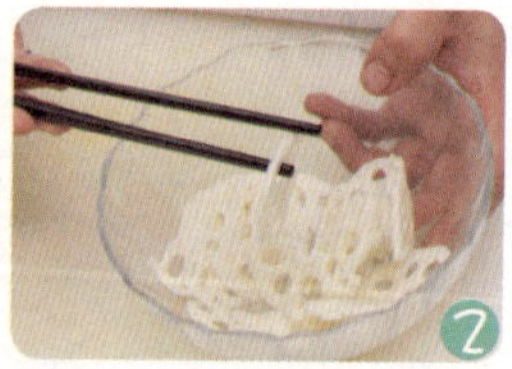

1 将鲜藕洗净，捞出沥水，切成薄片。

2 锅中加入水、精盐、白糖、柠檬汁和橙汁熬煮至浓稠，倒入藕片焯烫一下，捞出放入果汁拌匀，腌泡30分钟至入味即可。

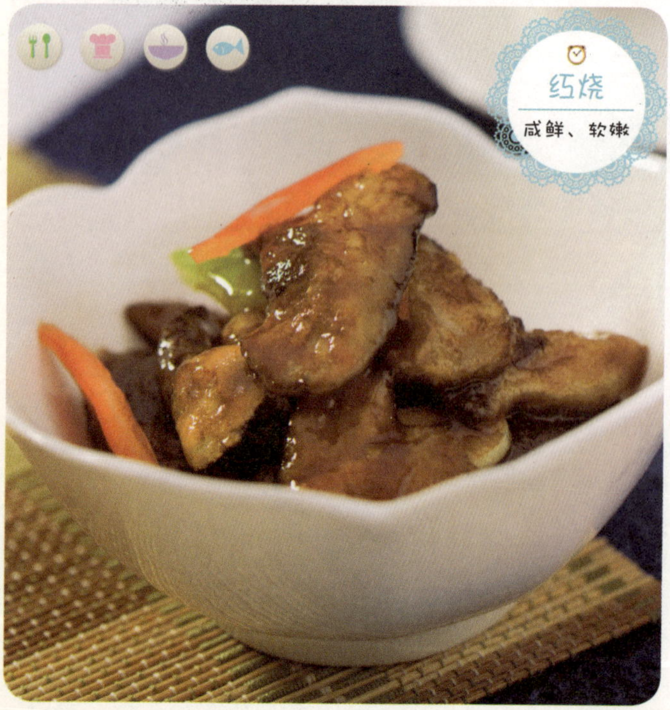

红烧香菇

原料

香菇500克，青椒块、胡萝卜片各30克。

调料

姜片、葱段、精盐、白糖、酱油、水淀粉、鸡汤、熟猪油各适量。

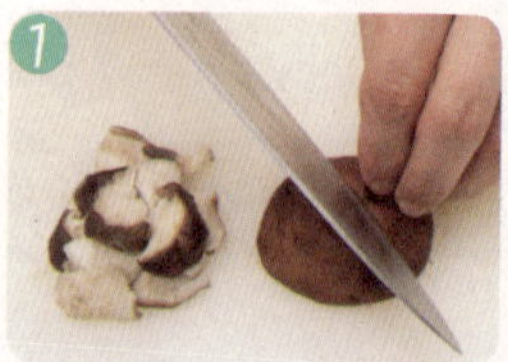

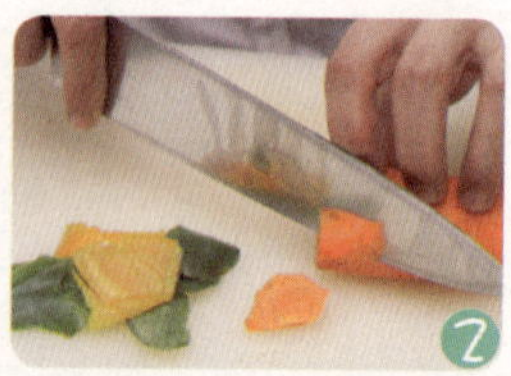

1 将香菇去蒂，洗净，片成两片；锅中加入熟猪油，放入香菇、青椒、胡萝卜略炸一下。

2 锅中放入葱段、姜片炒香，加酱油、鸡汤、精盐、白糖调味，用水淀粉勾芡即可。

菠菜银耳羹

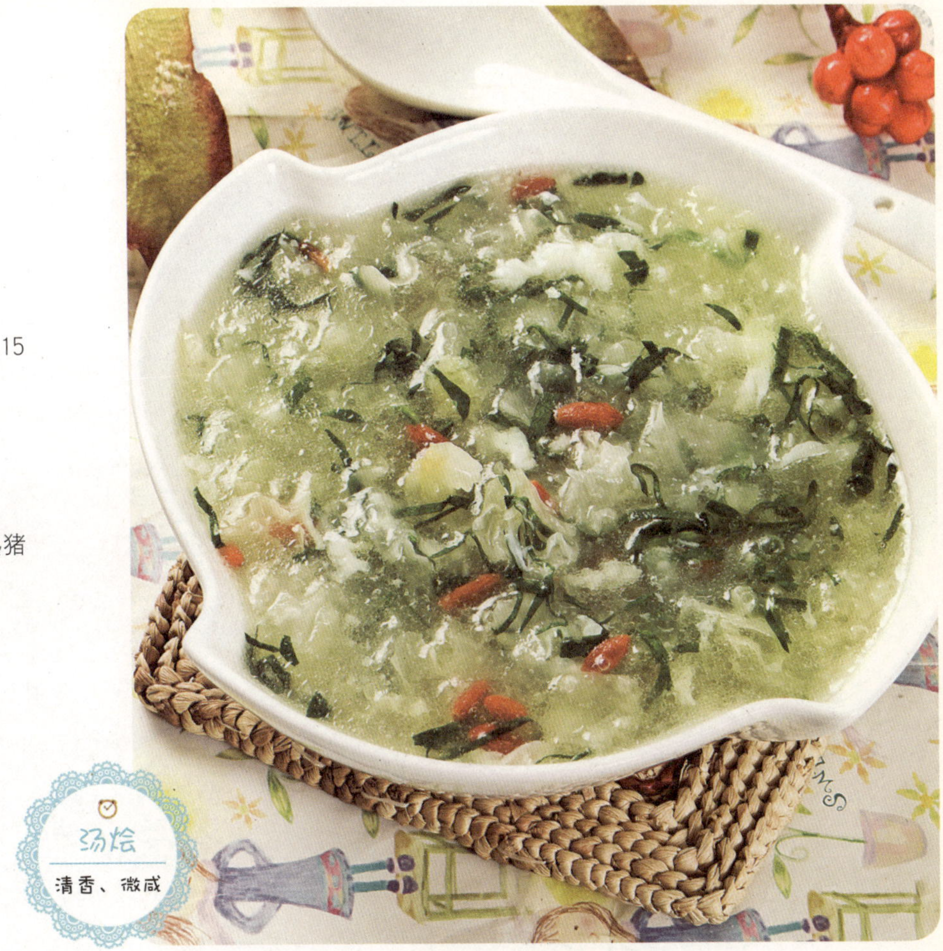

原料

菠菜、水发银耳各150克，枸杞15克，鸡蛋清1个。

调料

精盐1/2小匙，水淀粉2大匙，熟猪油1小匙，猪骨汤750克。

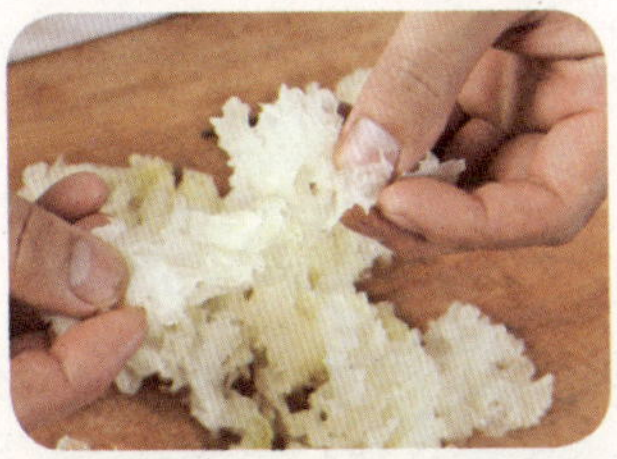

1 银耳放入温水中泡发，去除老根，洗净，撕成小朵；枸杞用清水洗净，放温水中浸泡，捞出沥水。

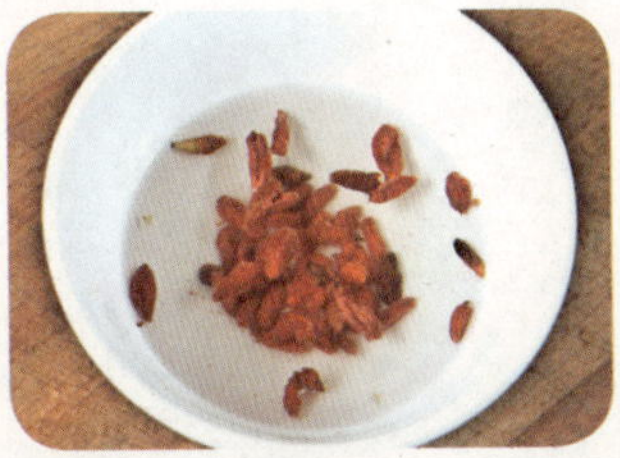

2 锅中加入清水烧沸，放入银耳和枸杞子焯烫，捞出；菠菜取嫩叶洗净，焯烫切丝，加入精盐拌匀。

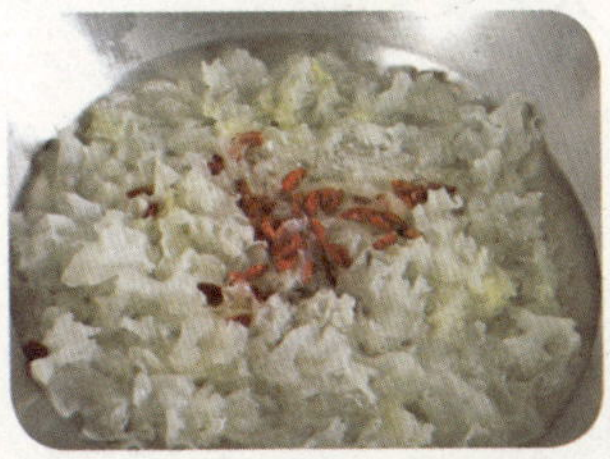

3 锅中加入熟猪油，倒入猪骨汤烧沸，下入银耳，转文火煲至熟烂；加入精盐、枸杞煮匀，淋入打散的蛋清；用水淀粉勾芡，放入菠菜丝即成。

孕6周 胚胎开始逐渐呈现雏形

孕妈妈 乳房变大，继续头痛、恶心、呕吐等症状。

胎　长 8.5毫米左右。

胎　重 2～3克。

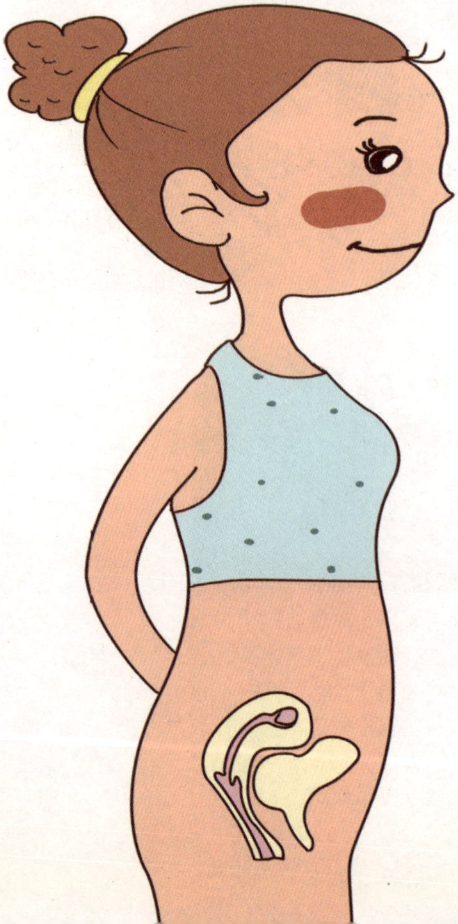

孕妈妈头痛症状加剧

怀孕后，经常会出现头痛或头痛症状加剧。平时没有头痛症状的孕妈妈在怀孕初期容易出现头痛症状，但是怀孕3个月后这种现象自然会消失。怀孕后出现头痛不止时不能擅自服用止痛药，一定要和医生商量后，采取适当的措施，或者按照医生的处方用药。

小心宫外孕

停经

多数宫外孕病人在发病前有短暂的停经史，一般来说孕6周左右。但有的病人因绒毛组织所产生的人绒毛膜促性腺激素，不足以维持子宫内膜，或因发病较早，可能将病理性出血误认为月经来潮，认为无停经史。

胎儿的变化

从怀孕第六周开始，胎儿逐渐呈现雏形。虽然后面还拖着小尾巴，但此时手脚四肢已开始像植物发芽一样长出来，能看到明显的突起。尽管此时胎儿的心脏只是一根小管子，但有可能从本周起开始跳动。

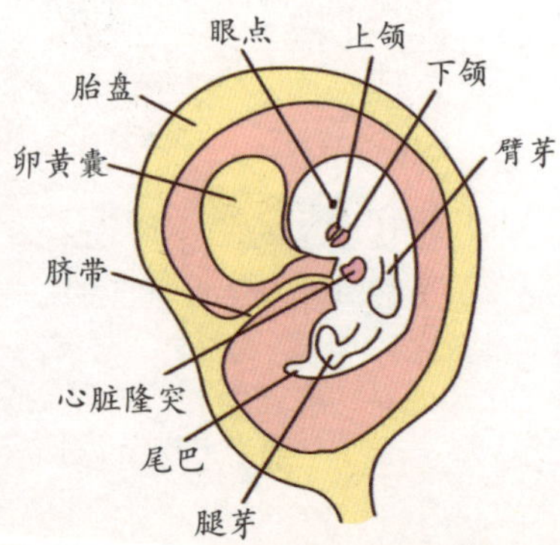

腹痛

为输卵管妊娠破裂时的主要症状，发生率很高，常为突发性下腹一侧有撕裂样或阵发性疼痛，并伴有恶心呕吐。

阴道不规则出血

一般来说，呈点滴状，深褐色，量一般不超过月经量。腹痛伴有阴道出血者，常为胚胎受损的征象。

晕厥与休克

这是腹腔内急性出血和剧烈疼痛所致。出血越多越快，其症状出现越迅速越严重。会引起头晕、面色苍白、血压下降、大汗淋漓，因而发生晕厥与休克等危险。

体重增加

整个孕期体重增长正常情况下应该是12.5千克左右，孕早期（怀孕最初3个月）体重只会增加0.9～2.3千克，孕中期大约增重6千克，孕晚期约增重5千克。

孕早期就要注意控制体重，孕妈妈体重增加过多会造成许多危险的并发症，如妊娠高血压综合征、先兆子痫、妊娠糖尿病、肾盂肾炎、血栓症、过期妊娠和胎儿过大及难产等。当然剖宫产的概率也会相对增高，而手术及麻醉的困难度、麻醉后的并发症及手术后伤口的复原等都是问题，尤其是妊娠高血压综合征、妊娠糖尿病在分娩前后都易引起心脏衰竭。

体重增长过快的孕妈妈应适当锻炼身体，晚饭适当减量，并减少主食，增加蔬菜和水果的摄入量，因为瓜果中热量相对少并含有多种维生素，瓜果中的纤维素还能缓解或消除便秘现象，还可以减少身体吸收热量。

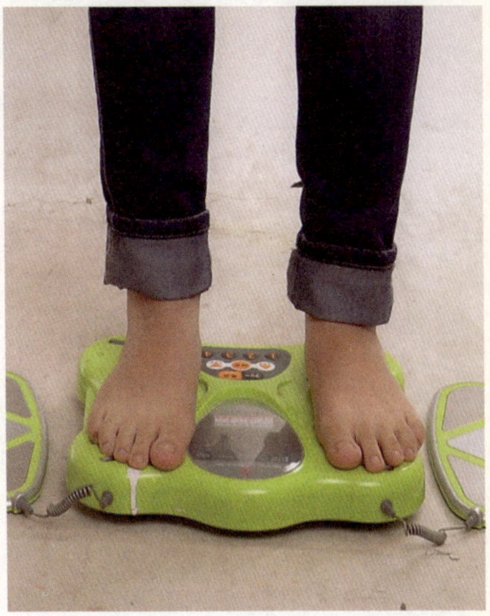

本周注意事项

生活计划	执行方案
预防便秘	多吃一些能预防和缓解便秘的食物
注意出行安全	不要追赶公共汽车，出门时尽量避开高峰时段
第一次产前检查	全套检查，了解胎儿发育情况

饮食营养：不要吃难以消化的食物

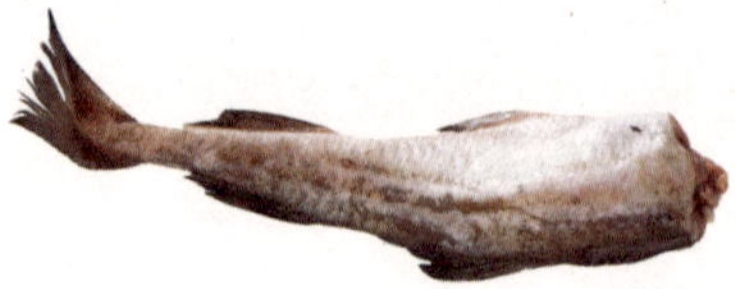
鱼 营养丰富，孕期可多食用

有些孕妈妈在这周会产生早孕反应，有恶心、呕吐、食欲缺乏等症。因此孕妈妈可多吃一些海鱼来补充营养。

营养重点

重点补充	适量补充
叶酸	复合维生素

营养需求

孕早期，由于血糖偏低、进食不足产生酮体，孕妈妈易发生食欲缺乏、轻度恶心和呕吐，这时可以多吃粗粮等含糖较多的食物，以提高血糖，降低酮体。在这段时期宜多吃鱼，因为鱼营养丰富，滋味鲜美，易于消化，特别适合孕早期食用。

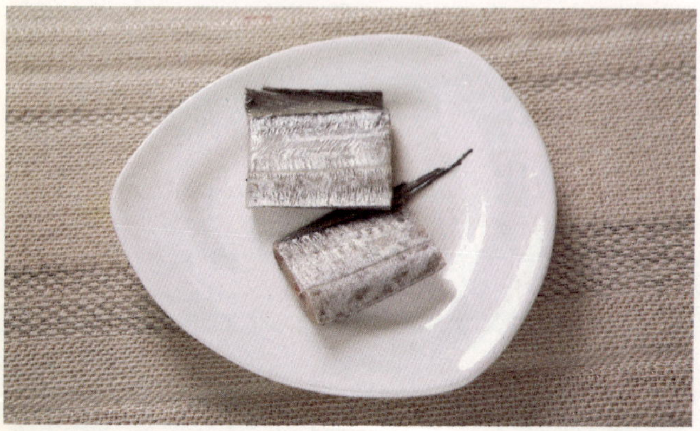

吃什么、怎么吃

为了防止恶心、呕吐，要少食多餐，少吃油腻和不易消化的食物，多吃稀饭、豆浆等清淡食物。还可以在起床和临睡前吃少量面包、饼干或其他点心。

每周都可以痛痛快快地大吃2～3次鱼，但是三文鱼、金枪鱼、北极贝等海鲜，孕妈妈原则上是可以吃的，但是因为生鲜食物较难保鲜，过程中可能受到污染，所以建议少吃为妙。因此孕妈妈最好的选择是海鱼，另外，孕妈妈还可以多吃核桃、黑木耳等，这些健脑食品有助于胎儿神经系统发育。

饮食专家提示

虽然本阶段建议孕妈妈多吃鱼，但是不同种类的鱼体内会积聚着不同量的汞，这是一种对人体有害的元素。因此，孕妈妈要避免吃鲨鱼、鲭鱼、旗鱼及方头鱼，因为这四种鱼的汞含量非常高。汞进入孕妈妈体内之后，会破坏胎儿的中枢神经系统，影响胎儿的大脑发育。胎儿在母体内吸收过量的汞，会影响脑部神经发育，导致将来学习能力缺陷，并出现智力发展迟缓等后遗症。

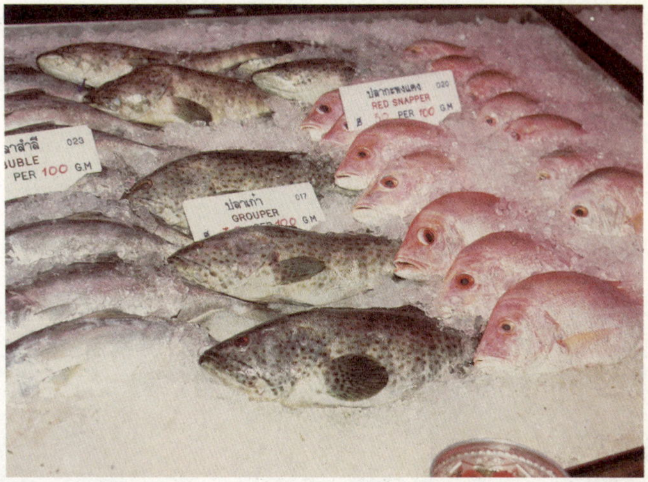

孕妈妈的参考餐单

用餐时间	食物名称
早餐	煮鸡蛋1个、豆浆1杯、全麦面包2片、鸡肝或牛肉适量
加餐	苹果1/2个
午餐	红烧刀鱼、西蓝花炒肉、黏玉米1个、米饭适量
加餐	核桃仁2个、香蕉1个
晚餐	小米粥1碗、馒头1个、牛肉炖萝卜、芹菜马铃薯丝

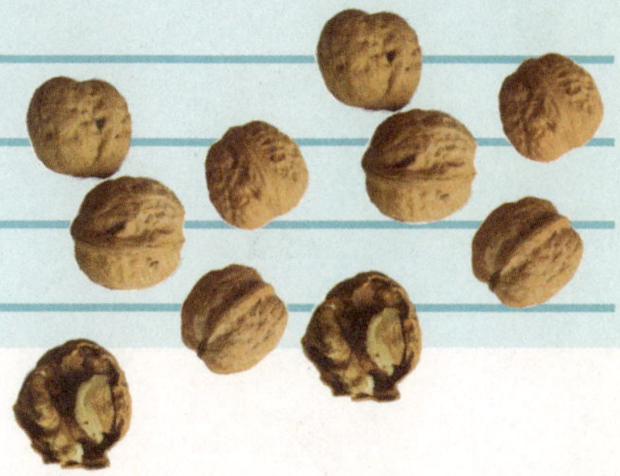

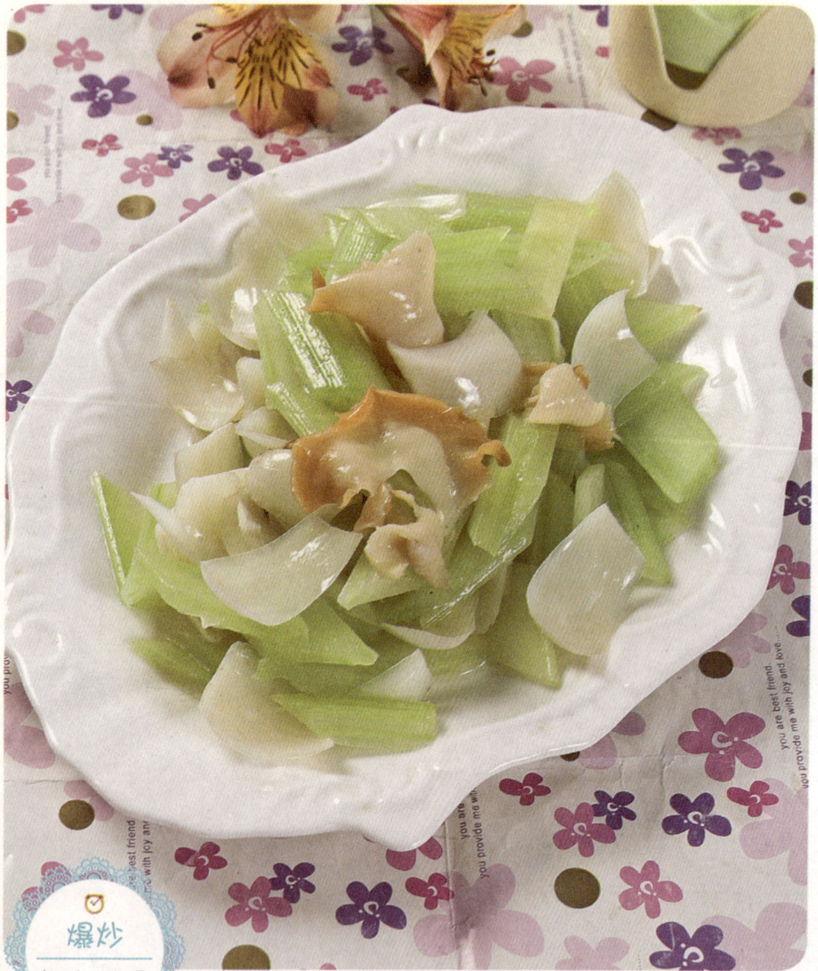

爆炒

鲜咸、嫩滑

西芹百合炒螺片

原料

西芹200克，海螺1个，鲜百合50克。

调料

姜片10克，精盐、花椒油各1小匙，水淀粉各1大匙，植物油2大匙。

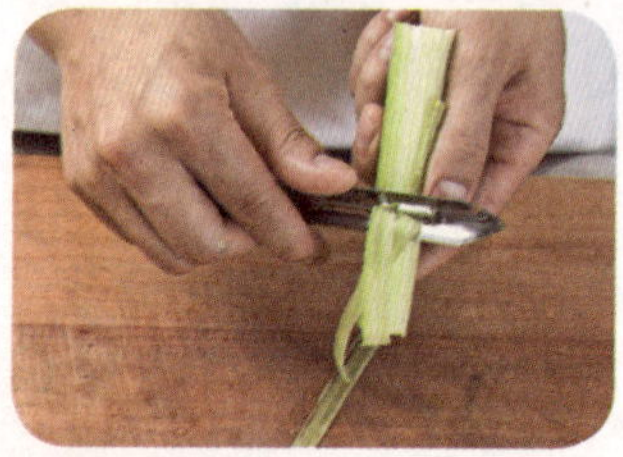

1 西芹去根，去皮洗净，切片；鲜百合去蒂，掰成瓣，放入清水中浸泡、洗净，取出沥水。

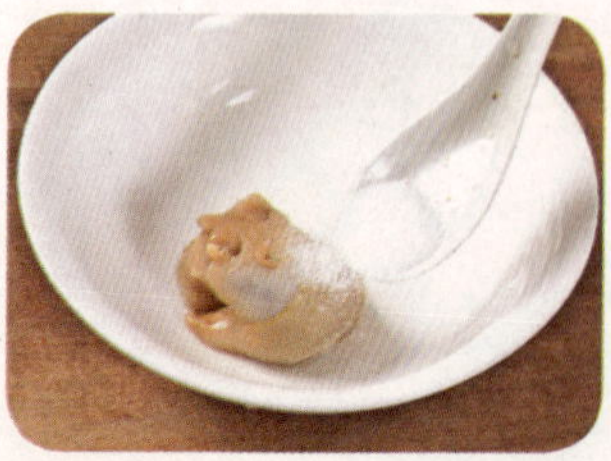

2 海螺取肉，除杂质，放碗中，加入精盐拌匀，再换清水洗净；切片，放入沸水中焯烫，捞出沥水。

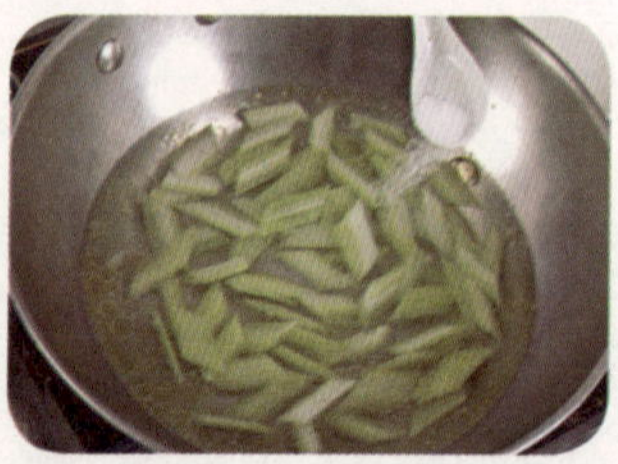

3 西芹、百合放入沸水锅中，加入少许精盐略焯，捞出沥水；锅置火上，加油，下入姜片炒香。

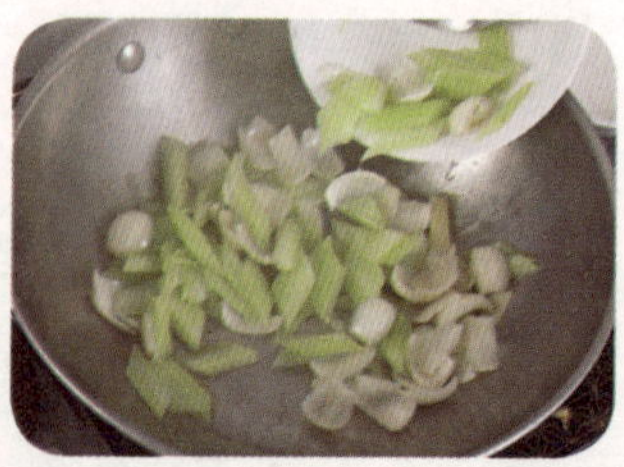

4 放入西芹、百合瓣翻炒均匀，加入精盐，放入海螺片快速炒匀，用水淀粉勾薄芡，淋入花椒油即成。

香芹拌豆干

原料

豆腐干150克，芹菜60克，甜椒30克。

调料

精盐、酱油各1小匙，香油2大匙。

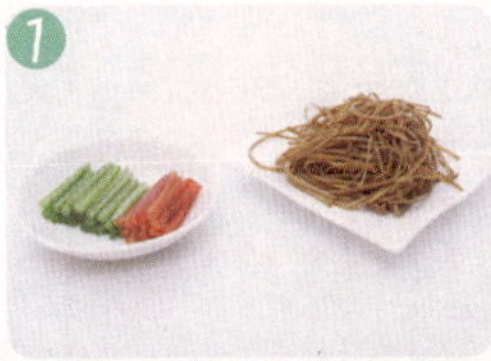

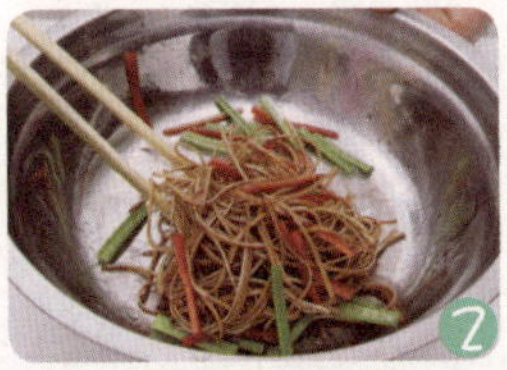

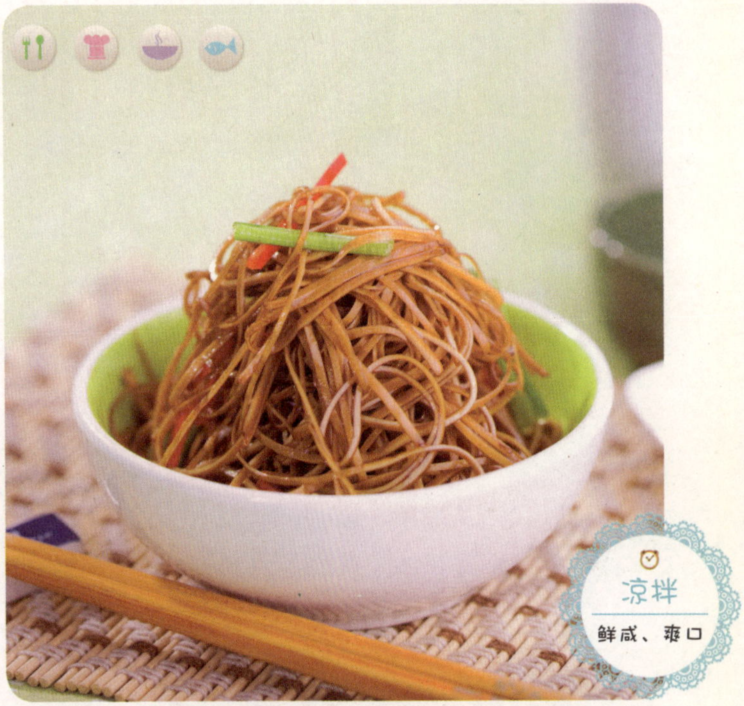

1 将芹菜择洗干净，放入沸水锅中焯烫一下，捞出浸凉，切成3厘米长的段。

2 甜椒洗净，去蒂及籽，切成粗丝，再放入沸水锅中略焯一下，捞出过凉；豆腐干洗净，切成细丝；将芹菜段、豆干丝、甜椒丝放入盆中，加入精盐、酱油、香油拌匀，即可装盘上桌。

雪梨青瓜粥

原料

糯米稀粥250克，雪梨1个，青瓜（黄瓜）1根，山楂糕1小块。

调料

冰糖1大匙。

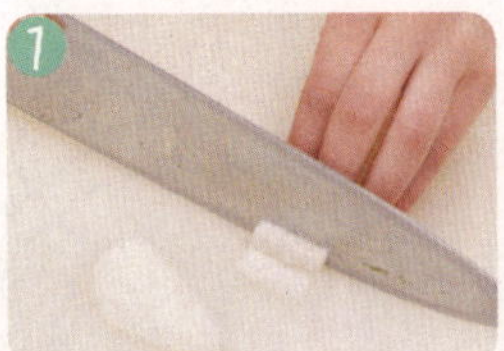

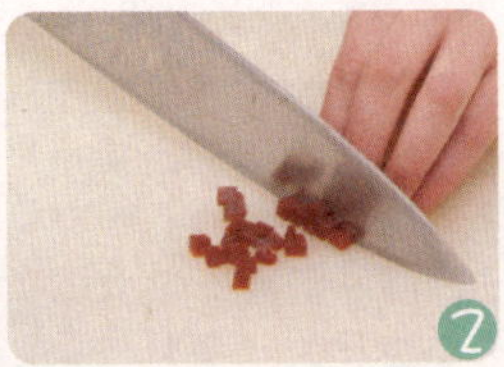

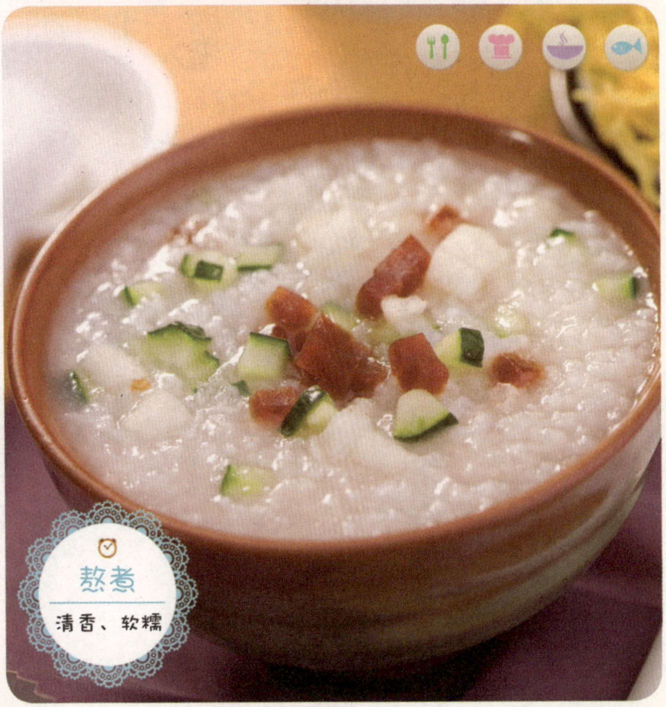

1 雪梨削皮，洗净，切块；青瓜去蒂、洗净，沥净水分，切成小条；山楂糕切成小丁。

2 锅置火上，倒入稀粥烧煮至沸，先下入雪梨块、青瓜条和山楂丁稍煮；再加入冰糖搅拌均匀，煮至冰糖完全溶化即成。

孕7周

胎儿心脏形成

孕妈妈 有时候肚子痛，情绪变化大都属于正常现象。

胎 长 13毫米左右。

胎 重 4克左右。

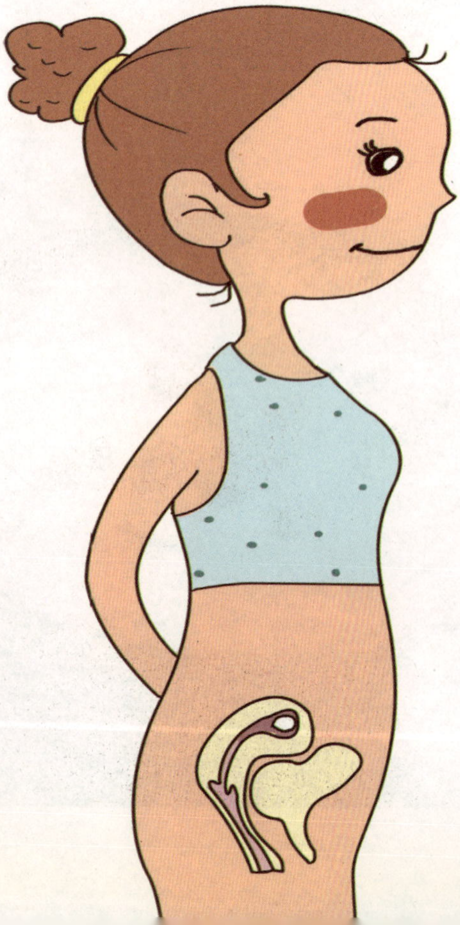

孕妈妈出现恶心呕吐

这个时候，多数女性会出现恶心呕吐，即“早孕反应”，并有疲劳感，总是有些困倦，心跳加快，新陈代谢率也有所增高。

孕妈妈很容易尿频

怀孕5周后，随着子宫的增大而挤压膀胱，很容易导致尿频，有时还会伴随排尿不畅。这种现象将一直持续4个月，直到子宫移位到膀胱的上面。尿频虽然本身并不是什么严重的问题，但是排尿时如果出现疼痛，就应该当心是否患有膀胱炎。为了防止膀胱炎，平时要注意卫生，不要憋尿。

胎儿的变化

突起的鼻子已经在一张一合地运动，能很清楚地看到小黑点一样的眼睛和鼻孔。胎儿的身体也发生了变化，头部将移动到脊椎上面，而且尾巴也逐渐缩短。手臂和腿部明显变长、变宽，所以容易区分手臂和腿部，还能分辨出手和肩膀。

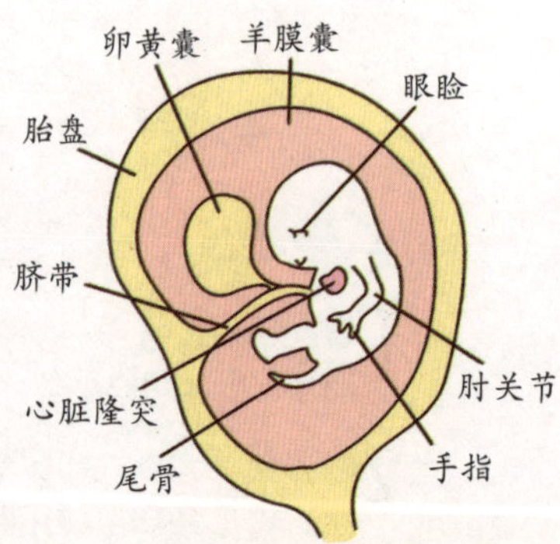

预防感冒的方法

怀孕后感冒有很多弊端，不能吃药不能打针，身体感到不适。为了预防感冒，请关注以下几点：

1.刷牙刷不干净容易感冒。

2.脚部着凉容易感冒。

3.勤洗手，去除病菌。

4.爱吃咸的食物容易感冒。

5.爱吃高脂肪、高蛋白、高糖食物的孕妈妈容易感冒，最好的方法是荤素搭配。

关注孕期检查

第一次产检通常在怀孕6周时开始进行。从怀孕6周起到28周，孕妈妈每个月都要做检查。29～36周，每月检查两次，36周之后到分娩前，每周检查一次。

5～6周时，通过超声波可以检查胚胎数，查看是否宫外孕。6～8周时，可看到胎儿心跳、卵黄囊。如果孕妈妈还没有到医院检查确认自己已经怀孕，那就应该赶快去了，以便医生能尽快确定怀孕周数，并安排好产检时间。通常系统的产前检查应该从怀孕12～13周开始。但各地医院的规定可能略有差异，你最好提前询问你打算产检的医院的具体规定。

尽量让自己平静下来

这个时期孕妈妈的情绪波动很大，但需要注意的是，怀孕6～10周是胚胎腭部发育的关键时期，如果孕妈妈的情绪过分不安，会影响胚胎的发育并导致腭裂或唇裂。因此，现在一定要保持心情愉快，可以适当地听听轻音乐，进行音乐胎教。当孕妈妈感到烦躁或焦虑时，要有意识地花一些时间让自己平静，告诉自己“不要着急，不要生气，宝宝正在看着呢！”孕妈妈的积极、平和的情绪可以传递给胎儿，这将为孩子今后可以积极面对人生打下良好的基础。在各种胎教方法中，音乐胎教有其特殊的作用。胎儿经常接受优美健康的音乐，可以改善胎盘的供血状况，使胎儿更健康地成长。

孕早期不宜过性生活

怀孕开始的前3个月称为孕早期，是胎儿主要器官结构完成分化和器官发育的关键时期，胎盘也未完全形成，此时期也叫胚胎期。由于此时期胚胎和胎盘在子宫内都处于不稳定状态，最容易引起流产。加之孕妈妈在孕早期出现的早孕反应和其他不适等造成性欲和性反应减弱，因此，怀孕最初3个月不宜性生活。

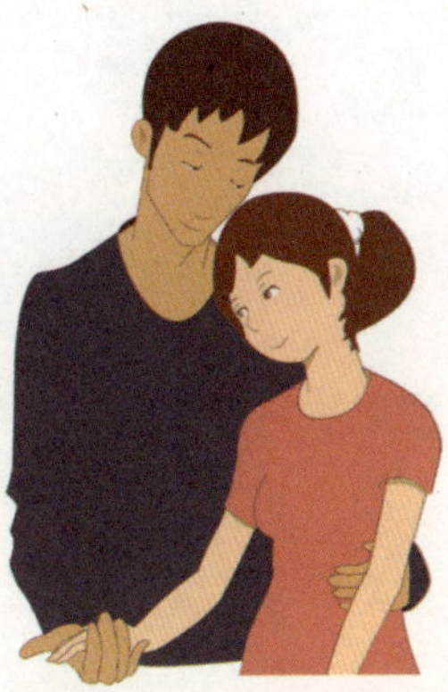

本周注意事项

生活计划	执行方案
收集有关消除孕吐的知识	看一些孕育类指导图书，寻找适合自己的缓解孕吐的方法
做自己感兴趣的事情	将自己的注意力转移到一件需要专注的事情上，从而减轻身体的不适和烦躁
学会进行自我观察	注意自己是否有呼吸困难、心跳过速、心胸疼痛等症状
在生活中学会放松	好好安排自己的日程，让自己有时间去做放松的事情，看书或者听音乐等

饮食营养：营养均衡，少吃多餐

这时候孕妈妈可以喝一些牛奶，吃一些香蕉来缓解孕吐。但是不要吃太多酸的食物，例如东北的酸菜，研究发现，妊娠早期的胎儿酸度低，母体摄入的酸性物质，容易大量聚积于胎儿组织中影响胚胎细胞的正常发育。

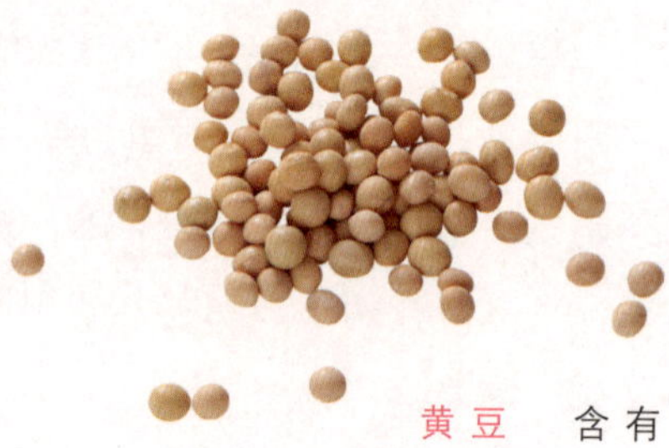

黄豆　含有丰富的维生素A、钾、钙等

营养重点

重点补充	适量补充
叶酸	维生素A
钙	维生素C

营养需求

孕妈妈要常吃富含叶酸的食物，如深绿叶蔬菜；动物的肝脏；谷类食物；豆类、坚果类食品。

除了摄取足量的叶酸外，适量补充维生素C和维生素A片还可以促进钙、铁、磷等微量元素的吸收。这些都有利于胎儿神经系统的发育。

吃什么、怎么吃

属于胃气虚弱的孕妈妈，症状表现为呕吐、食欲缺乏、脘腹胀闷、全身乏力、头晕想睡、舌苔白、舌质淡、脉滑无力。饮食应以牛奶、豆浆、蛋羹、米粥、软饭、软面条为主。

属于肝热气逆的孕妈妈，一般症状表现为吐苦水或酸水、胸胁及脘腹胀满、嗳气、头晕、烦躁易怒、舌苔微黄、舌边尖红、脉弦滑等，可选用清热和胃、凉血安胎的食物进行调养，适合多吃蔬菜和水果。肝热气逆的孕妈妈可以自制以下饮料：绿豆汤、枇杷饮、雪梨汁。

饮食专家提示

1.切忌喝没有烧开的自来水。因为自来水中的氯与水中残留的有机物相互作用，会产生一种叫“三羟基”的致癌物质。孕妈妈也不能喝在热水瓶中贮存超过24小时的开水，因为随着瓶内水温的逐渐下降，水中含氯的有机物会不断地被分解成为有害的亚硝酸盐，对孕妈妈身体的内环境极为不利。

2.久沸的开水不能喝。反复沸腾后，水中的亚硝酸根以及砷等有害物质的浓度相对增加，这样会导致血液中的低铁血红蛋白结合成不能携带氧的高铁血红蛋白，会威胁胎儿的安全。

对孕妈妈来说普通的温开水更适合；牛奶与新鲜的蔬果汁也是相当不错的选择。

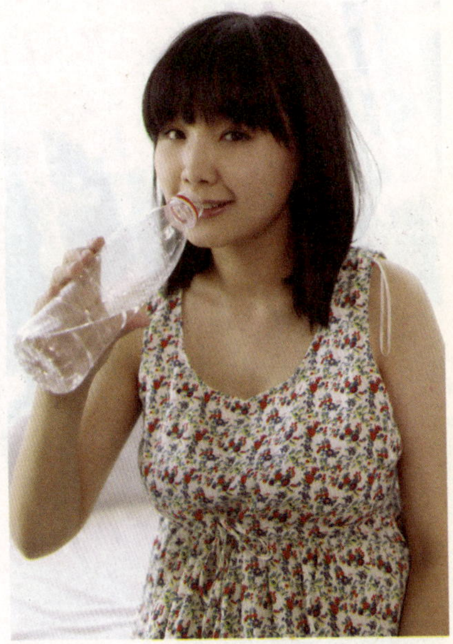

孕妈妈的参考餐单

用餐时间	食物名称
早餐	牛奶1杯、鸡蛋1个、麦片1碗、韭菜合子1个
加餐	葡萄1串、草莓6颗
午餐	角瓜炒牛肉、米饭1碗、豆腐鱼汤
加餐	酸奶1杯、苏打饼干2片
晚餐	米饭1碗、荸荠蒸肉饼、蒜蓉炒菜心

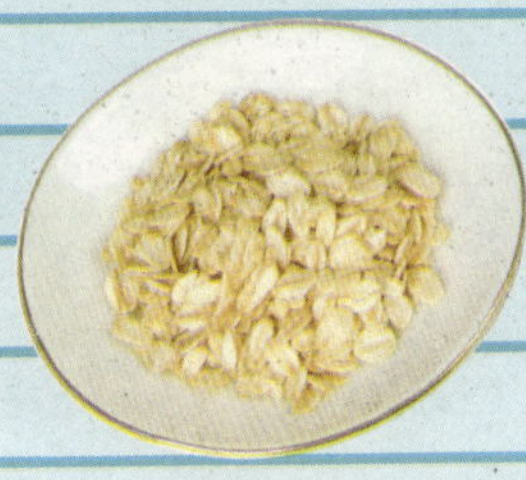

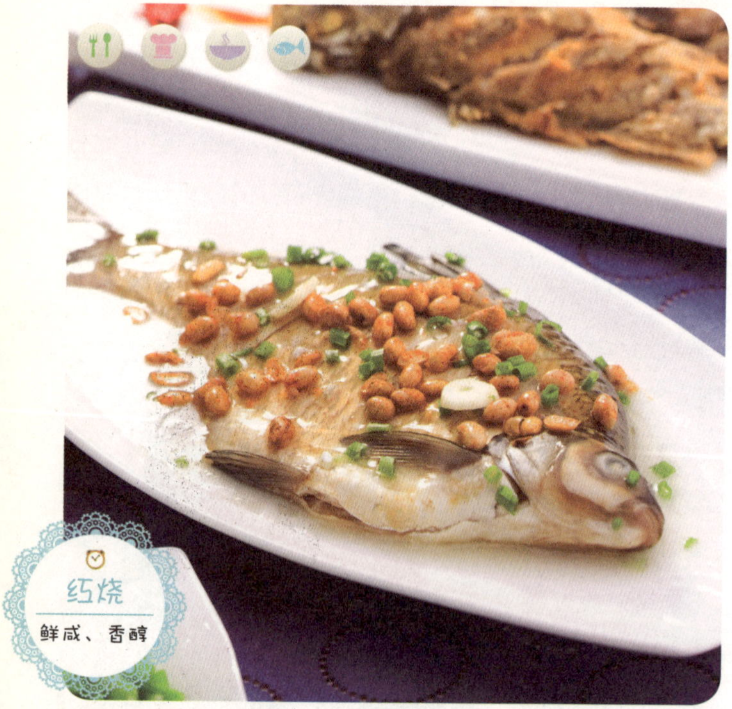

豆酥淋鲳鱼

原料

鲳鱼1条，豆酥120克。

调料

葱末10克，姜末20克，蒜末5克，白糖1小匙，料酒1大匙，植物油2大匙。

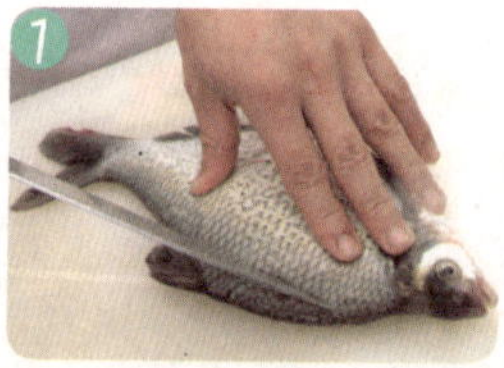

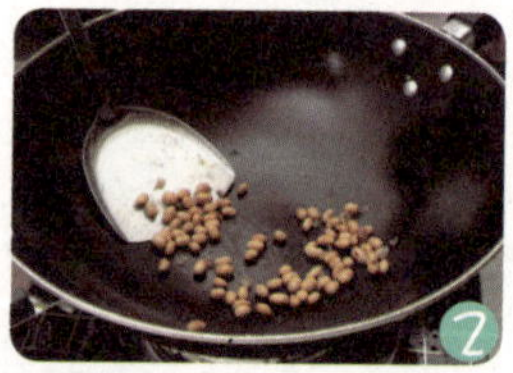

1 鲳鱼洗净，在鱼身两侧各划几刀，放入盘中，移入蒸锅中蒸20分钟至熟，取出。

2 锅中加入植物油烧热，先放入豆酥、蒜末、葱末、姜末、白糖、料酒和适量清水炒匀，再以文火煮约1分钟，淋在鱼身上即可。

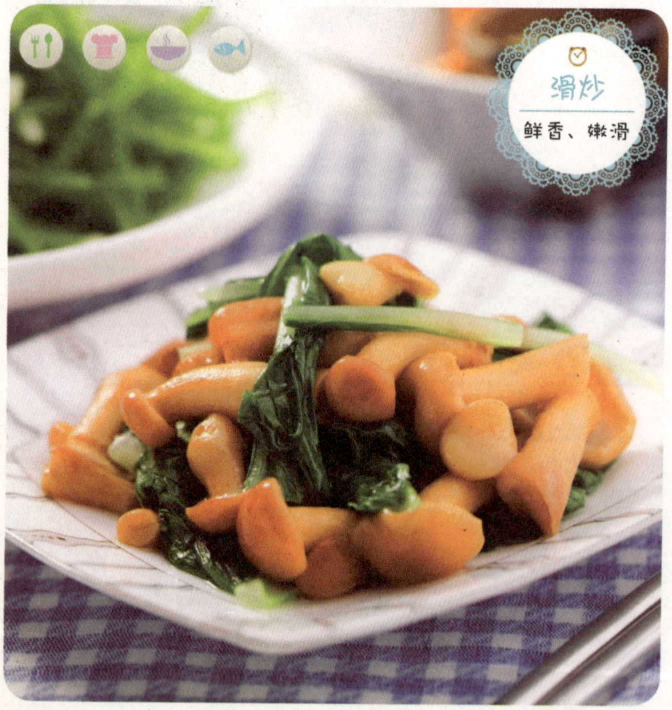

滑菇炒小白菜

原料

小白菜300克，滑子蘑200克。

调料

蒜片5克，精盐、料酒各1小匙，水淀粉适量，植物油1大匙。

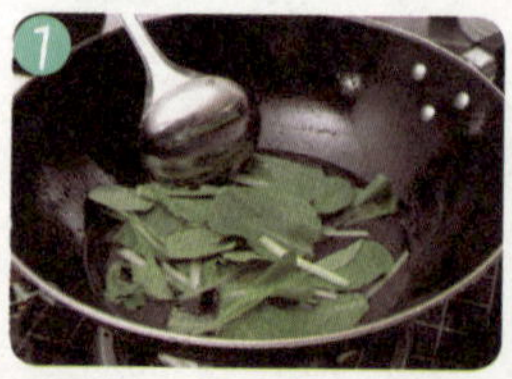

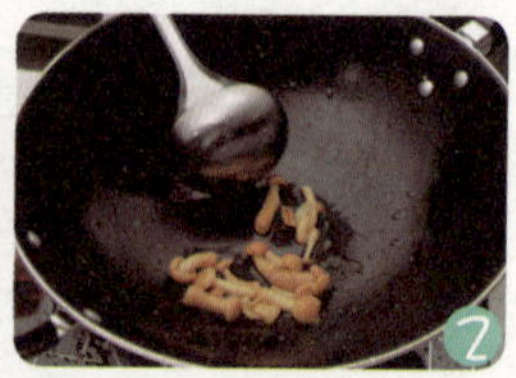

1 小白菜去根，洗净，沥干水分；滑子蘑择洗干净，放入沸水锅中焯透，捞出沥水。

2 锅置火上，加入植物油烧热，先下入蒜片炒香，再放入小白菜、滑子蘑炒匀；然后烹入料酒，加入精盐，用水淀粉勾芡即可。

干煸南瓜条

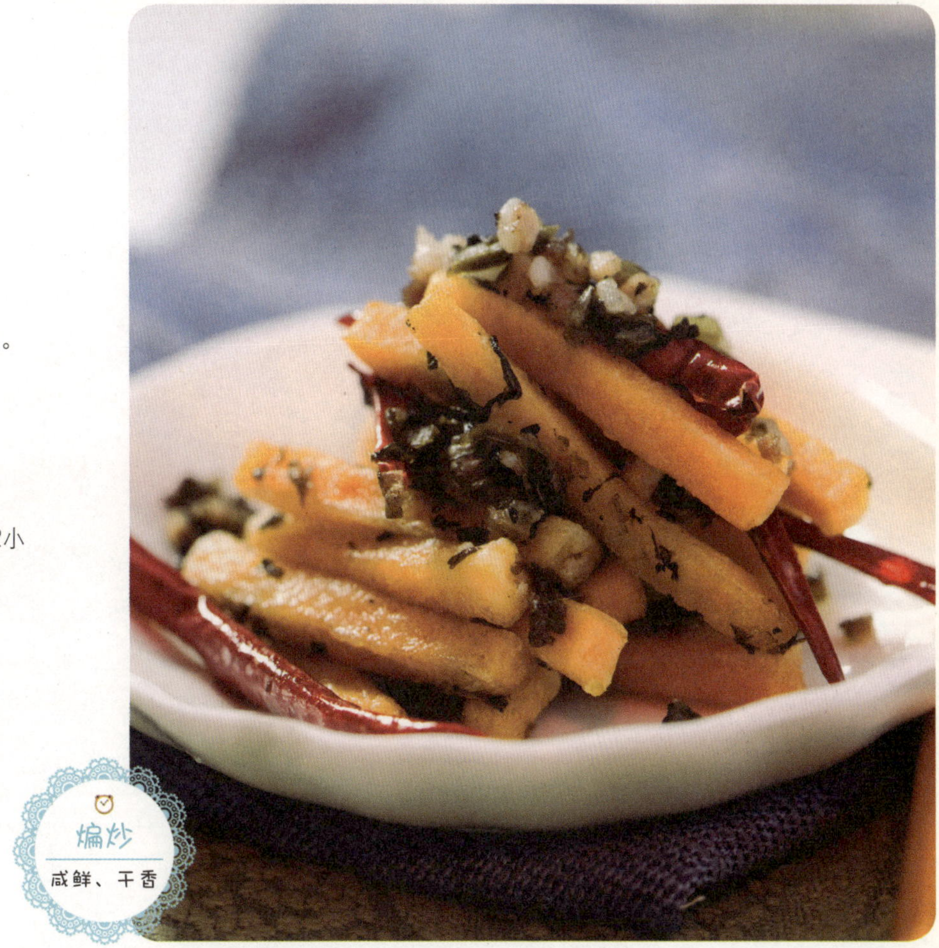

原料

南瓜500克，猪肉50克，芽菜25克。

调料

葱花5克，精盐1/2大匙，白糖1/2小匙，植物油3大匙。

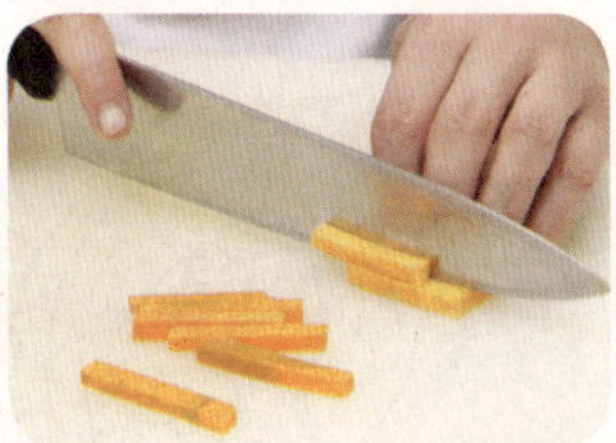

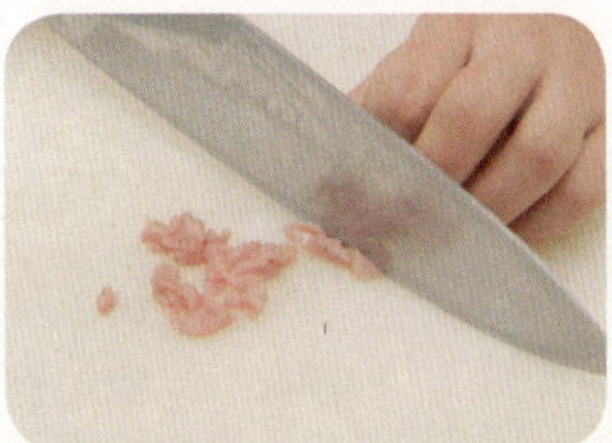

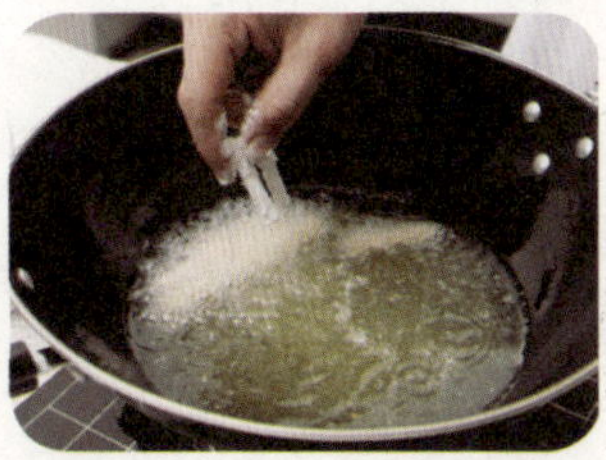

1 南瓜洗净，去瓤，切条，放入水中焯三分熟，捞出沥干，裹匀淀粉，下入油中炸至外皮酥脆，捞出。

2 猪肉洗净，切成细末；芽菜洗净，切成碎末。

3 锅中加入油，下入猪肉末煸炒，放入芽菜、葱花、南瓜条炒匀，然后加入精盐、白糖炒匀即可。

孕8周 手臂和腿部开始细分

孕妈妈 产生晨吐，胃开始变得敏感。

胎 长 2厘米左右。

胎 重 6克左右。

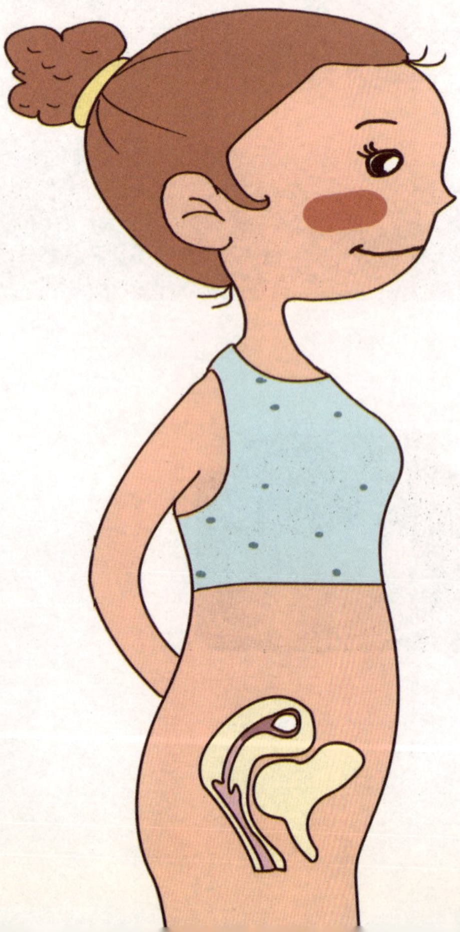

情绪变大

现在情绪波动很大。孕6～10周是胚胎腭部发育的关键时期，如果孕妈妈的情绪过分不安，会影响胚胎的发育并导致腭裂或唇裂。在怀孕3个月之内，一定坚持补充含有叶酸和微量元素的食物。

孕妈妈呕吐变严重

怀孕3个月时，早孕反应会变严重。只要闻到异味就会呕吐，甚至把刚吃过的食物也全部吐出。此时要掌握哪些是自己比较敏感的食物，注意避开敏感食物，对于想吃的食物，只能少量食用，并注意营养。

胎儿的变化

胎儿的双手放在腹部上面，向外弯曲双膝，姿势就像在游泳。此时已经完全可以区分手臂和腿，而且长度也有很大变化，手指和脚趾也成形了。胎儿的皮肤薄而透明，能清晰地看到血管。

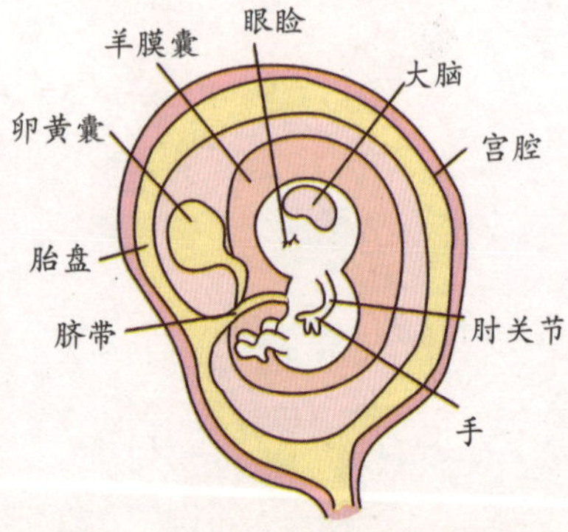

预防流产

胎儿流产相关状态也被称做先兆流产。少量出血滴滴答答往下流，伴随着下腹部的疼痛，便是流产的特征了。现在医疗技术有了很大发展，90%以上的怀孕可以继续，能够生育。但是，遗憾的是有的还会发生流产。孕早期流产的原因，基本上都是胎儿的染色体异常。尽管这被认为是偶然出现的，但现在还没有预防的方法。怀孕10周后的流产，便有妈妈方面的原因了。有的是因为心理方面的打击，有的是因为过度劳累。子宫肌瘤等病症也可以导致流产。总之，当少量出血滴滴答答往下流，或是下腹部有生理性的疼痛或剧痛时，不要犹豫，要立刻去医院。

孕8周生活检视

1.尿频是孕期一定会出现的症状，改掉憋尿的习惯，避免患上尿路感染，且晚上控制饮水量。

2.怀孕期间，面对未知的怀孕过程，孕妈妈难免会有失眠的情况，不妨多和老公谈谈心里的感受，适时缓解孕期的焦虑心情，排除引起失眠的主要因素，才能真正解决失眠的困扰。

3.怀孕期间生理代谢比较旺盛，会有较多的阴道分泌物。要经常清洗外阴，保持清洁，或是穿着棉质吸汗的内裤，保持局部干爽。

4.看60厘米以上的电视机，应与电视机保持3～4米的距离，每次看电视时间不要超过1～2小时，还要避免看恐怖电影。

5.操作电脑时最好选择液晶屏显示器，主机要摆放在稍远的位置。每次以半小时至1小时为宜，最好穿戴上电磁波防护衣。

6.使用手机时最好改用免提听筒或是耳机。

7.每天起床后将被褥翻开，让被褥上的潮气挥散，睡觉时汗液会蒸发出多种废物吸附在被褥上。

8.注意清除水果和蔬菜上的农药，以免引起胎儿中毒。

本周注意事项

生活计划	执行方案
避免流产	不要剧烈运动，不要登高，也不要将手直接浸入冷水中，这些刺激有诱发流产的危险
注意外阴清洁	即使没有条件每天洗澡，也应保证每天清洗外阴部位
不要穿紧绷的裙子	不要勉强穿着过紧的衣服，以免导致下半身水肿，影响胎儿的发育
注意补充营养	避开敏感食物，对于想吃的食物，要少食多餐，并注意营养

饮食营养：吃姜缓解孕吐

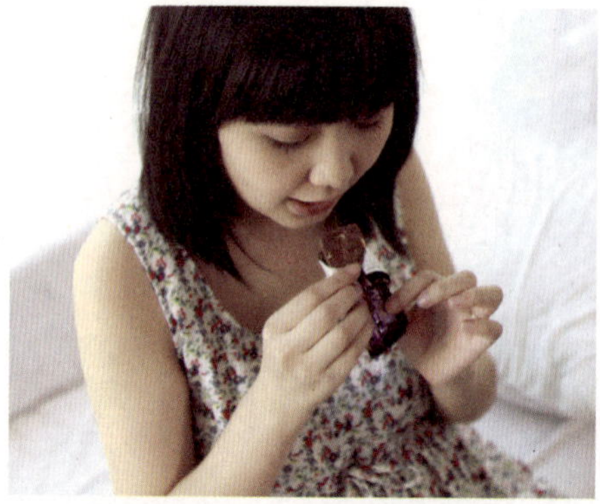

本周孕妈妈依然会有胃酸、胃胀、反酸水的情况。孕妈妈不要害怕，也不要手足无措，这都是正常现象，可以准备一些“干粮”，在呕吐以后吃，保证胃不空。

营养重点

重点补充	适量补充
叶酸	蛋白质
	维生素D

营养需求

因妊娠反应，许多孕妈妈会很倦怠，懒得活动，再加上吃得比较精细，极容易引起便秘。一旦发生便秘，孕妈妈切记不要使用泻药，而应采取饮食调理。

本周如果孕妈妈实在不愿意吃脂肪类的食物，也不必勉强自己，人体可以动用自身储备的脂肪提供给胎儿。此外，豆类食品、蛋类、奶类也可以少量补充脂肪。

孕妈妈每天的蛋白质供给量以80克为宜。怀孕8周内，对于蛋白质的摄入，不必刻意追求数量，顺其自然就好。

吃什么、怎么吃

本周呕吐剧烈的孕妈妈可以尝试用水果入菜，如利用柠檬、脐橙等烹煮食物来增加食欲，也可以使用少量的醋来增加菜色美味。还可以尝试一下橙汁、甘蔗汁来缓解孕吐。

如果早孕反应比较严重，孕妈妈更应该抓住任何可以进食的机会，尽量多吃一些饼干、糖果。怀孕以前因为减肥而不敢问津的糖果、干果，现在都可以适量吃一些。

饮食专家提示

介绍一些食物，对缓解孕吐有一定帮助。

★ 姜：切薄片，加白糖、盐稍渍，恶心欲吐时含食或嚼食一片。切记，不要晚间吃姜，因为吃姜会振奋阳气，与阳入于阴安静下来相悖。

★ 甘蔗：可用甘蔗汁30～50毫升，加生姜汁5滴，晨起空腹慢慢喝下。

★ 橘皮：用橘皮泡茶喝。

★ 紫苏叶：泡茶喝，也可烹调鱼、肉、虾时加入鲜紫苏叶4～5片。

★ 芦根：煎水代茶饮。

★ 萝卜：生嚼数片，或绞汁饮服。

★ 冬瓜：宜用冬瓜煨食，有清热、化痰、和胃的作用。

孕妈妈的参考餐单

用餐时间	食物名称
早餐	豆浆1杯、五谷粥1碗、青菜1碟、鸡蛋1个
加餐	巧克力1块，饼干2片
午餐	米饭1碗、麻辣鳕鱼、鹌鹑蛋炖肉
加餐	核桃仁2个、橙子1个
晚餐	小米粥1碗、花卷1个、木耳炒肉、蒜蓉莜麦菜

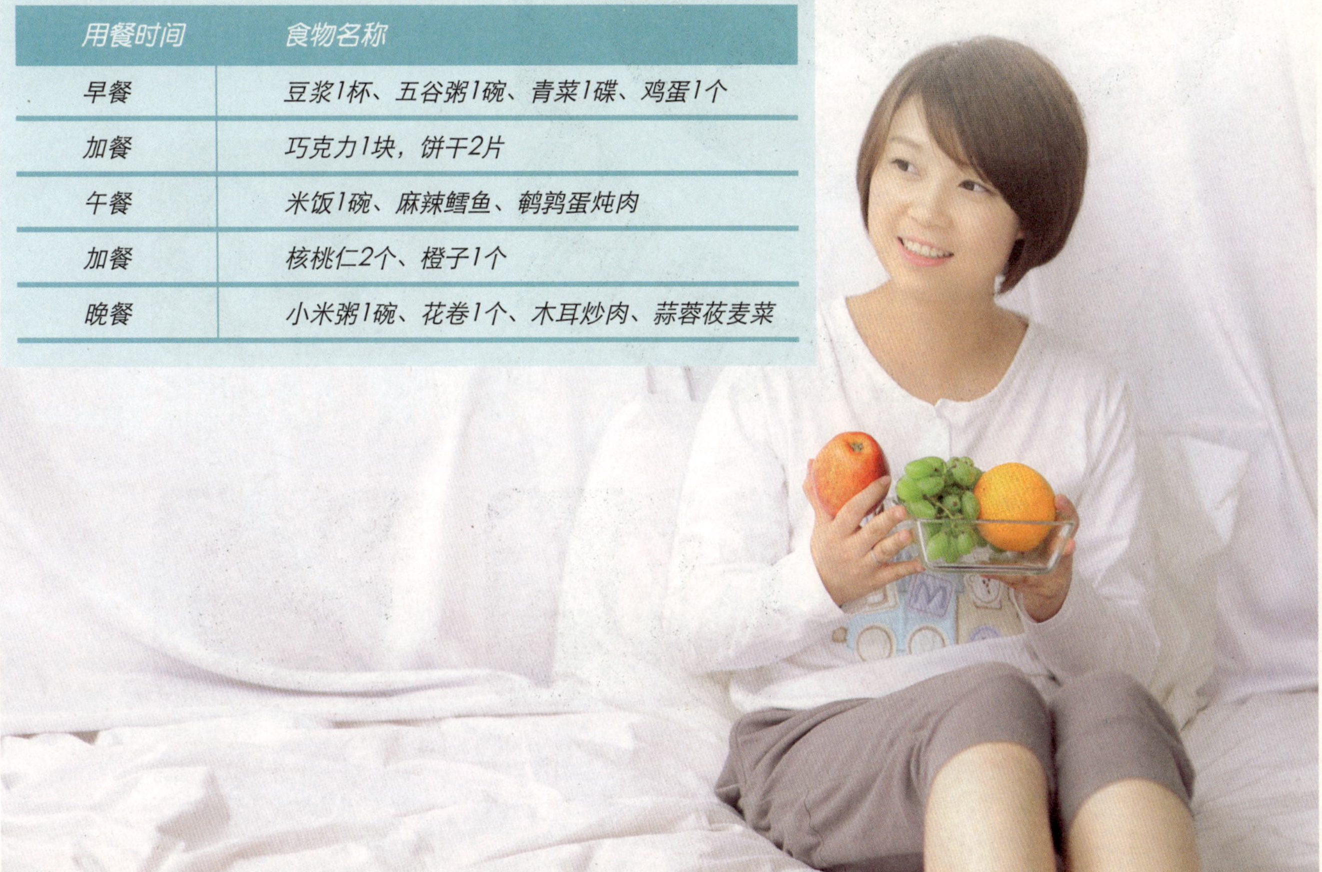

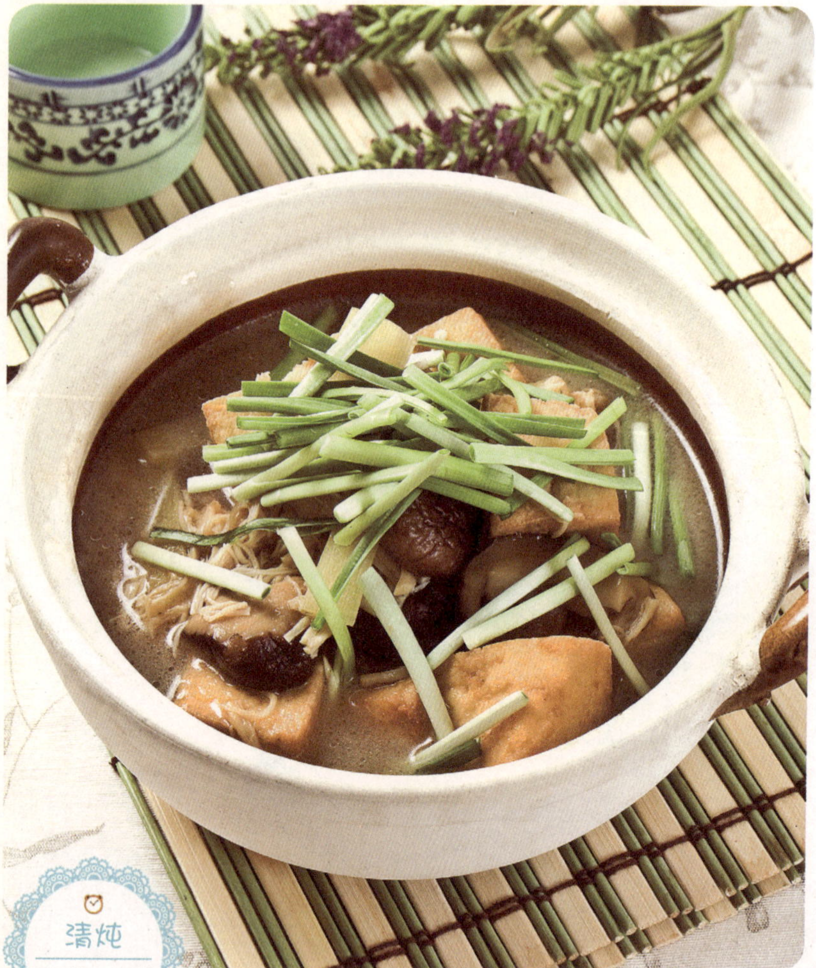

干贝豆腐煲

原料

豆腐2块（约300克），蒜苗50克，水发香菇10朵，干贝10粒。

调料

姜片、精盐、酱油、植物油各适量。

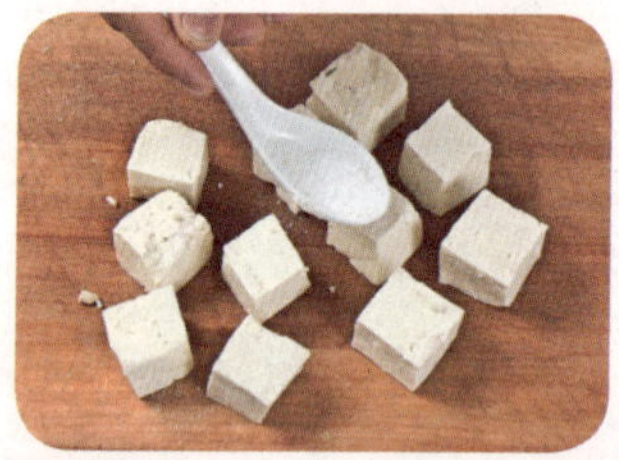

1 豆腐切块，抹上精盐；蒜苗洗净，切成段；水发香菇去蒂，洗净，切成片。

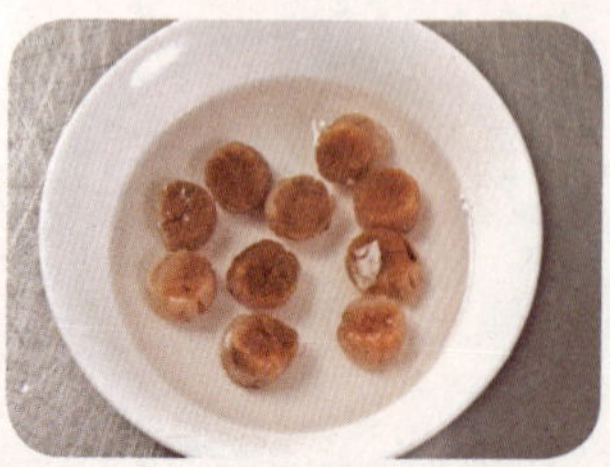

2 干贝洗净，加入清水浸泡，入笼用武火蒸20分钟；取出凉凉，撕成粗丝；蒸干贝汤汁备用。

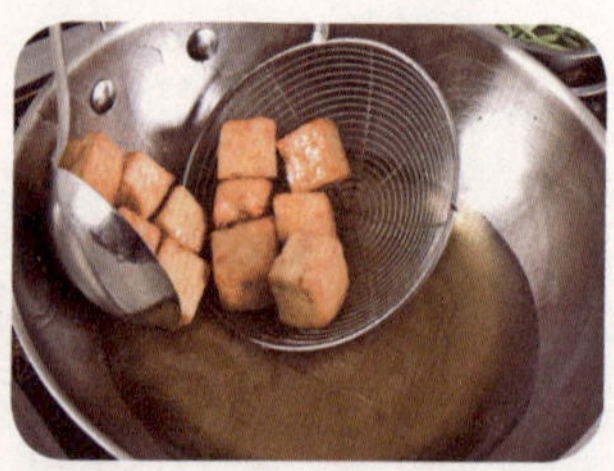

3 锅中加油烧至六成热，放入豆腐块炸至金黄色，捞出；锅留底油烧热，下入香菇、姜片炒出香味。

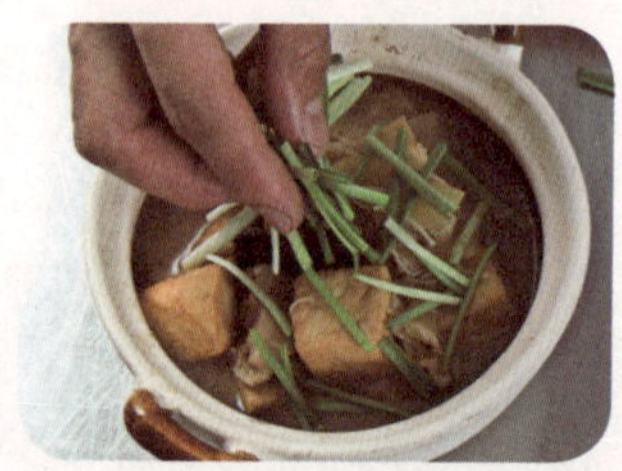

4 放入干贝及蒸汁，加入精盐、水，烧沸，放入豆腐块，加入酱油炒匀，倒在砂锅内，煮20分钟，撒上蒜苗丝即成。

沙茶牛肉

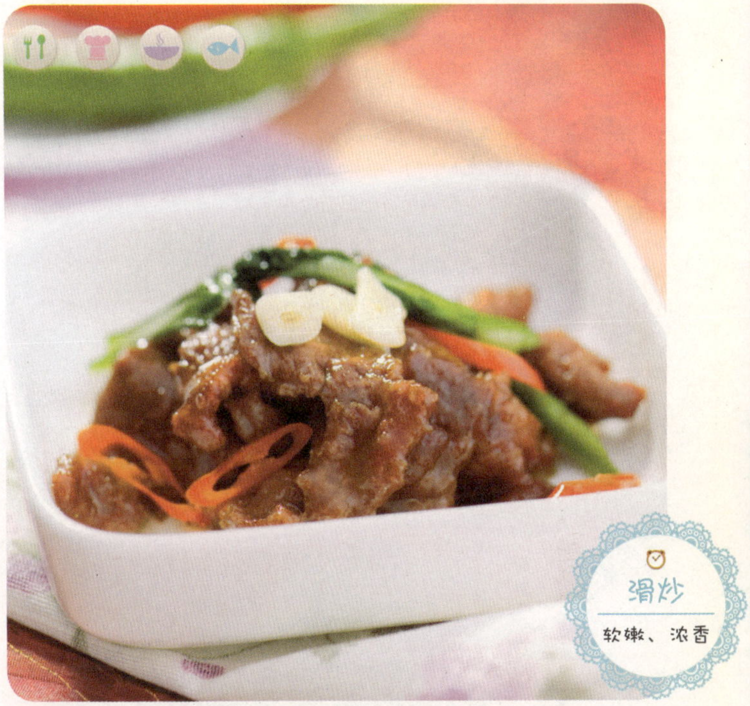

原料

牛肉、空心菜各150克，红辣椒1个。

调料

蒜片10克，沙茶酱、精盐、白糖、酱油、植物油各适量。

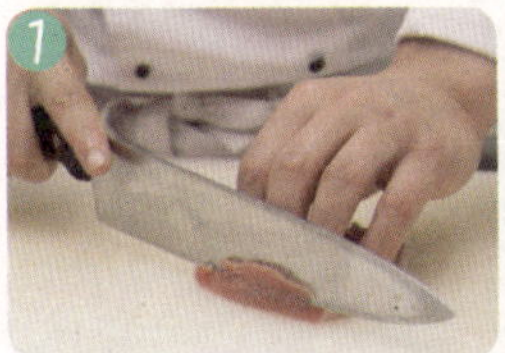

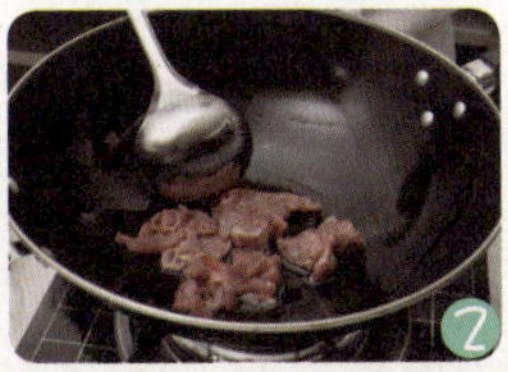

1 牛肉切片，加入精盐腌10分钟，再放入热油锅内滑至熟嫩，捞出牛肉片；空心菜切小段；红辣椒切片。

2 锅中放油烧热，加入蒜片、红辣椒爆香，放入空心菜、牛肉片炒匀，加入沙茶酱、白糖、酱油稍炒，淋上香油，装盘即可。

银耳鸡汤

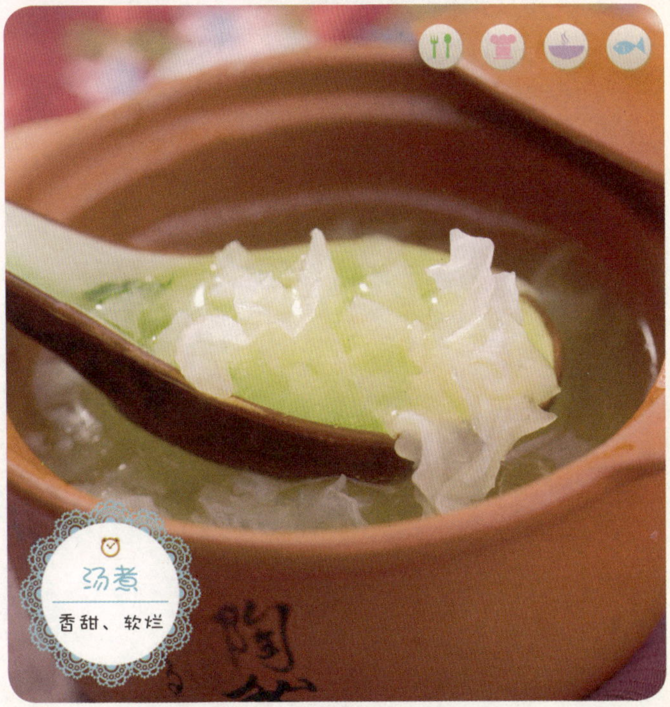

原料

银耳1大朵。

调料

精盐少许，白糖1/2大匙，鸡汤（或鸭汤）500克。

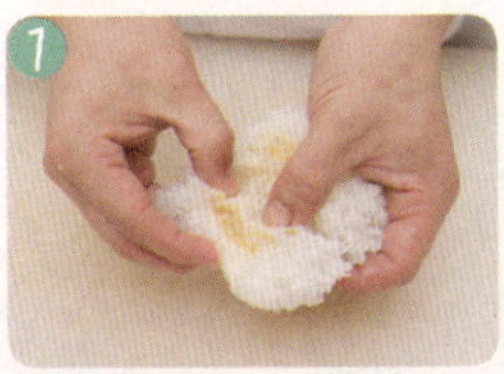

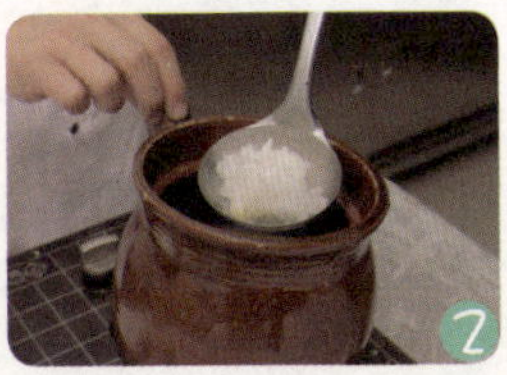

1 将银耳放入温水中浸泡约20分钟，发透后去蒂，洗净、沥水，撕成小朵。

2 砂锅置火上，加入清水，放入银耳烧沸，再转文火炖煮约30分钟；添入鸡汤，加入精盐、白糖调好口味，续炖5分钟，出锅装碗即成。

孕9周 胚胎长出手指和脚趾

孕妈妈 小腹微微隆起。

胎　长 2～2.5厘米。

胎　重 8克左右。

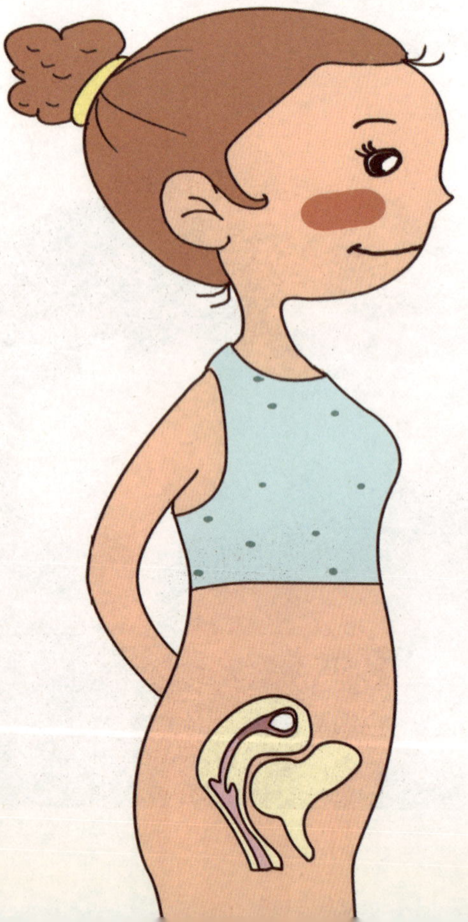

乳房变大并可摸到肿块

从怀孕早期到怀孕晚期，整个怀孕期间孕妈妈的乳房变化一直都在持续。怀孕3个月时乳房会明显变大，有时还会伴随疼痛，偶尔摸到肿块。这也是怀孕时激素导致的结果，所以不用过于担心。

如何选择鞋子

首先要考虑安全性，选择鞋子时应注意以下几点：

1.脚背部分能与鞋子紧密结合。

2.有能牢牢支撑身体的宽大的后跟。

3.鞋后跟的高度在2～3厘米。

4.鞋底上带有防滑纹。

5.能正确保持脚底的弓形部位。

按照上述条件，高跟鞋、容易脱落的凉鞋等都不适宜。后跟太低的鞋子也不好，震

胎儿的变化

胎儿的尾巴开始消失，背部挺直。手臂逐渐变长，同时形成了手臂关节，所以可以随意弯曲，而且形成了手指和指纹。腿部开始区分为大腿、小腿和脚，同时形成脚趾。

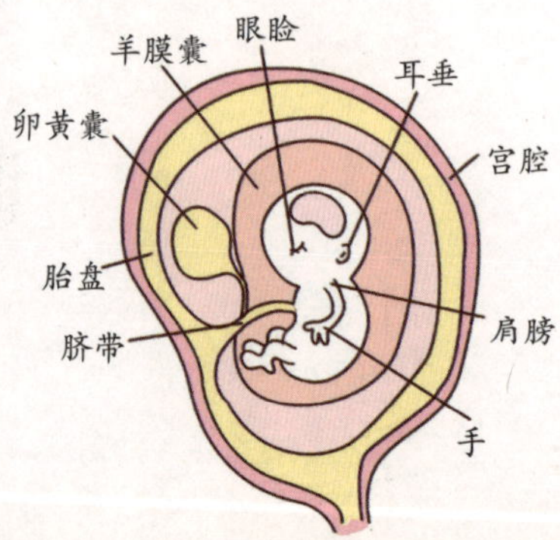

动会直接传到脚上。随着怀孕时间的增加，脚心受力加重，会形成扁平足状态，这是造成脚部疲劳、肌肉疼痛、抽筋等的原因可用2～3厘米厚的棉花团垫在脚心部位作为支撑，这样就容易疲劳。到了怀孕晚期，脚部水肿，要穿稍大一些的鞋子。

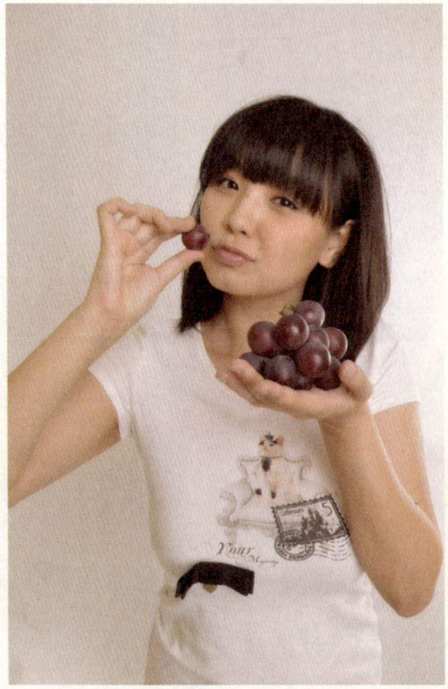

孕期如何安排工作

怀孕期间，孕妈妈不论是身体还是心理上都发生了巨大的改变，这时应该合理地安排一下工作，边工作边孕育着胎儿并不是一件容易的事情。怀孕时需要大量的休息时间，工作压力不能过大，否则是很容易影响胎儿发育的，工作时也要保持心情愉快。

要尽早报告给领导

知道怀孕后，要尽早报告给领导。商谈好什么时候停止工作，什么时候复职。做好之后的工作进程安排、自己休产假时的继任者的安排等，但是绝对不要勉强工作。

工作时勤做“小动作”

★ 改善颈痛：颈部先挺直前望，然后弯向左边并将左耳尽量贴近肩膀；再将头慢慢挺直，再转向右边做相同动作，重复2～3次。

★ 改善肩痛：先挺腰，再将两肩往上耸贴近耳朵，停留10秒钟，放松肩部，重复动作2～3次。

协调好工作和休息

工作时，孕妈妈要根据自己的情况随时调整，一旦感觉累了，便要及时休息。在工休时间，可以吃一点儿水果或点心，并到室外呼吸一下新鲜空气。中午吃完饭以后，要尽可能睡上一会儿。上下班时，要注意保暖以防感冒。如果有可能，尽量不要挤公共汽车，以免人多时撞到腹部。离家较近的孕妈妈，尽量步行上班。

做好交接工作

如出现因身体不适等原因而比预定时期提早休产假的情况，就要早早交代好工作，和接任同事做好交接，保证在自己休假期间的工作顺利进行。

在产假期间也要收集与工作相关的信息，还可以和领导进行沟通，这样便于新妈妈日后工作的开展。

早孕反应持续多久

这种反应持续的时间有长有短。一般地讲，妊娠反应多在停经40天左右出现，到怀孕3个月（12周）时就逐渐消失。当然，这些反应因人而异，有的人可能一点反应没有，有的人可能一直反应到怀孕五六个月甚至到分娩。

本周注意事项

生活计划	执行方案
注意口腔护理	从本周起，口腔出现一些变化，如牙龈充血、水肿以及牙龈增生，触之极易出血，孕妈妈要坚持早、晚认真刷牙，防止细菌在口腔内繁殖
注意营养	注意均衡饮食，保证充足的蛋白质、多种维生素、钙、铁等营养素的供给
预防胸部胀痛	使用新的孕期胸罩，并及时更换

饮食营养：需要大量喝水

这周的重点还是吃缓解孕吐的食物，和保证蛋白质的摄入量，因为这周正是胎儿的大脑和骨骼发育初期，要适量补充一些营养。

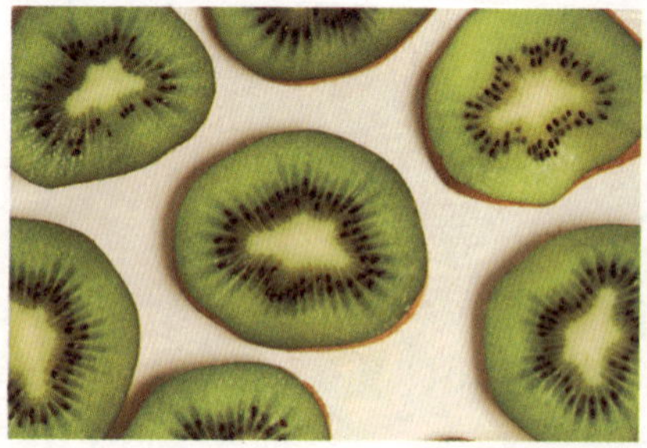

猕猴桃 具有缓解孕吐的功效

营养重点

重点补充	适量补充
叶酸	蛋白质
	水

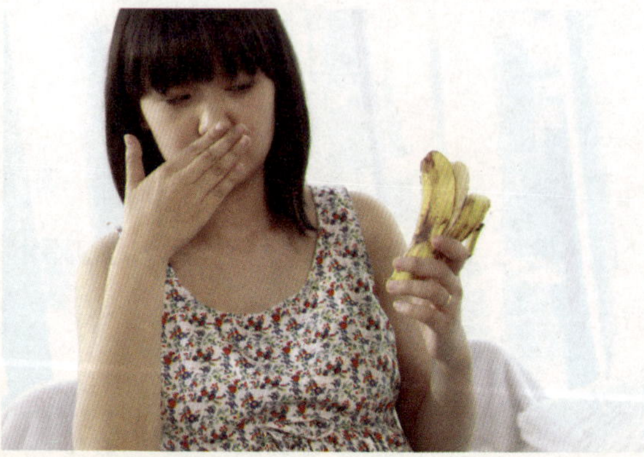

吃什么、怎么吃

一般来讲，由于担心吃得太多而应避免边看电视边吃东西，但是孕妈妈现在可以不必遵守这个规定。看电视或者浏览网页的时候，孕妈妈都可以准备一杯新鲜果汁或牛奶、面包、坚果类的零食，边看边吃，这样可以转移孕妈妈对食品味道的注意力，减轻早孕反应但要切忘一次吃很多。

营养需求

孕妈妈的体重没有增加太多，但是乳房更加膨胀，乳头和乳晕色素加深。孕妈妈的排尿会更加频繁，从阴道流出的乳白色分泌物增多。孕妈妈可能感觉头发很厚、有光泽，或者油腻、柔软。恶心、呕吐的不适感让孕妈妈很难高兴起来。

此时孕妈妈应该多吃一些健脑的食品，核桃糕、面包都可以作为加餐。香草薯泥等小点心可以提供丰富的叶酸。

饮食专家提示

从现在开始，孕妈妈需要减少盐量，因为盐中含有大量的钠。在孕期，如果体内的钠含量过高，血液中的钠和水会由于渗透压的改变，渗入到组织间隙中形成水肿。因此，多吃盐会加重水肿并且使血压升高，甚至引起心力衰竭等疾病。但是长期低盐也会有副作用，正常的情况下孕妈妈每日的摄盐量以5～6克为宜。

如果呕吐的同时伴有头晕、头痛或先兆流产症状，不妨卧床休息，并及时请教医生；也可以尝试以下食谱：姜汁牛奶、虾仁蒸鲫鱼、草莓绿豆粥、香蕉薯泥等。

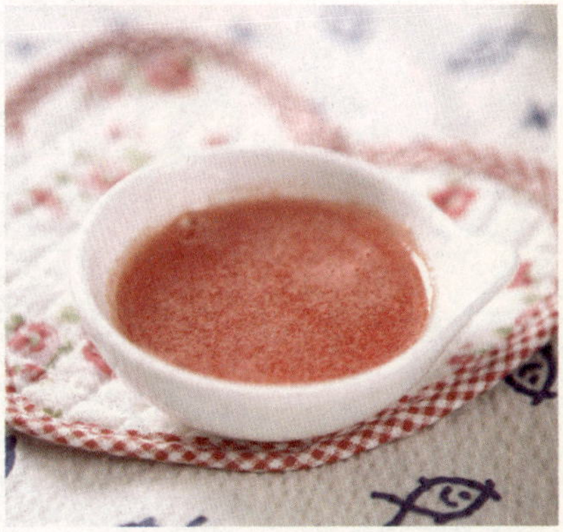

孕妈妈的参考餐单

用餐时间	食物名称
早餐	蔬菜粥1碗、虾仁炒鸡蛋、葱油饼1/2张、酱牛肉1片
加餐	核桃糕1片、面包1片
午餐	小窝头、豆芽炒肉丝、海米拌芹菜、糖醋黄鱼
加餐	香草薯泥适量、松子10个
晚餐	鱼肉水饺、蛋黄菜花汤、鱼香肝片

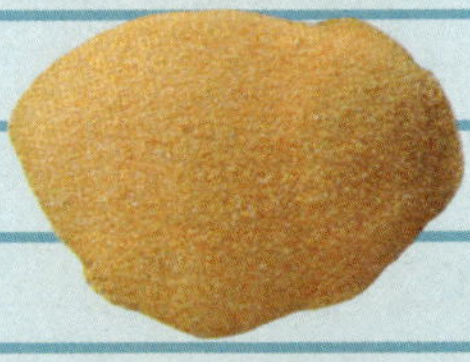

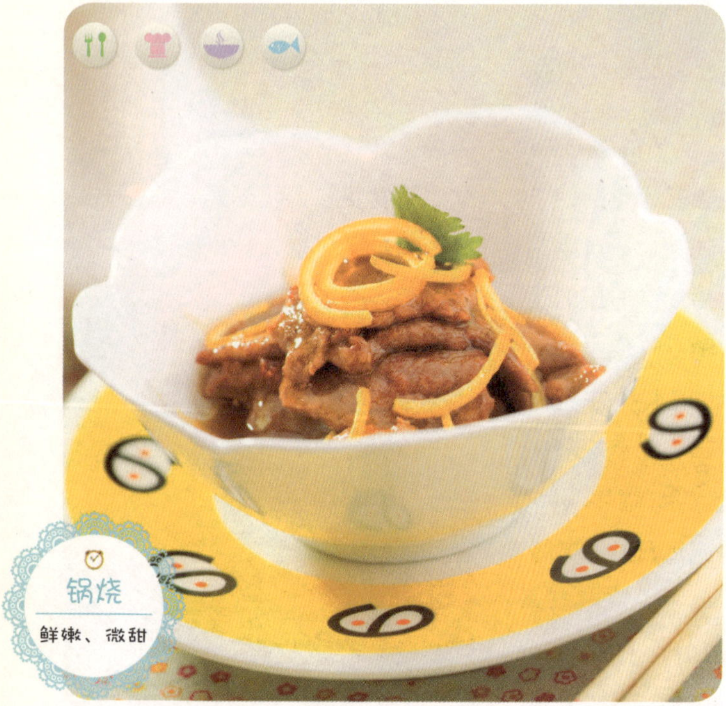

陈皮牛肉

原料

牛肉375克，陈皮1片。

调料

姜末5克，精盐、白糖各少许，酱油3匙，植物油适量。

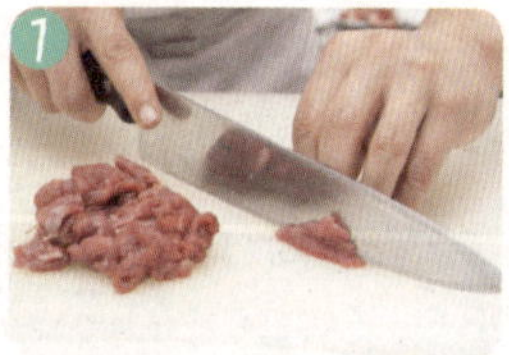

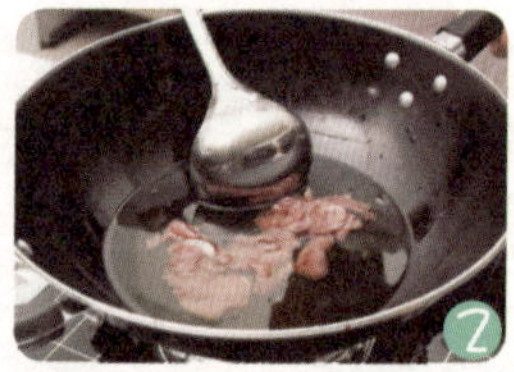

1 牛肉切片，加入酱油、淀粉腌制，炸至浮起，捞出沥油，陈皮泡水，切丝。

2 植物油烧热，放入姜末、陈皮丝炒香，再放入牛肉片，加入精盐、白糖、酱油、泡陈皮的水，烧至汤汁收干，装碗即可。

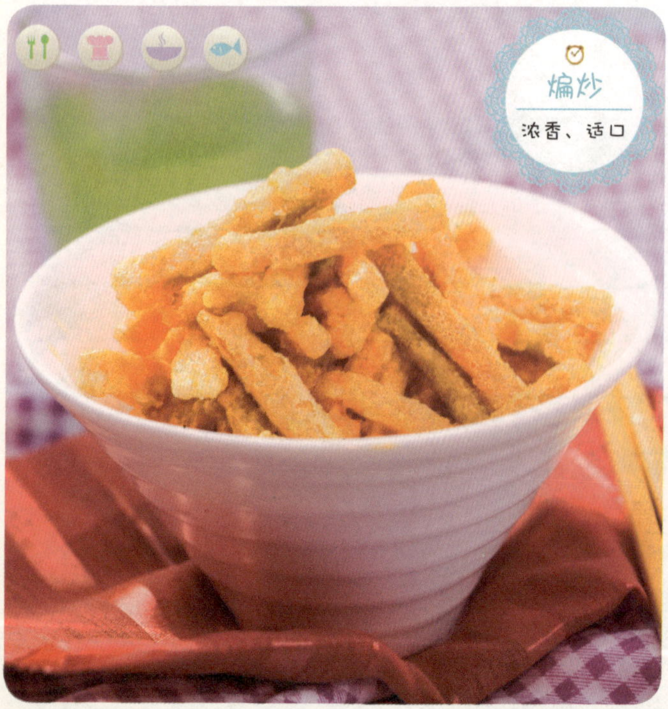

蛋黄焗南瓜

原料

小南瓜1个（约500克），咸鸭蛋黄4个。

调料

香葱段10克，精盐1/2匙，植物油2小匙。

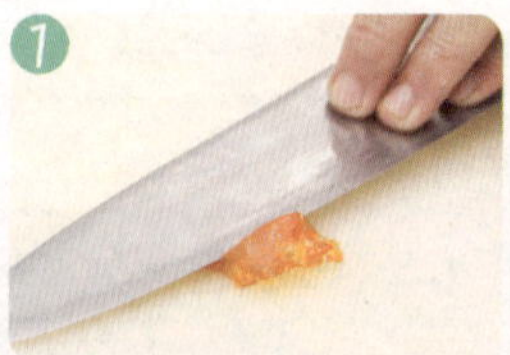

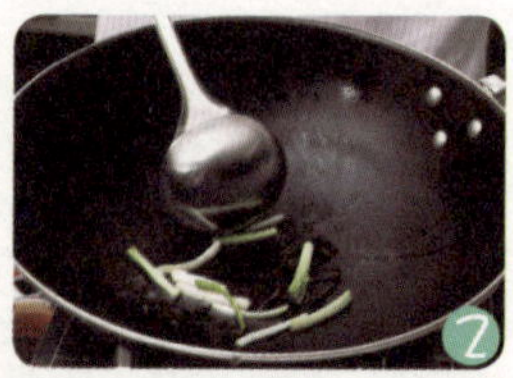

1 将咸鸭蛋黄放锅中蒸8分钟，取出碾碎，呈细糊状，将小南瓜去皮及瓤，切成小条。

2 锅中下入香葱段炒香，再放入南瓜条煸炒2分钟至熟，然后倒入蒸好的咸鸭蛋黄，加入精盐，翻炒均匀，即可出锅装盘。

鲜肉茄饼

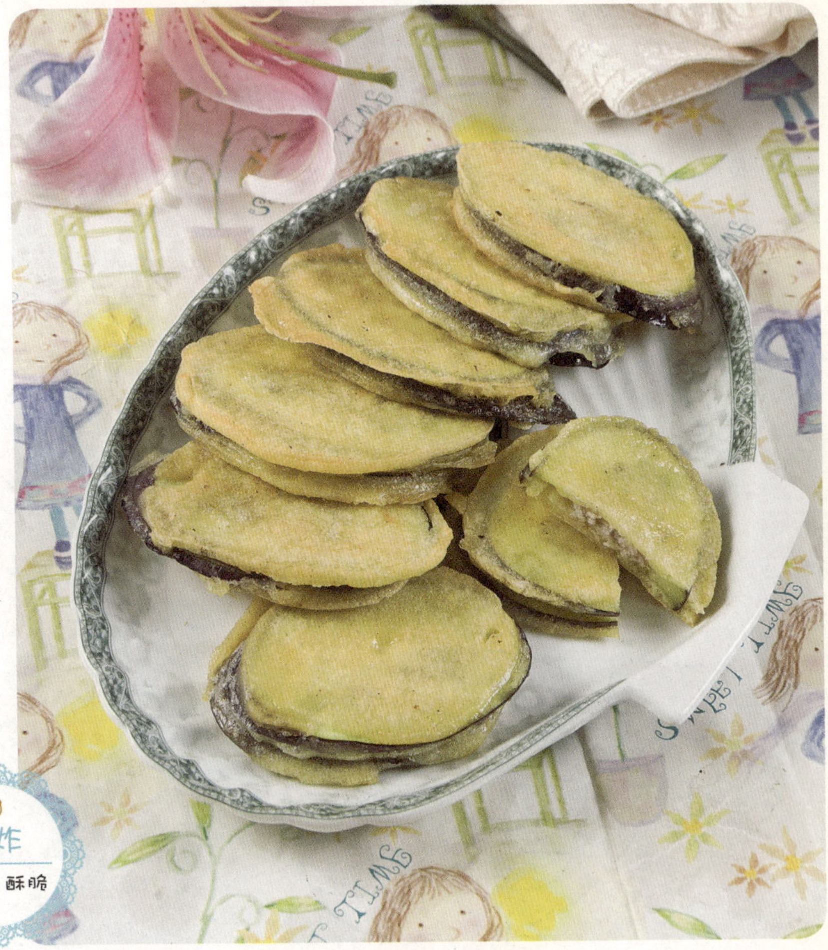

原料

长茄子250克，五花猪肉200克，中筋面粉50克，鸡蛋3个。

调料

精盐少许，淀粉100克，香油1小匙，胡椒粉、植物油各适量。

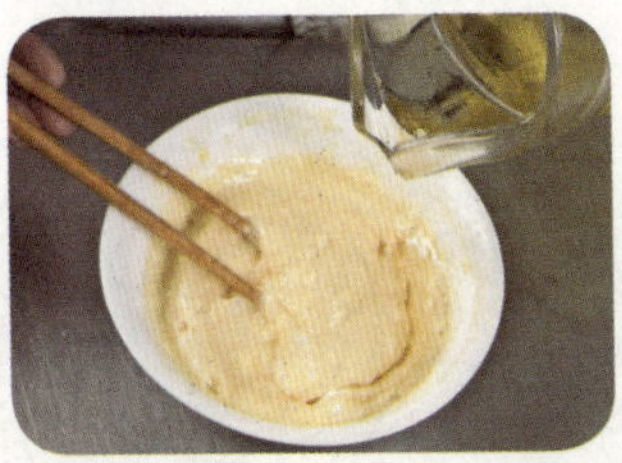

1 鸡蛋搅匀，放入淀粉拌匀成浓糊，再加少许精盐调味，放入少许植物油搅匀成面糊。

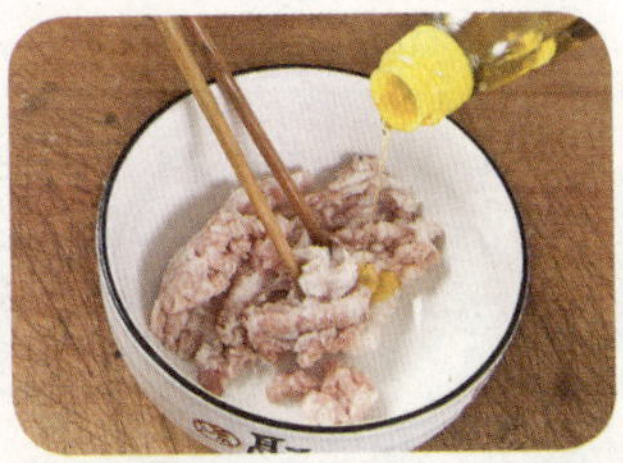

2 五花猪肉洗净，剁成肉蓉，放入碗内，加入精盐、香油、胡椒粉和少许清水搅匀成馅。

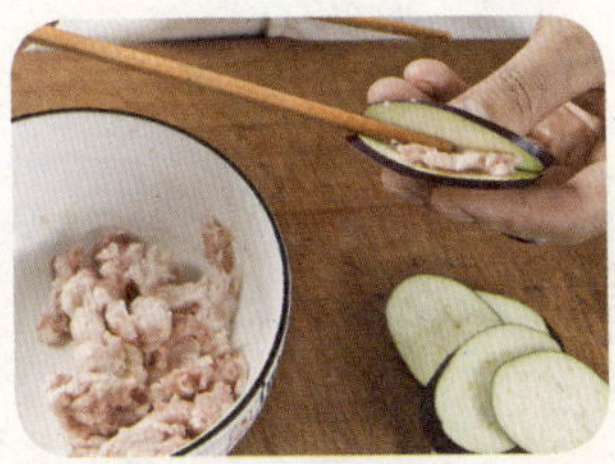

3 茄子洗净，沥水，切成两片相连的蝴蝶片，放入馅成饼，再挂糊，锅中放入茄饼，煎炸至金黄色即可。

孕10周 全面进入胎儿期

孕妈妈 早孕反应开始减轻，身体疼痛，性欲降低。

胎　长 4厘米左右。

胎　重 10克左右。

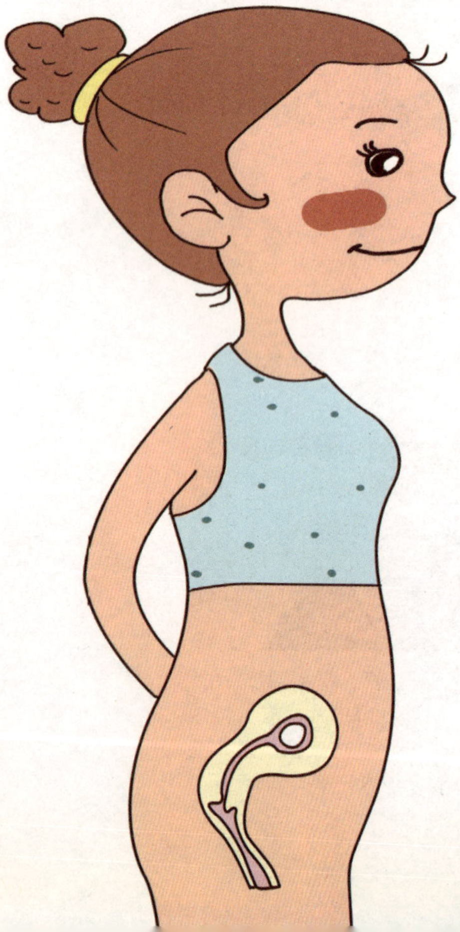

变得像个孕妇了

孕早期即将要结束了，这段时期孕妈妈是否已经注意到自己的要变粗了，感觉自己变得更像孕妇了。孕妈妈还有可能会发现小腹部有一条浅色的竖线颜色变深，这就是初期的妊娠纹，不必太担心。

不卫生的习惯

用看似洁白干净的纸包裹食品

这样做的危害是有些白纸在生产的过程中加入了漂白剂，食品与漂白剂接触后发生的一系列化学反应会产生有害物质，这些物质很容易污染食品。

胎儿的变化

此时胎儿全面进入胎儿期。在接下来的时间里，胎儿会不断地进行细胞分裂，逐渐拥有人的形状。进入胎儿期以后，怀孕初期先天性畸形的发生概率会降低。此时，胎儿生殖器官开始形成。

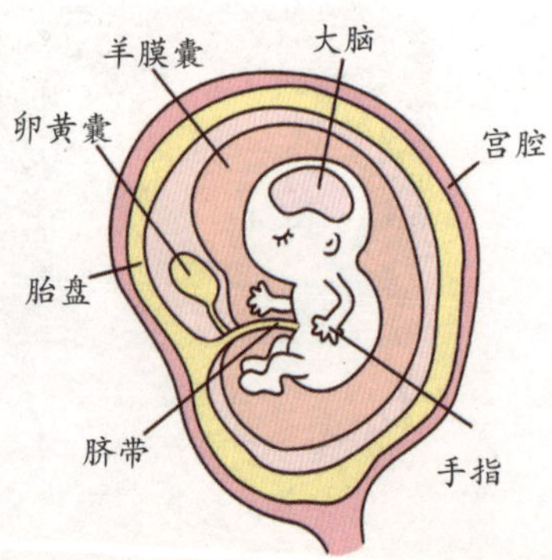

用毛巾擦拭餐具

我们平时用来饮用、洗涤的自来水都是经过严格净化处理的，冲洗过的水果或餐具不会被水污染，而毛巾上面却是容易滋生细菌的地方，所以洗过的水果和餐具不建议用毛巾擦干。

将水果腐烂的地方挖掉一样吃

这一点已经引起了很多人的重视，吃腐烂的水果有导致人体细胞突变而致癌的危险。这里提醒孕妈妈即便再昂贵的水果，只要有腐烂的地方，无论坏了多少，整个水果都不能再吃了。再者，水果储存到这种程度已无营养可言，吃了不但等于没吃，里面大量繁殖的细菌和微生物反而会对人体造成威胁。

做绒毛膜采样

孕妈妈若家族本身有遗传性疾病，可在孕期9～11周做“绒毛膜采样”。由于此项检查具有侵入性，常会造成孕妈妈流产及胎儿受伤，因此，目前做这方面检查的人不多。

由于孕妈妈在12周前最易发生流产，若在此时身体有不适现象，如下腹痛或阴道出血等，为了保住胎儿，最好多卧床休息，这是孕妈妈“最好的安胎药”。如果孕妈妈阴道有出血情形、胎儿有流产迹象、子宫颈功能不全等状况，建议在怀孕过程中，避免和丈夫过性生活，以免造成流产。

不过，孕妈妈如未出现上述症状，只要不采取特殊体位进行性生活，就不会伤害到自己和胎儿。所以，除了在怀孕初期（12周之前）及后期（36周以后）不宜享受鱼水之欢外，在孕期其他时期还是可以适当过性生活的，不过丈夫最好全程戴上安全套，以免精液内的前列腺素刺激子宫收缩而导致流产或早产。

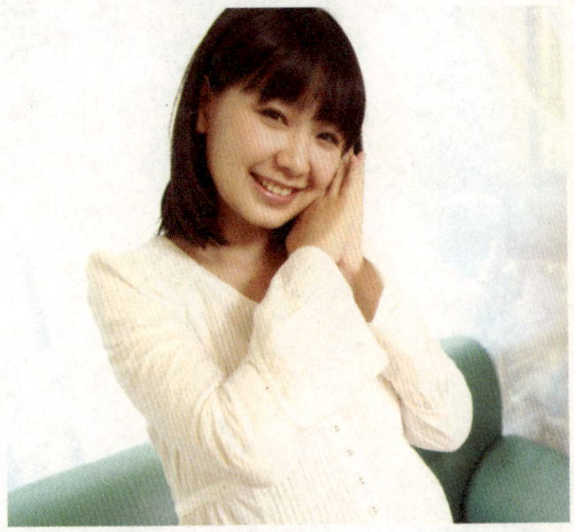

丈夫要变得“花言巧语”

丈夫要成为一名经常和胎儿说话的“爸爸”，还要成为一名经常与妻子对话的丈夫，这是十分重要的一点。现在胎儿正处在快速发育的阶段，身体的器官在迅速地分化，让孕妈妈保持一份好心情就是最好的胎教。孕妈妈可能因为从未有过的便秘而烦恼；也可能因为体内激素的变化而导致情绪波动；早晨起床看到肿胀、变胖的脸而感到难过。这些都是因为怀孕带给孕妈妈的变化。因此丈夫要更加温柔体贴，多听孕妈妈倾诉，让孕妈妈感觉到丈夫对她的关心，让她知道并不是她一个人在孤军奋战。

本周注意事项

生活计划	执行方案
警惕异常妊娠	阴道少量流血并伴有下腹疼痛时，要尽早去医院检查，以免因宫外孕破裂危及生命
安胎	有见红但无腹痛或腹痛轻微，可以先卧床休息；如没有好转，应立即去医院检查，可以吃一些有安胎养血作用的食物
细心照顾自己	不要过度劳累或做过量的体力活，尤其是增加腹压的负重劳动

饮食营养：少吃含盐量高的食物

这个时候孕妈妈的饮食要注意，需要控制盐的摄入量，平时口味重的孕妈妈一定要注意，过多的盐分摄取会让血管变得脆弱。孕妈妈每天的摄盐量掌握在7～9克即可。

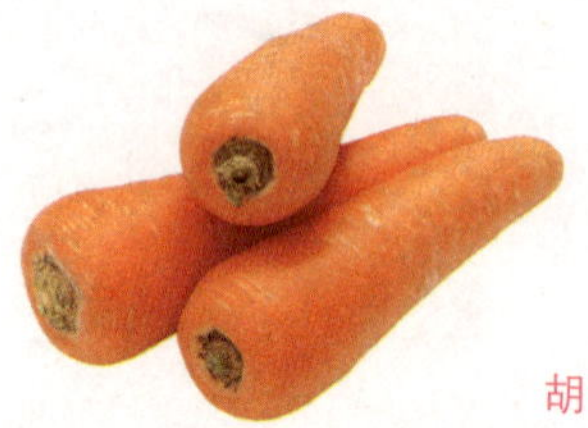

胡萝卜　烹炒
营养价值高

营养重点

重点补充	适量补充
叶酸	碘
铁	维生素A

营养需求

怀孕10周时，孕妈妈的情绪波动很大，不必担心，这都是孕期雌激素作用的结果。怀孕3～6个月是胎儿脑细胞迅速增殖的第一阶段，因此现在开始应在食物里增加碘的含量，胎儿脑的发育必须依赖母体内充足的甲状腺素，甲状腺素是促进大脑和骨骼发育的重要原料。因此孕妈妈每天需碘量应在0.115毫克左右，最好食用加碘盐。但在补碘之前要去医院检查，以确定自己是否碘过盛。

吃什么、怎么吃

怀孕早期需有限的进食，维生素虽需要补充，但不代表要多吃。孕妈妈若是吃得太胖不仅行动不方便，更有产生妊娠糖尿病、妊娠高血压综合征的可能，提高难产概率。因此孕妈妈在食物上要避免摄入高淀粉、高脂肪及加工食品。一般在整个怀孕期，体重增加12千克以内是最为理想的。记住，怀孕不代表想吃就吃，也不代表吃得越多越好。

饮食专家提示

孕妈妈易患缺铁性贫血，一般来说，当验血时发现血红蛋白量在10克以下时，即应视为贫血。如果发生贫血，就必须加强营养。由于缺铁性贫血往往是与营养不良联系在一起的，因此，孕妈妈要常吃富含蛋白质、维生素和矿物质的食物。令人欣慰的是，富含蛋白质的肉类、鸡、鸭、鱼和动物肝脏等食物也都富含铁质，而含维生素C较丰富的新鲜蔬菜、水果等食物，也含有一定数量的铁质，常吃这些食物，既可保持营养的平衡，又可防止贫血。但是应该注意，必须把荤素食物搭配在一起，才能大大提高铁的吸收率。另外，还可以在医生的指导下服一些铁剂，硫酸亚铁片含有人体易于吸收的二价铁，是较理想的补铁药物，若同时配以能够促进铁吸收的维生素C，补铁的效果更佳。

孕妈妈的参考餐单

用餐时间	食物名称
早餐	鸡蛋饼1张、玉米面粥1碗、海带丝1碟
加餐	胡萝卜汁1杯、饼干2块
午餐	米饭1碗、口蘑烧茄子、五香豆腐干
加餐	水果沙拉
晚餐	发糕1块、酸辣鱿鱼卷、虾皮粉丝汤

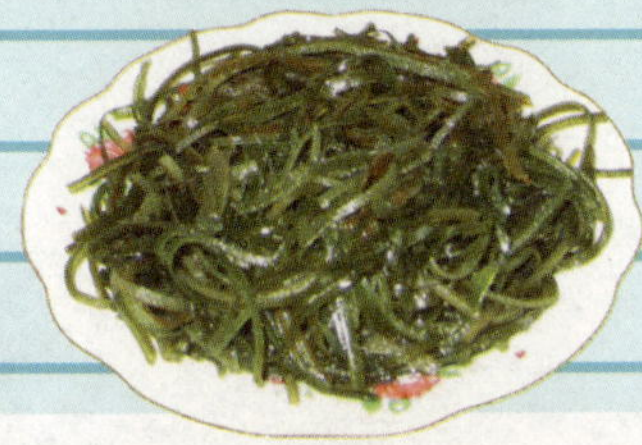

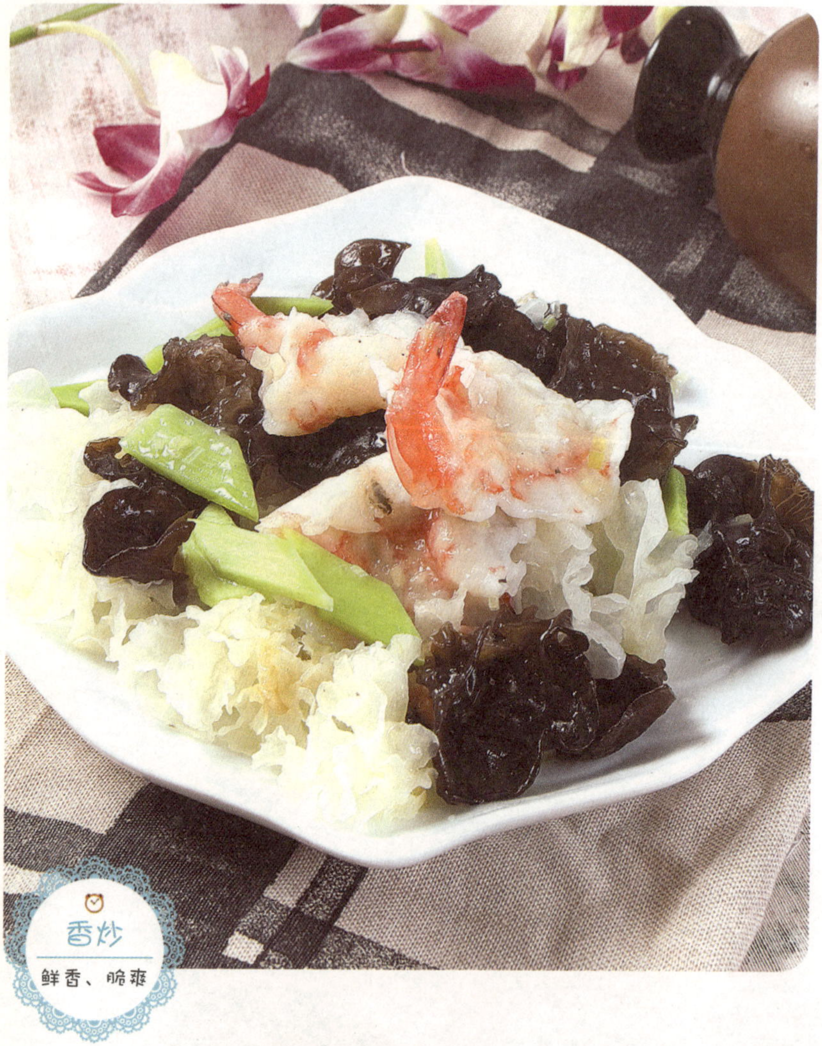

双耳爆敲虾

原料

黑木耳、银耳各5克，草虾10只，芥蓝片25克。

调料

葱末、姜末各10克，精盐1小匙，淀粉3大匙，水淀粉1大匙，葱油5小匙。

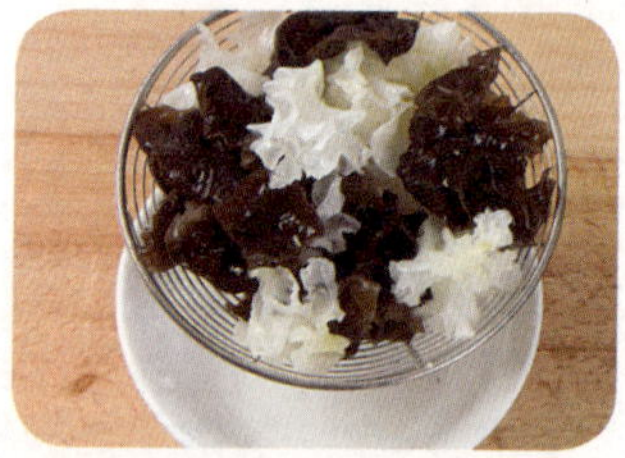

1 黑木耳、银耳洗净，撕成朵，清水烧沸，放入黑木耳、银耳焯透，捞出沥水。

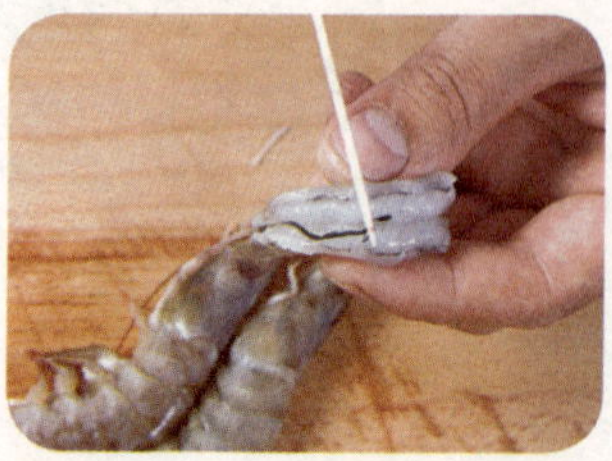

2 草虾洗净，去沙线，切成两片放入碗内，撒上少许精盐拌匀，腌渍10分钟，再撒上淀粉。

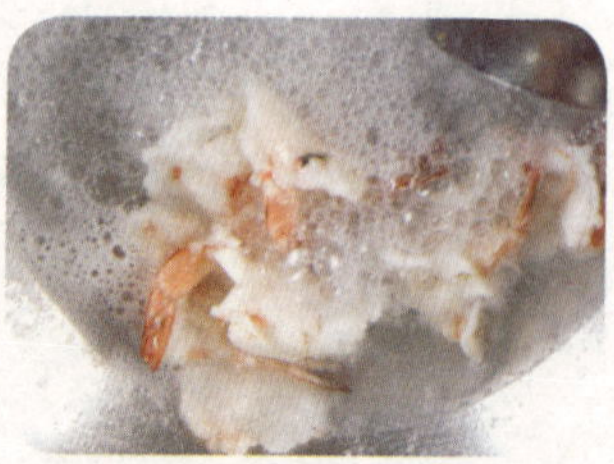

3 锅中加入清水烧沸，放入草虾焯烫至熟，捞出沥干；锅中加入葱油烧热，下入葱末、姜末炒香。

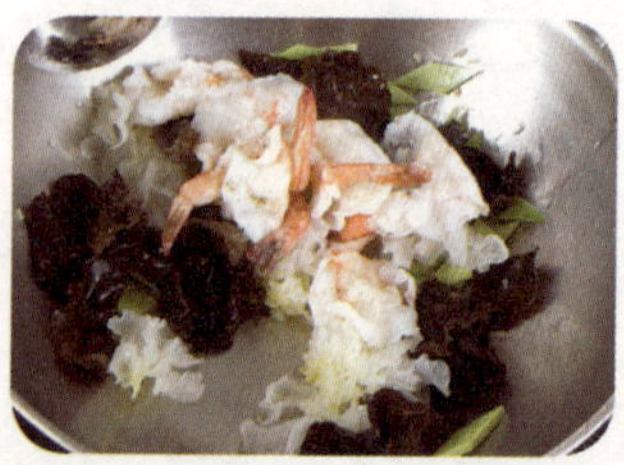

4 放入芥蓝片、草虾、黑木耳、银耳翻炒均匀；加入精盐调味，用水淀粉勾薄芡，出锅装盘即可。

宫保鱼丁

原料

净草鱼1条，花生仁30克，红干椒15克，鸡蛋液1小碗。

调料

葱花20克，精盐、白糖、酱油各1小匙，淀粉、植物油各适量。

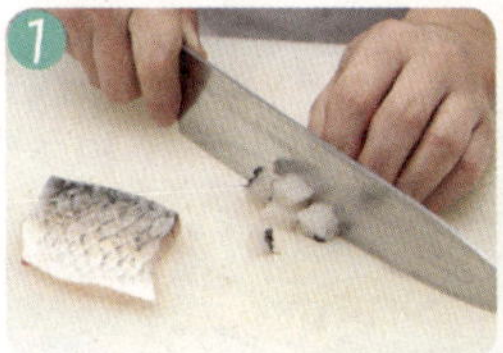

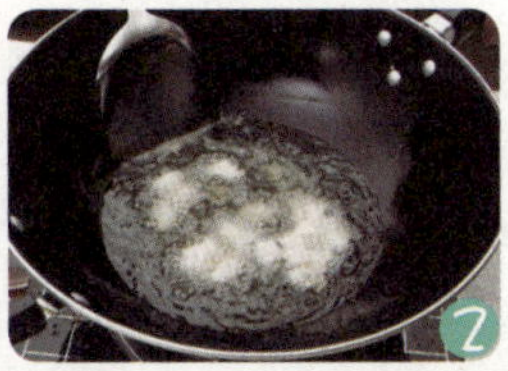

1 草鱼取净鱼肉，切丁，再加入鸡蛋液抓匀，下入热油中炸至浅黄色，捞出沥油。

2 锅中留底油烧热，先放入酱油、红干椒炒出香味，再下入鱼肉丁翻炒均匀，然后加入精盐、白糖炒至入味，再放入花生仁、葱花略炒，即可出锅装盘。

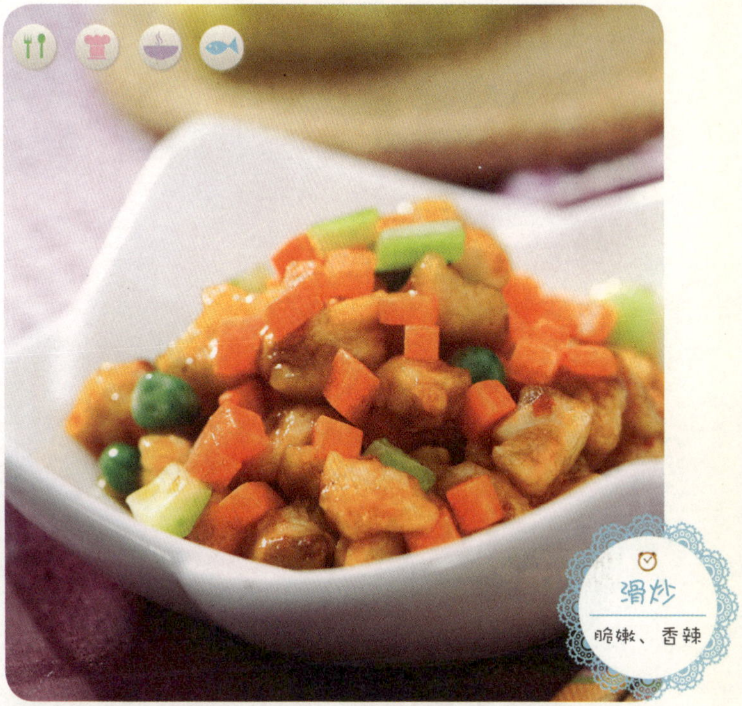

燕麦片饼干

原料

面粉250克，黄油150克，燕麦片75克，鸡蛋黄50克，泡打粉5克。

调料

精盐1小匙，白糖100克，牛奶5大匙。

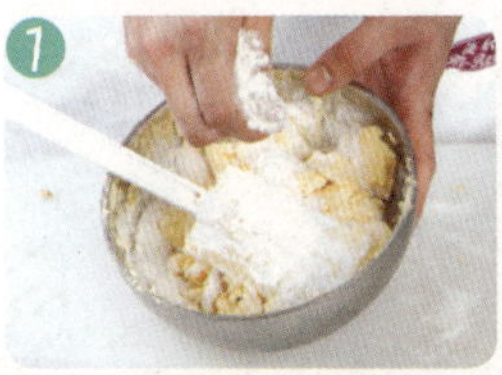

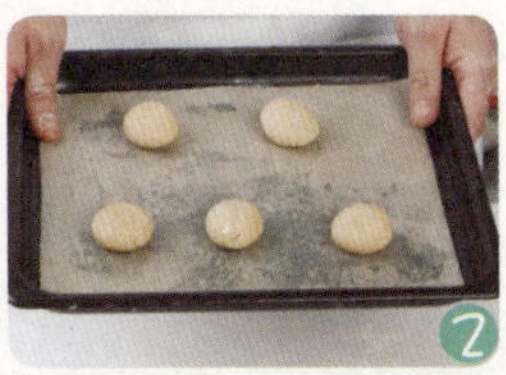

1 将面粉、泡打粉、黄油、精盐混合搅拌5分钟，再加入鸡蛋黄、燕麦片、牛奶搅匀成饼干料，稍饧15分钟。

2 将饼干料搓成长条，再切成小面团，搓成圆形生坯；将生坯整齐地摆入烤盘中，放入烤箱，用170℃的炉温烘烤15分钟，取出装盘即可。

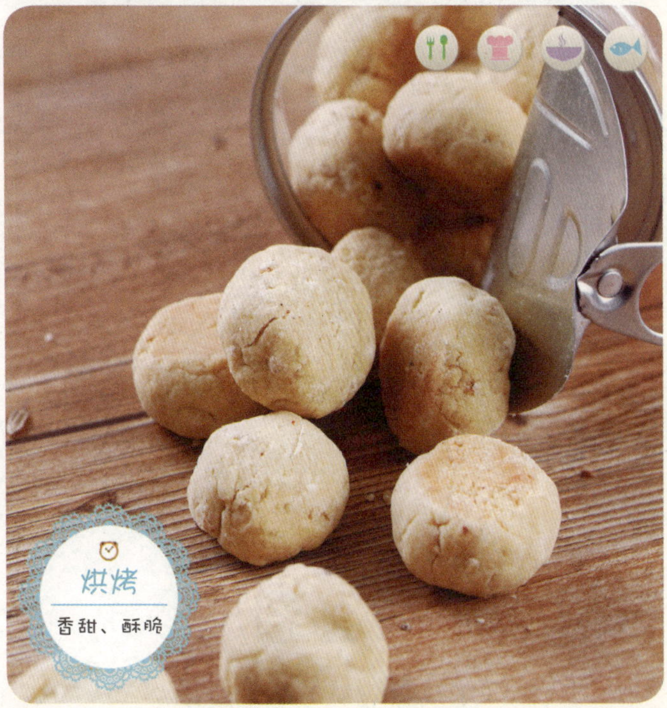

孕11周 胎儿迅速成长

孕妈妈 现在变得舒服了。

胎　长 6.5厘米左右。

胎　重 12克左右。

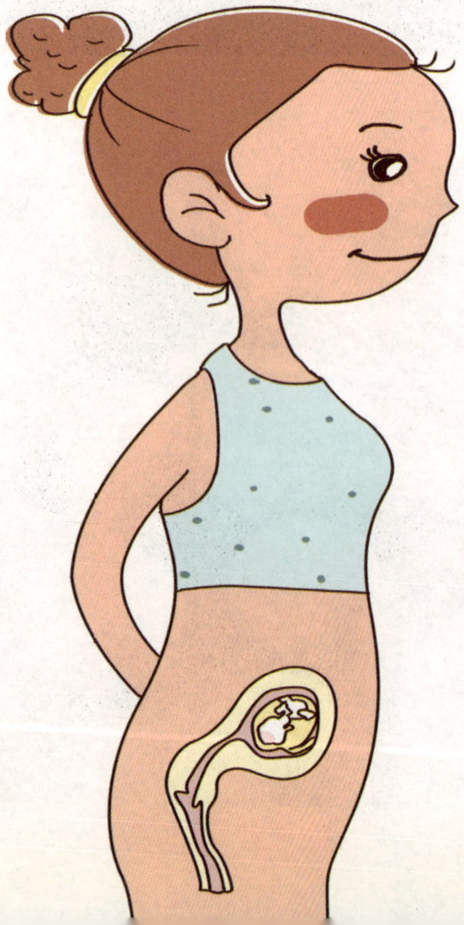

怀孕后也可以做的家务

孕妈妈在妊娠期间坚持适宜的家务劳动，对母子健康都有益。适度的家务劳动能增强孕妈妈体质，提高免疫功能，有效地防止多种疾病的发生。尽量不用手直接浸入冷水中，因为有可能受寒引起宫缩，从而引发流产。

早孕反应较重时，不要到厨房里去，因油烟和其他气味会加重恶心、呕吐。厨房最好安装抽油烟机，因油烟对孕妈妈尤为不利，可危害腹中胎儿。从事一般的擦家具，扫地、拖地等是可以的，但不能登高，不能搬抬笨重家具，更不可以蹲着压迫肚子。切记不要使用冷水，不宜用洗衣粉，更不可用搓板顶着腹部，以免胎儿受压。晾晒衣服时不要向上伸腰，晾衣绳可放置得低一些。

胎儿的变化

此时的胎儿虽小，但成长迅速。从脊髓伸展的脊椎神经特别发达，能清晰地看到脊柱轮廓，而且头部占全身长度的一半左右。额头向前突出，头部变长，已形成了下颌。同时，脸部还能大致区分出眼睛、鼻子和嘴巴。

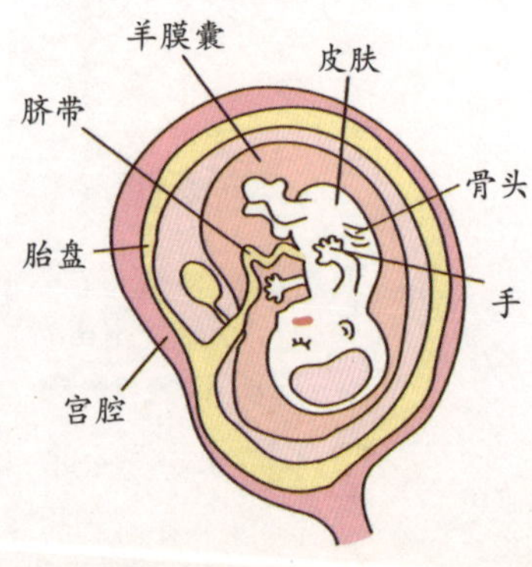

孕妈妈化妆需注意

妊娠初期时，皮肤变油性，容易长粉刺或长疙瘩，这时随便使用化妆品反而会适得其反，日后留下痕迹。妊娠中期以后，有的孕妈妈皮肤会变得粗糙，这时改变化妆品不太好，应该在饮食方面注意。多吃含蛋白质和维生素丰富的食品，保证充足的营养和休息。气色不好时，为了不致让人感觉到自己憔悴，可以薄薄地施些胭脂、口红，但禁止浓妆。

预防流产

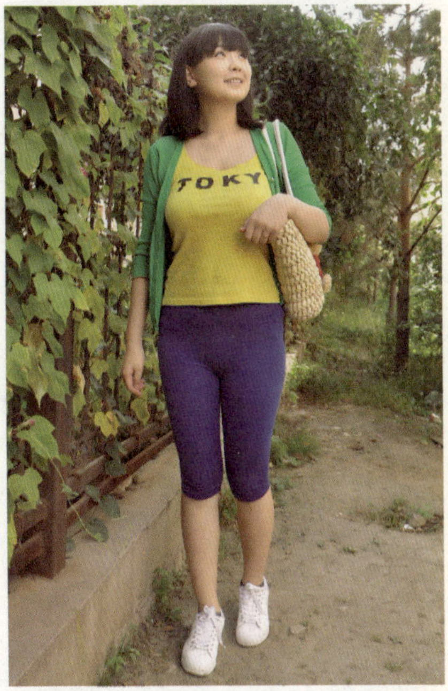

随着子宫的增大而挤压膀胱，很容易导致尿频，有时还会伴随排尿不畅。这种现象将一直持续4个月，直到子宫移位到膀胱的上面。此时胎儿着床还处于不完全的状态，为防止流产，悉心照料比什么都重要。

1.排尿时如果出现疼痛，要及时诊断，以免患膀胱炎，平时尽量不要憋尿。

2.随着子宫的增长，孕妈妈下腹部和肋部开始出现疼痛，若疼痛时伴有出血状况就必须去医院治疗。

3.外出的时候一定要穿袜子和保暖内衣，以免着凉导致流产。

4.拿重物有可能造成流产，不要拿重物，上台阶一定要注意慢走。

5.为防止滑倒，最好穿鞋跟较矮的鞋子。

预防便秘

特别在怀孕初期，子宫会突然变大，加上受孕激素的影响，很容易便秘。孕妈妈有时会莫名其妙地出现腹部疼痛，这也是便秘引起的症状。为缓解因怀孕而引起的便秘，调节饮食十分重要。

1.有规则的饮食是基本，少食多餐，多吃易消化的食物。

2.多吃富含膳食纤维的食物（如马铃薯、玉米、南瓜、糙米、牛蒡等）。

3.为防止便秘和皮肤干燥，养成早晨空腹喝一杯水的习惯。

4.尽量饮用温水。水分摄取量一般以每天2～3升为准，选择白开水或矿泉水都可以。为了避免肚子受凉，要尽量饮用温水。

5.膳食纤维摄入比例要适当，膳食纤维摄入不宜过多。否则会引起肠胀气，排便次数过多等不适现象，也容易妨碍一些必需微量元素的吸收。

本周注意事项

生活计划	执行方案
产前检查	重点是产科检查，通过B超检查，确认胎儿的大小和成长速度，以便及早发现胎盘的异常症状
适当增加一些运动	随着胎盘的形成，流产概率降低，此时可适当增加一些运动量
做好皮肤护理	要保持面部清洁，经常洗脸

饮食营养：胃口变好，适量加餐

孕妈妈现在要多吃营养丰富的食物，例如小米面、面粉、红小豆、海米、牛奶等，以补充钙质，防止孕妈妈因为缺钙导致小腿肌肉痉挛。

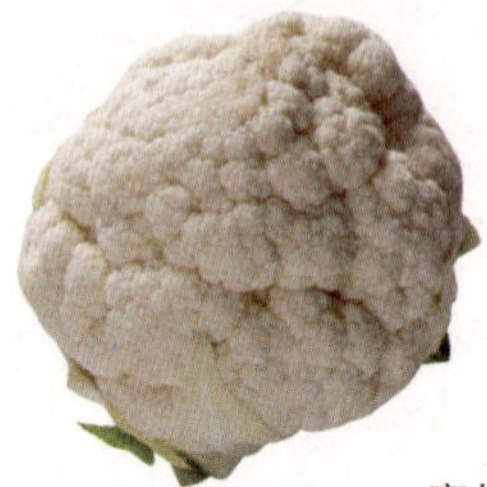

菜花　含有丰富的钙质

营养重点

重点补充	适量补充
叶酸	锌
钙	维生素B_6
	维生素B_{12}

营养需求

怀孕3～6个月是胎儿的脑迅速增长期。主要是脑细胞体积增大和神经纤维增长，使脑的重量不断增加。维生素B_6、维生素B_{12}、叶酸、锌继续补充。

吃什么、怎么吃

喜吃酸食的孕妈妈，最好选择既有酸味又营养丰富的番茄、樱桃、杨梅、石榴、海棠、橘子、酸枣、葡萄、青苹果等新鲜水果，这样既能改善胃肠道不适症状，也可增进食欲，增加营养。有利于胎儿的生长，一举多得。

另外，对于酸酸的山楂，虽然其富含维生素C，但是无论是鲜果还是干片，孕妈妈都不能多吃。因为山楂或山楂片有刺激子宫收缩的成分，有可能引发流产和早产，尤其是妊娠3个月以内的孕妈妈，既往有流产、早产史的孕妈妈更不可贪食山楂。

还要记住不要吃腌制的酸菜或者醋制品，因为这类食品不仅营养丧失殆尽，而且还容易致癌，因此要少吃或不吃。

饮食专家提示

许多孕妈妈服用多种维生素片，殊不知维生素片虽是一种保健药品，但过量的维生素对胎儿也会产生不可忽视的不良反应。

例如，维生素A过量会引起嗜睡、烦躁、头痛及呕吐，继而出现脱皮、嘴唇干裂等，长期慢性中毒甚至会出现类似脑瘤的症状。

维生素D过量会引起厌食、恶心和呕吐，继而出现尿频、烦渴、乏力、神经过敏和瘙痒。肾脏将受到不可逆转的损害。由于以上两种维生素都是脂溶性，很难排泄，故长期过量服用可以造成慢性中毒，且需要较长时间才能恢复。

维生素C过量会造成体液及尿液酸化，进而造成缺铁性贫血。同时大量产生的草酸可以和尿中的钙结合成为难溶的草酸钙，形成肾结石和尿道结石。

其他水溶性维生素如叶酸、维生素B_1、维生素B_2等，尽管暂时还没有发现过量服用导致的损伤，但也没有发现过量服用有什么好处。实际上，只要正常均衡饮食，基本不会出现维生素缺乏症。

孕妈妈的参考餐单

用餐时间	食物名称
早餐	牛奶1杯、煮鸡蛋1个、蔬菜沙拉1碟、主食面包1片
加餐	核桃仁2个、花生10个
午餐	玉米1个、米饭1两、清蒸鲈鱼、虾仁鸡蛋羹
加餐	蛋黄派、各种水果
晚餐	米饭1碗、白菜鸡杂肉片汤、西芹虾仁腰果

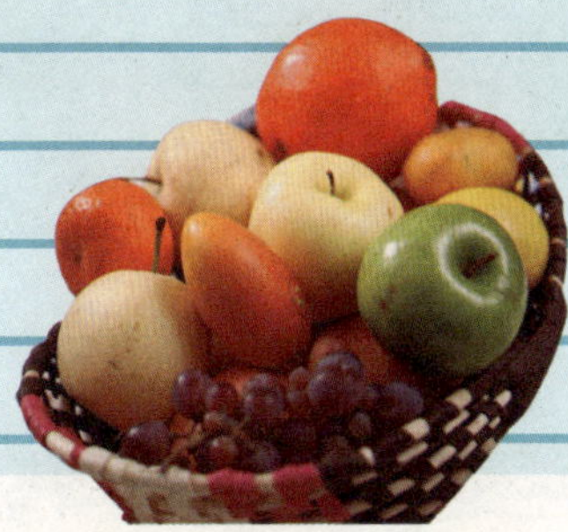

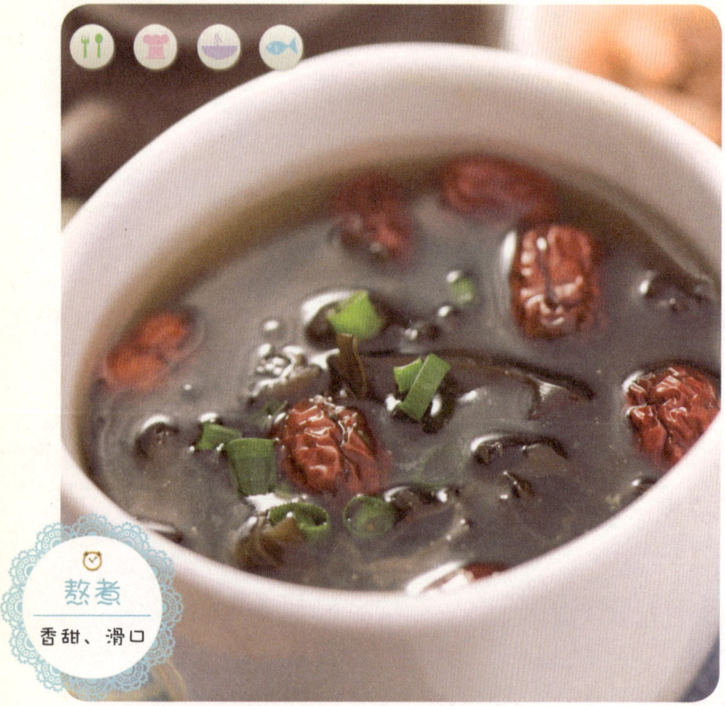

银耳汤

原料

银耳2朵，鹿角胶75克。

调料

冰糖15克。

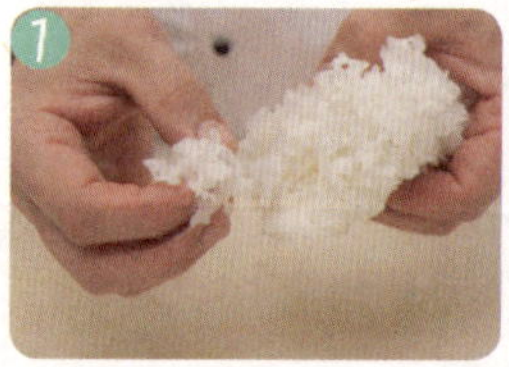

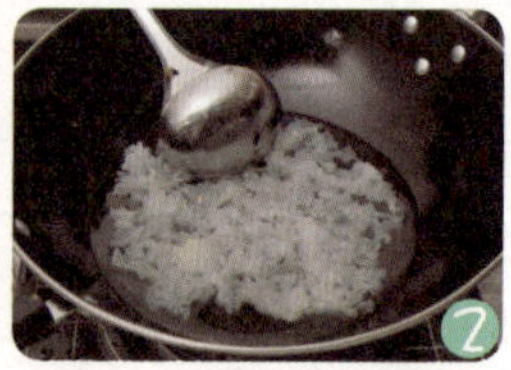

1 将银耳用温水泡发，除去杂质，洗净，待用。

2 将发泡好的银耳放入锅内，加清水适量，用文火煎熬，待木耳熟透后，加入鹿角胶和冰糖，熔化和匀，熬透即成。

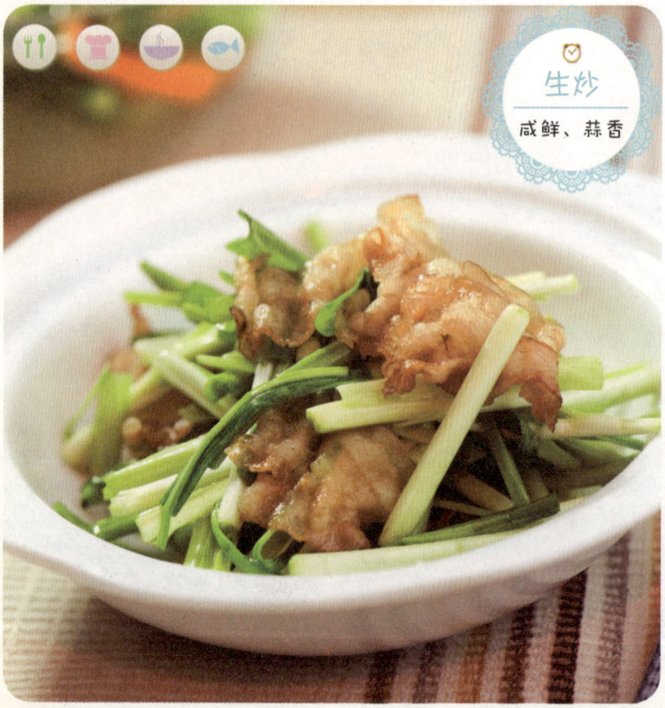

蒜苗炒肉片

原料

蒜苗200克，带皮猪五花肉150克。

调料

精盐、白糖各1小匙，酱油1大匙，植物油2大匙。

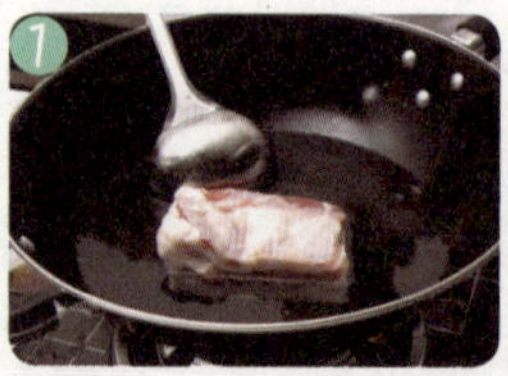

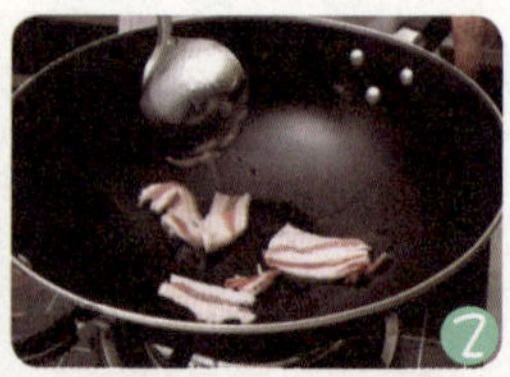

1 将猪五花肉洗净，焯一下，再捞出沥水，切成薄片；蒜苗择洗干净，切成3厘米长的段。

2 锅油烧热，先下入猪肉片煸炒出油，再加入酱油炒出香味，然后放入蒜苗段、精盐、白糖快速翻炒至入味，即可。

百合芦笋炒北极贝

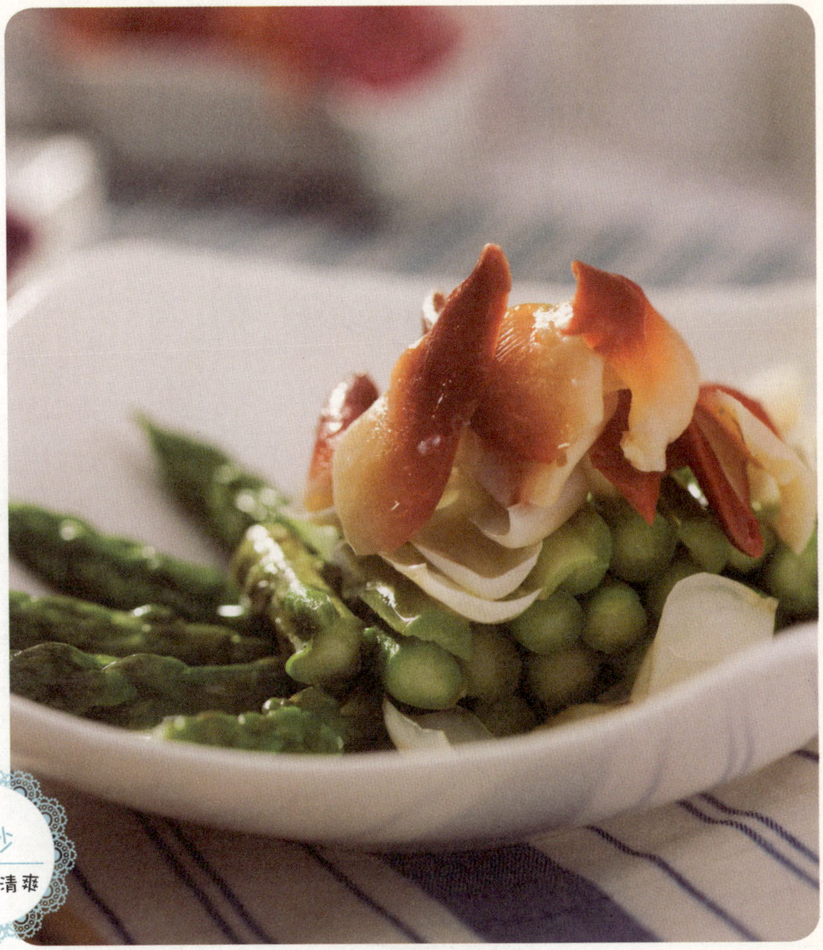

原料

芦笋300克，北极贝肉、百合各100克。

调料

精盐1/2小匙，料酒、水淀粉各1大匙，植物油2大匙。

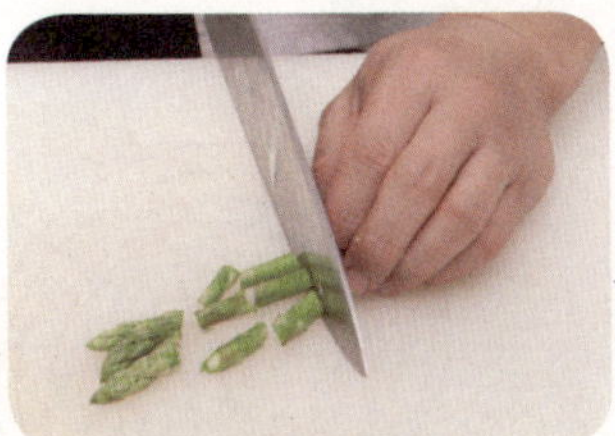

1 将芦笋洗净，切成小段；百合洗净，掰成小瓣；北极贝肉洗净、沥水。

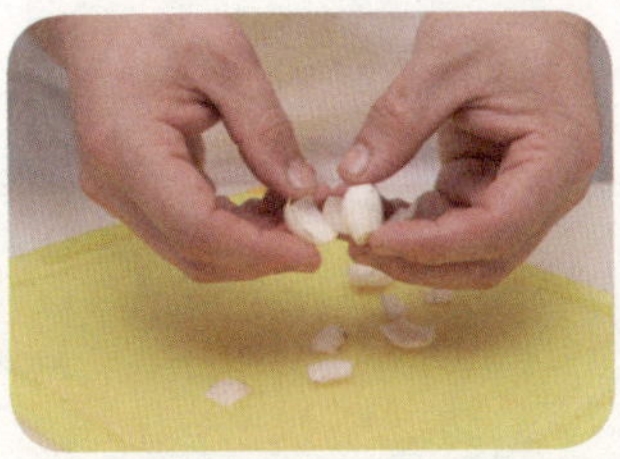

2 锅中加入清水烧沸，分别放入芦笋段、百合瓣、北极贝肉焯至断生，捞出沥干。

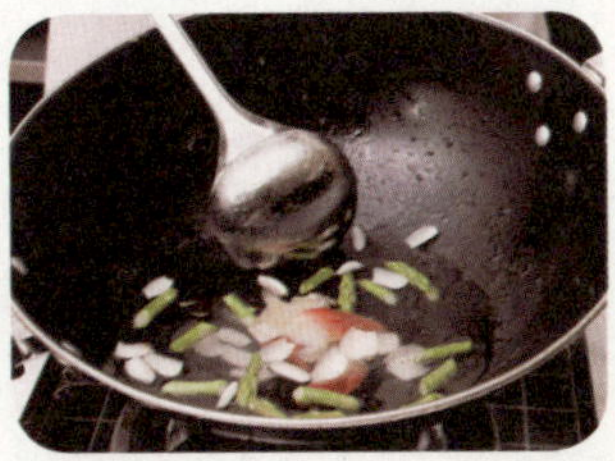

3 锅中加油烧热，放入芦笋、百合、北极贝肉，再烹入料酒翻炒片刻，然后加入精盐，水淀粉勾芡即可。

孕12周 胎儿长大两倍左右

孕妈妈　仍要避免性生活，谨防流产。

胎　长　7.5～9厘米。

胎　重　15克左右。

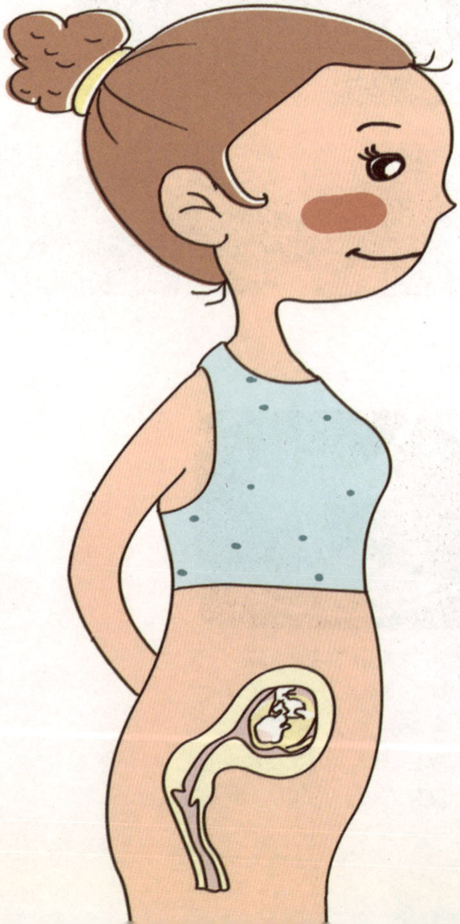

出现眩晕症状

怀孕时容易出现晕眩症状。从座位上站起身或突然改变姿势时，会出现晕眩症状，这是由于提供给大脑的血液不足而引起的暂时缺血。此外，进餐间隔时间过长也可能因为血糖下降而导致晕眩。只要不是由贫血引起的晕眩，就不用太担心，但是出现晕眩症状时，身体失去平衡容易跌倒，所以应尽量避免突然移动身体。

异常妊娠早发现

通常是在胚胎发育阶段受到各种有害因素的影响使细胞染色体发生畸变，或有害物质抑制细胞的有丝分裂，妨碍了胎儿器官的正常分化与发育而产生畸形。因为胚胎细胞的生物合成很活跃，细胞分化、生长发育均先于这种快速分化增殖的细胞本身，所以就

胎儿的变化

怀孕10～12周，胎儿会迅速成长，身体会长大两倍左右，而其脸部结构已基本形成。虽然没有生成新的器官，但是巩固了几周前初长成的身体器官。胎儿的肌肉已非常发达，可以在羊水中自由地活动。手指和脚趾开始分叉，也长出手指甲。

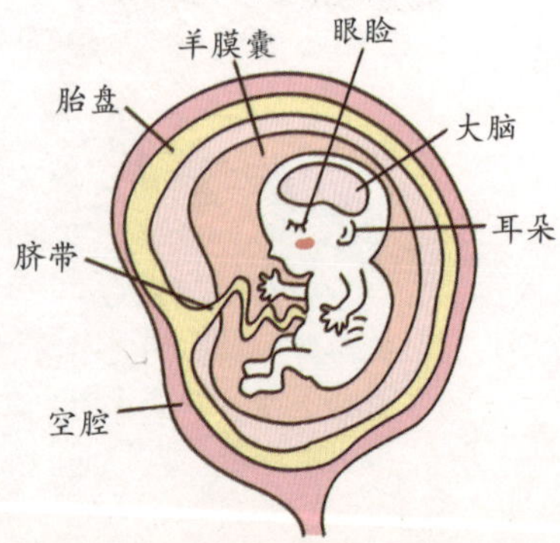

比较脆弱，再加以胚胎对毒物的分解代谢和排泄很不完善，极易受到有害因素的损害以致引起畸形。常见的致畸因素包括微生物（如病毒）、药物和某些化学制剂、某些金属和放射性物质等。

★ 爱接近猫狗的孕妈妈

很少人知道带菌的猫也是一种对导致胎儿畸形威胁很大的传染病源，而猫的粪便则是这种恶性传染病传播的主要途径。

★ 每天浓妆艳抹的孕妈妈

每天浓妆艳抹者胎儿畸形的发生率是很高的。对胎儿畸形发育所产生不良影响的主要是化妆品中含的砷、铅、汞等有毒物质，这些物质被孕妈妈的皮肤和黏膜吸收后，可透过血胎屏障，进入胎血循环，影响胎儿的正常发育。化妆品中的一些成分经阳光中的紫外线照射后产生有致畸的芳香胺类化合物。

第一次正式产检

每位孕妈妈在怀孕12周时，都正式开始第一次产检。由于此时已经进入相对稳定的阶段，一般医院会给孕妈妈办理“孕妇健康手册”。日后医师为每位孕妈妈做各项产检时，也会依据手册内记载的检查项目分别进行并做记录。检查项目主要包括：

1.量体重和血压。

2.进行问诊：医师通常会问孕妈妈未怀孕前的体重数，以作为日后孕妈妈孕期体重增加的参考依据。整个孕期中理想的体重增加值为10～12.5千克。

3.听胎儿心跳：医师运用多普勒胎心仪来听胎儿的心跳。

4.验尿：主要是验孕妈妈的糖尿及蛋白尿两项数值，以判断孕妈妈本身是否已有糖尿病或耐糖不佳、分泌胰岛素的代谢性疾病、肾脏功能健全与否（代谢蛋白质问题）、妊娠糖尿病等各项疾病。

5.身体各部位检查：医师会针对孕妈妈的甲状腺、乳房、骨盆腔来做检查。由于骨盆腔是以内诊方式进行检查，为避免过于刺激子宫，所以，医师会让孕妈妈平躺在诊断台上，以手来触摸孕妈妈腹部上方是否有肿块。若是摸到肿块，就要怀疑是否为卵巢肿瘤或子宫肌瘤，但大部分以良性肿瘤居多。

6.抽血：孕妈妈做抽血检验，主要是验孕妈妈的血型、血红蛋白（检视孕妈妈贫血程度）、肝功、肾功及梅毒、乙肝、艾滋病等，好为未来做防范。

7.检查子宫大小：孕妈妈从怀孕6周开始，子宫开始逐渐变大；到了孕12周时，子宫底会在耻骨联合的上方；到孕20周时，会跨过骨盆腔到肚脐位。因此，从孕20周到35周，医师为孕妈妈从耻骨联合的地方到子宫底所量出的厘米数，可大致等于胎儿周数。此周数也可作

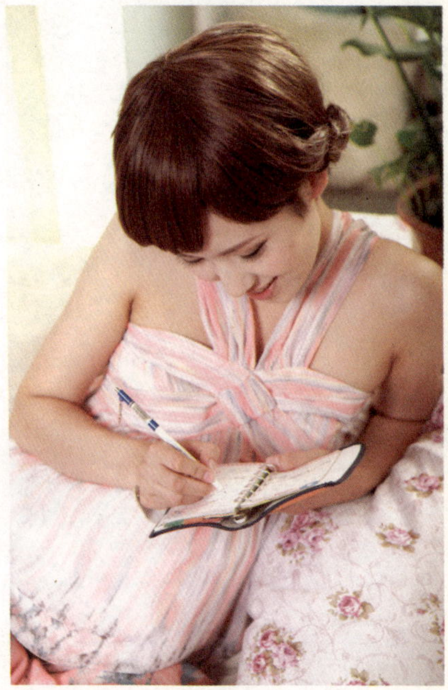

为胎儿正常发育与否的依据，通常会以±3厘米来做一推断，即小于3厘米，代表胎儿较小；大于3厘米，代表胎儿较大。

8.“胎儿颈部透明带”的筛检：孕妈妈可以在孕11～14周做此项检查，即可早期得知胎儿是否为罹患唐氏症的高危险群。主要是以超声波来看胎儿颈部透明带的厚度，如果厚度大于2.5毫米（或3毫米）以上，胎儿罹患唐氏症的概率就会较高，这时医师会建议孕妈妈再做一次羊膜穿刺，来看染色体异常与否。

本周注意事项

生活计划	执行方案
关心牙齿	坚持早、晚认真刷牙，用牙线清洁牙缝，餐后漱口
防止眼睛疲劳	把办公室的椅子调到舒服的高度，头和身体要同电脑屏幕保持一定的距离，保持正确的坐姿
制订规律的生活计划	此时，孕妈妈的身体状态和心情会有所好转，要早睡早起，规律用餐时间

饮食营养：避免吃生冷食物

在此时期，还是不建议孕妈妈服用药物类或保健类维生素。在产检之后，如果医生建议孕妈妈要服用，孕妈妈就可以服用，这要依孕妈妈个人情况而定。

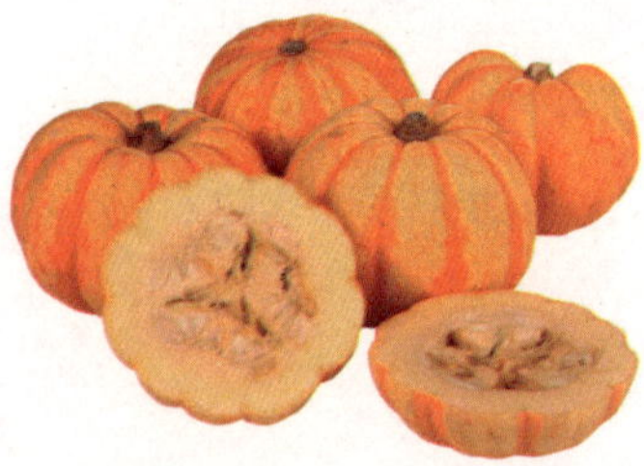

南瓜　含有丰富的蛋白质、钙等营养素

营养重点

重点补充	适量补充
叶酸	蛋白质
镁	维生素E

营养需求

镁不仅对胎儿肌肉的健康至关重要，而且也有助于骨骼的正常发育。近期研究表明，怀孕最初的3个月摄取的镁的数量关系到新生儿身高、体重和头围大小。在植物油、绿叶蔬菜、坚果、大豆、南瓜、甜瓜、香蕉、草莓、葵花子和全麦食品中都很容易找到镁。另外，镁对孕妈妈的子宫肌肉恢复也很有好处。镁的摄入还可预防妊娠抽搐、早产等并发症。

胎儿发育的整个过程都需要维生素A，它尤其能保证胎儿皮肤、胃肠道和肺部的健康。怀孕最初的3个月，胎儿自己还不能储存维生素A，因此孕妈妈一定要供应充足。甘薯、南瓜、菠菜、芒果中都含有大量的维生素A。

吃什么、怎么吃

孕早期孕吐较激烈，许多孕妈妈因害怕呕吐而少吃甚至不吃东西，这对胎儿的健康非常不利。采用少食多餐的原则，减轻呕吐的同时，还可保证各种营养的摄入。

孕期孕妈妈对各种营养的需求量会增大，同时更需要合理、充分、均衡的饮食。孕妈妈在孕期要保证蛋白质的充足摄入，同时还要摄入一定量的矿物质、维生素、碳水化合物、脂肪等营养素。

饮食专家提示

怀孕12周的孕妈妈可以利用饮食来预防流产。

1.补充维生素E：维生素E具有保胎的作用，它广泛存在于松子、核桃、花生、豆制品之中，不妨多加食用。

2.不要乱进补：有些人认为“吃补药总不会错”，于是擅自滥补人参、桂圆等大补元气之品，其结果有可能事与愿违，对孕妈妈和胎儿不利。一切温热、大补之品，孕妈妈均不宜服。孕期进补应遵循医生的嘱咐进行。

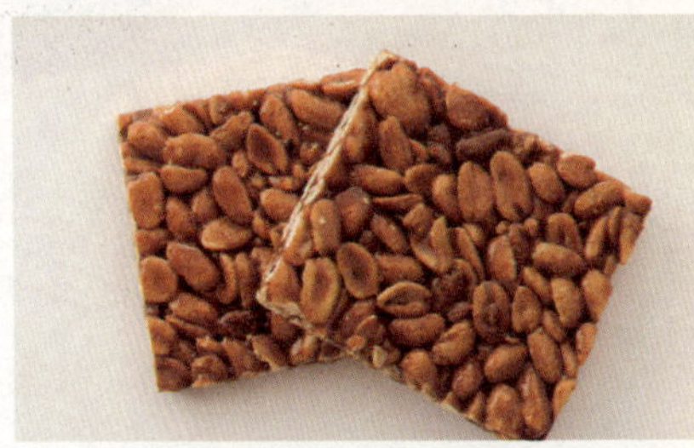

孕妈妈的参考餐单

用餐时间	食物名称
早餐	葱花鸡蛋饼、牛奶红枣粥、拌黄瓜
加餐	橙子1个、栗子5个
午餐	米饭、腐竹白果煲猪肚、孜然椒盐小马铃薯
加餐	苹果1个、香蕉1个
晚餐	糙米饭1碗、肉末烧豆腐、山药鸽子汤、酸甜柿子椒

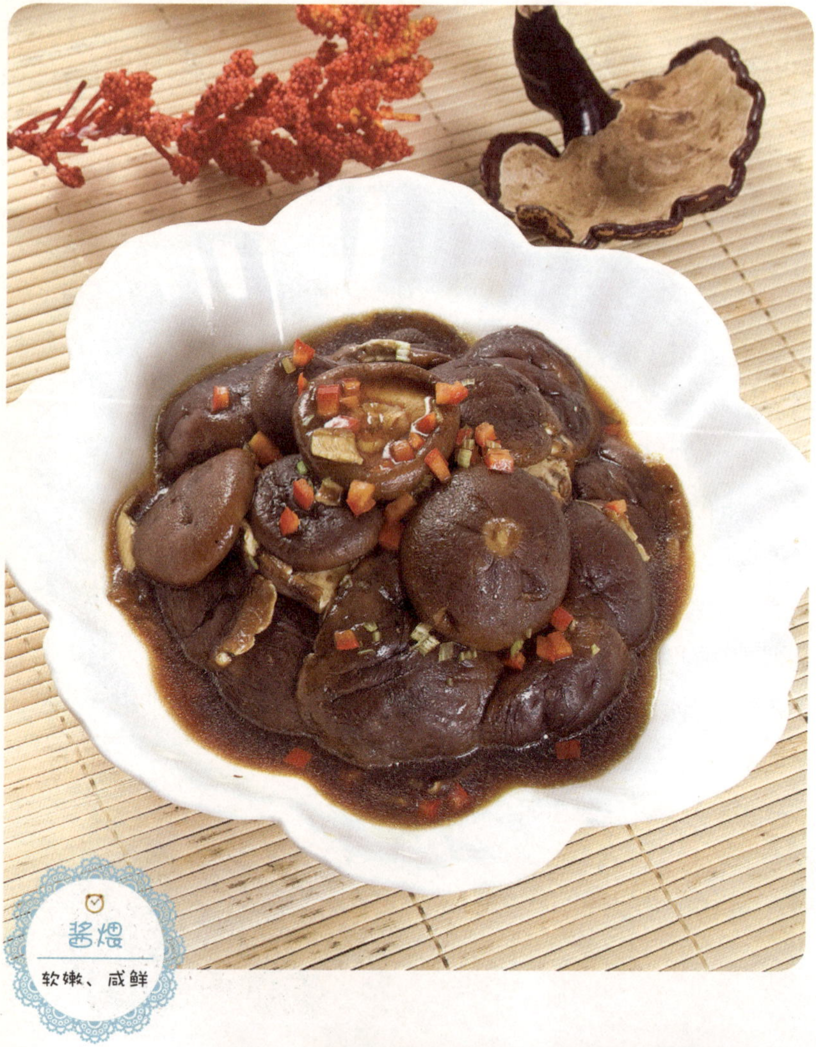

酱煨香菇

原料

鲜香菇500克。

调料

大葱40克，红辣椒15克，姜1块，八角2粒，陈皮、香叶各3克，精盐4大匙，熟猪油、香油各1大匙，白糖100克，酱油2大匙，老汤少许。

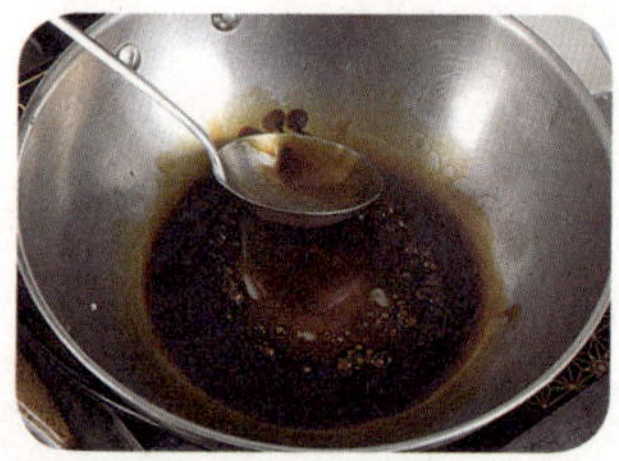

1 锅置火上，加入白糖及水，用文火煮至暗红色，再加入清水煮沸。

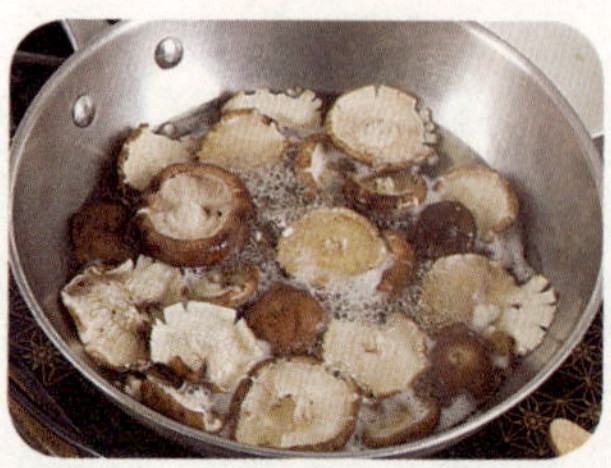

2 香菇洗净去柄，放入淡盐水中浸泡，捞出，把香菇放入沸水锅中焯烫一下，捞出沥去水分。

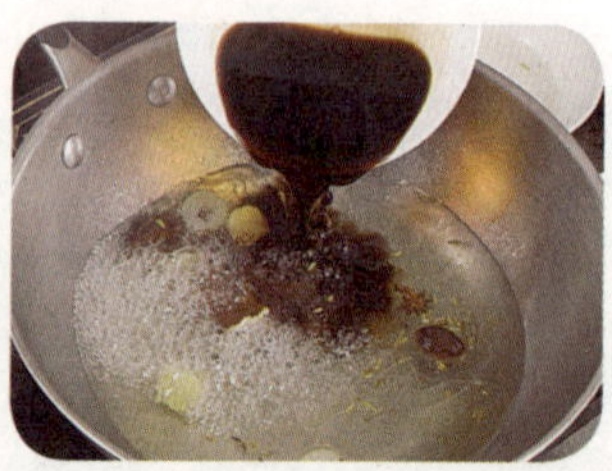

3 锅中加油下入葱段、姜块煸炒，放入八角、陈皮炒匀，倒入老汤烧沸，再加入糖、水、酱油、精盐稍煮，捞出杂质成酱汤。

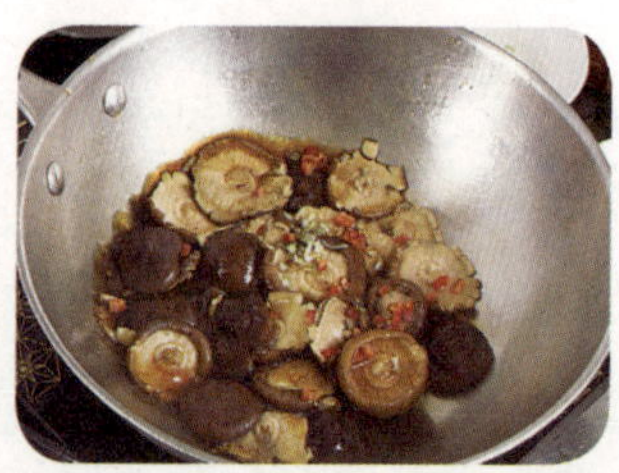

4 香菇放入酱汤中，用文火酱约10分钟，再转武火收浓酱汤；撒入葱花、红椒粒炒拌均匀，淋上香油，出锅装盘即成。

海米萝卜丝汤

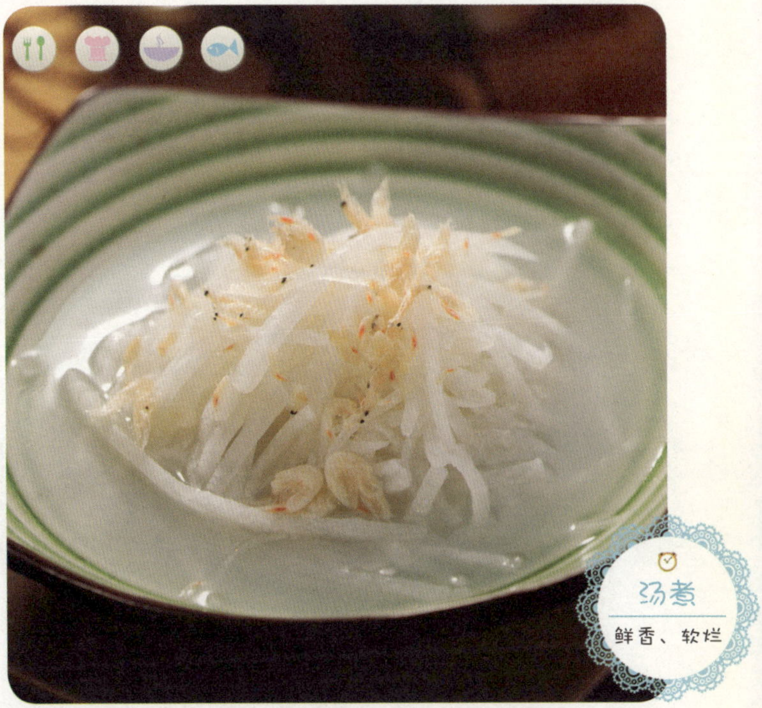

原料

白萝卜250克，海米50克。

调料

葱花10克，精盐2小匙，高汤适量，植物油1大匙。

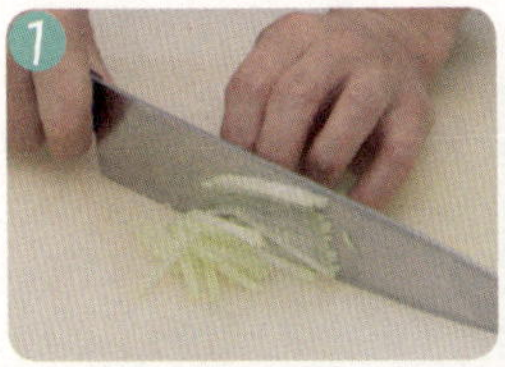

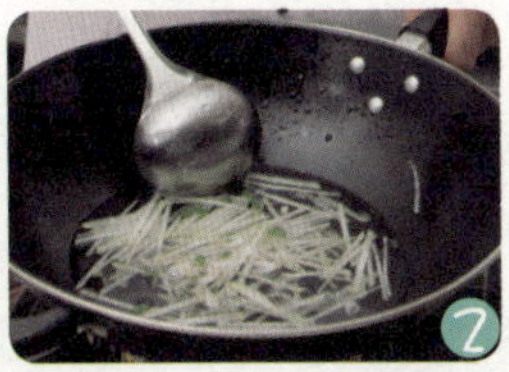

1 将白萝卜洗净，切丝，放入沸水锅中煮开，捞出沥干；海米用温水洗净，沥去水分。

2 锅置火上，加入熟猪油烧至七成热，放入葱花、萝卜丝、海米煸炒一下；再加入高汤烧沸，然后加入精盐煮5分钟即可。

胡萝卜炒木耳

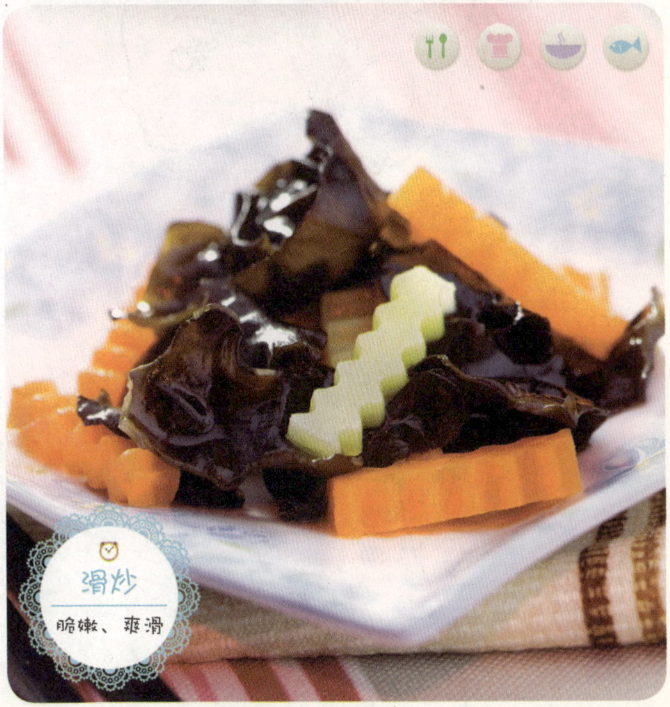

原料

胡萝卜200克，水发黑木耳150克。

调料

姜末10克，精盐、酱油各1小匙，白糖1/2小匙，植物油2大匙。

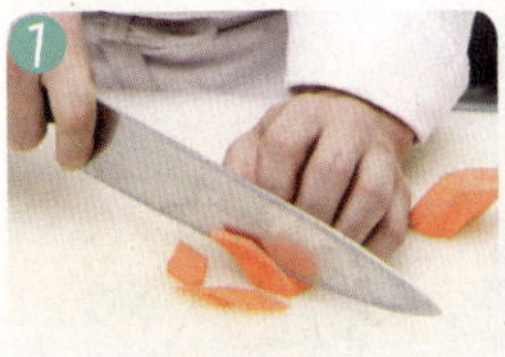

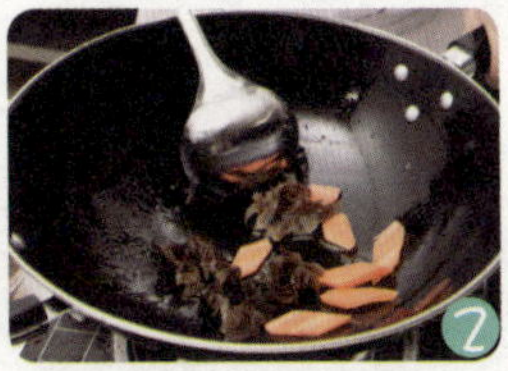

1 胡萝卜切片；水发黑木耳去蒂、洗净，撕成小朵。分别放入沸水锅中焯烫一下，捞出沥干。

2 坐锅点火，加油烧热，先下入姜末炒出香味，再放入胡萝卜片、黑木耳翻炒片刻，加入精盐、酱油、白糖炒熟至入味，即可。

孕13周 具备较完整的脸部形态

孕妈妈 胃口增大。

胎 长 7.6～10厘米。

胎 重 18克左右。

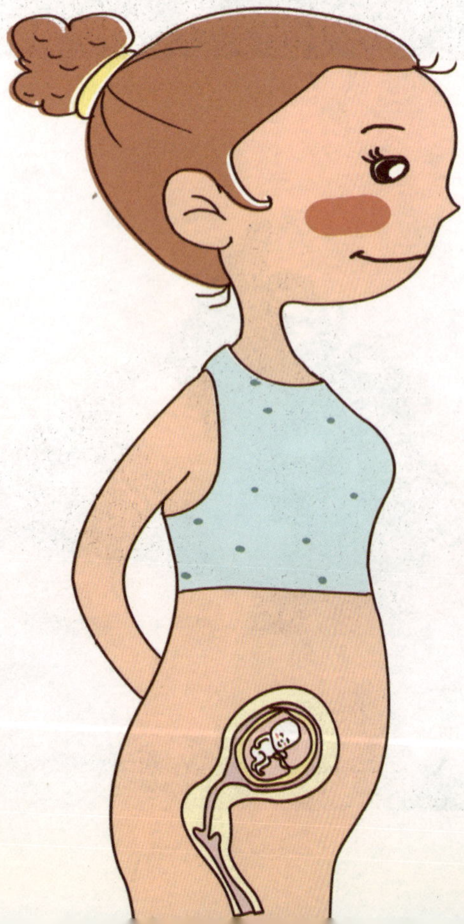

胸部变大，出现静脉曲张

怀孕前，乳房的重量为200克左右。随着怀孕进程向前推进，逐渐长大，到了怀孕后期，就会达到平时的2～4倍。由于乳腺的发达，孕中期还能触摸到肿块，甚至还伴随着疼痛。另外，乳房表皮的正下方会出现静脉曲张，乳头的颜色变深。

注意口腔卫生

妊娠期的孕妈妈如果有口腔疾病，不仅容易引发并发症，而且还会影响胎儿发育，为了妈妈和胎宝宝的健康，请孕妈妈注意口腔护理。怀孕会引起生理上的一连串的变化，口腔部分也会因为内分泌及生活饮食习惯的改变而使孕妈妈容易患许多口腔及牙龈的病变。在怀孕1～3月期因胎儿发育易受药物影响而导致畸形儿，这段时间尽量不要使

胎儿的变化

从头部到臀部长65～79毫米。此时的胎儿具备完整的脸部形态了，鼻子完全成型，并能支撑头部运动。如果触摸到胎儿的手，胎儿的手就会握拳，碰到双脚，脚就能缩回去。

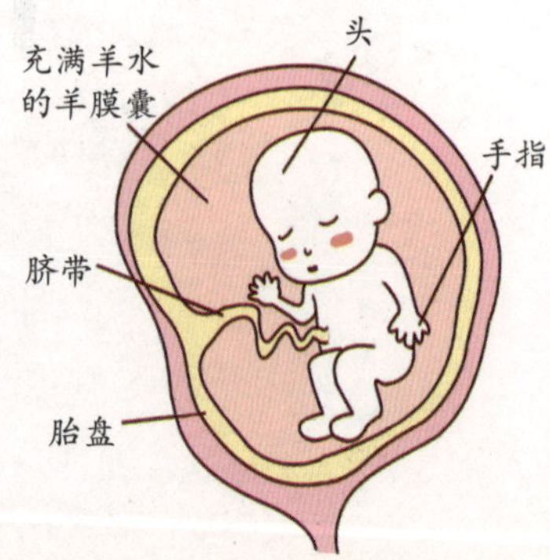

用药物。一般的口腔手术，手术前后都须服用治疗药剂，长时间并刺激的口腔手术，易致流产。在怀孕末期，接近临盆前，时间长的手术，也可能会造成早产。虽然目前研究报告指出，

手术及麻醉本身对胎儿并无伤害，早产或流产系病人紧张情绪所致，但是，学者还是主张，孕妈妈如有无法忍受的、持续的牙痛，还是应该及时拔牙或做手术。但是人们观念保守，在怀孕时，即使痛得几天睡不着觉，还是有所顾忌，不愿接受治疗，像这种病例，医生经常都是爱莫能助，眼看着忍痛到分娩以后。因此，孕妈妈在怀孕的4～6个月最适宜做拔牙手术，但经常因为孕妈妈本身疏忽的折磨，造成孕妈妈的苦不堪言，更可能因而影响胎教。为了预防这种情况的发生，孕妈妈须比平时更加注意口腔的护理与保健，应从以下几点做起：早晚必须各刷一次牙，餐后及时用漱口水漱口。刷牙可根据自己的情况来选择牙膏，如果有龋齿，要选用含氟或含锶的牙膏；齿龈出血、水肿者，宜选用能消炎止血的药物牙膏；若是由于吃酸性零食过多而引起牙齿过敏，可以选用脱敏牙膏。在孕期经常去口腔科进行检查，彻底洗牙。如果牙齿有龋、牙龈炎、牙周炎，应及早进行治疗。

黑色素沉淀

在怀孕12周后会出现黑色素沉淀。因为怀孕后雌激素和黄体素大量上升，会使黑色素细胞活化，因而造成黑色素细胞沉淀，大部分会出现在乳头、外阴部、腋下、腹股沟、大腿上方内侧，以及耻骨到肚脐中央会出现腹中线。

而除了这些身体部位出现的黑色素沉淀，有些孕妈妈也会在脸颊上出现不规则的棕色斑块，也就是俗称的孕斑，孕斑主要是因为孕妈妈体内孕激素、黄体酮或黑色素刺激激素浓度上升所造成；此外，原本就存在的痣、雀斑、胎记等颜色也可能加深，大概每两个孕妈妈中就有一个人有孕斑的困扰，常晒太阳的孕妈妈，孕斑的情况会更为明显。

妊娠纹

怀孕13周后会出现妊娠纹。因为12周前，子宫尚在骨盆中，自然感觉不出肚子的扩大；12周后，子宫就会开始迅速扩张，而随着子宫的扩张、胎儿的增大，孕妈妈的腹部皮肤也会产生延展，此时，皮肤里的弹性纤维和结缔组织层会被撑断，被撑断的痕迹就是“妊娠纹”。妊娠纹以膨隆最为明显的腹部为主，其次是大腿内侧、臀部两侧也都是常见的地方。

刚开始生成妊娠纹时，会呈现紫红色不规则的条状，随着结缔组织的修复会转成为银白色的斑纹。

> **TIPS**
>
> 一般而言，因怀孕而出现的黑色素沉淀，产后激素分泌正常后也会随之恢复，约在半年内会陆续消退，但复原的情况视每个人的体质而定，为了避免加深这些黑色素沉淀的部位，孕期做好防晒是关键。

本周注意事项

生活计划	执行方案
预防阴道炎	应注意保持外阴部的清洁，内裤应选用纯棉织品，并每天用温和的皂液清洗，洗后最好在日光下晒干
控制体重	在补充营养的同时也要注意避免体重增加过快或过多
计划去旅游	度过前3个月的紧张期后，可以计划去旅游，选择真正轻松休闲的旅游方式，逗留期为2～3天的旅行比较理想，以放松身心为目的
加强头发护理	要经常洗头，洗后不要用强风吹干

饮食营养：不要挑食，保证营养均衡

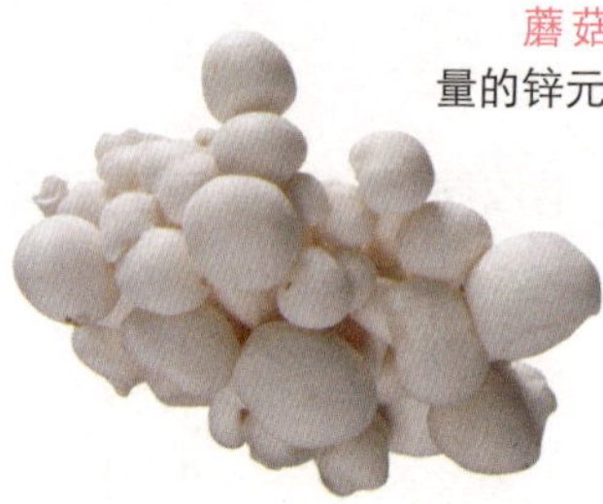

蘑菇 含有大量的锌元素

为了帮助身体对铁、钙、磷等营养素的吸收，这个时期也要相应增加维生素A、维生素D、维生素E、维生素C的供给。

营养重点

重点补充	适量补充
锌	叶酸
钙	碘

营养需求

孕13周孕妈妈需要增加锌的摄入量，缺锌会造成孕妈妈味觉、嗅觉异常，食欲减退，消化和吸收功能不良，免疫力降低。富含锌的食物有生蚝、牡蛎、动物肝脏、口蘑、芝麻、赤贝等，尤其在生蚝中含量最丰富。14周左右，胎儿的甲状腺开始起作用，如母体摄入碘不足，新生儿出生后甲状腺功能低下。

吃什么、怎么吃

1.孕妈妈到了这周变得胃口大开，胎儿的营养需求也加大了。孕妈妈可以放心地吃喜欢吃的东西了。

2.再好吃、再有营养的食物都不要一次吃得过多、过饱，或一连几天大量食用同一种食物。

饮食专家提示

1.孕妈妈需要营养，保证胎儿的生长，因此孕妈妈的食量摄入要比平时增加10%～20%。

2.怀孕4～7个月，胎儿每天增重10克，孕妈妈食量应有所增加。因为子宫胀大压迫肠道容易造成便秘，所以孕妈妈宜多吃蔬菜，多饮水。

3.怀孕8～10个月，胎儿增重一倍，大脑细胞激增，是孕妇营养关键阶段，要注意数量充足、合理均衡的膳食。

4.怀孕中后期每天平均膳食要额外增加9克优质蛋白，相当于喝300毫升牛奶，2个鸡蛋或50克瘦肉，如果是植物性蛋白则要多吃15克，相当于200克豆腐或大米。

5.女性怀孕后血容量猛增30%，需要700毫克铁来制造红细胞，是平时的3～4倍，宜吃瘦肉、禽、鱼等动物性食物，每周吃2～3次猪肝，必要时可服用铁剂，避免贫血，但不宜饮茶。

6.增加含钙乳制品的摄入，并多晒太阳，还可服用钙片。

7.每天要进食500～700克蔬菜，补充孕妈妈所需要的维生素，中、晚餐后吃一份水果。

8.控制盐分的摄入。尤其对于腿部水肿的孕妈妈，更要注意菜不要太咸，多吃一些利水食物。

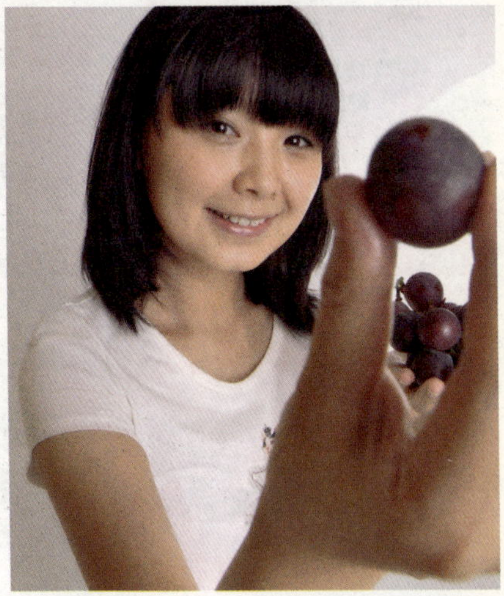

孕妈妈的参考餐单

用餐时间	食物名称
早餐	火腿时蔬小丸子、香煎藕饼、牛奶1杯
加餐	饼干2片、苹果1个
午餐	咖喱鸡饭、蛤蜊菌菇汤、子姜鸡汁蒸排骨
加餐	大枣5个、牛奶1杯
晚餐	牡蛎煎饼、熘肝尖、蒜蓉红椒蒸扇贝

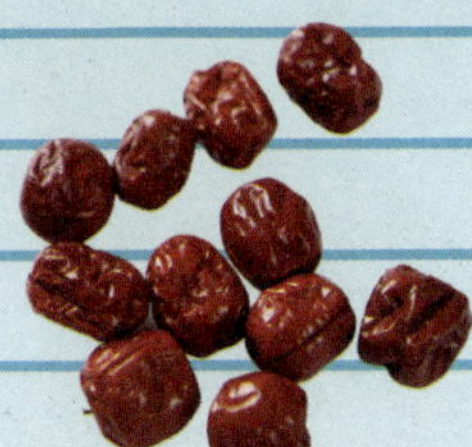

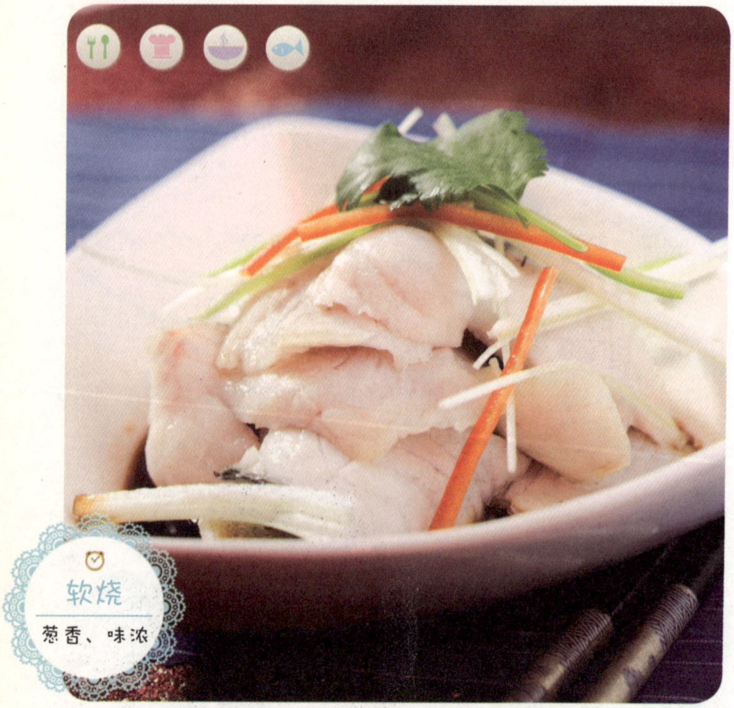

葱油鲜鲈鱼

原料

鲈鱼500克。

调料

葱末、姜末、蒜末各10克，干辣椒25克，精盐、酱油各1小匙，花椒、植物油各少许。

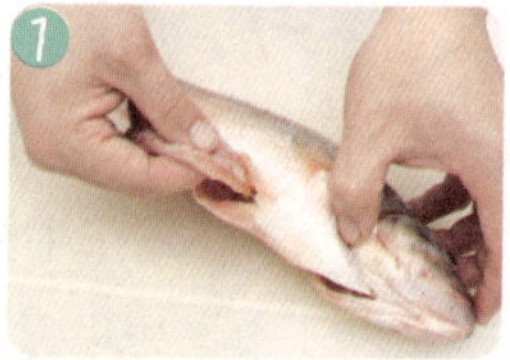

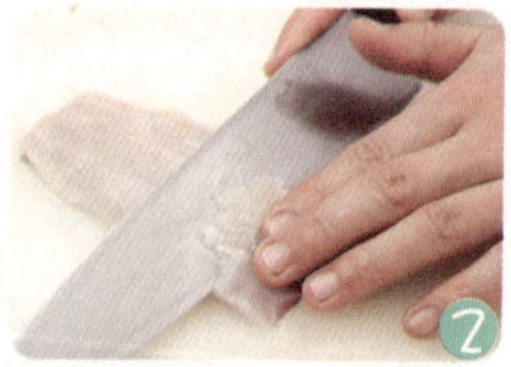

1 鲈鱼洗净，去骨，切成片；精盐、酱油调匀成海鲜汁。

2 鲈鱼片放入水中，加精盐、姜末、葱末焯一下，锅中加油下干辣椒、花椒炸香，再放入鱼片、海鲜汁烧至入味即可。

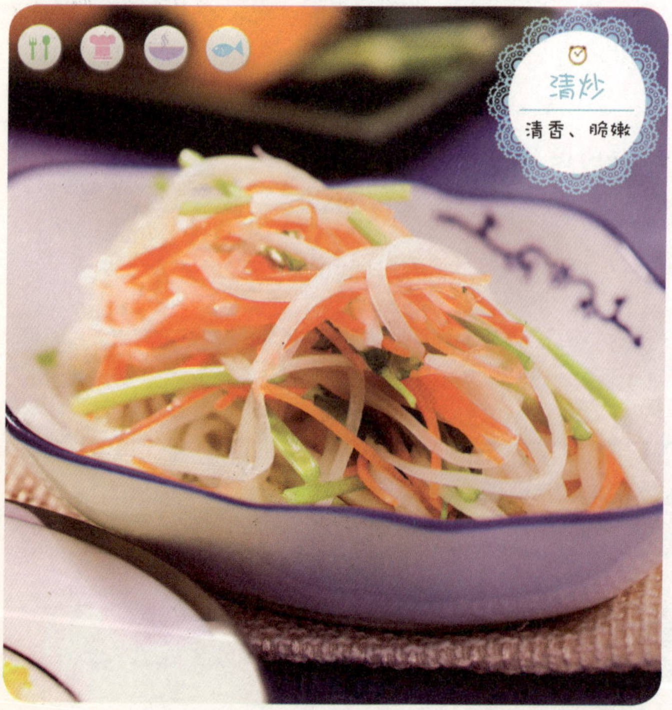

白菜炒三丝

原料

白菜300克，粉丝150克，胡萝卜100克，香菜段15克。

调料

葱丝15克，姜丝5克，精盐1小匙，胡椒粉1/2小匙，植物油4小匙。

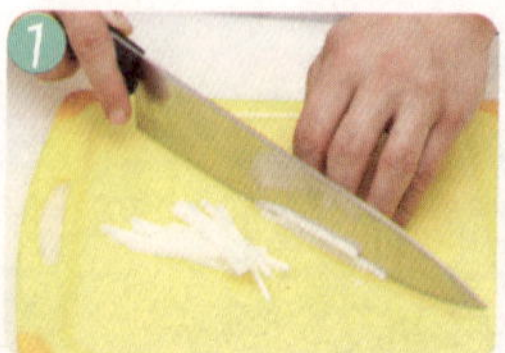

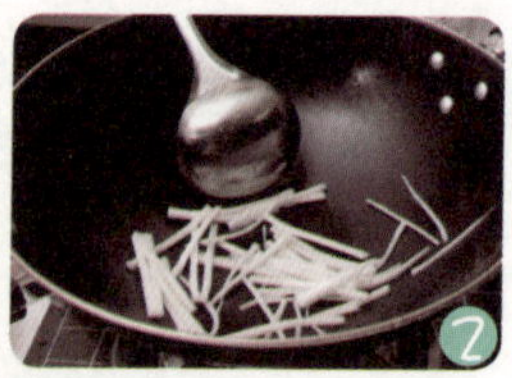

1 白菜切丝，粉丝泡软，切段，胡萝卜丝放入沸水锅中焯烫一下，捞出沥水。

2 植物油烧热，下入葱丝、姜丝炒香，再放入白菜丝煸炒，然后放入胡萝卜丝、粉丝、香菜段炒匀，加入精盐、胡椒粉即可。

干贝菜心

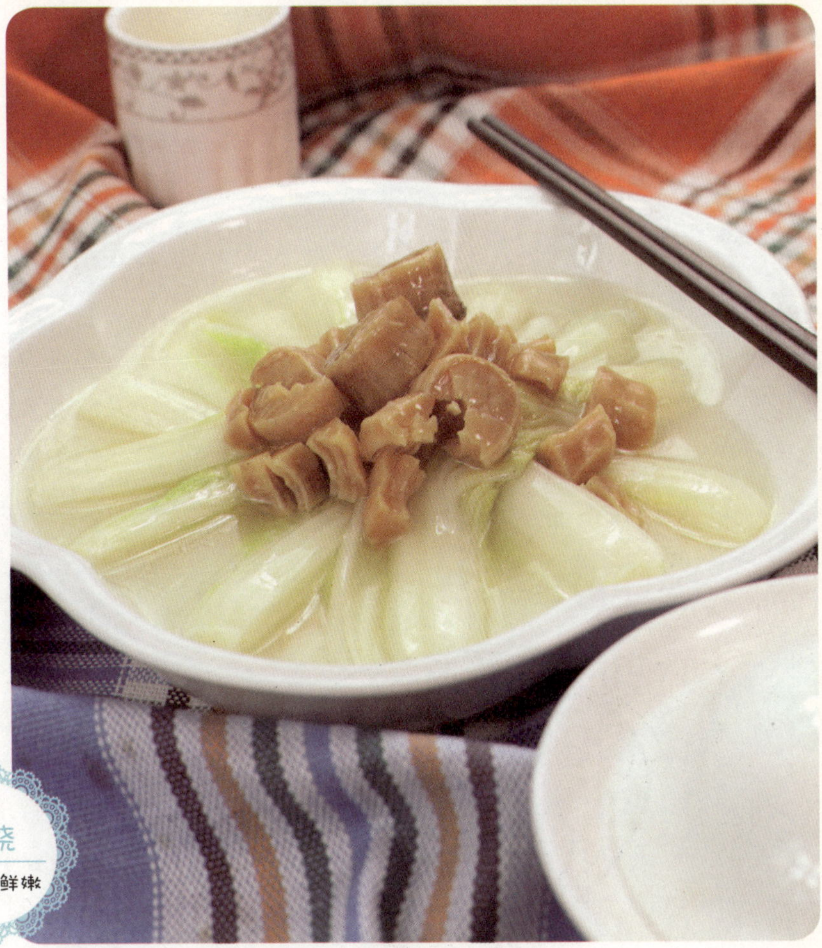

原料

嫩菜心500克，干贝25克。

调料

姜块、葱段各10克，精盐1小匙，清汤250克，料酒、水淀粉、植物油各少许。

软烧
清香、鲜嫩

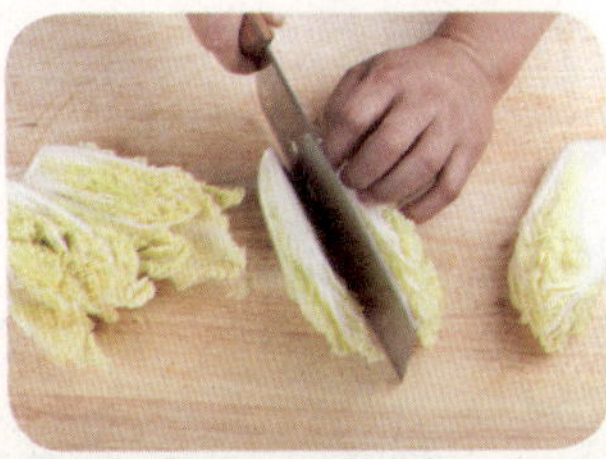

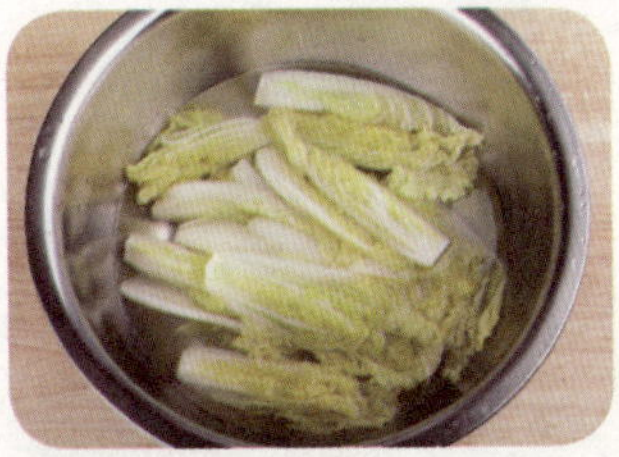

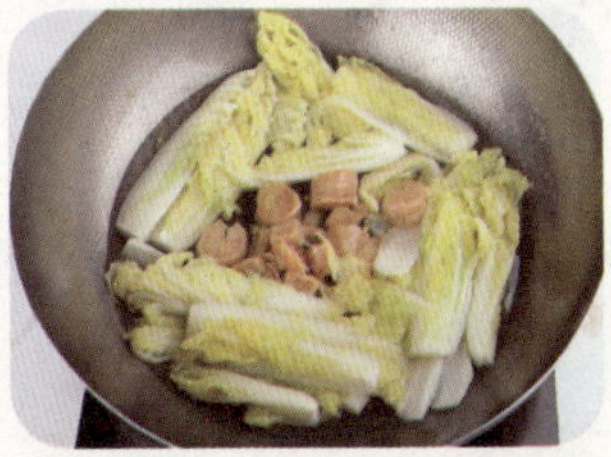

1 嫩菜心洗净，切条，放入沸水断生，取出放清水中过凉，沥水；干贝用热水洗净，放在碗里，加上少许清汤和料酒，上屉蒸至熟，取出。

2 锅置武火上，放入植物油烧至四成热，放入姜块（拍破）和葱段炒出香味；加入清汤烧沸，捞出姜葱不用，把蒸好的干贝连汁倒入锅内。

3 再放入嫩菜心、料酒和精盐，用中文火烧至入味，加入推匀，用水淀粉勾薄芡，起锅装盘即成。

孕14周 可以区分胎儿性别

孕妈妈　身体开始恢复活力。

胎　长　10～12厘米。

胎　重　25克左右。

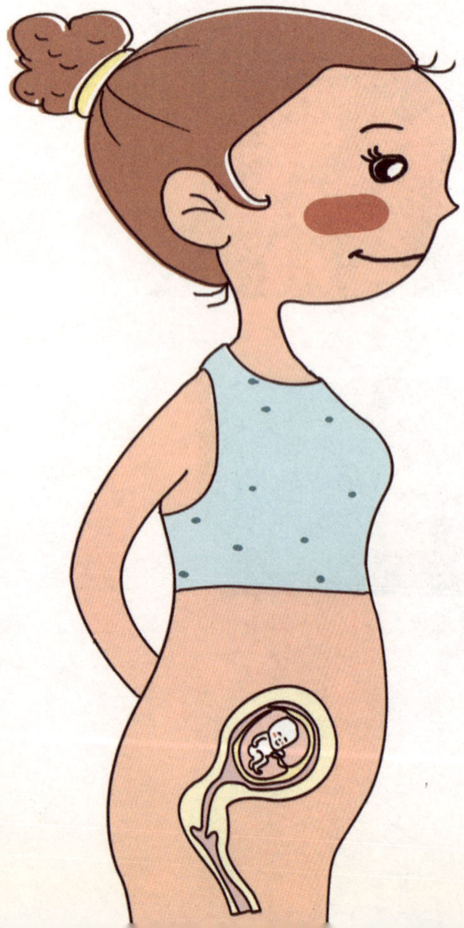

孕妈妈食欲不断增加

怀孕14周时，大部分孕妈妈早孕反应会消失，食欲会开始旺盛。

此时，想吃的食物会突然增多，而且饭后还有食欲。这个时期开始，应该全面食用营养食品，但是要注意防止突然发胖。怀孕中的肥胖，容易导致妊娠高血压综合征，还会影响正常分娩。

出现便秘

由于孕激素水平的升高，小肠的平滑肌运动减慢，使孕妈妈遭受便秘的痛苦。同时，扩大的子宫也压迫肠道，影响其正常功能。解决便秘的最好方法就是多喝水，多吃纤维素丰富的水果和蔬菜。

胎儿的变化

重约25克，从头部到臀部长80～113毫米。胎儿的脸部继续发育，逐渐形成面颊和鼻梁，耳朵和眼睛已经归位。胎儿的皮肤上开始长出螺旋形汗毛。这些汗毛会决定胎儿将来的肤色，同时也有保护皮肤的作用。

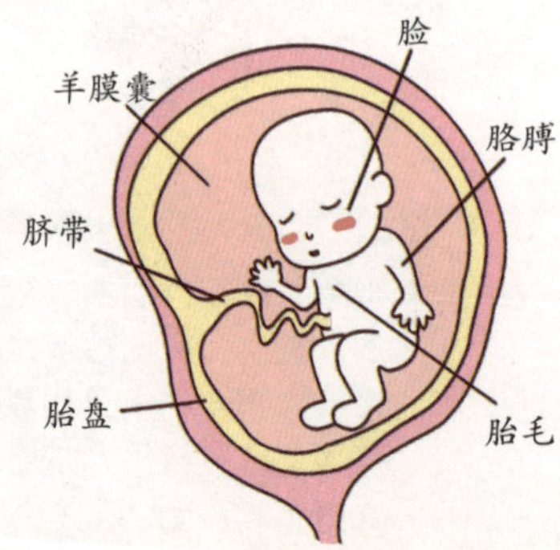

学会放松身体

放松呼吸

健康的呼吸，可以清除孕妈妈的紧张情绪，将体内的废气排出。深深吸气，使肺部完全被气体充满，然后慢慢从口中呼出，让气流带着紧张情绪从头顶流向脚趾，流出体外。如此反复深呼吸，让胎儿和孕妈妈的压力得以不断释放。

腹部启动。坐好，将双手置于腹部隆起处。吸气时将气吸入肺内，同时腹部慢慢隆起。呼气时相反，腹部趋于平坦。

肩部升降。最大限度地下降或提升双肩，就能达到深呼吸的目的。吸气时肩膀尽量上提，呼气时肩膀下沉放松。要经常有意识地检查双肩是否放松，尤其感到紧张的时候。

凝神静息。找一处安静的房间，避免强光和噪声的干扰。排除一切杂念，思想专注于呼吸。默念一个词与呼吸同步，比如吸气时想“放”，呼气时想“松”。思想集中在重复的词上，当走神时马上收回心绪，专注于默念的词语。反复进行，直到全身彻底放松，与自我和平相处。

仰卧放松法

平躺在地面上，身体舒展开来（必要时在膝下放一个软垫），两腿分开，两脚自然向外，手臂轻轻舒展置于体侧，掌心向上，注意不要将手臂和身体夹紧，闭上眼睛进行以下步骤。

1.吸气，脚尖伸直呼气放松，吸气双脚勾起，呼气放松。

2.吸气，收缩臀部肌肉，紧贴地面直至轻微颤抖，然后呼气放松；吸气，背窝部位向下压，贴紧地面，然后呼气放松；吸气握紧拳头，然后呼气放松；吸气，伸直手掌和手臂，两肩贴近地面，然后呼气放松。

最好采用淋浴

尽量减少坐浴的次数。正常情况下，女性的阴道酸度会保持在一定的范围之内，以防止其中各种病菌的滋生和繁殖。这种现象与女性激素分泌以及卵巢的雌性激素和孕激素分泌有关。而当女性在怀孕时，尤其在后期阶段，在胎盘绒毛的刺激下，孕激素的分泌量会大大增加，造成阴道内的上皮细胞脱落，从而改变了阴道内的酸度。这时候，阴道环境内极容易滋生病菌，而且对外来的污染物杀伤力会大大减弱。如果常进行坐浴，沐浴之后的脏水更容易进入到阴道内，引发宫颈炎、附件炎等妇科炎症，严重时甚至会导致早产。因此，孕妈妈还是用淋浴的方式更为安全。如果有其他特殊情况一定要坐浴，就务必要确保洗澡水和浴缸的清洁卫生。另外，孕妈妈由于在怀孕期生理构造发生极大变化，身体的平衡性减弱，所以在洗澡时一定要穿上防滑拖鞋，而且要保证浴室内通风条件良好，最好不要锁门，这样出现意外情况时可以得到家人的及时帮助和救护。

本周注意事项

生活计划	执行方案
确保手脚暖和	为了舒张手脚的静脉和动脉，应确保孕妈妈的手脚一直保持温暖
适度运动	孕妈妈可以做快步走、慢跑等运动
产前检查	定期关注胎儿的发育情况

饮食营养：避免食用添加剂

孕妈妈需要在孕中期就开始少食高糖的食物，高糖的食物会让孕妈妈超重，还会诱发孕期糖尿病。

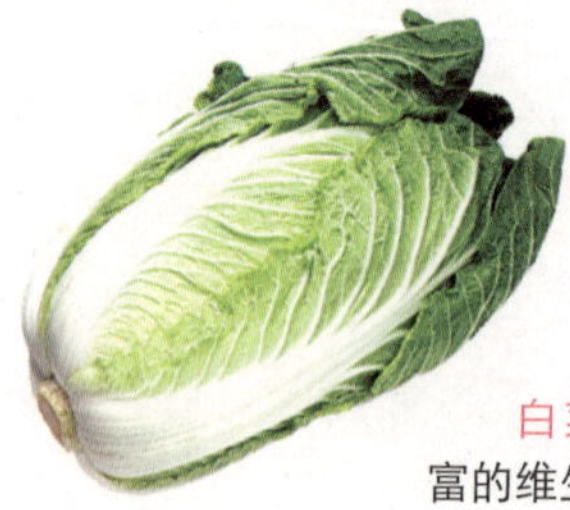

白菜　含有丰富的维生素A

营养重点

重点补充	适量补充
铁	叶酸
钙	维生素A

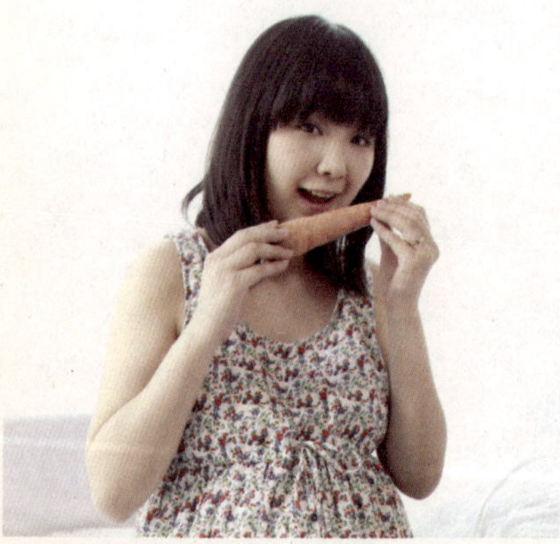

营养需求

1.从怀孕14周起为帮助胎儿骨骼发育，孕妈妈需要摄取充足的钙，多吃含钙食物，并多晒太阳。

2.孕妈妈应摄取足够的铁，以满足孕期的需求。

3.建议少量补充叶酸及维生素A。维生素A可以帮助细胞分化，对胎儿眼睛、皮肤、牙齿、黏膜的发育起重要作用，但是摄取过量也会导致唇腭裂、先天性心脏病等缺陷。建议多食用深绿色蔬菜、水果等食物。

吃什么、怎么吃

1.三餐定时：最理想的吃饭时间为早餐6～7点，午餐12点，晚餐18～19点；吃饭时间最好30～40分钟，用餐过程要从容，心情要愉快。

2.三餐定量：三餐都不宜被忽略或合并，且分量要足够，每餐各占一天所需热量的1/3，或呈倒金字塔形，早餐丰富、午餐适中、晚餐量少。

3.三餐定点：养成定点吃饭的习惯，如果你希望未来宝宝吃饭时能坐在餐桌旁专心进餐，那么你现在吃饭的时候就应该固定在一个气氛温馨的地点，且尽量不受外界影响或打断用餐。

饮食专家提示

许多母亲都曾为孩子不爱吃青菜、正餐，只喜欢吃饼干、糖果、汉堡、可乐等烦恼过，当然习惯的养成很重要，但若孕妈妈在怀孕时尽量吃原始食物，如五谷、青菜、新鲜水果等，烹调的方式也以保留食物原味为主，少用调味料，少吃垃圾食品，让宝宝还在肚子里时就习惯此类的饮食，加上日后的用心培养，相信一定能事半功倍。

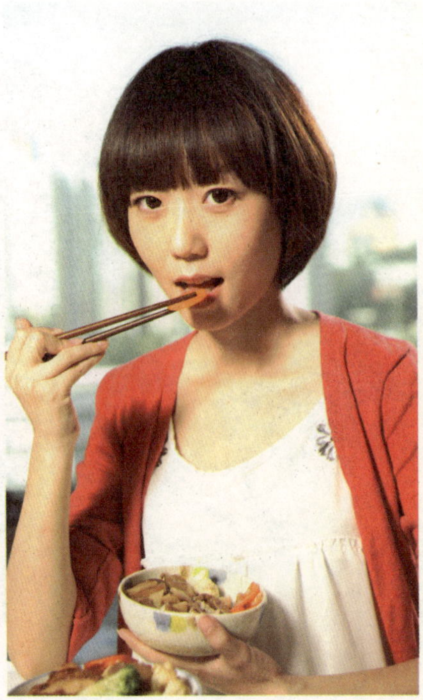

孕妈妈的参考餐单

用餐时间	食物名称
早餐	牛奶麦片、煮鸡蛋1个、面包2片、凉拌金针菇
加餐	果汁1杯、花生10粒
午餐	奶香苹果煎饼、蒜蓉西蓝花、马铃薯烧茄子
加餐	苹果1个、酸奶1杯
晚餐	虾仁迷你饺、鸭肉白菜、奶香咖喱鸡

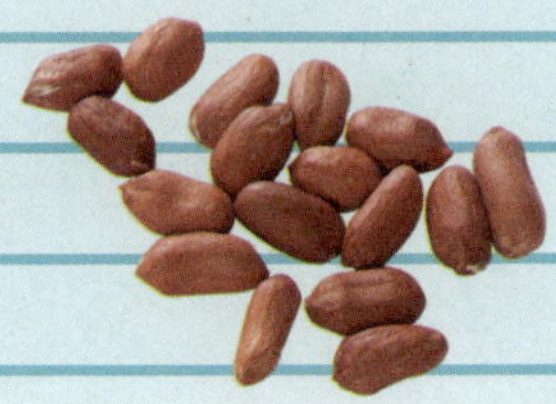

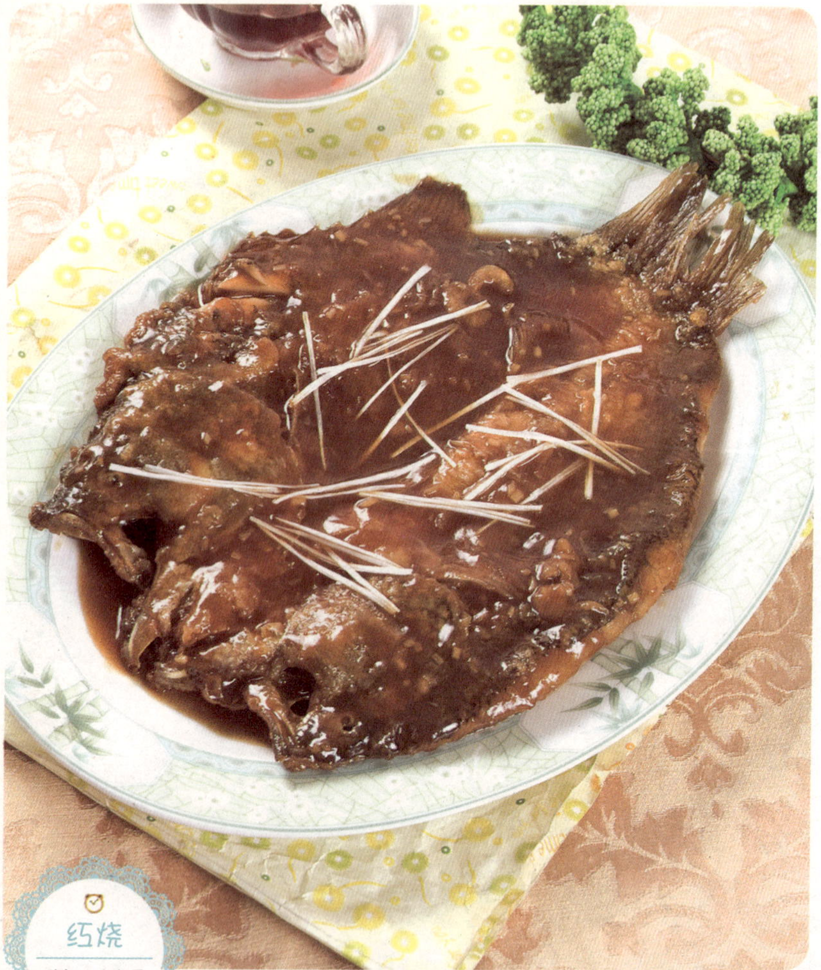

红烧

咸鲜、醇香

锅烧鲈鱼

原料

鲈鱼1条（约1 000克），鸡蛋黄1个。

调料

葱丝、姜片、蒜瓣、精盐、白糖、酱油、绍酒、水淀粉、清汤、香油、植物油各适量。

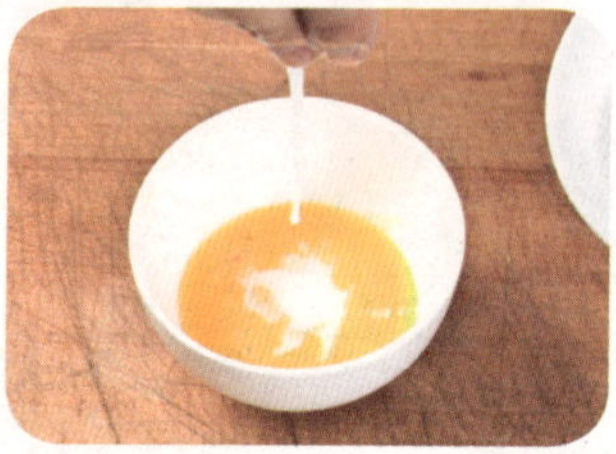

1 鸡蛋黄放入碗中，加入少许精盐、水淀粉、植物油搅匀；姜片、蒜瓣分别洗净，均切成细末。

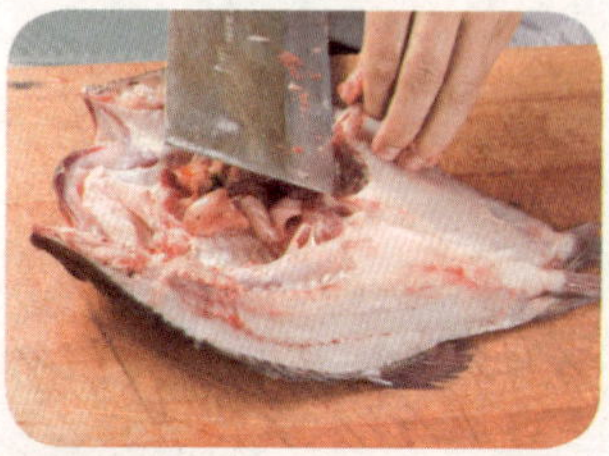

2 鲈鱼洗净去除杂物；擦净表面水分，在肉面剞上浅十字形刀纹。放入案板上，用蛋黄糊涂抹均匀。

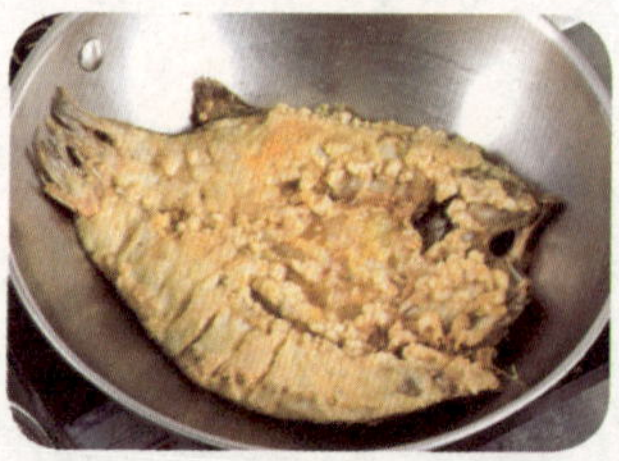

3 锅中加入植物油烧热，放入鲈鱼煎至两面呈金黄色，捞出；锅中加入植物油烧至六成热，下入姜末、蒜末炝锅出香味。

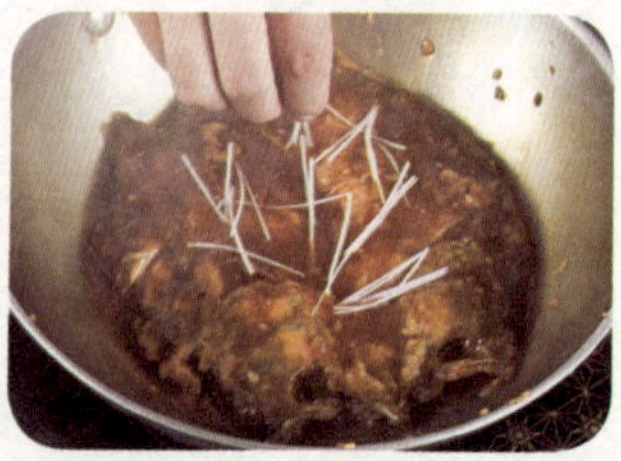

4 加入清汤、绍酒、酱油、白糖、精盐烧沸，撇去浮沫；放入鲈鱼，转文火烧至熟烂，用水淀粉勾薄芡；沿锅边淋入香油，再撒上葱丝，即可。

什锦藕丁炒虾

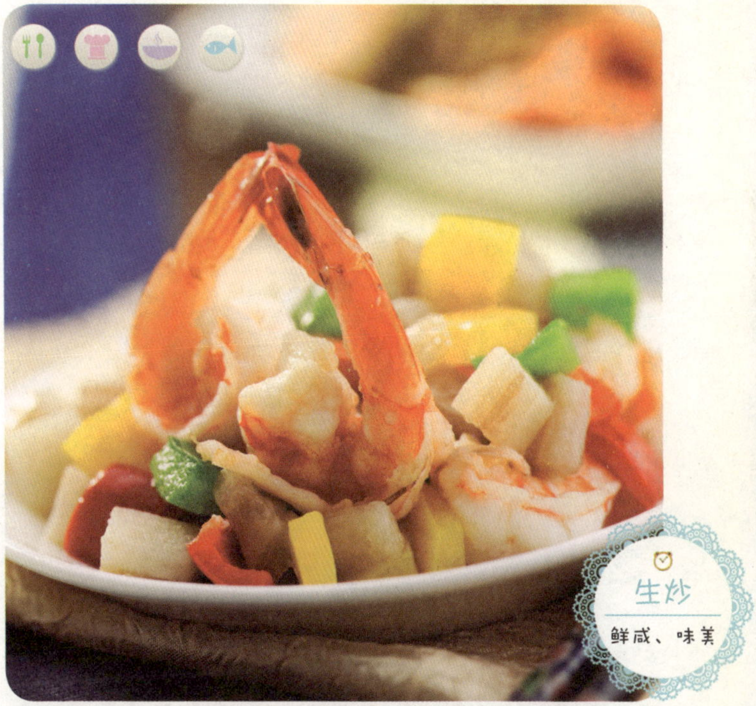

原料

莲藕500克，大虾200克，豆干丁100克，青椒丁、红椒丁各20克。

调料

精盐1/2小匙，辣酱2小匙，酱油1小匙。

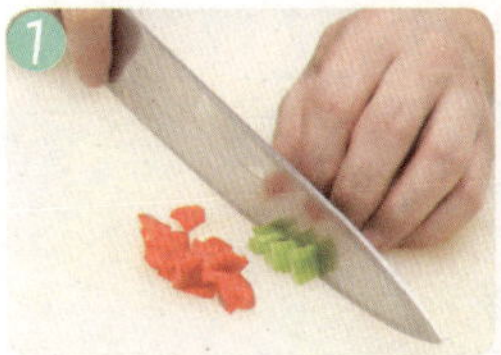
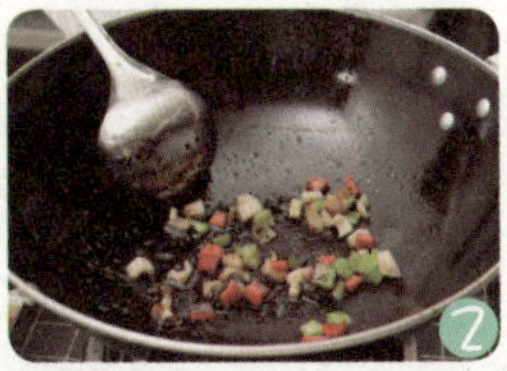

1 莲藕去皮、洗净，切成小丁；虾洗净，去头、去壳，挑去沙线，留下尾部。

2 锅中加油，放入豆干丁旺火煸炒1分钟，至表面呈微黄色，再倒入莲藕丁、大虾翻炒2分钟，加入辣酱、酱油、精盐翻炒均匀，再放入青椒丁、红椒丁续炒1分钟，即可。

金针排骨汤

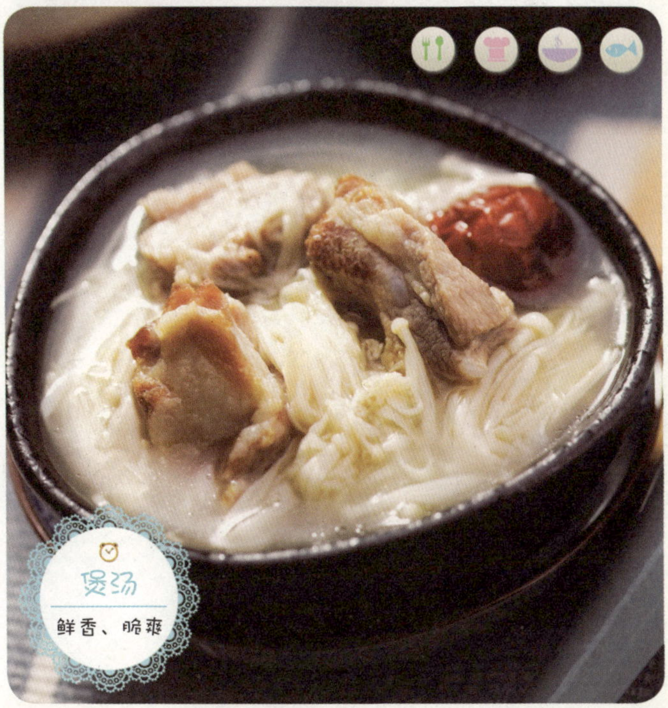

原料

猪排骨600克，金针菇150克。

调料

姜片5克，精盐1/2小匙。

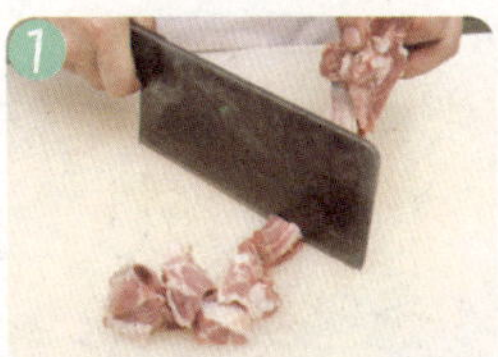
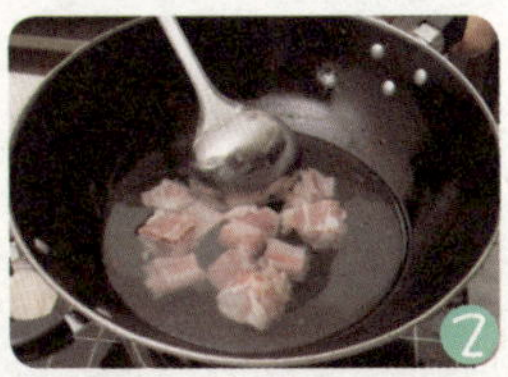

1 猪排骨洗净，剁成段，放入清水锅中烧沸、焯水，捞出；金针菇去蒂、洗净，沥去水分。

2 将排骨段放入炖盅内，加入姜片及适量开水，入锅蒸至排骨熟软；再放入金针菇蒸约10分钟，然后加入精盐调味即可。

孕15周

胎盘完全形成

孕妈妈 大肚子的特征越来越明显。

胎 长 12厘米左右。

胎 重 50克左右。

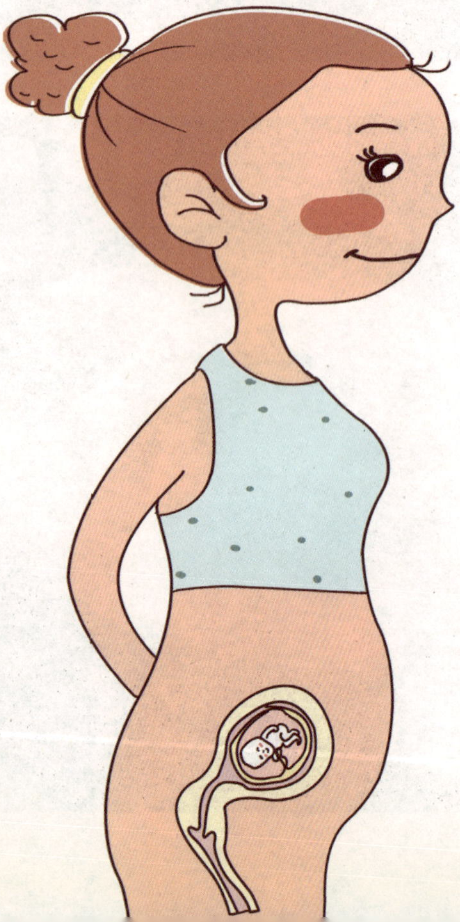

孕妈妈开始分泌乳汁

虽然离预产期还有一段时间，但是乳房内已经开始生成乳汁。随着乳汁的生成，乳头上分泌出少量灰白色乳汁。分泌乳汁时可在胸部内垫上棉纱，并在洗澡时用温水轻轻地清洗乳头。

乘公交车要注意的特殊情况

不要为了赶时间而一熘小跑地奔向车站，甚至不顾一切地追赶即将发动的公交车，这都会造成危险。孕妈妈最好能避开上班高峰期，如果做不到，也不要与他人争抢车门、座位，在推搡中最容易出现问题，特别是在孕早期。

胎儿的变化

到怀孕15周时，终于完成胎盘的形成。胎盘具有保护胎儿并提供营养和氧气的作用。此时羊水的量也开始增多，胎儿在羊水中可以自由自在地活动。此时的胎儿开始长眉毛，头发继续生长。随着肌肉的发达，胎儿会握拳，会睁开眼睛，还会皱眉头，有时还能吮吸自己的拇指。

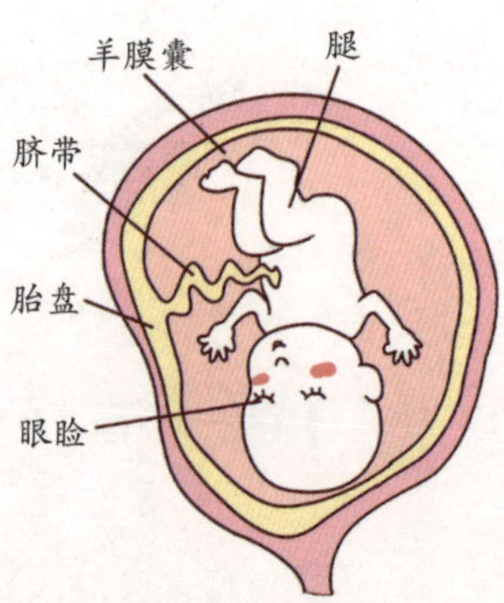

怎样在工作时保持舒适

即使孕妈妈的工作很少需要站立，属于那种拿起电话就算得上重活的工作的话，怀孕时也要注意照顾好自己。这里有一些小建议：

稍事休息

如果孕妈妈一直站着，孕妈妈可以把脚抬起来，来回走动走动。肌肉的运动能帮助腿脚中的血液回到心脏，促进血液循环。如果孕妈妈一直坐着，那么每隔1小时可以起来站一站、走一走，这样能减轻孕妈妈脚部和关节的水肿，也会让孕妈妈们感觉到更舒适。站起来的时候，孕妈妈可以做一些伸展运动来保护孕妈妈的背部。

预防便秘

只要有可能，尽量保证午餐营养的均衡和丰富。注意吃富含纤维的食品，以减轻便秘。

穿舒适的鞋和宽松的衣服

孕妈妈可以穿孕妇专用的内裤或弹力长袜来防止、减轻水肿和腿部静脉曲张，但要到正规的孕妇服饰专卖店买。

多喝水

在工作的地方准备一个大水杯，并经常将它灌满，因为倒水本身也给孕妈妈一个休息走动的机会。

防止鼠标手

孕妈妈发生腕管综合征的概率较高，因此孕妈妈要采取适当措施，限制需要重复动作的工作，并尽可能使工作环境舒适些。如果孕妈妈感觉现在的工作已经造成身体部位的不舒适和疼痛，不要犹豫，申请更换一个更符合人体工程学的键盘、鼠标垫或椅子，以防止重复性劳损。

减少压力

如果孕妈妈无法消除工作场所中给自己身体带来不适的因素，那么就试图找到可以缓解的办法，比如伸展身体，做做深呼吸或瑜伽，或者站起来走动一会儿。

应对妊娠纹的诀窍

人的一生会经历许多惊喜，也会经历许多无奈。大约有70%的孕妈妈在怀孕6个月左右的时候，日渐隆起的腹部会出现一条条弯弯曲曲的带状花纹，开始呈粉红色或紫红色，产后变成银白色。这就是妊娠纹，除腹部外，它会出现在乳房四周、大腿内侧及臀部。妊娠纹一旦形成，一生都不会完全消失，给年轻爱美的女性带来了极大的烦恼。因此我们要充分了解妊娠纹成因，采取强有力的措施，减轻和避免妊娠纹。

孕妈妈皮肤内的胶原纤维因激素紊乱而变得很脆弱，当女性怀孕超过3个月时，增大的子宫突出于盆腔，向腹部发展，腹部开始膨隆，皮肤组织过度牵拉，胶原纤维逐渐断裂，在腹部的皮肤上出现了粉红色或紫红色的不规则纵行裂纹。产后，断裂的胶原纤维逐渐得以修复，但难以恢复到怀孕前的状态，皮肤上的裂纹逐渐退色，最后变成银白色，即妊娠纹。妊娠纹与遗传因素有关，如果母亲留下了很深的妊娠纹，自己一定要注意预防。

做一些轻便的家务

轻便的家务活有助于产后身体康复，在床上做仰卧位的腹肌运动和俯卧位的腰肌运动，对减少腹部、腰部、臀部脂肪有明显效果。

注意控制糖分摄入

饮用脱脂奶，常吃富含纤维和维生素C的食物，以增加细胞膜的通透性和皮肤的新陈代谢功能，从而促进皮肤的修复，减少妊娠纹的发生。

使用专业抗妊娠纹乳液

从怀孕初期到产后1个月，每天早晚取适量抗妊娠纹乳液涂于腹部、髋部、大腿根部和乳房部位，并用于做圆形按摩，使乳液完全被皮肤吸收，可减少皮肤的张力。

本周注意事项

生活计划	执行方案
全面开展胎教	此时直接和间接的刺激都会对胎儿的生理、心理发育产生影响，是进行胎教的最佳时机
小心妊娠斑	外出时应戴遮阳帽，避免阳光的刺激
补充营养	保证充足的蛋白质、多种维生素、钙、铁等营养素的供给

饮食营养：食用维生素D促进钙吸收

这时候孕妈妈需要补充钙元素，因为此时胎儿的骨骼的生长发育需要大量的钙，在补充钙的同时，不要忘记补充维生素D，多晒太阳，有助于钙的吸收。

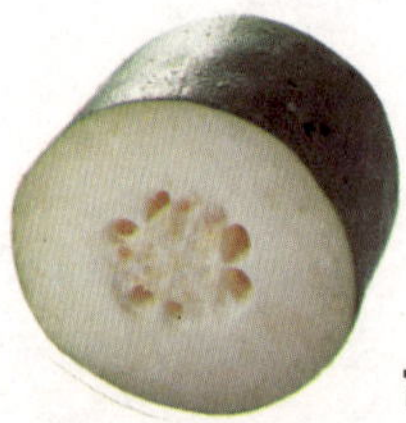

冬瓜　含有丰富的维生素C

营养重点

重点补充	适量补充
钙	维生素C
膳食纤维	矿物质

营养需求

孕15周孕妈妈及胎儿对营养的需求大大增加，孕妈妈可通过喝孕妇奶粉来满足自身和胎儿的营养所需。孕妇奶粉营养全面、质量较好，所以怀孕期间的孕妈妈坚持食用有很多好处。

对于那些仍有孕吐的孕妈妈来说，并不用刻意让自己多吃什么，与其每天对着鸡鸭鱼肉发愁，不如多选择自己喜欢的食物，以增进食欲。如进食的嗜好有所改变也不必忌讳，吃些酸的食品可能会增进食欲。如果孕妈妈的妊娠反应严重影响了正常进食，可在医生建议下适当补充复合维生素片。

吃什么、怎么吃

孕妈妈多吃一些芹菜、萝卜等含粗纤维的蔬菜或水果，对清洁口腔有利，而且充分地咀嚼可以起到锻炼牙齿、按摩牙龈的作用。含咖啡因的饮料和食物会影响胎儿大脑、心脏、肝脏等器官的发育；辛辣食物会引起便秘；一些含食品添加剂和防腐剂的食物易导致畸胎和流产，孕妈妈应少吃或不吃。

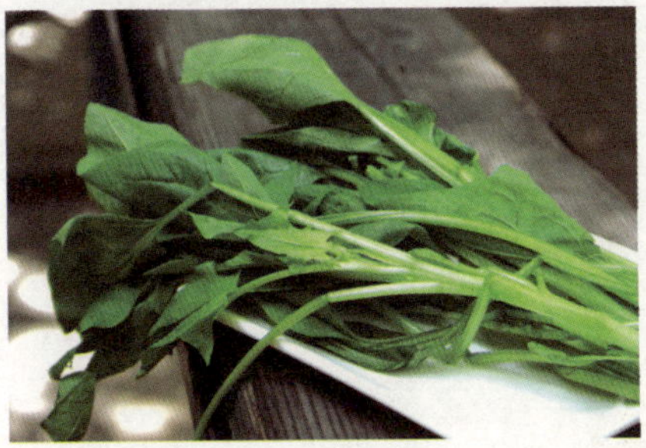

饮食专家提示

水果不仅口感好，且营养丰富，含维生素C、矿物质和膳食纤维，许多孕妈妈就将水果当饭吃。还有的孕妈妈为了生个健康、漂亮、皮肤白净的宝宝，拼命吃水果。其实，这种做法是片面的、不科学的。

水果吃多了，自然其他食物就吃得少了，这就减少了孕妈妈摄取的食物种类，违背了孕妈妈的饮食原则。此外，水果中的糖分很高，孕期饮食糖分过高，还可能引发妊娠糖尿病。所以，孕妈妈不能把水果当饭吃，而是应该有选择地吃各种各样的食物，均衡营养。

孕妈妈的参考餐单

用餐时间	食物名称
早餐	小米粥、煮鸡蛋1个、炝拌小水萝卜、核桃蛋黄豆腐
加餐	苹果1个，香蕉1个
午餐	红薯饼1张、排骨汤面、鲜虾百合芦笋、脆辣鸡胗
加餐	猕猴桃1个、葡萄10粒
晚餐	辣白菜炒饭1碗、白贝豆腐萝卜汤、蚝油黑椒炒牛肉

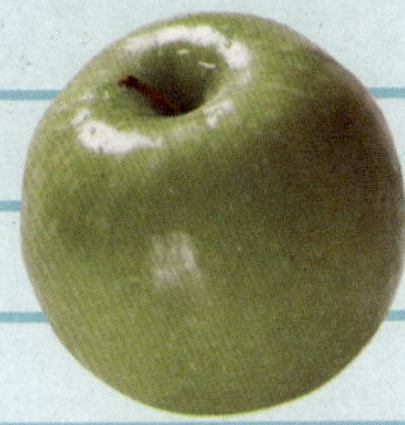

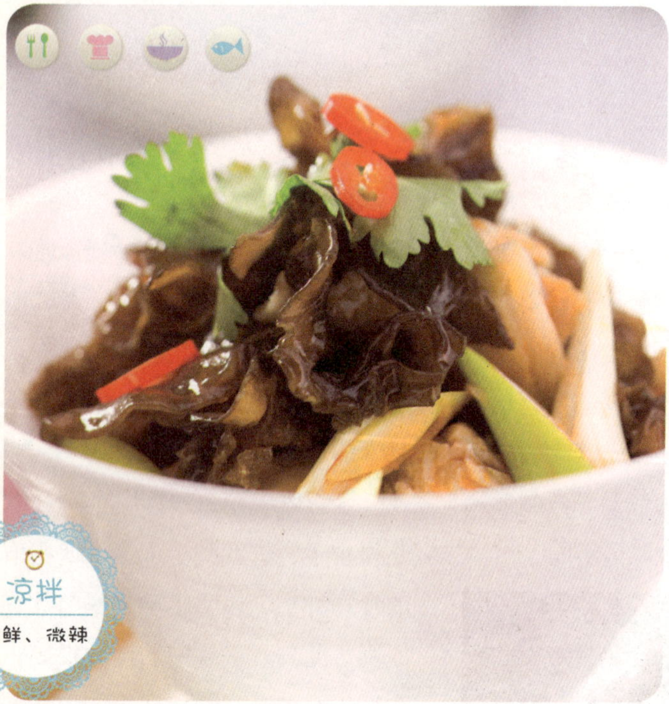

凉拌

咸鲜、微辣

木耳拌鸡

原料

水发木耳50克，净鸡肉250克，葱白20克，香菜段10克。

调料

姜片、葱段各3克，白糖、精盐各少许，香油、酱油1小匙。

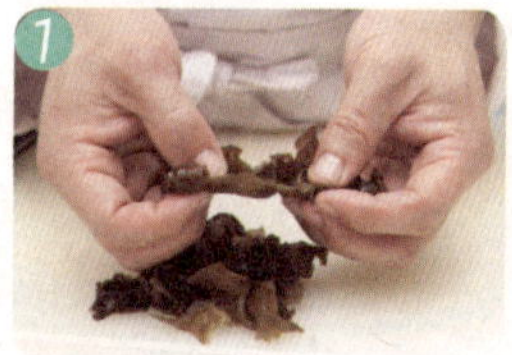

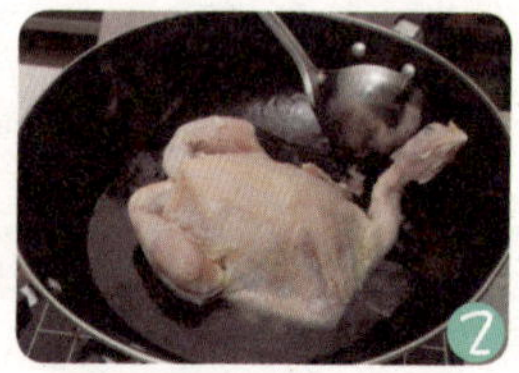

1 木耳撕成小朵，放入沸水锅中焯熟；将鸡肉放入加有姜片、葱段的清水锅中断生，剁成小块；葱白洗净，切成马耳朵形。

2 取大碗，加入精盐、白糖、酱油、香油调匀成味汁，再放入鸡块、木耳、葱拌匀，撒上香菜即可。

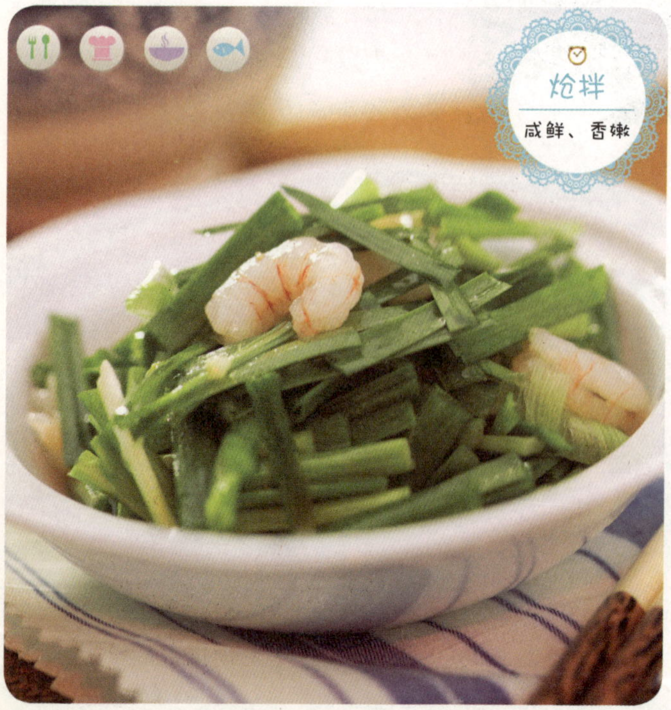

炝拌

咸鲜、香嫩

虾仁炝韭菜

原料

韭菜段300克，鲜虾仁100克。

调料

姜片5克，精盐1/2大匙，水淀粉1小匙，香油少许，植物油100克。

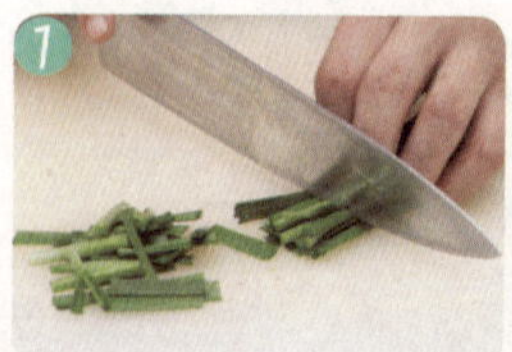

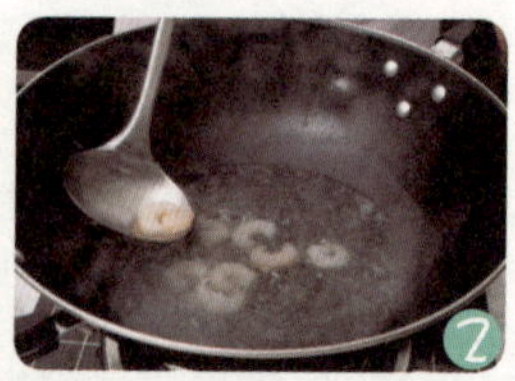

1 虾仁洗净，放入碗中，加入精盐、姜片拌匀，腌5分钟，拣出姜片，加入水淀粉拌匀上浆，下入热油锅中滑至熟透，捞出沥油。

2 韭菜段焯烫一下，捞出凉凉，放入盘中，再放上虾仁，加入精盐，淋入香油拌匀即可。

大鹅焖马铃薯

原料

鹅肉500克，马铃薯300克。

调料

葱花5克，葱段、姜块各10克，八角1粒，精盐1小匙，酱油、绍酒各2小匙，葱油3大匙。

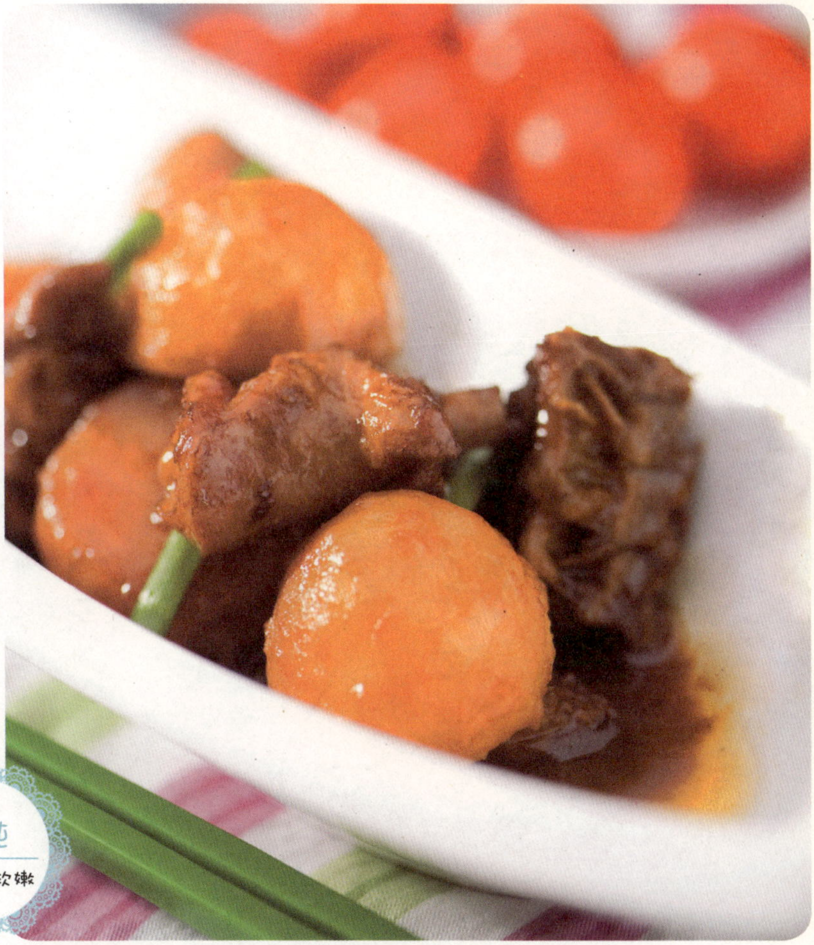

焖炖

咸香、软嫩

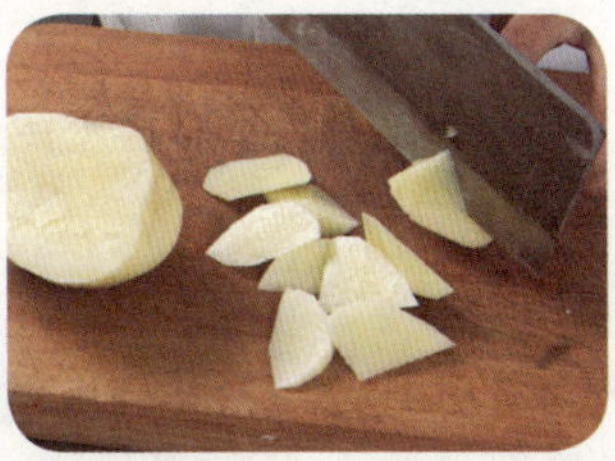

1 将鹅肉洗净，切成大块，下入沸水中焯烫一下，捞出沥干；马铃薯去皮、洗净，切块。

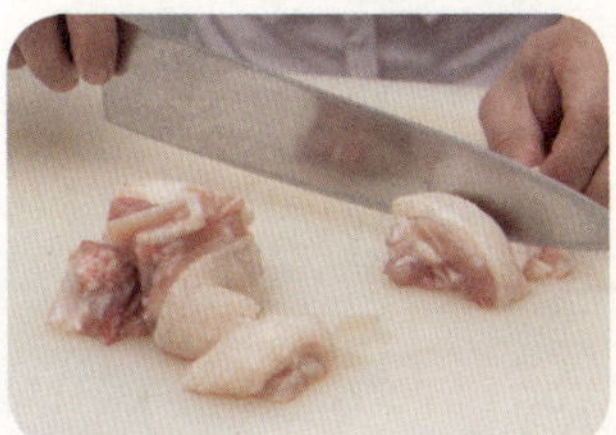

2 坐锅点火，加入葱油烧热，先下入葱段、姜块、八角炒香，再放入鹅肉块煸干水汽。

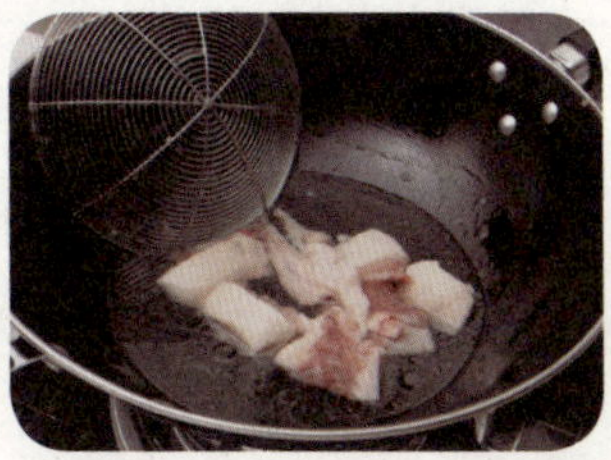

3 烹入绍酒、酱油，添入适量清水，待鹅肉炖至将熟时，放入精盐、马铃薯焖至马铃薯熟软，出锅装盘中，撒上葱花即成。

孕16周 全面开始开展胎教

孕妈妈 做事情没有以前方便了。

胎　长 13厘米左右。

胎　重 80克左右。

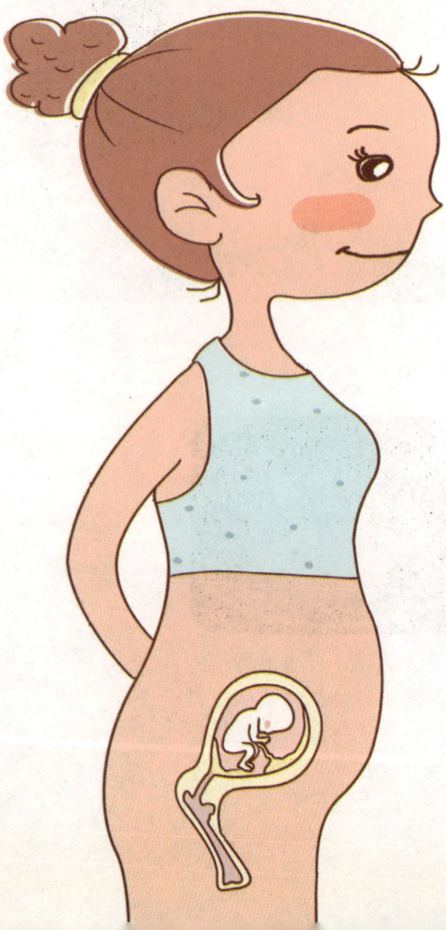

羊水检查

本周可以进行羊水检查了，主要对于患有妊娠高血压综合征的高龄孕妈妈使用这种方法，通过腹部和子宫采取少量的羊水检查畸形儿的方法，有99%的准确性。

适当控制体重

随着食欲的增强，孕妈妈的体重会迅速增加。此时，下腹部会明显变大，所以周围的人对其怀孕的事实一目了然。除了腹部外，臀部和全身都会长肉，所以要注意调整体重。

胎儿的变化

胎儿的神经系统开始工作，肌肉对于来自脑的刺激有了反应，因此能够协调运动。现在能够通过超声波扫描分辨出胎儿的性别了。通过羊膜穿刺术，可以获得有关胎儿健康的重要信息。

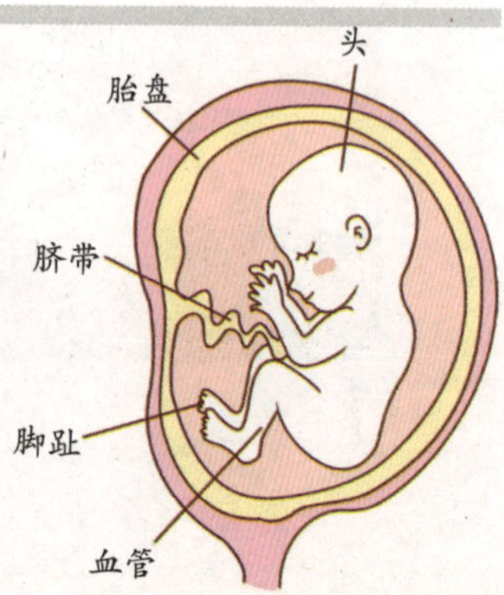

第二次产检

从第二次产检开始，孕妈妈每次必须做基本的检查，包括：称体重、量血压、问诊及听胎心音等。孕妈妈怀孕16周以上，可抽血做唐氏综合征筛检（16～18周最佳），并看第一次产检的验血报告。

至于施行羊膜穿刺的周期，原则上是从孕16～20周开始进行，主要是看胎儿的染色体异常与否。关于孕妈妈体重的增加，以每周增加不超过500克为理想状态。

有必要做唐氏筛查

在怀孕第十六周，孕妈妈十分有必要做唐氏筛查，以确定胎儿是否患有唐氏综合征。临床上把唐氏综合征又称为先天性痴呆症，是新生儿十分常见的一种染色体疾病。据统计，每750个新生儿中就有一个患有这种病症。

患有唐氏综合征的患儿不仅有严重的智力障碍，而且生活不能自理，还会伴有复杂的心血管疾病，给家庭带来巨大的经济负担与精神压力。从目前医疗发展水平来看，还没有有效的治疗方法。即便如此，孕妈妈也不用过度担心，因为唐氏综合征可以通过产前筛查、诊断等方式防止患儿出生。为此，建议每位怀孕第十六周的孕妈妈在孕期都要做唐氏筛查，从根本上防止唐氏综合征的患儿出生。

选择孕妇装

上衣

用伸缩性好，不刺激肌肤的材料制作成的衣服，在产前产后都适合。

长裤

有一种孕妇裤，在小腹处是一种特殊的弹性设计，其他部位仅比一般的裤子略微宽松一些，穿起来不会显得臃肿，并且舒适。

套装

一般来说，从孕中期开始换穿孕妇装，建议可以先买2～3套孕妇装，同时可搭配平时较为宽大的娃娃装或上衣，到了孕晚期再添购1～2套外出孕妇装。

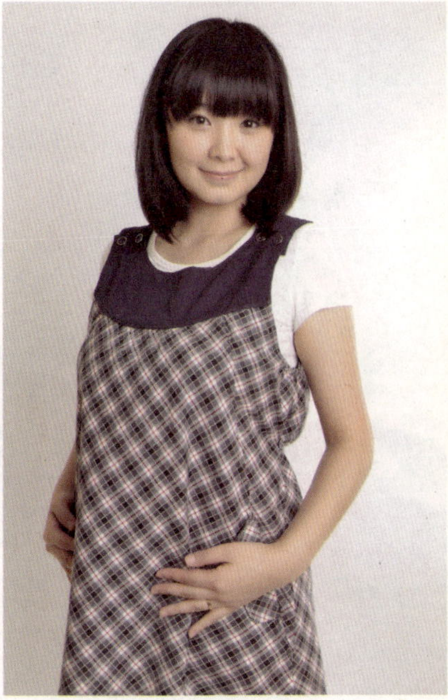

孕期内裤

孕期由于内分泌的变化，孕妈妈的皮肤会变得特别敏感，所以选择内裤的质料要以密度较高的棉质料为佳，以防皮肤不适。

鞋

孕妈妈最好穿平跟鞋，有牢固宽大的鞋后跟支撑身体，鞋底最好有防滑纹，以免跌倒。

本周注意事项

生活计划	执行方案
唐氏综合征筛检	如果孕妈妈年龄在35周岁以上，建议抽血做唐氏综合征筛检
慎重接种	在这一时期预防接种要慎重，以免造成感染，形成死胎或流产，接种前必须先与医生商量
关注体重	从本月起每隔15天空腹测一次体重，每周增长以350克为宜，增加过快或不增都应注意

饮食营养：多吃鱼肉

此时孕妈妈水的供给量要达到每天2 000毫升（包括饮用水和食物中所含的水分），如果夏季，还需要适量增加水，但是要切记晚上不要饮用太多的水，以免引起水肿。

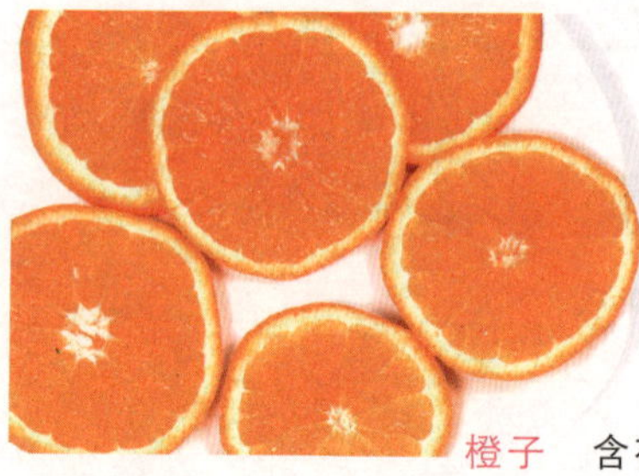

橙子　含有丰富的维生素C

营养重点

重点补充	适量补充
锌	钙
	复合维生素

营养需求

从孕16周开始，胎儿进入迅速生长阶段，每天需要大量营养素。恰好此时，孕妈妈的孕吐情况已经大有改善，早孕的不适反应已消失，流产的危险也变得很小，但是对于饮食营养的关注则丝毫不能放松。

此时孕妈妈应该增加各种营养素摄入量，尽量满足胎儿迅速生长及母体营养素存储的需要，避免营养不良或缺乏对胎儿生长发育和母体健康的影响。

吃什么、怎么吃

★ 增加主食摄入：应选用标准米、面，搭配一些杂粮，如小米、玉米、燕麦片等。一般来说，孕中期每日主粮摄入应在400～500克，这对保证热量供给、节省蛋白质有着重要意义。

★ 增加动物性食物：动物性食物所提供的优质蛋白质是胎儿生长和孕妇组织增长的物质基础。此外，豆类以及豆制品所提供的蛋白质质量与动物性食物相仿。对于经济条件有限的家庭，可适当选食豆类及其制品以满足机体需要。但动物性食物提供的蛋白质应占蛋白质总量的1/3以上。由于孕妈妈要负担两个人的营养需要，因此需要比平时更多的营养。同时，尽量避免食用过分刺激的食物，如辣椒、大蒜等。每天早晨最好喝一杯温开水。此外，要避免摄入脂肪过多和过分精细的食物，一定要保证铁元素和维生素的供给。

饮食专家提示

现在是胎儿长牙根的时期，孕妈妈要多吃含钙的食物，让胎儿长出坚固的牙根。白糖有消耗钙的不良反应，且易使人发胖。孕妈妈可以用红糖来代替白糖。红糖中钙的含量比同量的白糖多两倍，铁比白糖多1倍，还有人体需要的多种营养物质，有益气、补中、化食、健脾、暖胃等作用。

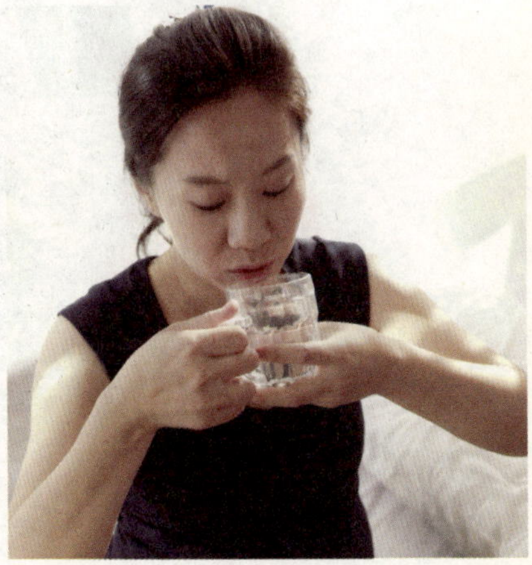

孕妈妈的参考餐单

用餐时间	食物名称
早餐	珍珠汤、手抓饼、爽口瓜皮丁
加餐	牛奶1杯、橙子1个
午餐	米饭1碗、玉米笋烩鸡柳、浇汁香煎鱿鱼
加餐	樱桃10个、榛子10个
晚餐	馄饨1碗、香煎鱼肉饼、红烧鸡翅、美味烧茄子

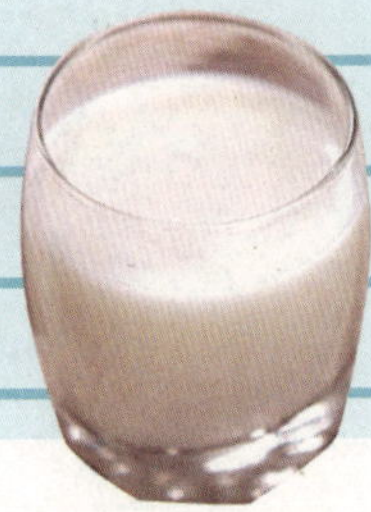

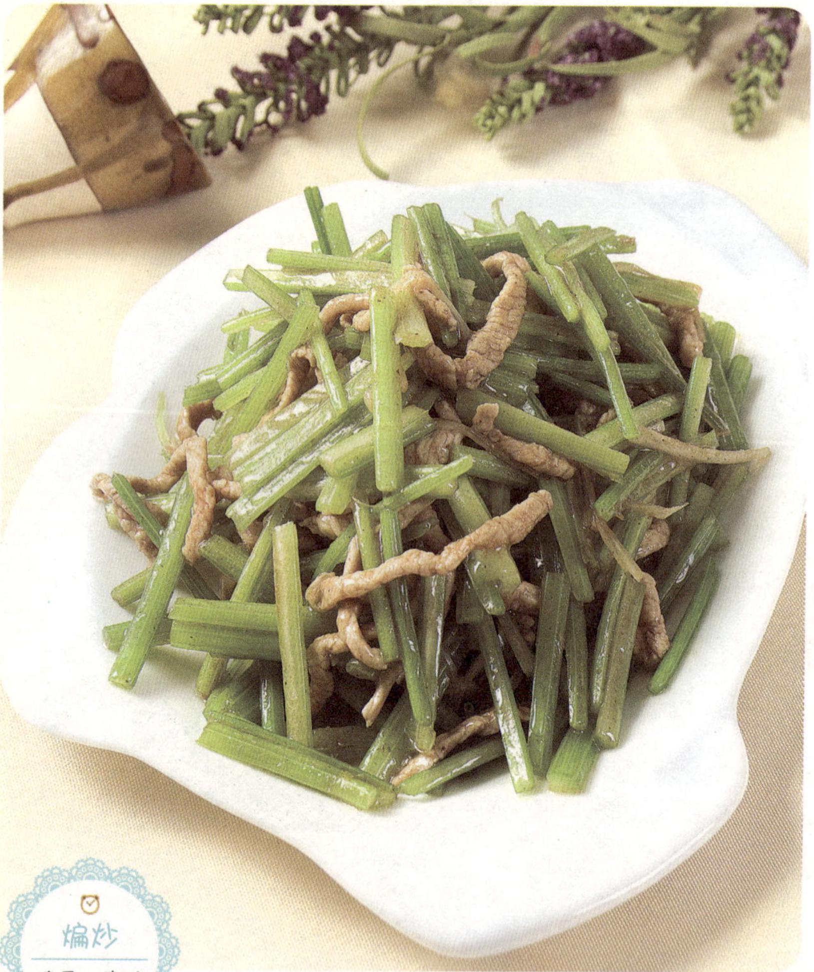

煸炒

清香、爽脆

芹菜炒肉丝

原料

嫩芹菜400克，猪瘦肉100克。

调料

葱丝5克，姜丝3克，精盐1/2小匙，料酒1小匙，酱油2小匙，甜面酱1大匙，植物油2大匙。

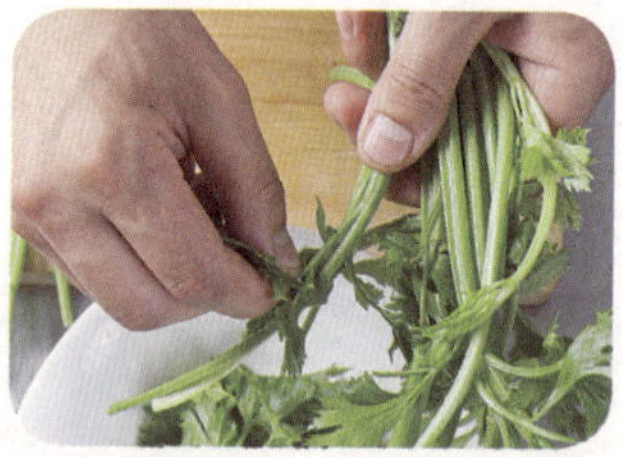

1 锅置武火上，加入植物油烧至五成热，放入肉丝煸炒至肉色变白。

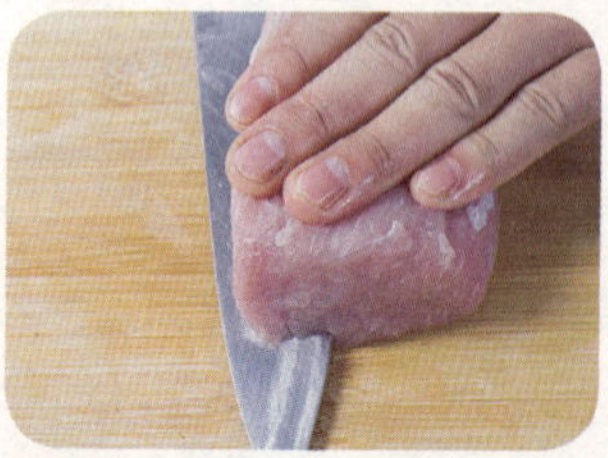

2 再放入葱丝、姜丝、甜面酱煸炒出香味。

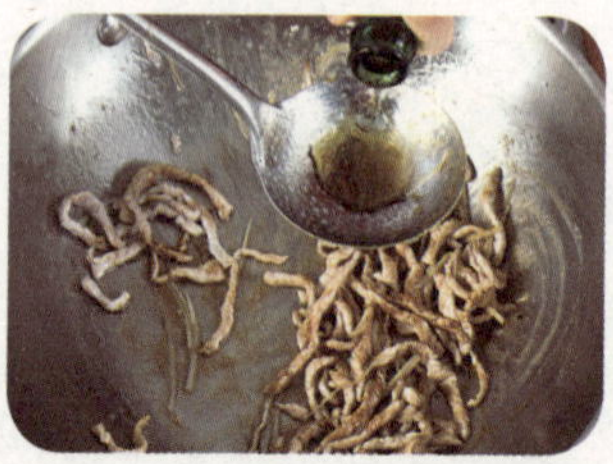

3 加入酱油、料酒、精盐调味，放入芹菜丝翻炒均匀。

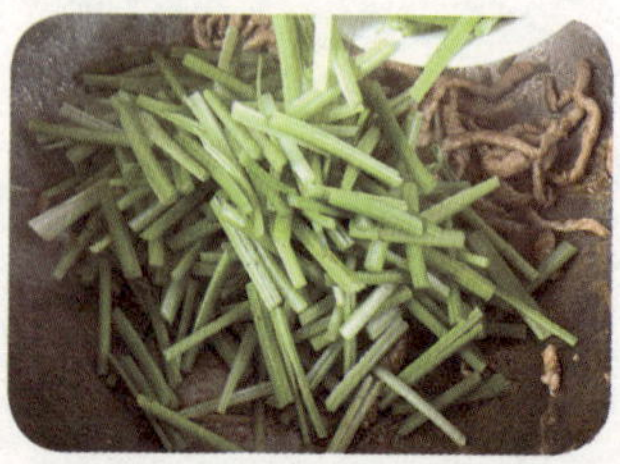

4 用武火炒至芹菜丝断生，调入甜面酱并炒匀，出锅装盘即可。

紫茄子炒青椒丝

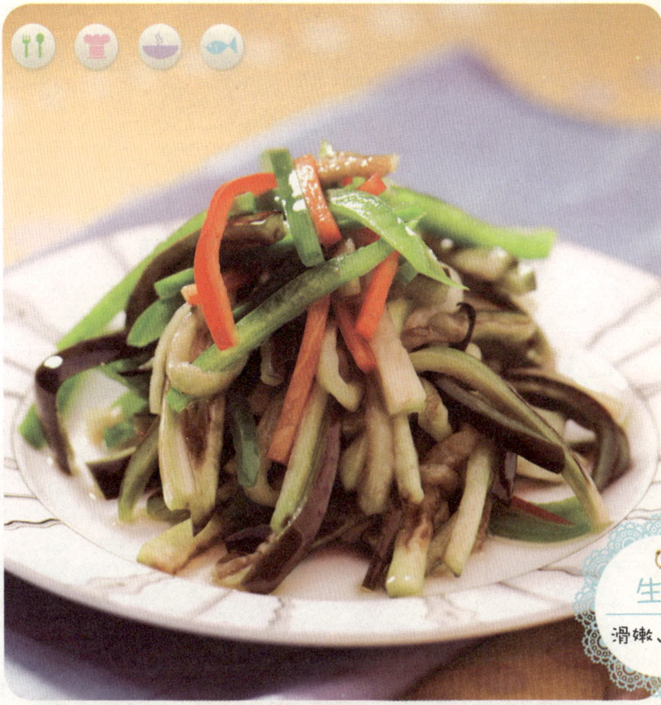

原料

茄子400克，青椒100克。

调料

葱末5克，蒜末10克，精盐1/2小匙，植物油3大匙。

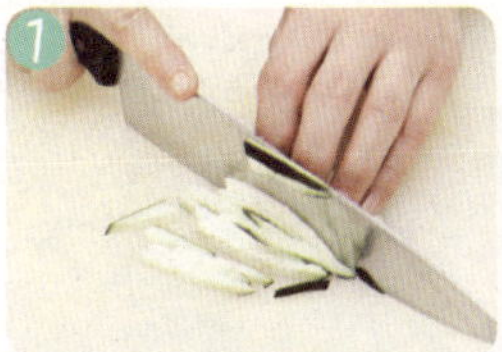

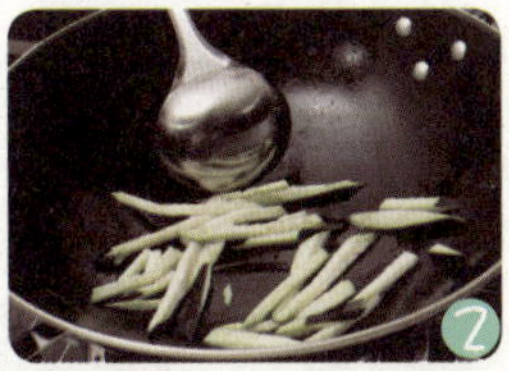

1 茄子洗净切丝，再放入清水中浸泡3分钟，捞出挤干水分；青椒洗净，去蒂及籽，切成细丝。

2 炒锅置火上，加油烧至七成热，先下入葱末、蒜末炒出香味，再放入茄子丝炒软，然后加入青椒丝略炒，再放入精盐翻炒即可。

芥蓝爆双脆

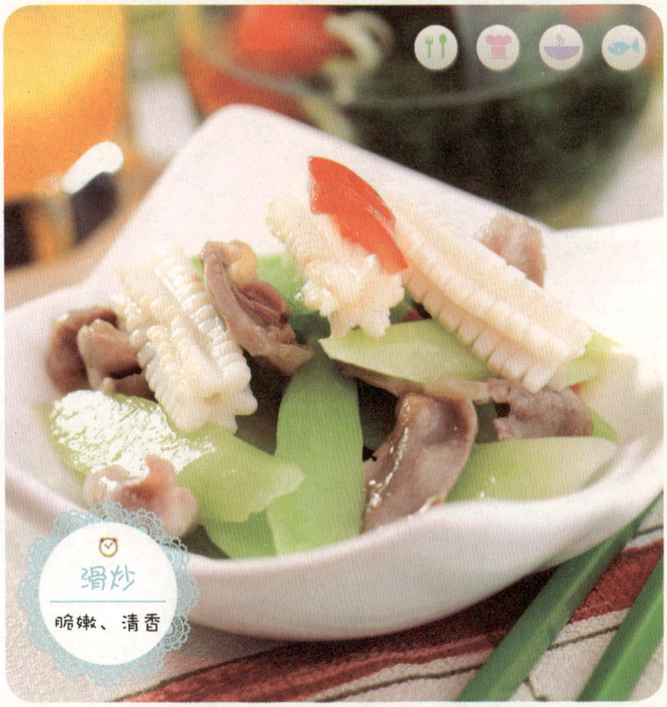

原料

芥蓝200克，净鱿鱼、净鸡胗各100克。

调料

精盐1小匙，水淀粉2小匙，香油、植物油各1大匙。

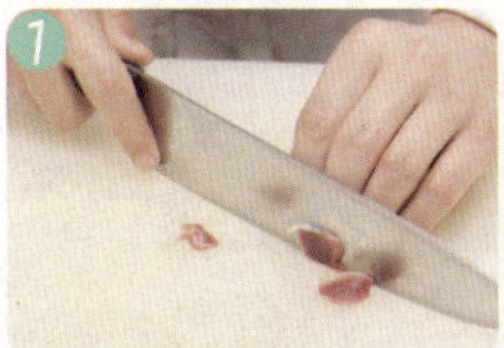

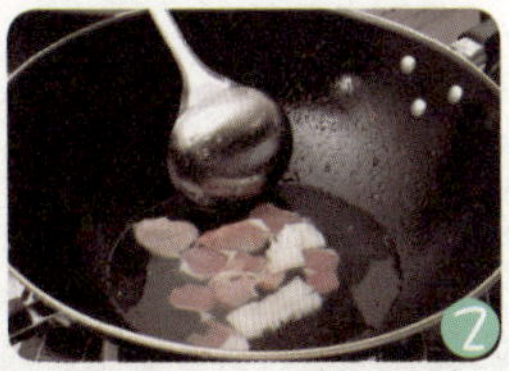

1 芥蓝洗净，切段，再放入加有精盐和植物油的沸水中焯烫；鱿鱼洗净，剞上十字花刀；鸡胗切片；分别放入沸水中烫至打卷。

2 锅中加底油，先下入芥蓝、鸡胗、鱿鱼炒匀；再加入精盐炒至入味，然后用水淀粉勾芡，淋入香油，即可出锅装盘。

孕17周 生成褐色皮下脂肪

孕妈妈 情绪保持稳定很重要。

胎　长 14厘米左右。

胎　重 100克左右。

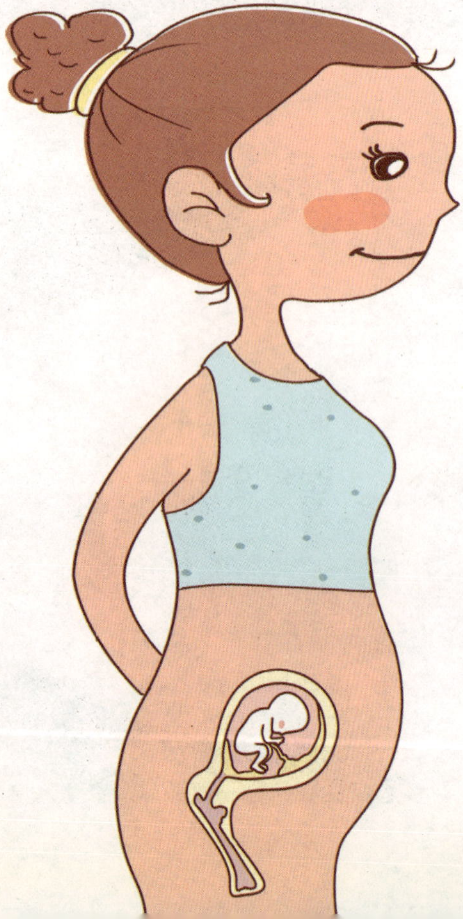

有时会出现鼻子或牙龈出血

跟怀孕前相比，孕妈妈心脏提供的血液量会增加40%左右，而且增加的血液会加大部分毛细血管的压力，因此有时鼻子或牙龈会出血。

可以进行运动

怀孕13～28周，孕妈妈处于孕中期。在此期间早孕反应逐渐减轻，食欲增加，孕妈妈进行体育锻炼不仅有利于自身的身体健康，而且有利于胎儿的生长发育。

胎儿的变化

胎儿的头虽然仍较大，但看起来已经开始和身体的其他部分成比例了。他的双眼更大了，但仍紧闭着，睫毛和眼眉长得更长。这时期胎儿迅速成长，脂肪开始在胎儿的皮下聚集，帮助保暖并提供能量。

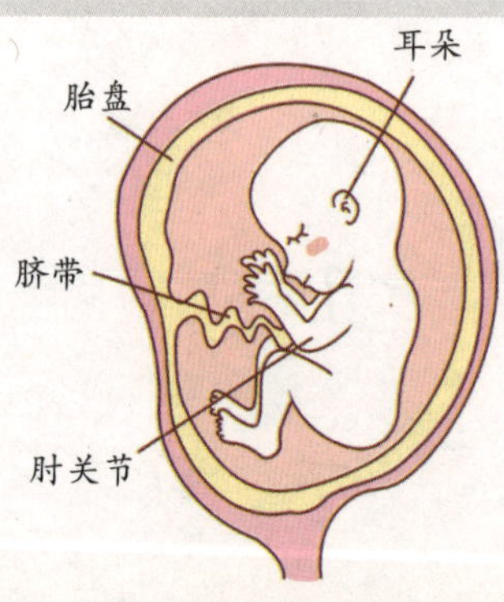

少去闹市散步

闹市机动车辆密集，汽车尾气排放出来的一氧化碳、氮气、硫等会让孕妈妈全身不适、头晕目眩；而尾气中的有害物质会通过胎盘屏障进入胎儿体内，影响胎儿的大脑发育；一些看不见的粉尘也会影响孕妈妈的健康，因此孕妈妈忌去闹市散步。

晒太阳有益胎儿健康

本周胎儿在快速生长的同时，大脑也在飞快地发育着，此时，对胎儿大脑的保健尤为重要，而阳光是胎儿大脑发育最好的保健师。

医学专家的试验证据表明，孕妈妈因缺少阳光照射而造成的维生素D缺乏，会影响胎儿的大脑发育，胎儿出生前与出生后同样需要充足的阳光照射，以获得维生素D。孕妈妈晒太阳，冬季一般每日不少于1个小时，夏季每日需要半个小时左右，特别是长期在室内工作的孕妈妈，更需要晒太阳。值得注意的是，皮肤黑的孕妈妈比皮肤白的孕妈妈需要更多日照。

巧吃职场工作餐

孕妈妈吃工作餐时要精挑细选，降低对口味的要求，注重营养平衡。

1.工作餐里的菜往往不是咸了就是淡了，孕妈妈应少吃太咸的食物，以防止体内水钠潴留，引起血压上升或双足水肿。其他辛辣、调味重的食物也应该明智地拒绝。

2.工作餐中的油炸食物，在制作过程中使用的食用油可能是反复使用的回锅油。这种反复沸腾过的油中有很多有害物质，孕妈妈最好不要食用工作餐里的油炸食物。

3.为了弥补吃新鲜蔬菜的不足，孕妈妈在午饭前30分钟吃个水果，补充身体需要的维生素。

4.孕妈妈要慎重选择饮料。健康饮料包括矿泉水和纯果汁，而含咖啡因或酒精的饮料应避免饮用。

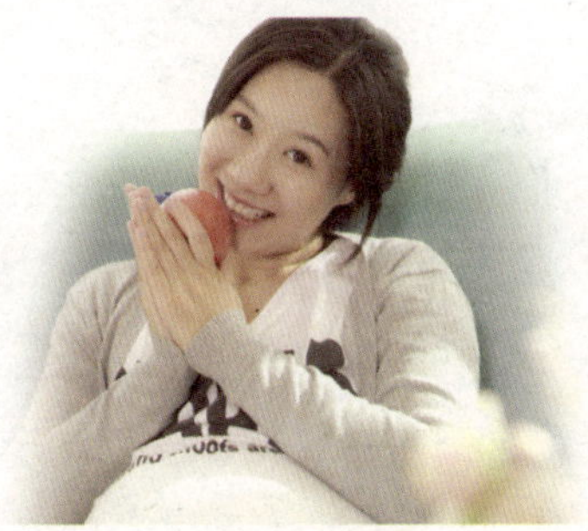

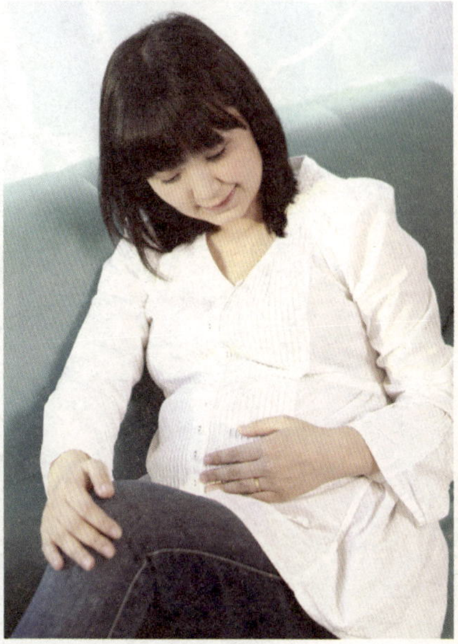

晚上不要睡得太晚

由于工作或者娱乐的原因，有些孕妈妈养成了晚睡的习惯。怀上宝宝后，这个习惯也难以改掉。晚上睡得太晚会扰乱人的生物钟，导致人体分泌的生长激素受到影响，从而影响胎儿的生长发育，严重的甚至使胎儿停止发育。除此之外，孕妈妈也会由于大脑休息不足使脑血管一直处于紧绷状态，导致头痛、失眠、烦躁等不适症状，还有可能出现妊娠高血压综合征。因此孕妈妈忌晚上睡得太晚，应该保证每天晚上10点左右上床睡觉。

本周注意事项

生活计划	执行方案
控制体重	给自己确定分娩前的目标体重，并每天记录体重
注意起居	在起居中一定要踩稳，这阶段睡眠时最好侧卧，以免压迫腹中胎儿，阻碍其血液循环。多去户外走走，晒晒太阳，促进钙的吸收
饮食营养	均衡地摄取所需的营养，减少碳水化合物的摄入量

饮食营养：少吃高糖的食物

多补充维生素类食物，以免孕妈妈牙龈出血。

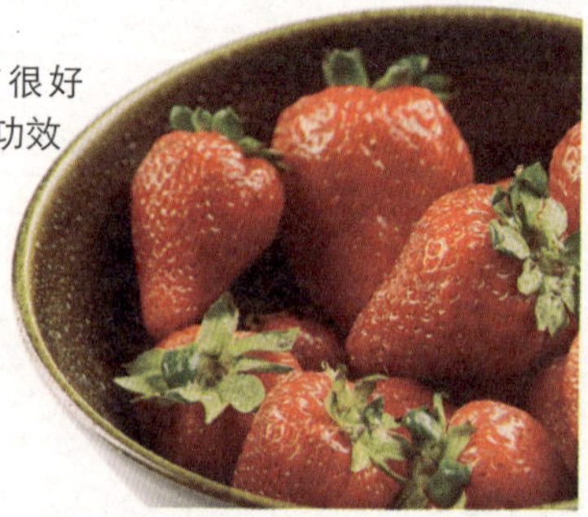

草莓　有很好地润肠通便的功效

营养重点

重点补充	适量补充
钙	维生素A
维生素D	维生素C
	维生素E

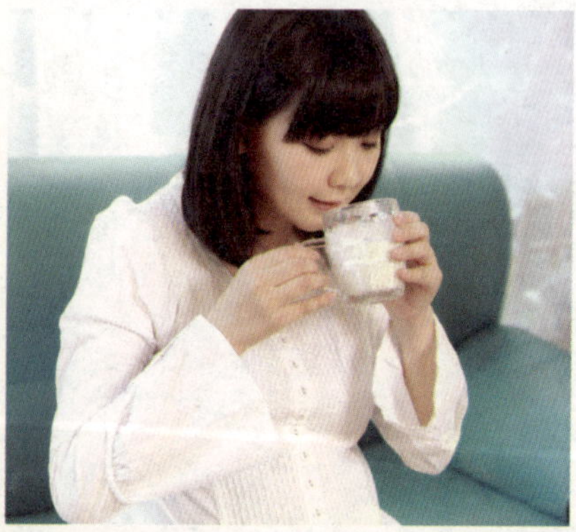

营养需求

本周孕妈妈要把钙供应给胎儿，促进他骨骼的生长，因此一定要吃足够的含钙食品，尤其是乳制品。含钙多的食物包括杏仁、豆类、乳制品、带骨鱼类、芝麻酱、豆腐和菠菜等。

吃什么、怎么吃

孕17周是胎儿脑细胞和脂肪细胞增殖的“敏感期”。在这个时期，孕妈妈一定要注意增加蛋白质、磷脂和维生素的摄入，应多吃乳类、蛋类、瘦肉、肝、鱼、豆类和青菜，保证营养的充足供应。

饮食专家提示

在城市中生活的孕妈妈难免要被迫接受各种辐射，那么哪些食物可以帮助孕妈妈抵抗辐射呢？

★ 抗辐射关键词一：番茄红素。

番茄、红葡萄柚等红色水果，富含一种抗氧化的维生素——番茄红素，以番茄中的含量最高。

★ 抗辐射关键词二：维生素E、维生素C。

豆类、橄榄油、葵花子油、油菜、青菜、卷心菜、萝卜、鲜枣、橘子、猕猴桃等，富含维生素E和维生素C，具有抗辐射作用，还能将沉淀于细胞内的毒素溶解掉。

★ 抗辐射关键词三：维生素A、β-胡萝卜素。

鱼肝油、动物肝脏、鸡肉、蛋黄，西蓝花、胡萝卜、菠菜等，此类食品富含维生素A和β-胡萝卜素，不但有助于抵抗电脑辐射的危害，还能保护和提高视力。

★ 抗辐射关键词四：硒。

芝麻、麦芽、黄芪、酵母、蛋类、大红虾、龙虾、虎爪鱼、金枪鱼、大蒜、蘑菇等富含硒，微量元素硒具有抗氧化的作用，它是通过阻断身体过氧化反应而起到抗辐射、延缓衰老的作用。含硒丰富的食物首推芝麻、麦芽和黄芪。

★ 抗辐射关键词五：海带胶质、碱性食物。

海带是放射性物质的“克星”，海带含有一种称作海带胶质的物质，可促使侵入人体的放射性物质从肠道排出。

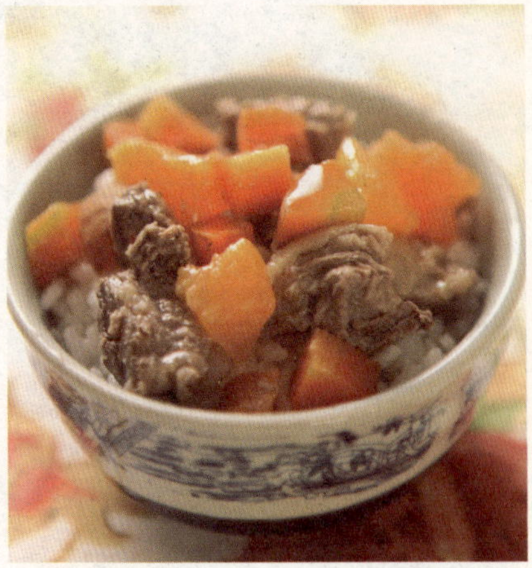

孕妈妈的参考餐单

用餐时间	食物名称
早餐	煮鸡蛋1个、小米粥1碗、老醋菠菜1碟
加餐	杏仁5粒、牛奶1杯
午餐	热汤面1碗、肉丁炒蟹味菇、虾仁豆腐
加餐	苹果1个、猕猴桃1个
晚餐	米饭1碗、草鱼炖豆腐、松仁玉米

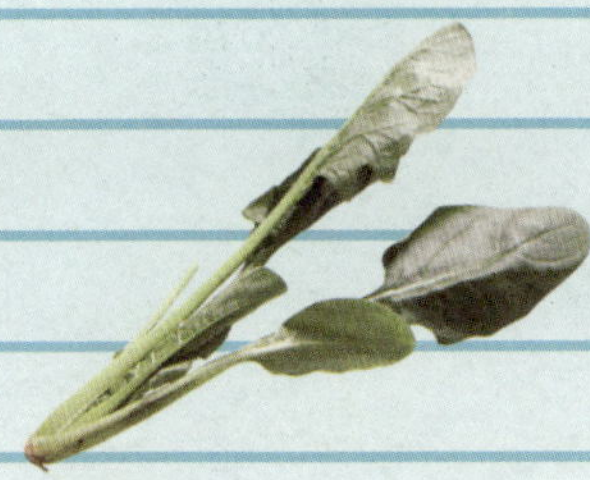

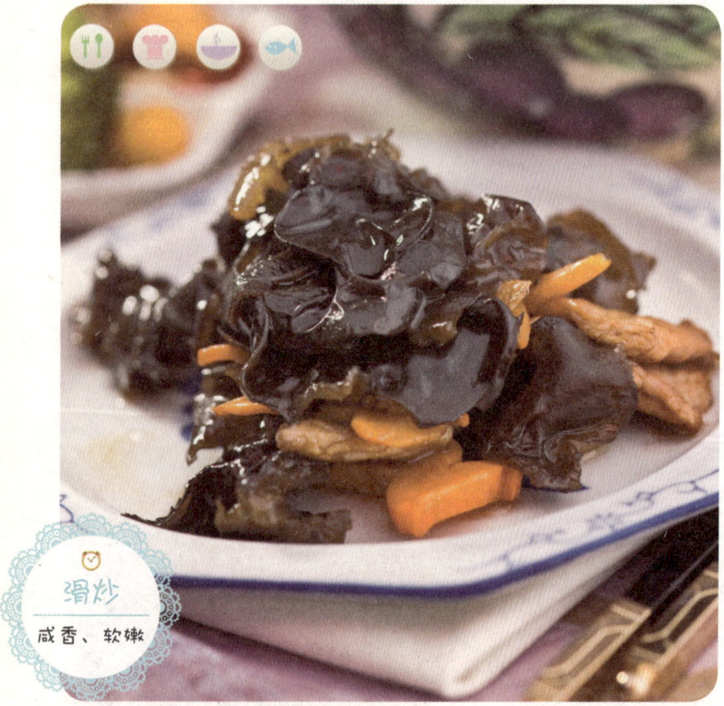

木耳炒肉

原料

猪肉150克，水发木耳100克，胡萝卜片少许。

调料

葱花10克，精盐1小匙，酱油1大匙，水淀粉、植物油各3大匙。

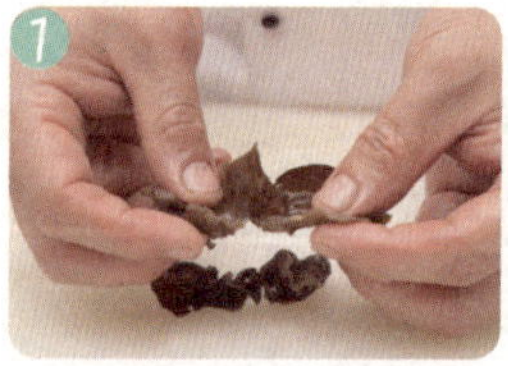

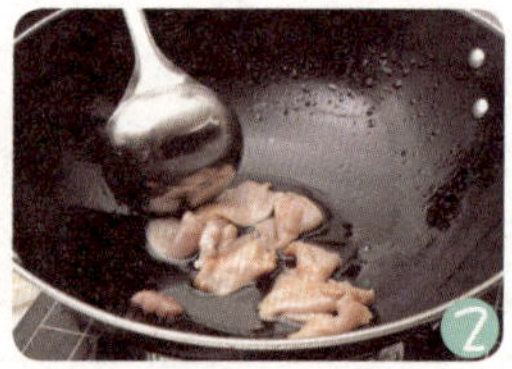

1 木耳洗净，撕成小朵；猪肉洗净，切成小片。

2 锅油烧热，放入葱花炒香，再放入肉片略炒，加入酱油，放入木耳、胡萝卜片炒匀，再加入精盐，用淀粉勾芡即可。

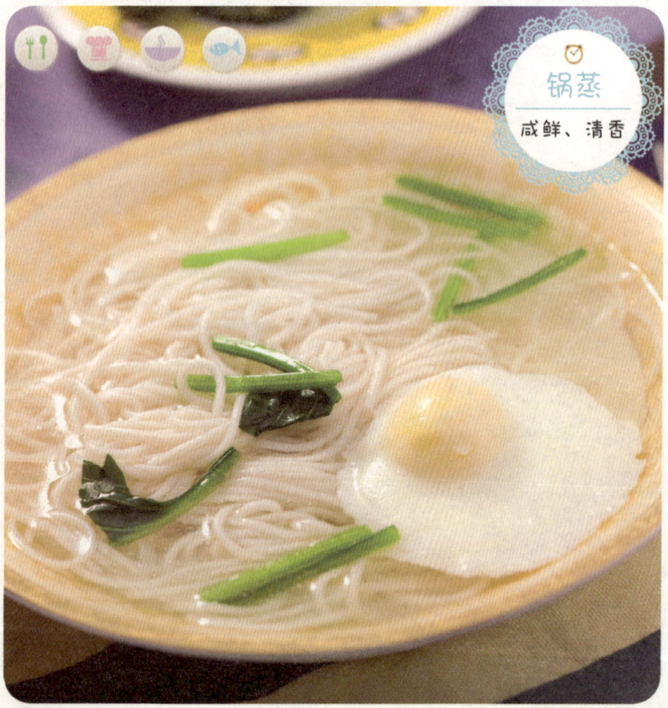

特色蒸面条

原料

面条500克，鸡蛋5个，菠菜50克。

调料

精盐1大匙，香油2小匙，猪肉汤300克。

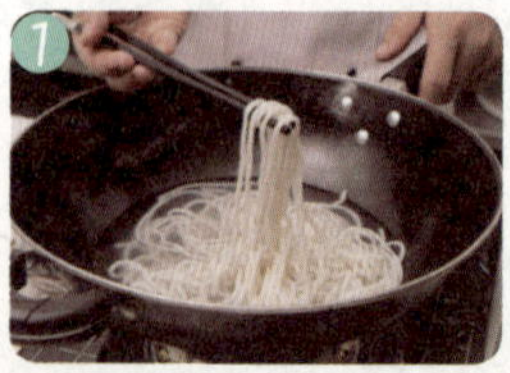

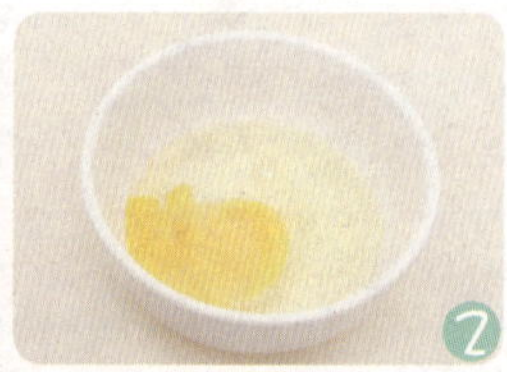

1 将面条放入沸水锅中煮熟，捞出沥干，装入碗中；菠菜择洗干净，切成小段，焯烫。

2 将鸡蛋磕入大碗内，加入猪肉汤、精盐搅打均匀成鸡蛋液；将鸡蛋液倒入盛有熟面条的碗内，再放入菠菜段，放入蒸锅内，用中火蒸约10分钟，出锅，淋入香油即可。

红薯干粥

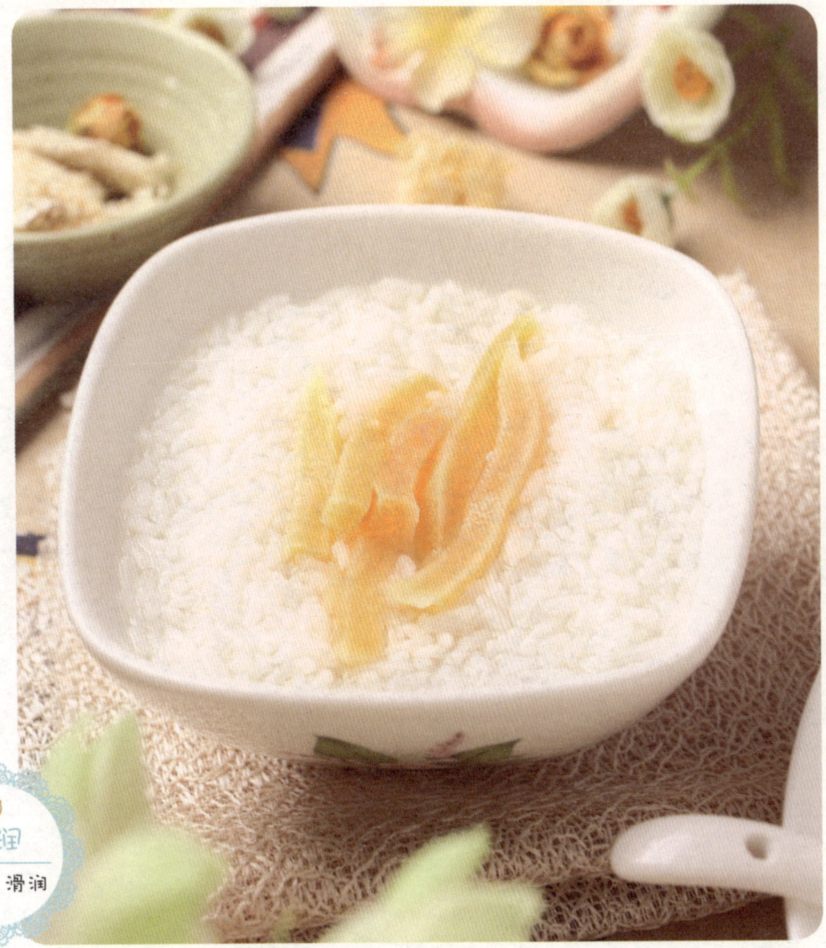

清润

甘甜、滑润

原料

大米300克，红薯干100克。

调料

砂糖适量。

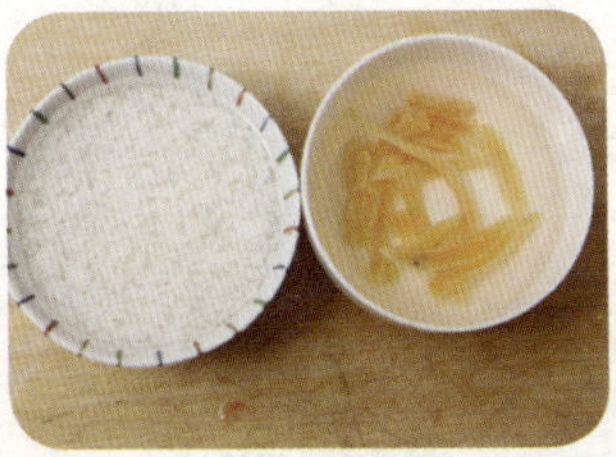

1 大米提前半天浸泡，洗净；红薯干用清水泡软。

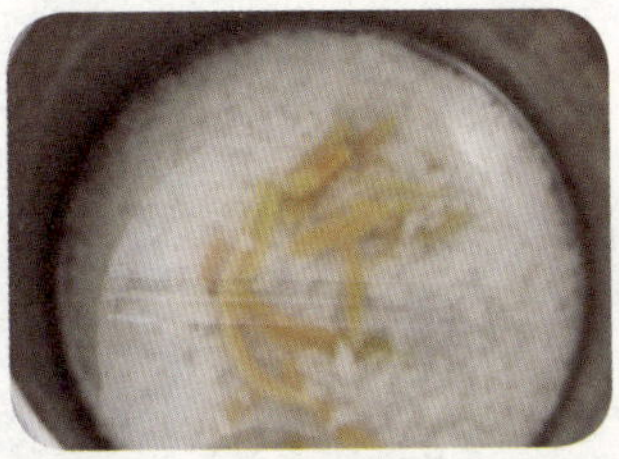

2 锅里加适量的清水，将泡好的大米、红薯干一起放入，武火煮开后改文火煮30分钟。

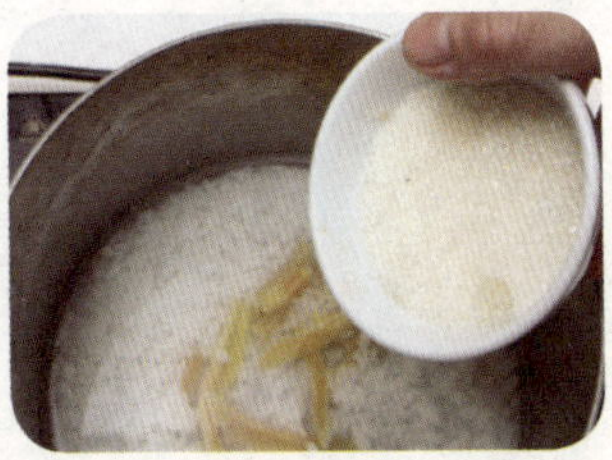

3 加入砂糖煮至溶化即可。

孕18周 心脏跳动更加活跃

孕妈妈 准备好迎接第一次胎动。

胎　长 15厘米左右。

胎　重 150克左右。

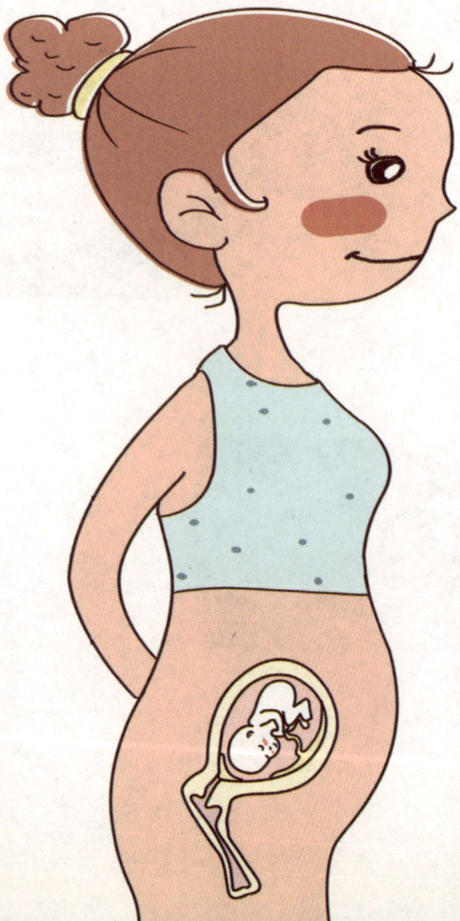

孕妈妈此时期易患痔疮

从怀孕18周开始，大部分孕妈妈会受到痔疮的折磨。随着胎儿的成长，直肠受到很大的压迫，因此直肠内的静脉会膨隆，严重时甚至会挤到肛门外，这就是痔疮。出现痔疮时，肛门周围会痒痛，或者坐在椅子上和排便时会出血。可以用冰袋来缓解痒痛，或者在取得医生的同意后接受适当的治疗。

可以过性生活

在这一时期，精力逐渐恢复，并发现性欲增强。在怀孕期间，动作温柔的性生活是相当安全的，如果有什么顾虑，可以向医生咨询。

胎儿的变化

随着心脏跳动的活跃，利用听诊器可以听到胎儿的心跳声音，而且利用超声波检查可以查出心脏是否有异常。这时是胎儿最活跃的阶段，胎儿不时地以脚踢孕妈妈肚子的方式来表达自己的存在。

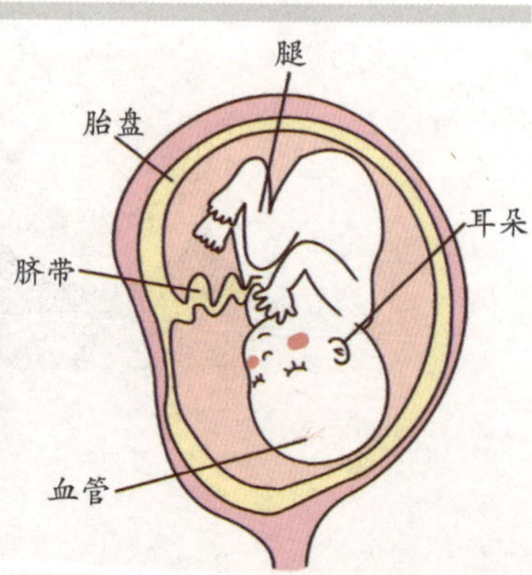

与胎儿建立联系

胎儿自怀孕8周起即开始运动，此时脊柱亦开始进行细微的小动作。但这个时候的胎动孕妈妈还无法察觉，常被误以为是消化不良、胀气或饥饿所致，但有经验的孕妈妈会了解将会发生些什么，因此能较早确认出胎动的感觉。自怀孕16周起，胎儿的四肢开始活跃地运动，通常孕妈妈在这个时候可以感觉到胎动，但更多的人要在18～22周才能感受到第一次胎动。从现在起，孕妈妈和胎儿的联系更加紧密了，孕妈妈和丈夫经常对着胎儿说话、唱歌或放音乐，这些都能安抚胎儿，让他更健康地成长。

感受第一次的胎动

对大部分孕妈妈而言，第一次胎动的感觉就像是肚子的咕噜声而不是踢打。每一个胎儿都有自己独特的运动方式，有些非常活跃，有些则很少活动。除了明显的踢这个动作，你甚至可以感觉到胎儿打嗝。

随着胎儿渐长，胎动于30～32周最明显。在20周时，每日平均胎动的次数约为200次，在32周时则增加为375次，每日的胎动次数可能介于100～700次。自32周之后，胎儿逐渐占据子宫的空间，其运动明显地受到限制。虽然受到限制，胎儿偶尔还是会发出用力的一击。当胎儿的头部撞在骨盆底的肌肉时，孕妈妈会突然觉得被重重一击。胎儿除了为锻炼及协调成长中的肌肉而运动外，还会因其他原因而产生胎动现象。例如，胎儿可能正在变换姿势，或因孕妈妈的坐姿或站姿令他感到不适而移动。也许他只是想换个位置以方便自己快乐地吮吸手指头也说不定。

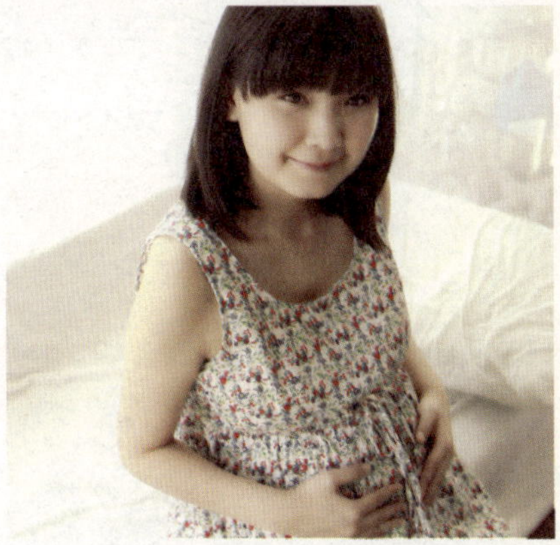

本周注意事项

生活计划	执行方案
预防痔疮	适当食用莴笋、萝卜、豆类等产气食物，少食辛辣食物
参加培训班	与丈夫一起参加孕妇学习班，了解孕期可能出现的各种异常和妊娠并发症

饮食营养：适当控制饮食量

处于这一时期的胎儿需要的脂质占母体的0.5%，而等到足月的时候，这一数值可达到9%，可见胎儿发育速度之快，对各种营养物质的需求量也增大，因此孕妈妈不要挑食，做到膳食平衡。

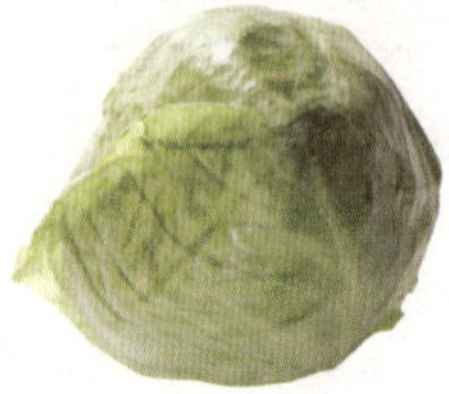

卷心菜　含有丰富的钙

营养重点

重点补充	适量补充
蛋白质	矿物质
	复合维生素

营养需求

孕18周孕妈妈需要每天喝水1～1.5升。也可以喝牛奶，牛奶中含有丰富的矿物质和蛋白质，对母胎都非常适宜。如果孕妈妈体胖，可喝脱脂奶。如果喝奶后出现腹胀、腹痛、腹泻等症状，可喝酸奶或脱脂酸奶。

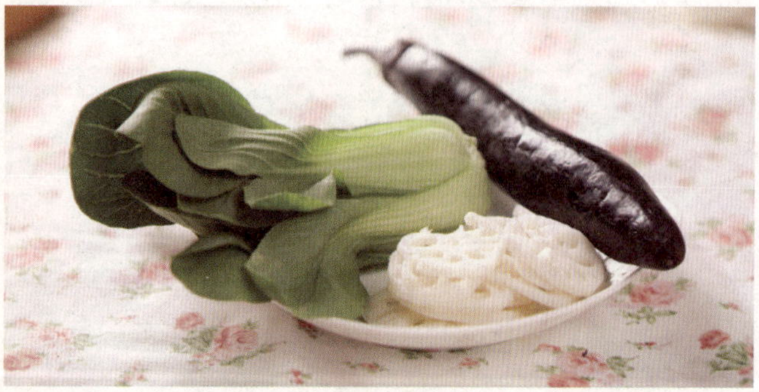

吃什么、怎么吃

1.一瓶200～250毫升的牛奶：可补充优质的蛋白质和钙质。2.一个鸡蛋：鸡蛋的蛋白质最易被人体吸收，且富含卵磷脂。3.一份主食：250～400克，可给人体提供能量和B族维生素。4.500克蔬菜：其中绿色蔬菜250克，红黄蔬菜250克，可给人体提供维生素、矿物质和纤维素。5.两个水果：可给人体提供果糖、果胶、维生素、矿物质和纤维素。6.100克豆制品：可给人体提供优质的植物蛋白质。7.100克肉制品：可给人体提供优质的动物蛋白质。8.一份调味品：每天食用25克豆油或植物油，白糖尽量少放或不放，每天盐的摄入量少于6克。9.一份水：每天喝6～8杯水，1 200～1 500毫升，可促进身体的新陈代谢。

饮食专家提示

怀孕18周适合孕妈妈吃的食物有：

1.全麦制品：包括麦片粥、全麦饼干、全麦面包等。麦片可以使孕妈妈保持较充沛的精力，还能降低体内胆固醇的水平。

2.蔬菜：颜色深的蔬菜往往意味着维生素含量高。甘蓝是很好的钙来源。花椰菜的好处不少，富含钙和叶酸，有大量的纤维和抵抗疾病的抗氧化剂。

3.水果：水果种类很多，柑橘富含维生素C、叶酸和大量的纤维，可以帮助孕妈妈保持体力，防止因缺水造成的疲劳。

4.奶、豆制品：孕妈妈每天应该摄取大约1 000毫克的钙，只要3杯脱脂牛奶就可以满足这种需求。酸奶也富含钙，还有蛋白质，有助于胃肠道健康。

5.瘦肉：瘦肉富含铁，并且易于被人体吸收。怀孕时孕妈妈血液总量会增加，因此孕妈妈对铁的需要就会成倍地增加。

6.干果：花生之类的坚果，含有有益于心脏健康的不饱和脂肪。但是因为坚果的热量和脂肪含量较高，因此每天应控制在30克左右。

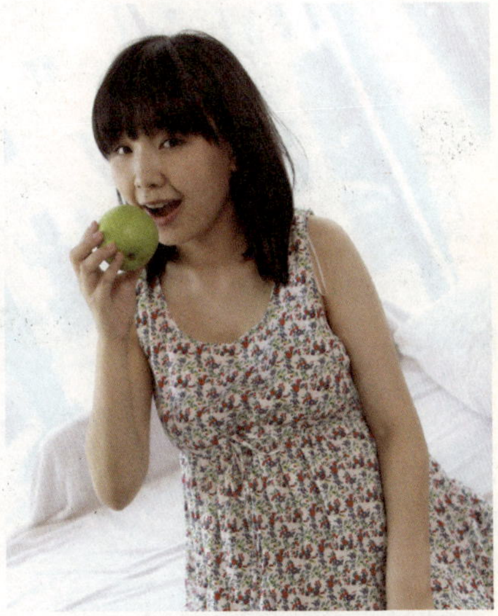

孕妈妈的参考餐单

用餐时间	食物名称
早餐	牛奶麦片粥1碗、鸡蛋1个、虾仁甜豆
加餐	花生10粒、橙子1个
午餐	馒头1个、酱焖鲫鱼、山竹笋焖鸡
加餐	桃子1个、葡萄10粒
晚餐	葱油饼1张、红酒醉牛肉、鸡蛋炒韭菜

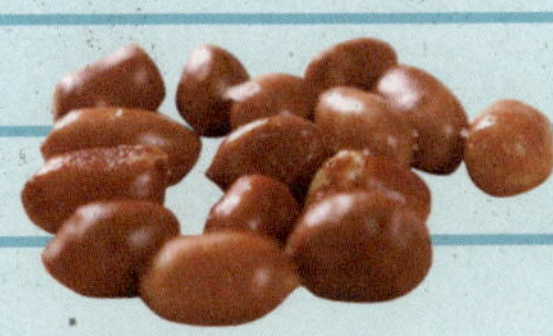

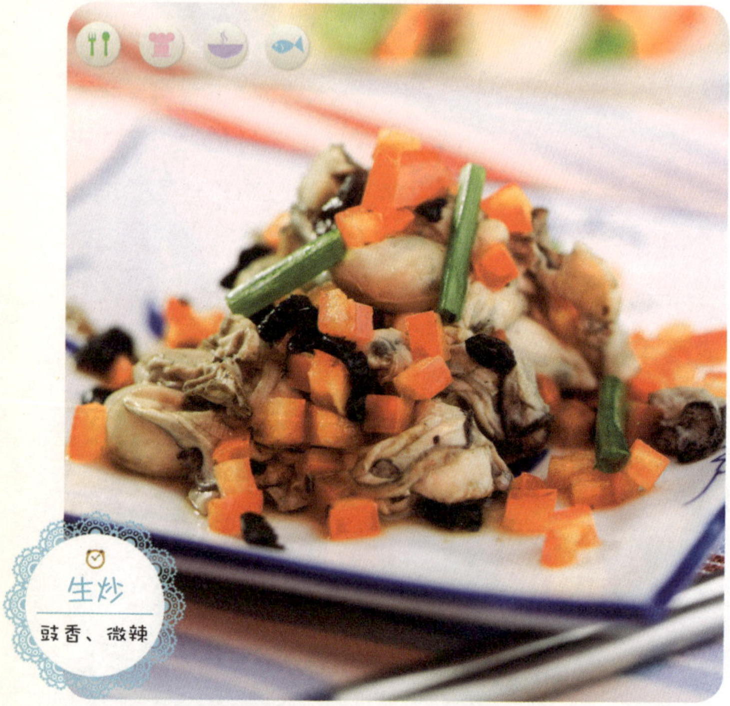

豆豉炒生蚝

原料

牡蛎肉300克，红椒25克。

调料

葱花、姜末各10克，精盐1/2小匙，豆豉1大匙，植物油2大匙。

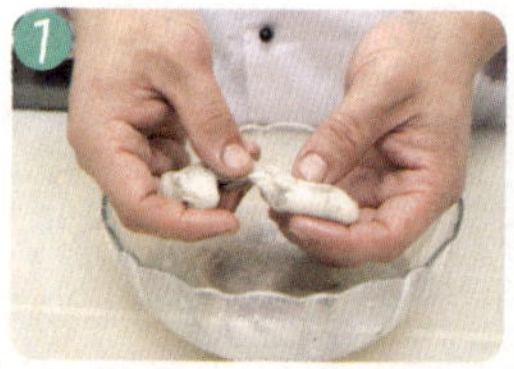
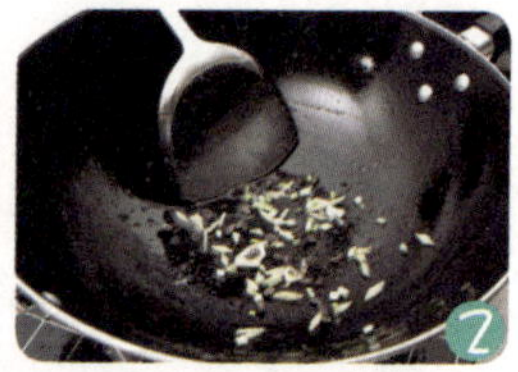

1 牡蛎洗涤，红椒去蒂及籽，切粒；豆豉洗净，用刀剁成碎末。

2 坐锅点火，加油烧热，先下入姜末、豆豉和红椒粒炒出香味；再放入牡蛎肉，添入少许清水快速翻炒均匀，加入精盐炒至入味，撒上葱花即可。

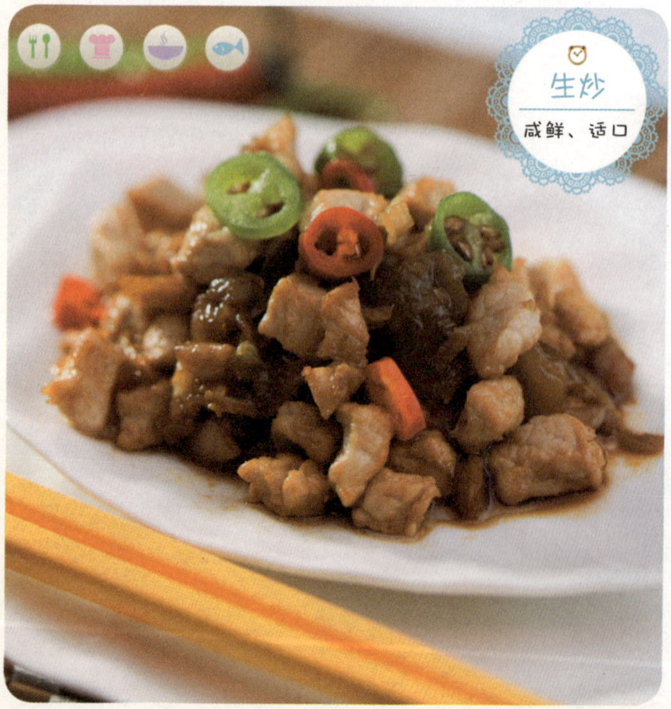

冬菜肉丁

原料

猪瘦肉250克，冬菜150克。

调料

葱花15克，精盐、白糖、酱油各1小匙，水淀粉适量，植物油2大匙。

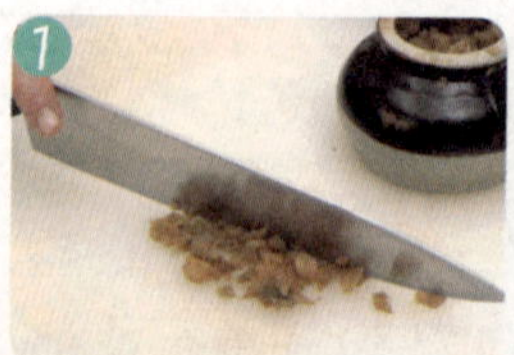
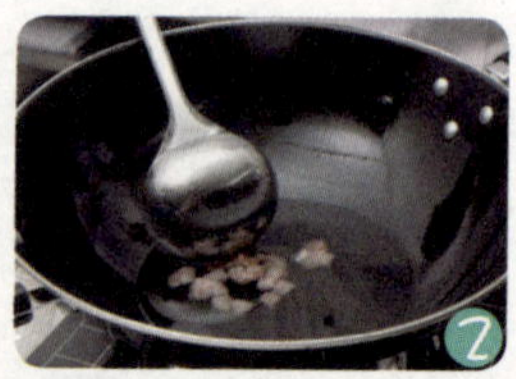

1 猪肉洗净，切丁，再放入碗中，加入精盐、水淀粉上浆；冬菜洗净，切成碎末。

2 锅中加油烧热，先下入猪肉丁炒散至变色，再放入冬菜末炒出香味，然后加入精盐、酱油、白糖、葱花翻炒均匀即可。

红焖排骨面

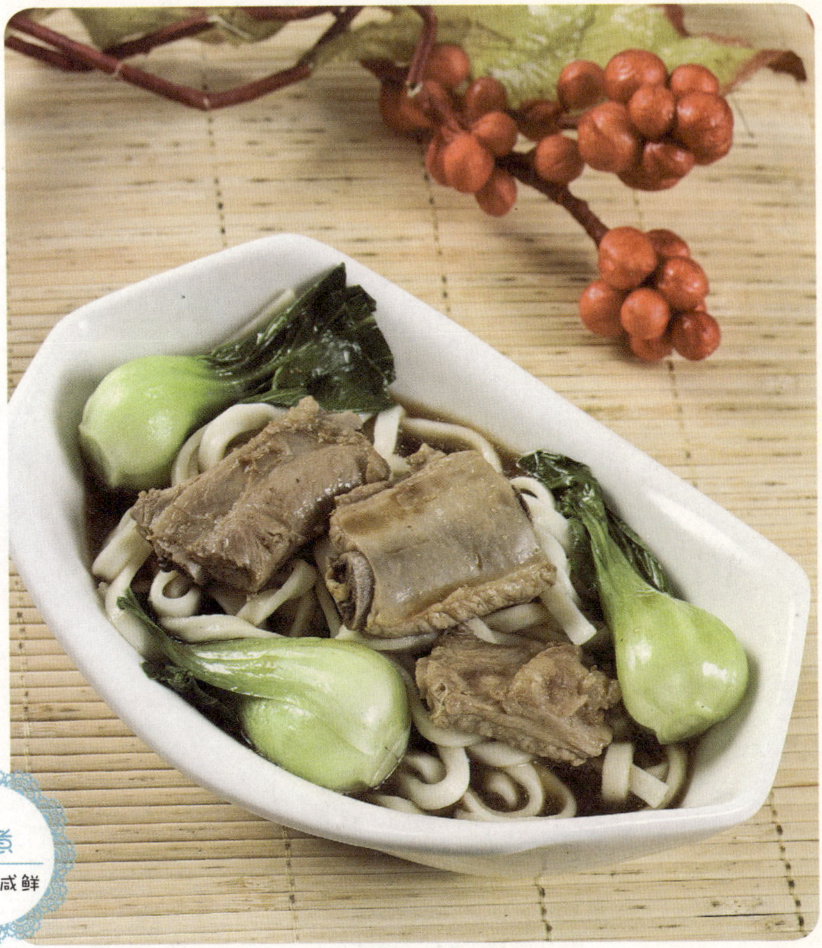

原料

面条500克，猪排骨200克，油菜75克。

调料

葱段、姜片、蒜片、八角、白糖各适量，精盐1小匙，酱油1大匙，植物油2大匙。

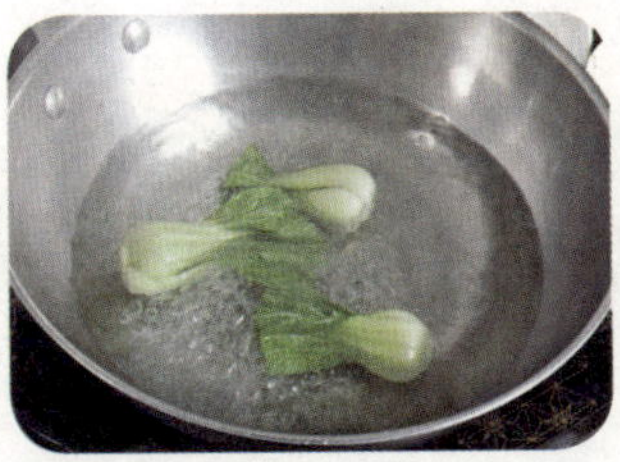

1 油菜洗净，捞出沥水，在根部剞上十字花刀；放入加有少许植物油的沸水中略焯，捞出过凉、沥水。

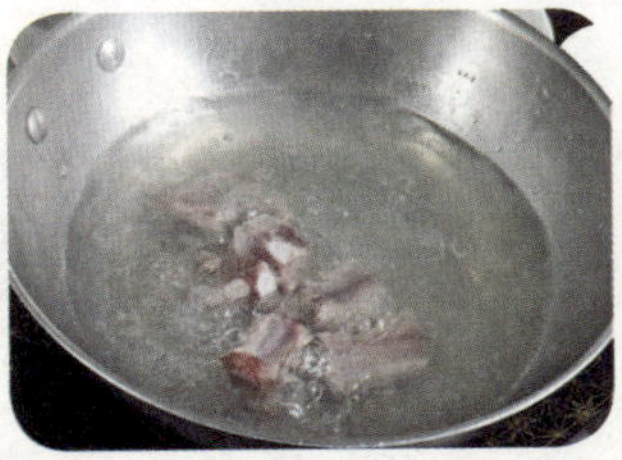

2 猪排骨洗净，切条，锅中加入排骨焯烫，锅中加油烧至八成热，下入葱段、姜片、蒜片、八角炝锅。

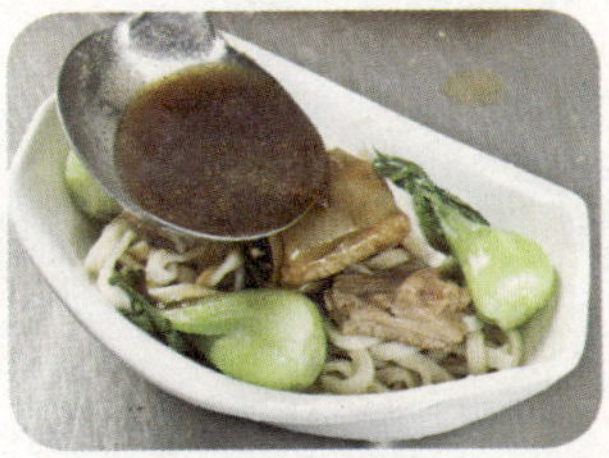

3 锅中放入排骨煸炒，加酱油、精盐、白糖，倒入清水烧沸，收汁，加入面条煮熟即可。

孕19周 表情越来越丰富

孕妈妈 乳房要好好保护。

胎 长 16.5厘米左右。

胎 重 200克左右。

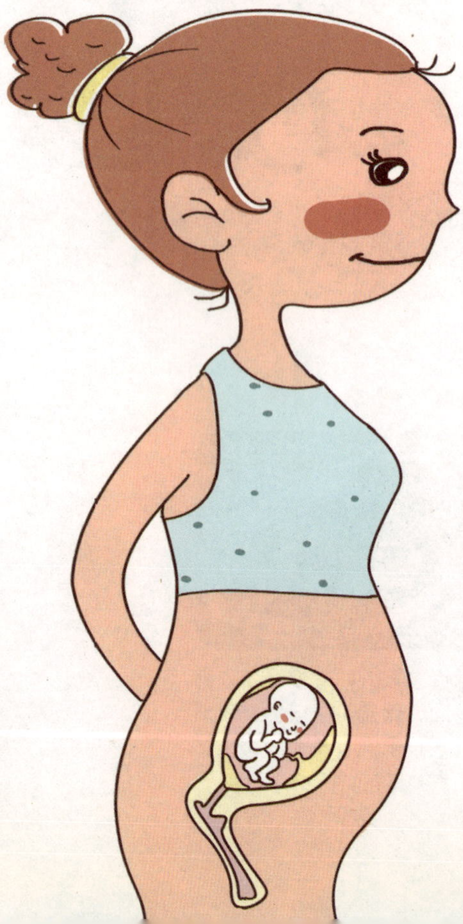

孕妈妈白带增多

由于流入阴道周围皮肤或肌肉的血液量增加，阴道内白色或淡黄色白带会增多。

如果分泌物有异味或者带绿色，并且有些黏稠，则表示阴道有可能被感染，所以要注意观察。分泌物很多时最好垫上护垫，同时要穿棉料内衣，这样能减少分泌物对皮肤的刺激。

第三次产检

孕妈妈在孕19周做超声波检查，主要是看胎儿外观发育上是否有较大问题。医生会仔细测量胎儿的头围、腹围、大腿骨长度及检视脊柱是否有先天性异常。孕妈妈在孕16周时，已可看出胎儿性别，但在19周时，准确率更高。至于最令孕妈妈期待的首次胎动，第一胎在18～20周出现；第二胎则在

胎儿的变化

胎儿皮肤的腺体分泌出一种黏稠的、白色的油脂样物质，称为胎儿皮脂，有防水屏障的作用，可防止皮肤在羊水中过度浸泡。

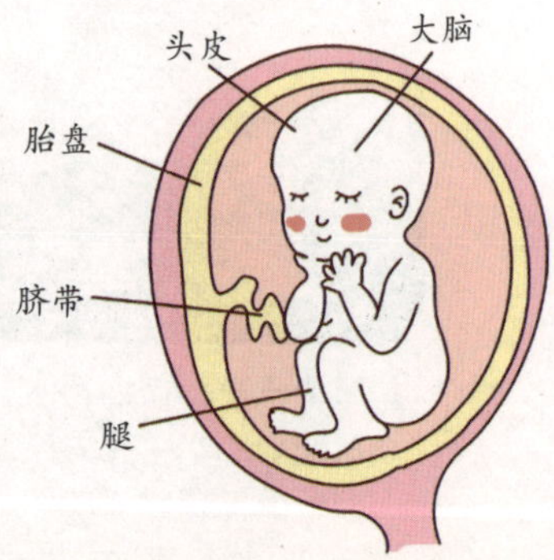

16～18周会感觉到。此外，孕妈妈在怀孕19周以后，会出现假性宫缩，大部分会在30分钟内缓解，但随着孕期周数的增加，胎动出现的频率也会愈来愈高。

及时保护乳房

孕中期，孕妈妈的乳房也明显增大，这时最好选用背带较宽、杯口较大、尺码宽松的棉质内衣，不要穿过紧的衣服，否则会影响乳腺的发育，甚至会造成乳腺管的堵塞，容易患乳腺炎。睡眠时应侧卧或者仰卧，不要俯卧，以避免挤压乳房。若孕妈妈发现乳房出现异样疼痛和外形的改变，应及时去医院检查。

1.首先清洁乳头。用拇指、示指、中指同时向里按压。

2.用手指按住，扭动乳头。

3.用3个手指抓住，扭转乳头。

坚持乳房按摩

乳房若出现一般胀痛，孕妈妈可以用双手握住两侧的乳房，两手交替地按摩。每天有规律地按摩1次，也可以在洗澡或睡觉前进行2～3分钟的按摩。动作要有节奏，乳房的上下左右都要照顾到。

注意保持乳房的大小平衡

孕19周的时候，雌激素分泌越来越多，乳腺导管出现阻塞，乳房里的内基质不断增多，导致乳房中脂肪的堆积，乳房的重量和体积在不断地变化，此时，孕妈妈需要均衡地安排睡觉的侧睡姿势，以免产后乳房大小不一。

不要刺激乳头

乳头周围分布着大量的神经，内分泌物是通过神经传导的，如果过多刺激会使催产素分泌过多，作用于子宫，产生子宫收缩，会发生流产、早产。因此孕期不宜过多地刺激乳房和乳头。

孕妈妈的靓丽肌肤

孕妈妈们在怀孕期间，由于体内激素分泌不同于平常，所以皮肤会失去光泽，稍加不注意还可能会变得越来越粗糙。这虽然算不上是病症，但对于现代女性来说，光洁靓丽的肌肤是令人骄傲的资本。所以孕妈妈千万不能忽视对皮肤的保养。那么怀孕期间应该怎样保养皮肤，使自己光鲜靓丽呢？

洗脸

早晚各洗一次脸，使用温和的洗面奶，尤其是T字形容易出油的区域更要仔细清洗，洗干净后均匀涂抹上必要的护肤品。在夏天时候容易出汗，洗脸的次数也应该相应增加。

防晒

由于激素分泌的作用，孕妈妈的皮肤上极容易生长雀斑，不过一般在分娩之后就会恢复，不必特别在意。但是，还是应该注意避免不要让阳光直射，因为紫外线能使雀斑加速滋长，不利于面部的美观。所以，孕妈妈在阳光灿烂的日子里外出工作或游玩，最好穿上长袖上衣，带上遮阳帽，裸露在外的皮肤要涂抹防晒霜，防止紫外线对皮肤的伤害。

本周注意事项

生活计划	执行方案
选择孕妈妈专用文胸	大小适宜的文胸能更好地支托不断加重的乳房，孕妈妈要随时更换文胸，以适应胸部的变化
保持心情愉快	由于体重的变化，孕妈妈感觉越来越辛苦，一定要适当缓解。通过自己感兴趣的事情来转移注意力
预防贫血和意外伤害	预防贫血和意外伤害，孕妈妈的饮食和起居要小心

饮食营养：适量喝孕妇奶粉

孕妈妈此时要多吃一些鱼肉和鸡肉，因为鱼肉和鸡肉所富含的动物蛋白质容易被身体吸收，而且能够产生不饱和脂肪酸，为胎儿大脑的发育提供充足的养料。

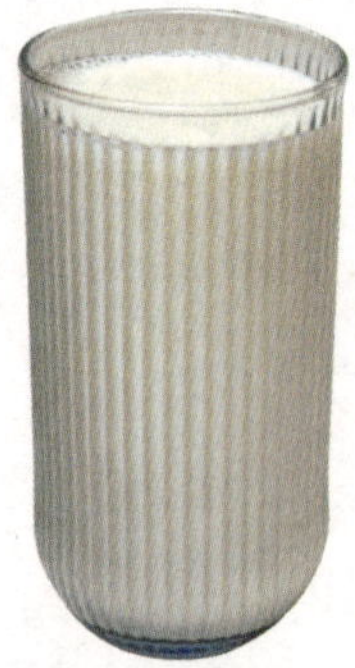

牛奶　含有丰富的钙质

营养重点

重点补充	适量补充
维生素A	钙
维生素D	铁

营养需求

孕19周孕妈妈应加强对维生素A的补充。维生素A对维持正常视觉有重要作用，严重缺乏维生素A会导致色盲。不仅如此，维生素A也是正常骨骼发育所必需的，缺乏时会导致成骨与破骨之间的不平衡，并造成神经系统异常。

吃什么、怎么吃

1.维生素A：可帮助细胞分化，对眼睛、皮肤、牙齿、黏膜的发育是不可缺少的。孕妈妈若平日饮食均衡，维生素A在日常饮食中摄取就足够。

建议食物：蔬菜、水果等。

2.钙：怀孕时期为帮助胎儿及母体骨骼发育，必须多摄取钙；哺乳时期，为增加乳汁，最好也能多吃含钙的食品。

建议食物：黄豆制品、蛋、牛奶、绿色蔬菜、萝卜、鲑鱼、牡蛎、甘蓝、虾、蛤类等。

3.铁：孕妈妈应摄取足够的铁，以满足孕期的需求及分娩时大量流失的血。

建议食物：蛋黄、肉类、动物的肝及其他内脏、蛋黄、谷类、深绿色蔬菜、桃子、杏仁、葡萄干、贝类等。

4.钠：孕妈妈若为高危险妊娠，如妊娠高血压综合征、妊娠糖尿病等，应控制钠（盐分）的摄取量。

避免的食物：盐渍品、卤制品、素食品、罐装加工食品等。

5.维生素C：维生素C具有增强免疫力的功效；素食孕妈妈可多补充维生素C，以利铁质被身体吸收。

建议食物：柑橘、番石榴、番茄、草莓、绿色蔬菜、花椰菜、白菜等。

6.蛋白质：这是孕妈妈和产妇都非常需要的一种营养素，在一般的正常饮食中多能获取，所以不需太过担心。

建议食物：动物性蛋白质，如蛋、牛奶、肉类、鱼类等；植物性蛋白质，如豆浆、豆腐等。

饮食专家提示

饮食均衡很重要。因为许多食物之间具有交互作用，如多吃深绿色蔬菜，可以帮助钙质被身体吸收；多吃含维生素C食物，能帮助矿物质被身体吸收，所以六大类食物，不要偏废或独钟哪一类，因为任何食物摄取过多或过少，都会让体内的营养失去平衡。

孕妈妈的参考餐单

用餐时间	食物名称
早餐	牛奶1杯、面包2片、鸡蛋1个、酱牛肉2片
加餐	胡萝卜汁1杯、核桃仁2个
午餐	米饭1碗、芝士大虾、菠菜枸杞熘猪肝
加餐	橘子1个、苹果1个
晚餐	南瓜粥1碗、小馒头1个、吉利鱼排、番茄烧豆腐

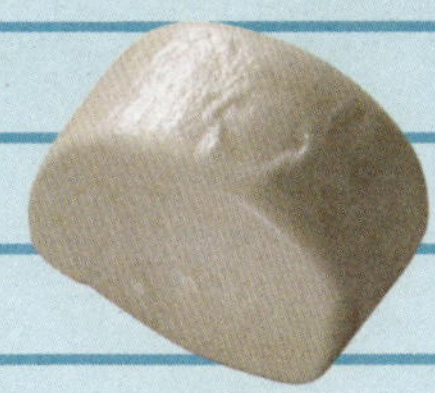

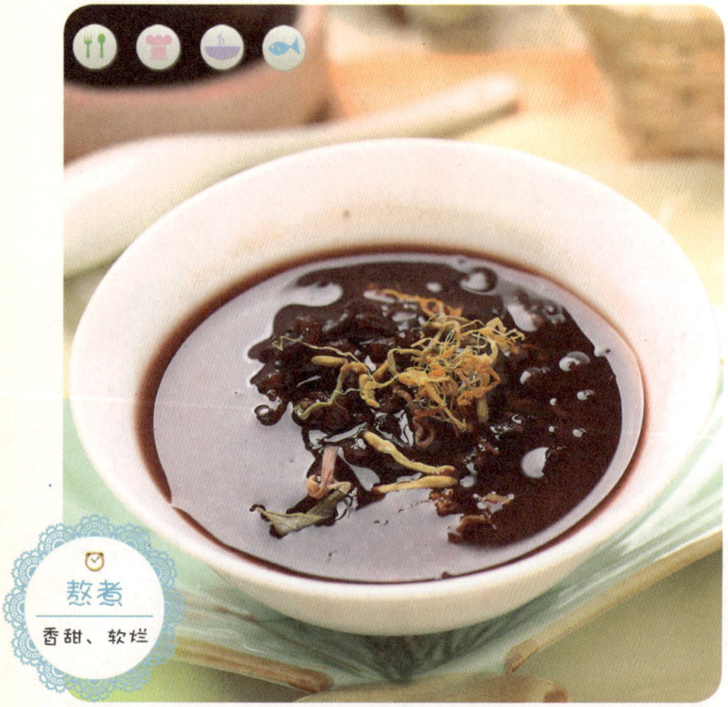

金银黑米粥

原料

黑米100克，金银花20克。

调料

白糖适量。

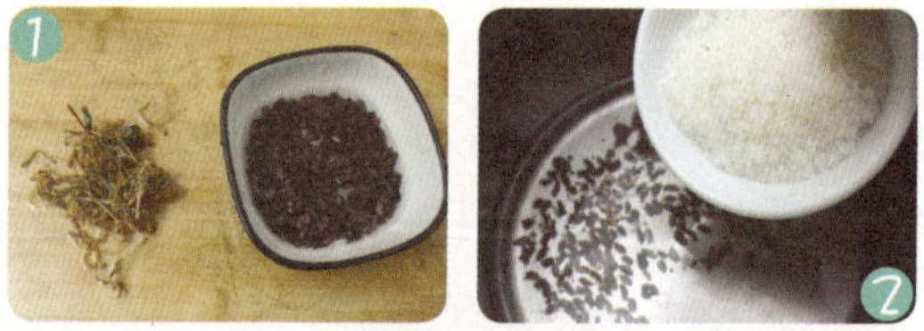

1 将黑米洗净，金银花用温水浸泡，洗净。

2 锅中加入适量清水，放入黑米、金银花煮开，再改用文火煮约40分钟至米烂粥熟，然后加入适量白糖煮至溶化，即可出锅装碗。

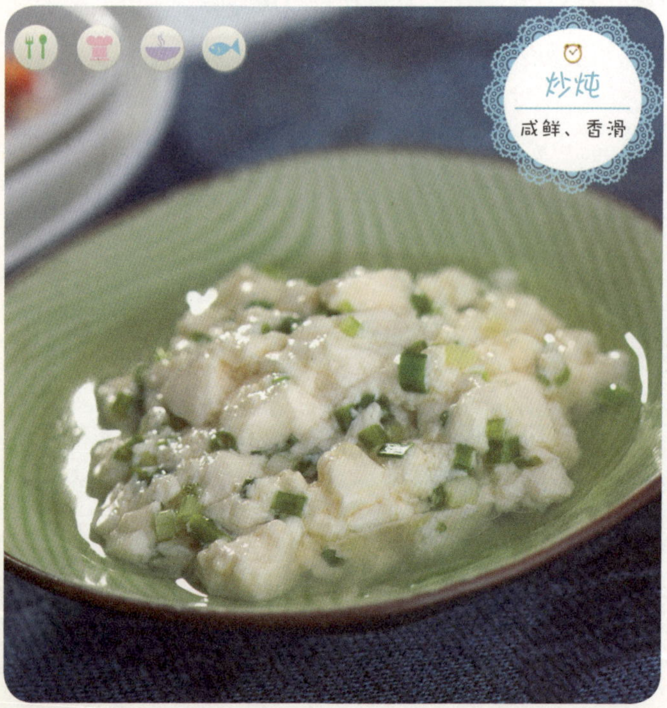

炒豆腐脑

原料

豆腐脑500克。

调料

葱、姜末各12克，精盐1小匙，鲜汤50克，水淀粉10克，植物油25克。

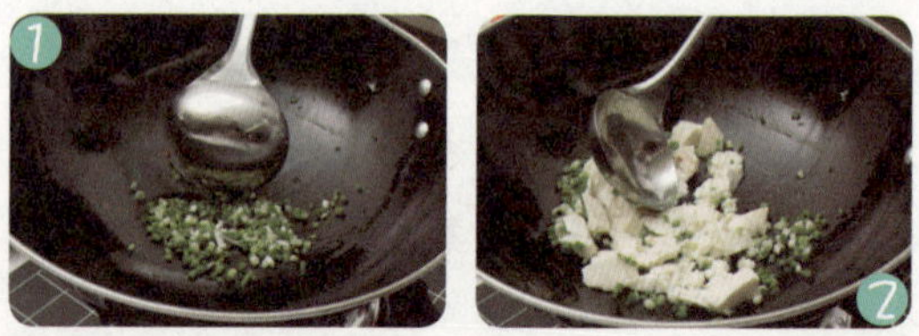

1 将葱、姜切细末，豆腐脑沥水。

2 锅中倒入植物油，放入葱末、姜末稍炒，将豆腐脑投入锅内，炒2～3分钟，然后放入精盐和鲜汤，以水淀粉勾芡即可。

玉米面饺子

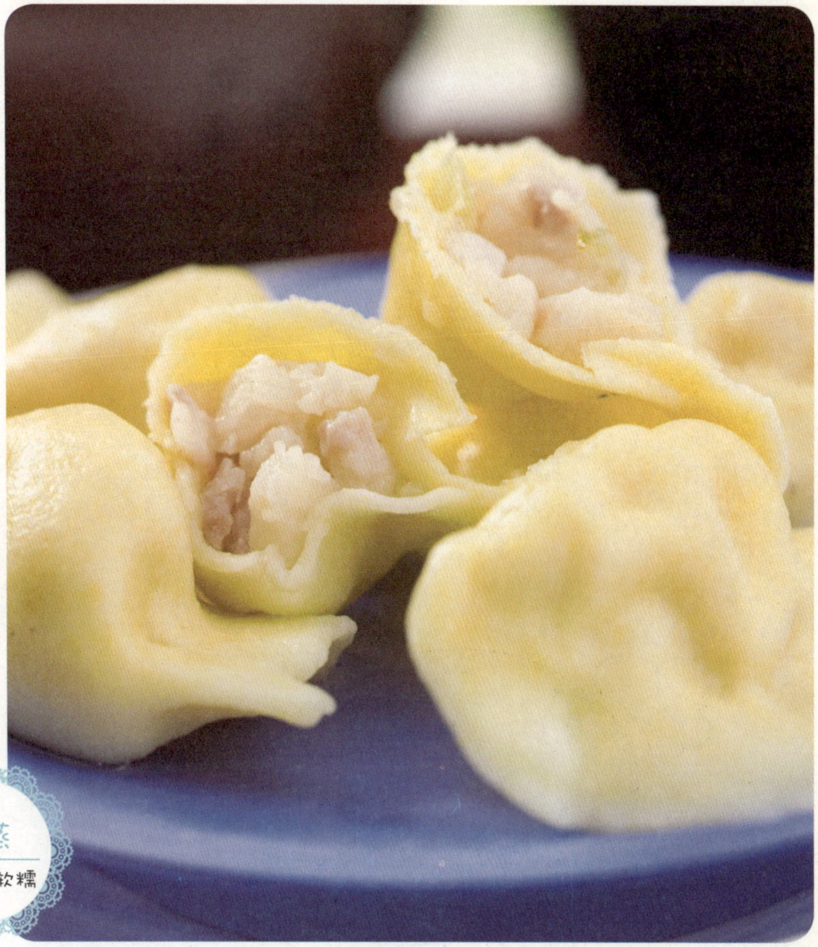

锅蒸

咸香、软糯

原料

玉米粉、白面各250克，猪肉馅300克，东北酸菜200克。

调料

葱末、姜末、香油各少许，生抽、腐乳汁各1大匙，精盐1小匙。

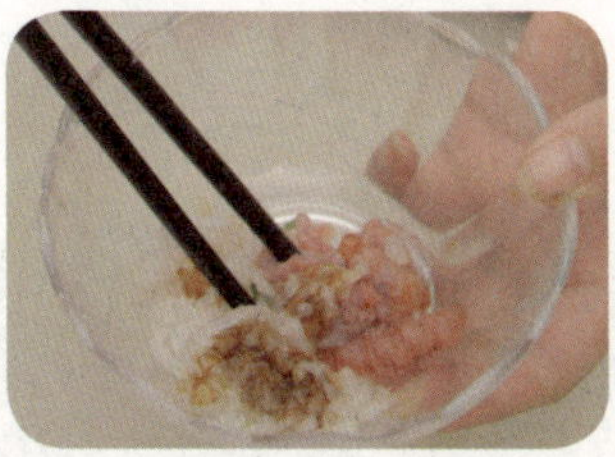

1 玉米面加入白面拌匀，用沸水烫透揉成烫面团。

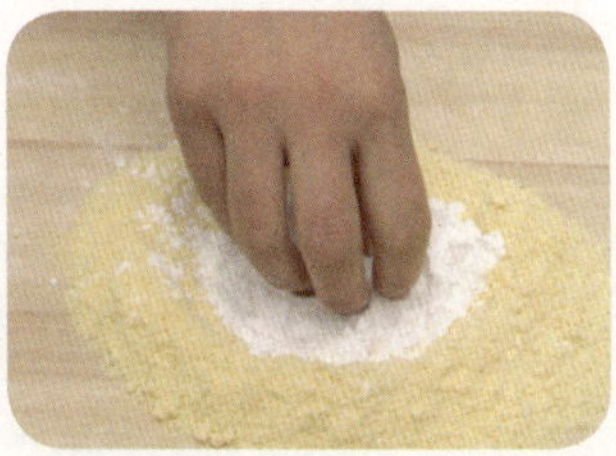

2 将酸菜洗净、剁碎，挤干水分，再加入猪肉馅、葱末、姜末、精盐、生抽、腐乳汁、香油拌匀。

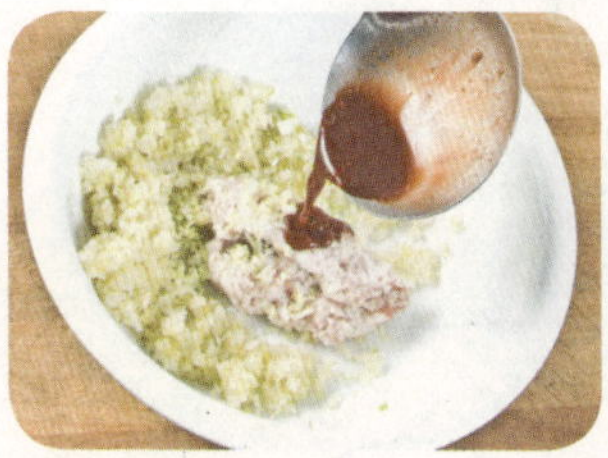

3 将烫面团搓成条状，每25克下1个面剂，擀成圆皮，包入馅料，再上屉蒸8分钟，即可取出装盘。

孕20周 胎儿的感觉器官迅速发育

宫　高　16～20.5厘米。

胎　长　17～18厘米。

胎　重　260克左右。

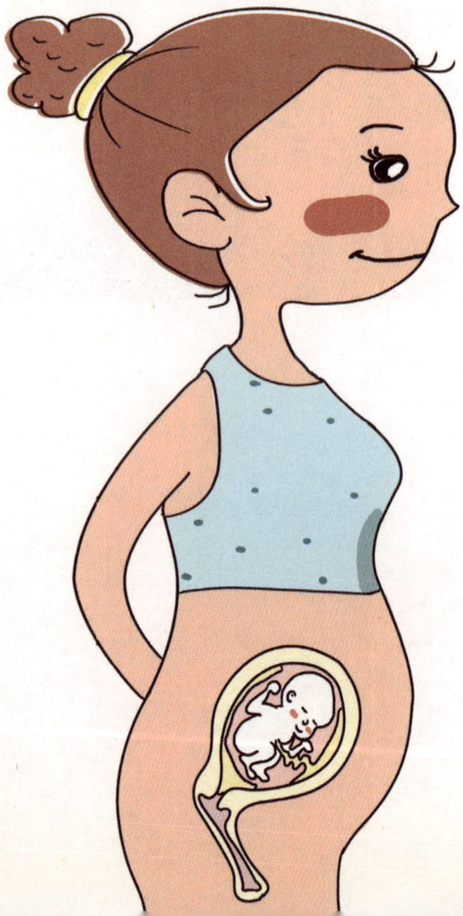

腰部线条完全消失

子宫逐渐地往外挤，所以腹部会越来越大，而且腰部线条会完全消失。由于腹部的压力，肚脐会突出。从肚脐开始，沿着生殖器生成的妊娠纹会更加明显。从这时期开始，子宫会每周长1厘米左右，而且会出现下腹部的疼痛。

孕期适当运动

孕期适当的活动，对母体和胎儿双方都有好处。在母体方面，适当的活动和劳动，可使孕妈妈身心舒畅，保持良好的心理状态；促进血液循环，增强心肌收缩力。

在胎儿方面，由于胎儿与母体血脉相连、息息相关，因此，孕妈妈适当的活动和运动，也增加了对胎儿氧气和营养的供给，促进胎儿大脑和身体的发育。

胎儿的变化

此时的胎儿完全具备了人体应有的神经系统，神经之间已经互相连接，而且肌肉比较发达，所以胎儿可以随意活动。有时伸懒腰，有时用手抓东西，有时还能转动身体。本周是胎儿的味觉、嗅觉、听觉、视觉和触觉等感觉器官发育的关键期。

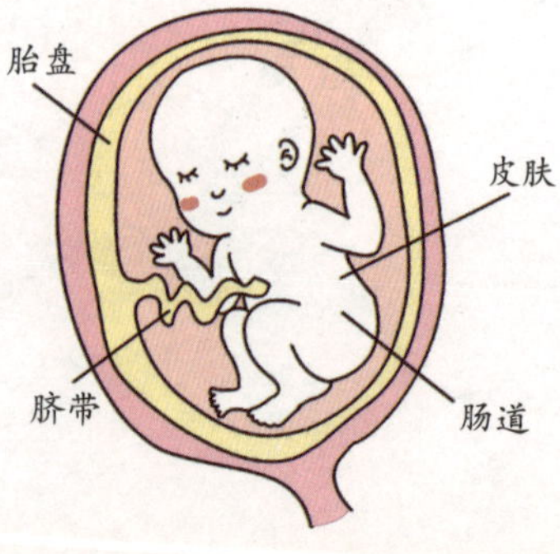

肩膀酸痛

怀孕20周后，孕妈妈会感到肩膀酸痛。孕中期后出现的肩膀酸痛多是因为血液循环不佳所造成。怀孕后的血液量会增加，到了怀孕中、晚期，扩大的子宫会压迫静脉，影响血液回流，造成血液循环不佳，末梢循环也会受到明显的影响，再加上活动不便，运动量减少，更可能使血液循环不佳的情况恶化。上班族经常维持同一姿势坐在电脑前，更容易加重肩膀酸痛。

避免肩膀酸痛最好的方法就是“不停地移动”，维持同一姿势不要超过20分钟，比如久坐和久站都不要超过20分钟，若是不能离开座位，也应起身伸伸懒腰、动动肩膀，促进血液循环。

当肩膀酸痛时，也可采用热敷的方式，以不烫伤为原则，一般40℃左右的温度，就可感到高温，将热毛巾敷于酸痛处10～20分钟，也可请家人帮忙按摩，进行简单的揉搓按摩即可，主要目的在于促进血液循环、放松肌肉，不要针对特殊穴位进行按摩，以免引发宫缩。

预防阴道炎

随着阴道分泌物的增多，孕妈妈极容易感染上滴虫性阴道炎，不胜其扰。滴虫性阴道炎是一种女性常见的阴道炎症，它是由阴道毛滴虫感染而引起的。滴虫不仅在孕妈妈阴道内的皱襞上寄存，还可侵入到尿道，甚至上行到膀胱、肾盂，引起泌尿道的感染。

而且一旦孕妈妈患了阴道滴虫病，往往继发其他细菌感染，感染可由阴道上行蔓延到子宫腔，进一步引起宫腔感染。在孕早期感染容易引起流产、胎宝宝发育畸形，孕中期感染可引起绒毛膜发炎，造成胎膜早破、胎盘早剥，同时通过胎盘直接引发胎宝宝感染。

1.孕妈妈一定要注意孕期卫生，不去不正规的游泳场所、洗浴场所，尽量去人少的地方。

2.孕期检查要选正规的医院，避免去不正规的医疗单位做器械检查，以免发生间接感染。

3.准爸爸患病，应严禁同房，积极治疗，以免引起滴虫的直接传播。

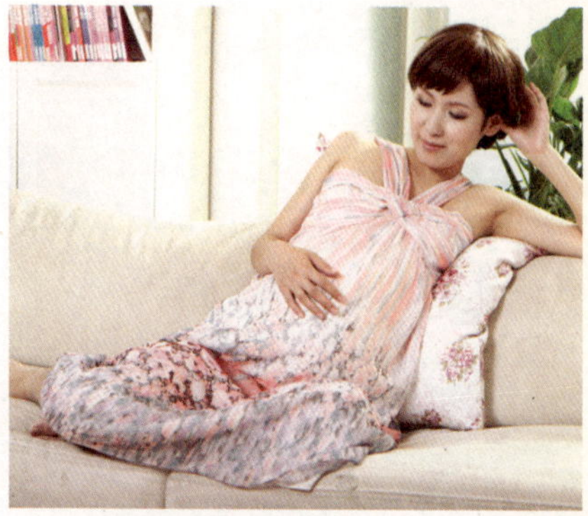

4.用过的内裤、浴巾及洗浴用盆，应该采取5～10分钟的煮沸消毒。

5.用0.5%～1%的乳酸或醋酸溶液进行阴道冲洗，每天晚上一次；也可在每晚睡前将甲硝唑栓剂塞入阴道，以10天为一疗程。

6.不要自行服药。尚未确认妊娠时发现感染阴道炎后，千万不要自行服药。针对你的情况需要向医生咨询，根据药物的特性和服用时间的长短，由医生进行判断，以免对胎儿造成影响。

TIPS

少量出血或阴道出血有可能是较为严重的情况的征兆。也可能是与怀孕毫不相干的情况造成的，如阴道感染，包括酵母菌感染，俗称真菌或细菌性阴道炎。

本周注意事项

生活计划	执行方案
记录胎儿的心脏跳动	正常胎儿的心脏跳动次数为每分钟120～160次。如果胎儿的心脏跳动次数突然减少，便应该及时向产科医生咨询
预防水肿	在生活细节中远离水肿困扰

饮食营养：荤素搭配，营养均衡

此时孕妈妈需要多吃一些蔬菜和水果，因为这周正是胎儿神经系统发育时期，而神经系统发育少不了维生素。因此孕妈妈需要多吃蔬菜和水果来补充维生素。

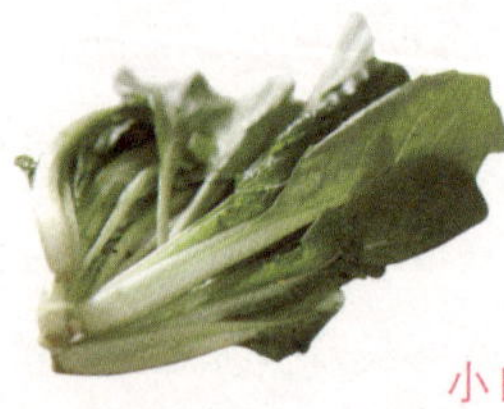

小白菜　含有丰富的维生素

营养重点

重点补充	适量补充
蛋白质	无机盐
钙	复合维生素

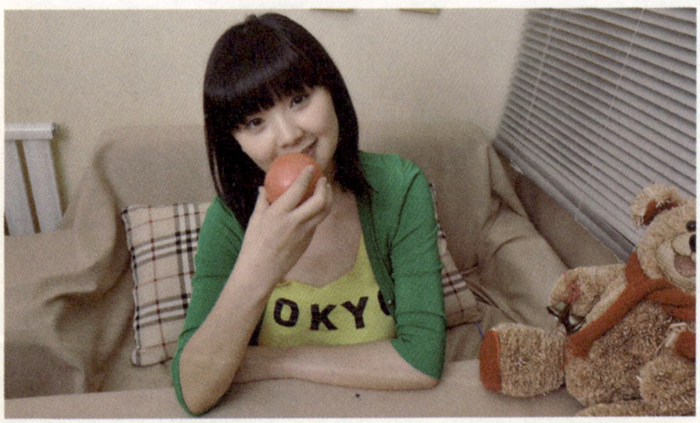

营养需求

怀孕20周，为了保证胎儿的健康发育和孕妈妈的需要，要合理调配膳食以保证热能和营养素的供给。

孕妈妈在保证优质蛋白质的同时，还要确保无机盐和维生素的供给。无机盐、维生素具有建造身体、调节生理功能的作用，一旦缺乏易影响胚胎的分化、细胞的分裂和神经系统的发育。

吃什么、怎么吃

怀孕20周孕妈妈应多吃蔬菜、水果，因为蔬菜、水果具有良好的感官性状，可增进食欲，帮助消化，对维持肠道正常功能及丰富膳食的多样化等方面具有重要意义。

在蔬菜、水果的选择上，还是有一定学问的。一般来说，颜色深的青椒、胡萝卜、韭菜、西蓝花等蔬菜富含叶绿素、叶酸、β-胡萝卜素以及维生素C等孕妈妈所需的重要营养素。

另外，在时间的选择上也有不同，一般来说，新鲜的水果和蔬菜比长期存放的营养丰富，比如新鲜大白菜与存放了许久的大白菜相比，不但口感更好，而且营养更丰富。水果、蔬菜在食用前要注意用果蔬专用清洗剂洗干净，以免残留在果蔬表面的农药对人体造成危害。蔬菜加工时要先洗后切，以免营养成分丢失。切过的菜不宜存放时间过长，以免产生有害物质——亚硝酸盐。不要用铜锅炒菜，炒菜时应急火快炒，菜汤不要丢掉，以减少营养成分的丢失。

饮食专家提示

在本周胎儿的视网膜已经形成，胎儿能否拥有一双亮眼睛就看营养如何补充了。锌、维生素A、维生素B_6、维生素C、维生素E对眼睛的发育作用很大。缺锌会使视神经萎缩，造成暗适应异常、夜盲症等。补充维生素A可起到提高视力的作用。补充维生素B_6能够营养视神经，有助于增强视神经的传导功能。

孕妈妈的参考餐单

用餐时间	食物名称
早餐	鸡蛋1个、牛奶水果粥1碗，红枣玉米发糕、甜椒炒肉
加餐	番茄汁1杯、草莓5个
午餐	虾仁泡菜饼、双色豆干、茄汁黄豆
加餐	饼干2片、果汁1杯
晚餐	胡萝卜肉丁面、鹌鹑蛋蒸扇贝、虾仁炒茭白

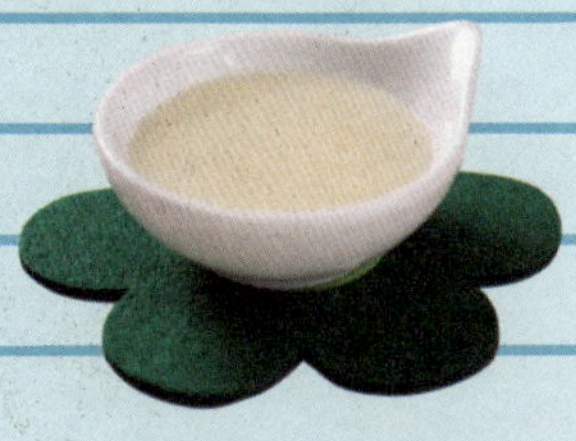

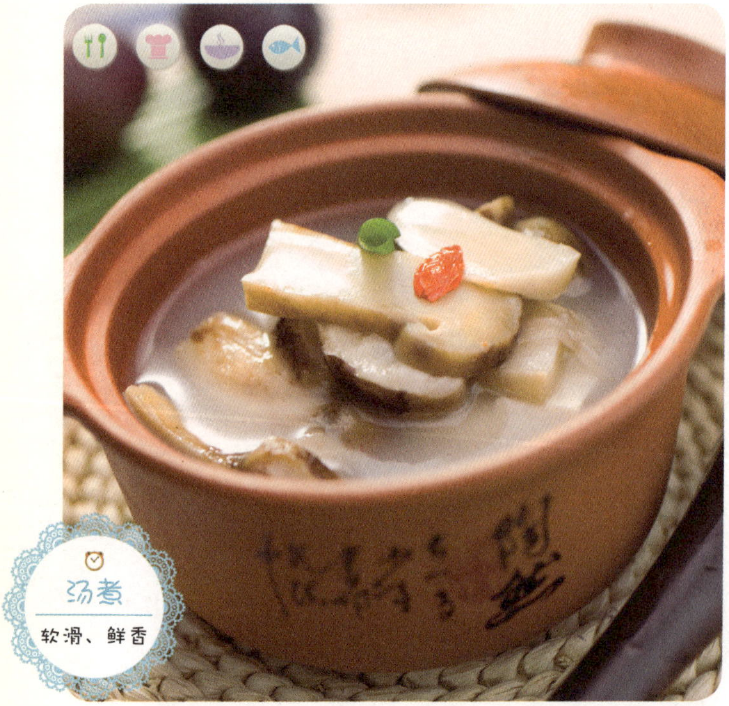

豆腐松茸汤

原料

豆腐1块，鲜松茸3朵。

调料

精盐1大匙，酱油各2小匙，清汤适量。

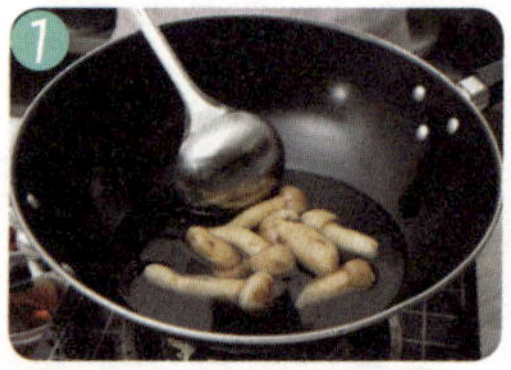

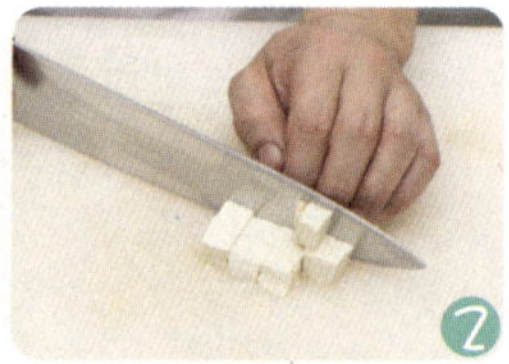

1 鲜松茸用刀削去根部，放入淡盐水中轻轻洗净，再放入沸水锅中煮约30秒钟。

2 豆腐切丁，放入沸水锅中煮约1分钟，捞出凉凉；砂锅置火上，加入清汤、精盐、酱油煮沸，再放入煮好的松茸和豆腐块稍煮即成。

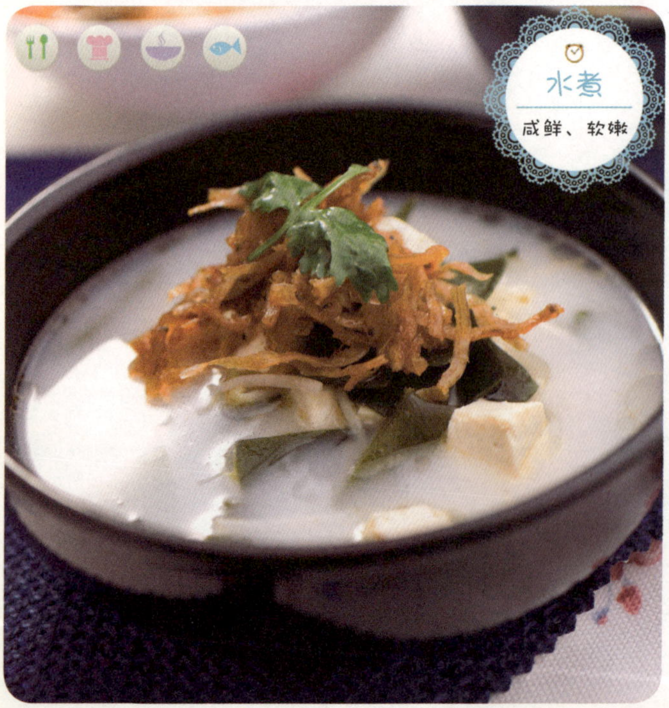

豆芽海带豆腐汤

原料

豆腐2块，海带120克，绿豆芽100克，小鱼干60克。

调料

精盐1小匙，胡椒粉2小匙，香油少许。

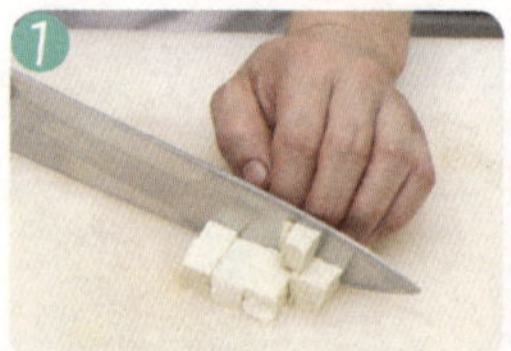

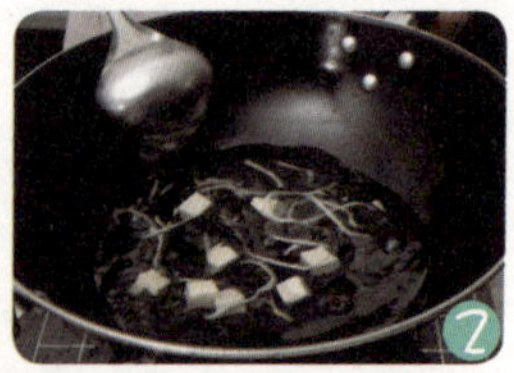

1 豆腐切块；干海带用清水泡软，切成小段；绿豆芽掐去头尾，洗净。

2 锅置火上，加入适量清水烧沸，先放入小鱼干、豆腐块、海带段煮熟；再放入绿豆芽稍煮，然后加入精盐、胡椒粉调味，淋入香油，出锅装碗即可。

红烧猪肝

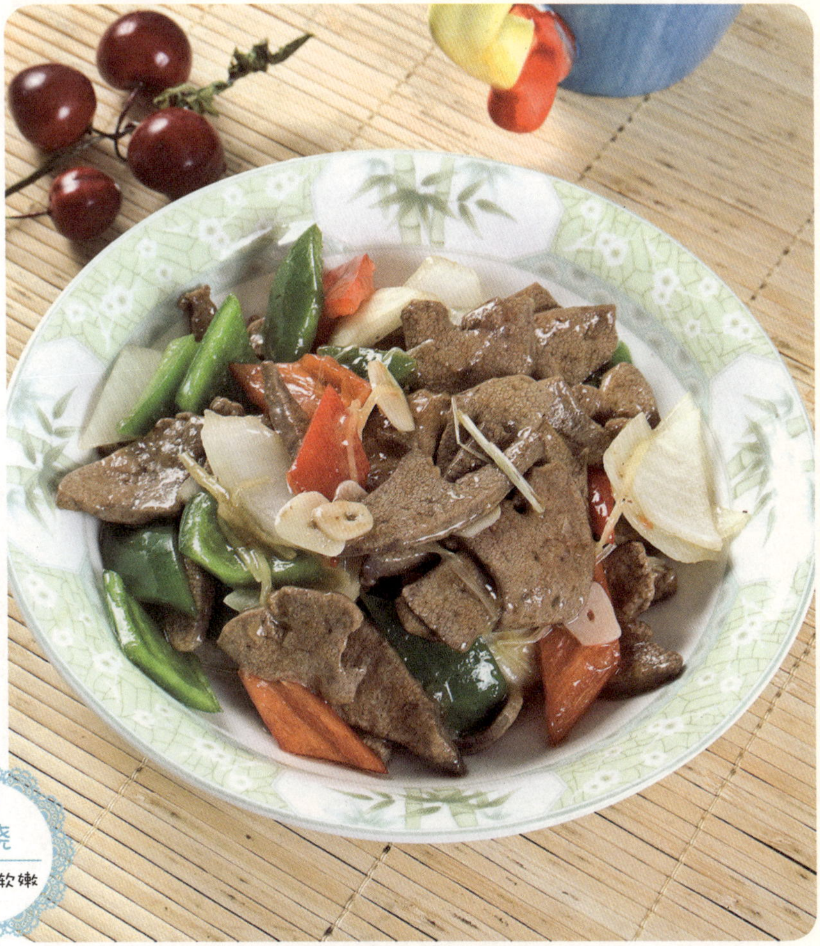

原料

猪肝500克，青椒、红椒各1个，洋葱25克。

调料

葱丝、姜丝、蒜片、精盐、白糖、胡椒粉、米醋、水淀粉、香油各少许，鲜汤3大匙，植物油适量。

红烧

咸香、软嫩

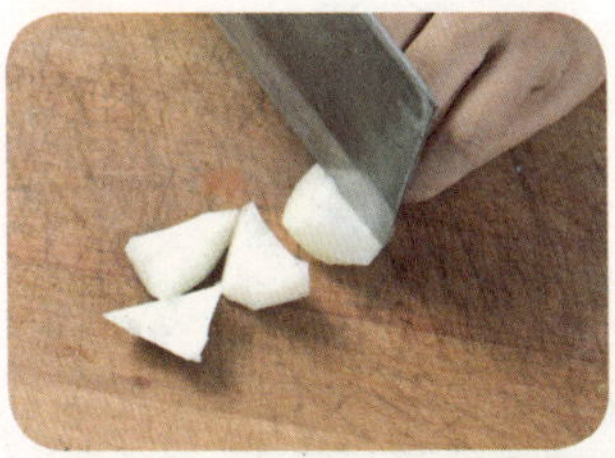

1 青椒、红椒洗净，均切成菱形小片；洋葱洗净，切成小片；猪肝剔筋膜，洗净，切片，放入大碗中。

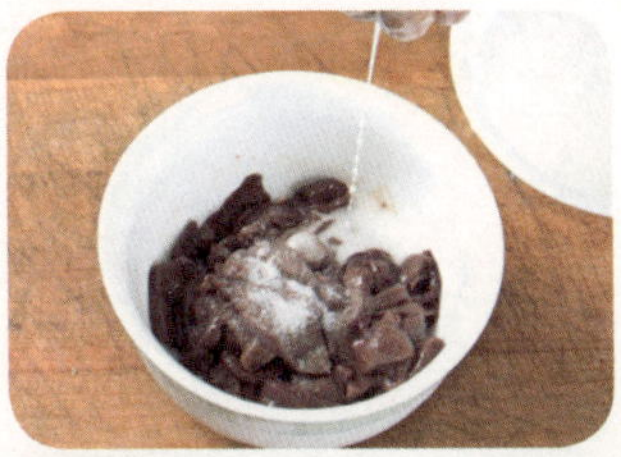

2 碗中加入精盐、香油拌匀，再加入少许水淀粉抓匀；锅中加油，放入猪肝片滑散捞出；锅留底油烧至八成热，下入葱丝、姜丝、蒜片炝锅。

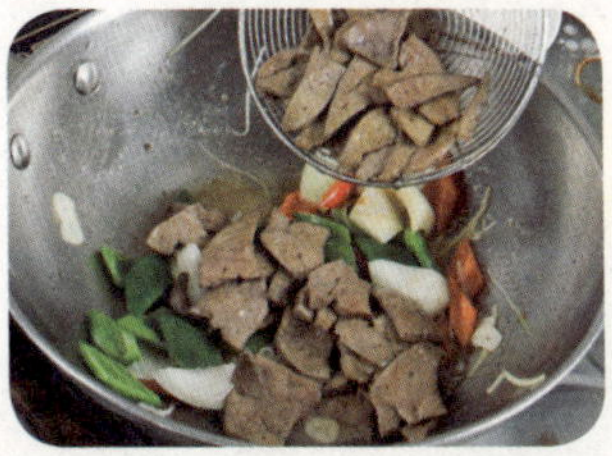

3 放入洋葱片、青椒片、红椒片炒香，添鲜汤烧沸，加入精盐、白糖、米醋调匀，再放入猪肝片，撒入胡椒粉，用水淀粉勾薄芡，淋入香油即可。

孕21周 胎儿的消化器官开始发育

宫　高　17～21.5厘米。

胎　长　19厘米左右。

胎　重　300克左右。

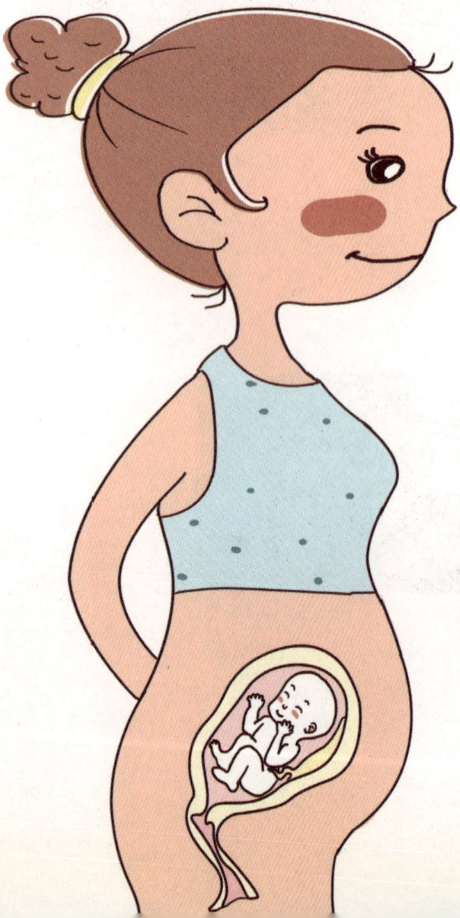

孕妈妈出现脚部水肿

孕妈妈体重会增加5～6千克，所以下半身容易出现疲劳或者腰痛的现象。另外，在夜间容易感到发生脚部水肿或者小腿痉挛。睡觉前按摩小腿或使劲拉动疼痛的大脚趾，就能有效减轻疼痛。

孕中期也能享受“性福”

妇产临床医学统计表明，到了孕中期，因对怀孕的适应以及本身生理的变化如子宫增大、骨盆充血、孕吐消失等因素，孕妈妈对性事的渴望会随之增加，有些平常不易达到高潮、对性事不是很有兴趣的女性，在孕中期这段时间里，反而能够享尽高潮的美妙，甚至因而常常采取主动态度，准爸爸事前如果能多了解这一点，彼此配合，应该是

胎儿的变化

此时胎儿的消化器官越来越发达，可以从羊水中吸取水和糖分。随着胎脂的增多，胎儿的身体处于滑润的状态。胎儿舌头上的味蕾已经形成，胎儿会不时地吮吸自己的拇指或摸脸蛋。

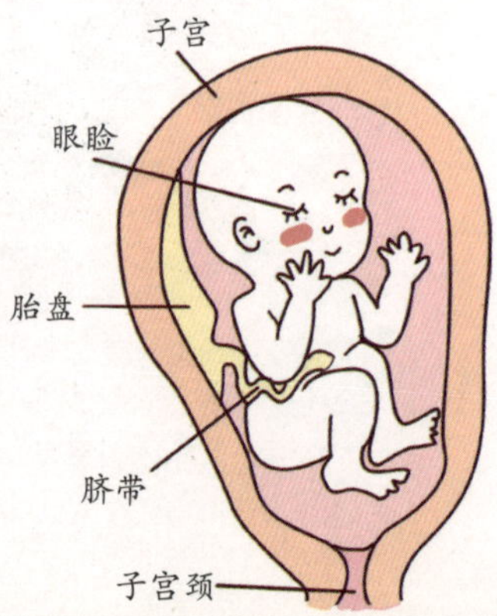

最美的一件事。但总的来说，现在妊娠要有全方位的观念，强调和谐，妊娠期是一段很长的时期，如果怀胎九月都不能有很愉快的性生活，那么夫妻的感情、家庭的和谐也会受影响。所以我们强调的是，孕期的性生活，如果是身体正常的夫妻，那么应该是没有害的，也是值得鼓励的。

为母乳喂养做准备

乳头凹陷短平如何调理？孕妈妈出现了乳头凹陷或者过于短小等异常现象，如果在孕期内得到了及时纠正和护理，这种状况还是可以得到很好改善和缓解的。下面将给出几点提示，希望可以帮助各位孕妈妈较为完美地做好产前乳头护理工作。

用温水清洁

怀孕6个月之后，宜每日用温湿毛巾擦洗乳头、乳晕，通过适度清洁保持上皮组织的健康；有针对性地进行伸展和牵拉练习。

做乳头牵拉伸展练习

1.将拇指和示指平放在乳头左右两旁。

2.以乳头为中心，慢慢向两侧外方用力，将周围皮肤组织展开，令乳头外凸。

3.将拇指和示指放在乳头的上下两旁，将乳晕纵向拉开。

4.单手托住一侧乳房，另一只手的拇指、中指和示指抓住乳头同时向外牵拉。

上述一系列动作，以每日重复2次为宜，每次进行10～20次即可。另外，孕妈妈的乳房保养还可借助一定的外力，例如从怀孕7个月开始佩戴孕期文胸，以期对周围组织起到稳固维护的作用。

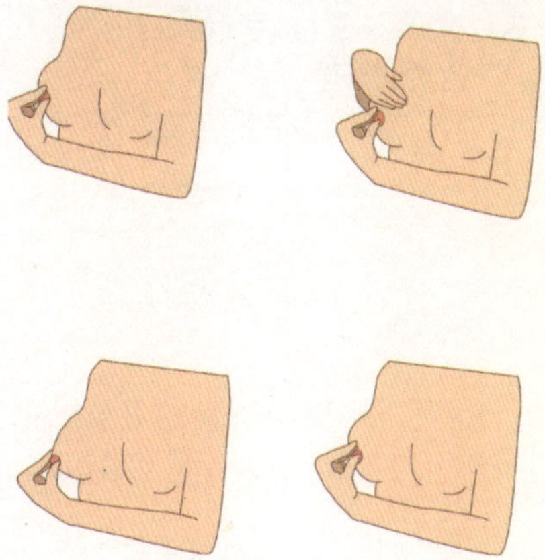

本周注意事项

生活计划	执行方案
加强乳房保健	如果孕妈妈乳头扁平或凹陷，要用手指慢慢捏出来。但如果有早产史或出现子宫变硬症状，则应停止牵拉乳头
保证充足的睡眠	保证充足的休息和睡眠时间。餐后休息半小时，下午休息2小时，每晚保证9小时左右的睡眠
不要忘了产前检查	不要忘记去医院做产前检查，至少要在怀孕中期、晚期检查两次血红素，以便及早发现是否贫血

饮食营养：注意能量平衡，避免并发妊娠糖尿病

在这个时期，孕妈妈和胎儿所需的营养量猛增，因此要注意增加营养的摄取，应多吃一些含有B族维生素的食物。

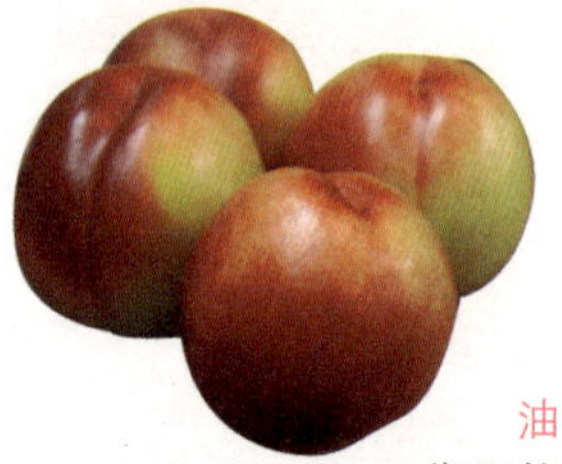

油桃　有养胃润肠的功效

营养重点

重点补充	适量补充
蛋白质	无机盐
铁	复合维生素

营养需求

蔬菜、水果中所含的重要维生素包括：胎儿的细胞和组织发育以及视力和免疫系统发育所需的β-胡萝卜素，胎儿骨骼和牙齿以及连接组织中的胶原必不可少的维生素C，还有用于预防神经管畸形的叶酸。

孕21周，建议孕妈妈每天吃500克水果、蔬菜。为确保孕妈妈能获得最佳营养物质，一个实用的方法是吃不同颜色的水果和蔬菜。

吃什么、怎么吃

如果担心孕期血糖升高，最好采取以下方法进行日常饮食。

1.增加膳食纤维摄入。膳食纤维可延缓糖的吸收，建议每日膳食纤维摄入量以30克左右为宜。

2.适量补充微量营养素。适当补充维生素C、维生素E、β-胡萝卜素、维生素B_1、维生素B_2、维生素B_6、维生素B_{12}、锌、铬、钒、硒、镁等。

3.减少盐的摄入量。建议每天盐的摄入量应控制在6克以内。

4.合理分配餐次。每天早、中、晚餐摄入的能量按25%、40%、35%的比例分配。可酌情采用少食多餐、分散进食的方法。

饮食专家提示

孕期会发生急性胰腺炎。

1.这很大程度上是胆囊结石惹的祸。

怀孕期间，胆道系统发生一系列变化，如胆固醇分泌增多，血中孕激素水平提高，导致胆管松弛和胆囊排空减缓；妊娠中后期增大的子宫压迫胆道系统，引起胆汁排泄不畅，容易形成胆石。

若原先就有结石的话，便会加重症状，引起胆管病变，上抬的子宫也可以压迫胰腺，引起胰管内压增高，一旦结石引起胰液排出不畅，很可能导致胰腺炎。

2.此外，吃过多高脂食物是该病的诱因。

孕妈妈吃得太好、大量进补，都容易诱发胰腺炎。不科学的膳食结构加上生理因素，怀孕后血浆三酰甘油一般可升高30%左右，并在孕晚期达到高峰，严重者血浆呈乳糜状。且由于孕妈妈的高压环境，容易发展成为重症急性胰腺炎，尤其是晚期妊娠患者。

孕妈妈的参考餐单

用餐时间	食物名称
早餐	鸡蛋羹1碗、小灌汤包8个、腰果银耳拌香芹
加餐	牛奶1杯、饼干2块
午餐	米饭1碗、茄汁牛腩、西蓝花油豆腐
加餐	桃子2个、葡萄10粒
晚餐	奶香玉米豌豆饼、海苔香酥虾、白灼西蓝花

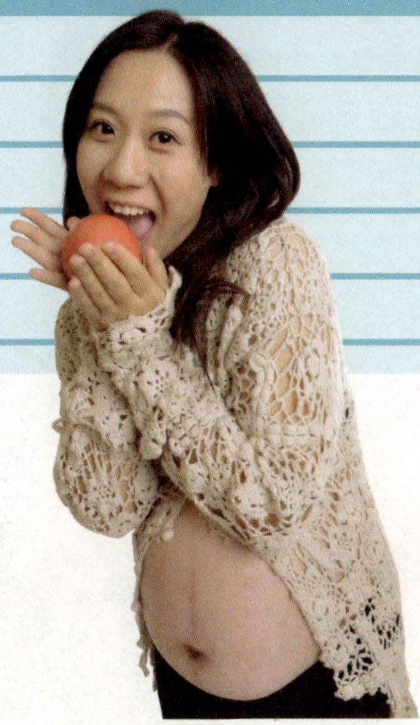

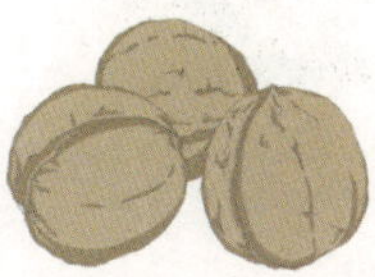

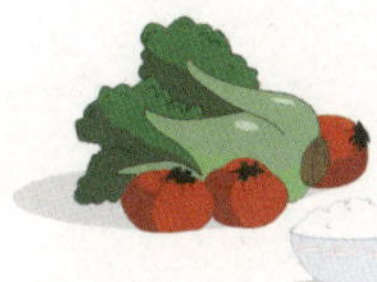

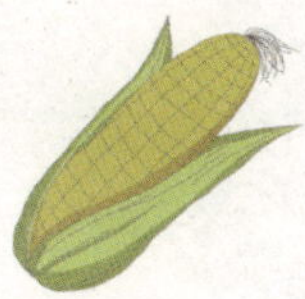

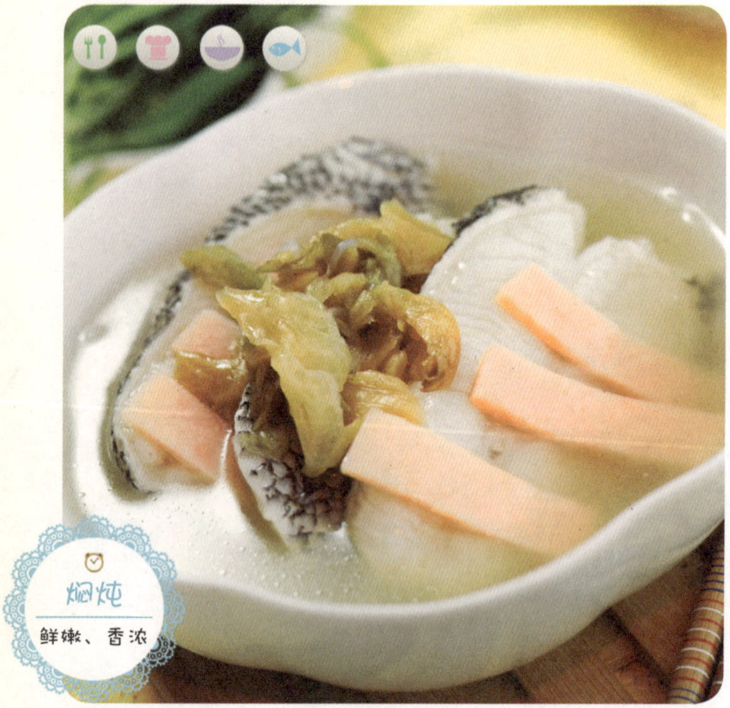

冬菜煲银鳕鱼

原料

银鳕鱼肉300克，净冬菜、水发粉丝各100克，熟火腿片25克。

调料

葱段、姜片各5克，精盐、白胡椒粉2小匙，植物油3大匙。

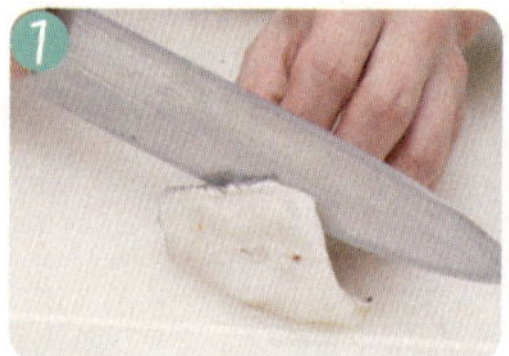
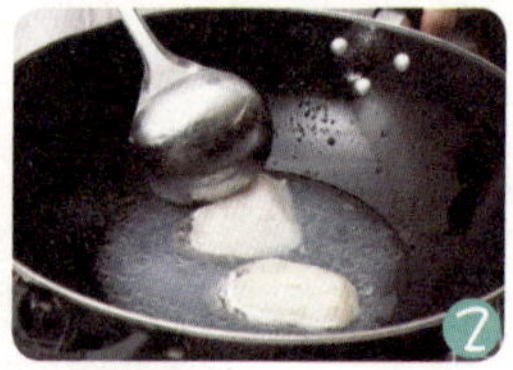

1 银鳕鱼切成厚片，放入锅中略焯，沥水。

2 油锅中下入葱段、姜片炒香，添水烧沸，再放入冬菜、鱼肉、精盐、白胡椒粉，炖至鱼肉熟嫩，最后放入粉丝略煮，倒入砂锅中，撒上火腿片即可。

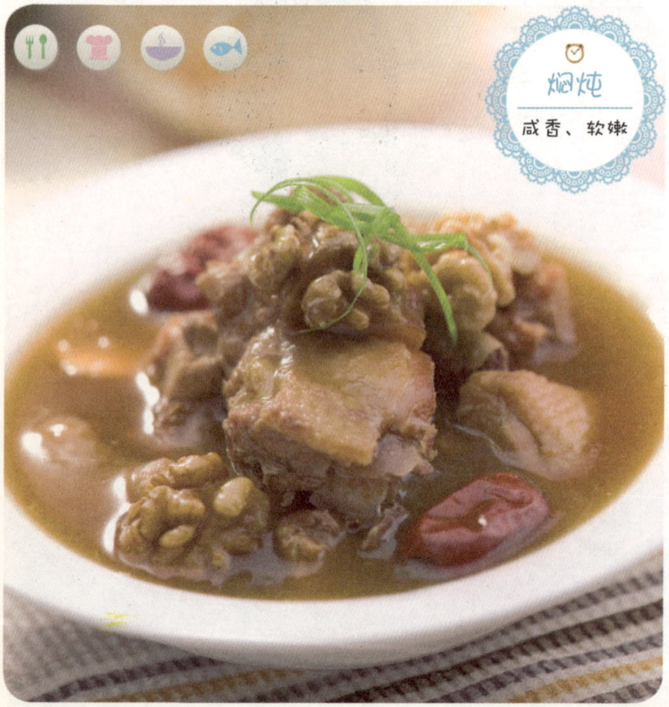

核桃炖鸡

原料

公鸡1只，核桃仁20克，红枣5个。

调料

葱段15克，精盐4小匙，白糖、酱油各2小匙，植物油2大匙。

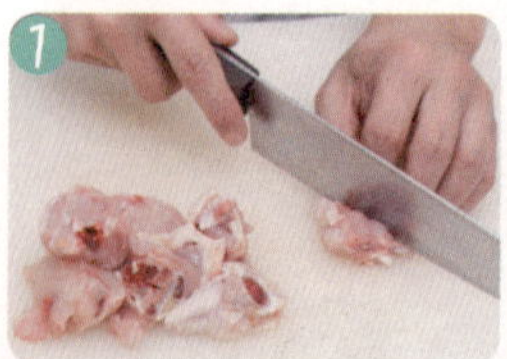
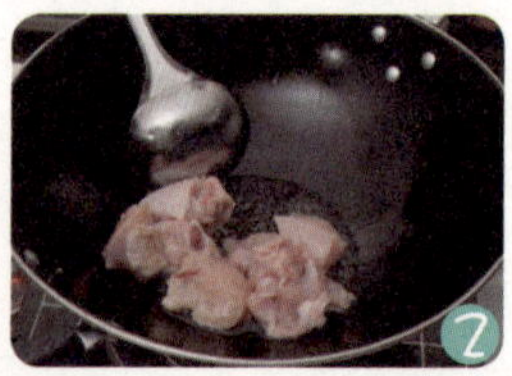

1 将公鸡切成3厘米的小块；红枣去核、洗净。

2 锅中加入植物油，放入鸡肉块煸炒，再加入葱段、白糖、酱油、精盐炒至上色；再加入适量清水、核桃仁、红枣烧沸，转文火，加盖后炖约1小时即可。

冬瓜海鲜锅

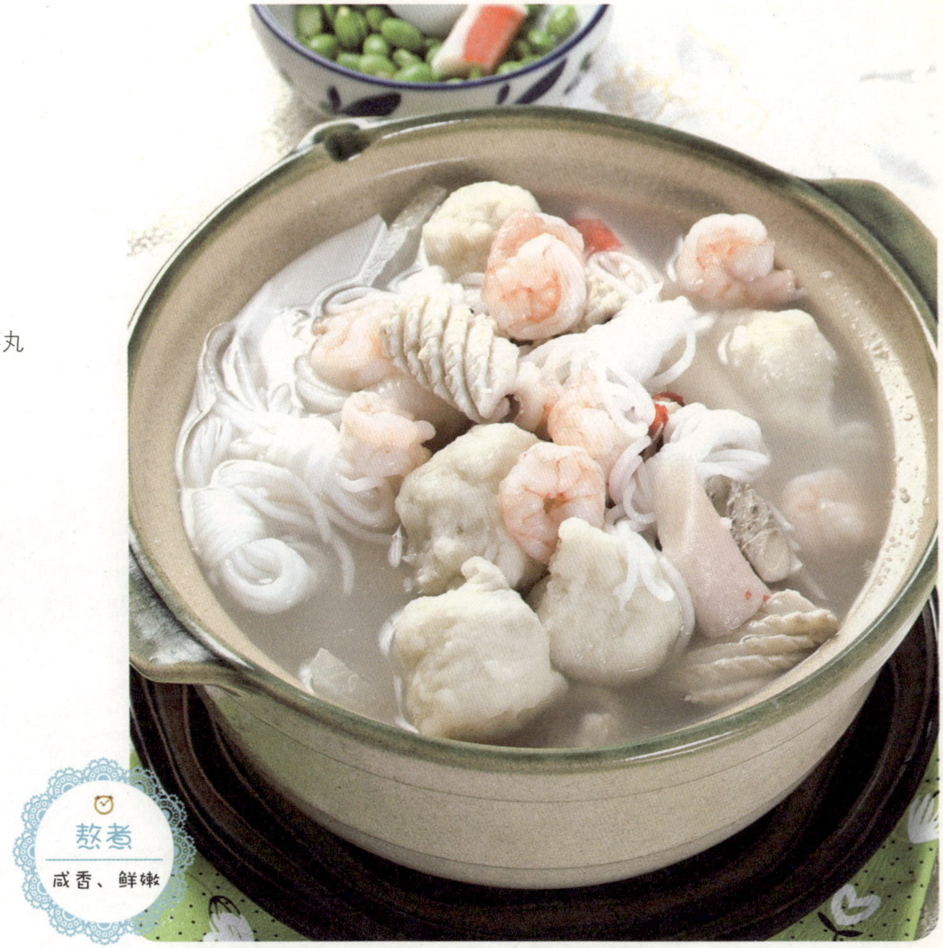

原料

冬瓜100克，鲜鱿鱼、魔芋丝、虾丸各50克，虾仁、蟹足棒各30克。

调料

姜5片，精盐1小匙，高汤适量。

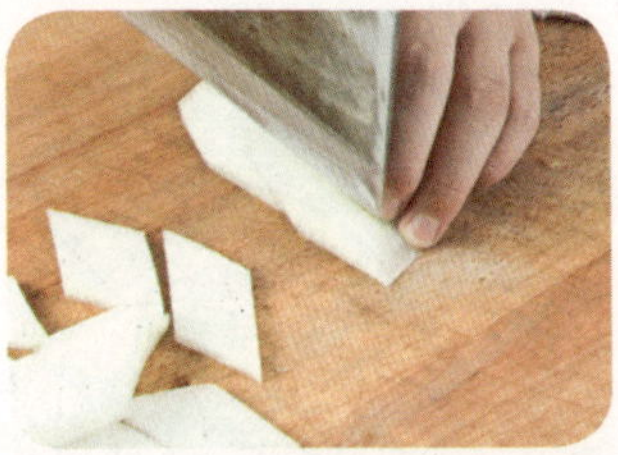

1 冬瓜去皮、去瓤，洗净，切成菱形大片，放入加有少许精盐的沸水中焯烫一下，捞出沥水；鲜鱿鱼洗涤整理干净，在内侧剞上十字花刀，再切成小片。

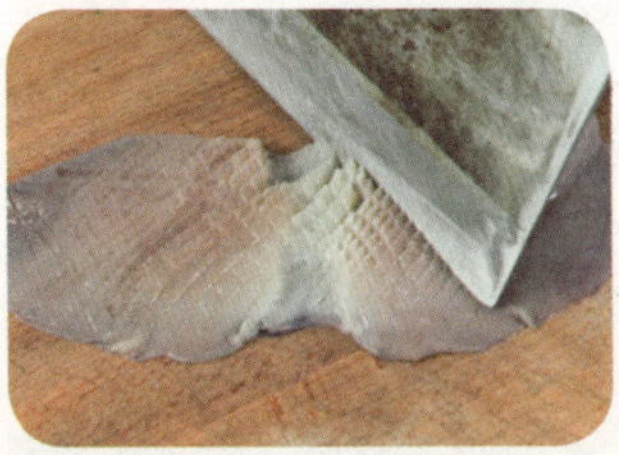

2 虾仁去沙线、洗净；蟹足棒洗净，切成菱形块，同虾丸一起放入沸水锅内略焯一下，捞出沥水；锅置火上，添入适量高汤和姜片烧沸，捞出姜片不用。

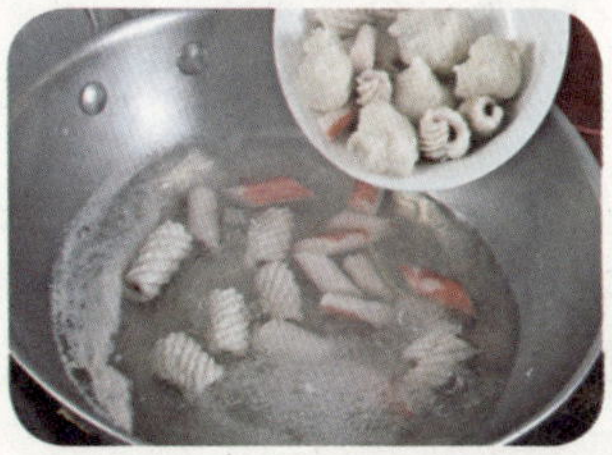

3 放入冬瓜片煮熟，捞出，放入砂锅中垫底；原锅再放入鱿鱼卷、虾仁、蟹足棒、魔芋丝、虾丸煮沸；加入精盐，出锅倒在盛有冬瓜片的砂锅内。

孕22周

胎儿骨骼完全形成

宫　高　18～22.5厘米。

胎　长　20厘米左右。

胎　重　350克左右。

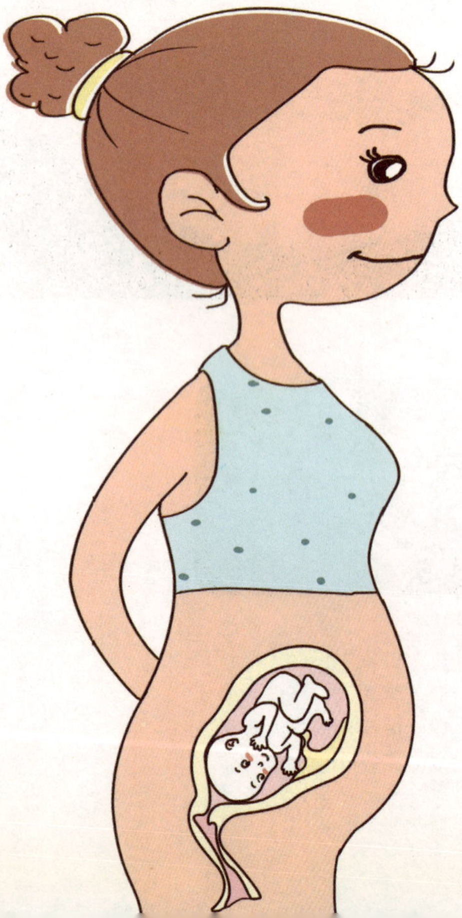

孕妈妈此时容易引起贫血

孕中期，孕妈妈的血液量会大大增加，所以很多孕妈妈在孕中期容易出现贫血症状。孕中期最好充分摄取铁质，这样能有效预防贫血。富含铁质的食物有：海带、紫菜、木耳、香菇、猪肝、鸡肝、牛肉、猪肾、黄豆等。

要学会正确补铁

怀孕中期的孕妈妈非常容易患缺铁性贫血。这种症状不仅会影响腹中胎儿的健康，还可能引起宫内胎儿窘迫、早产等危险。因此，孕妈妈要注意补铁。但是补铁不能盲目，要讲究一定的科学。首先孕妈妈最好去医院验血，如果检测出有贫血的症状，医生会开一些补铁剂，让孕妇每天补60～120毫克的铁。为了能有效吸收铁，医生会建议孕妈

胎儿的变化

胎儿现在有了汗腺，血管仍然可见，但皮肤不像以前那样透明了。他的指甲完全形成并继续生长。如果是个男孩，睾丸开始从骨盆向下降入阴囊内。原始精子在睾丸里已经形成。

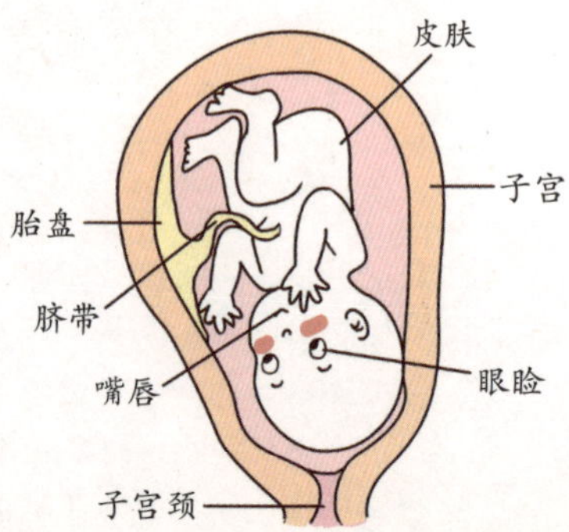

妈空腹时服用补铁药剂。另外，可以借助富含维生素C的饮品，如橙汁等帮助送服药剂，切不可用牛奶来服用，因为牛奶中含有的钙成分会妨碍铁的有效吸收。在实际中，有些孕妈妈空腹服用补铁药剂时可能会感到不适，出现这种情况时可以改在饭后服用。

保持亲密关系

孕中期，孕妈妈的早孕反应逐渐消失，由于阴道润滑的原因，对性生活会有更多的渴望，也更容易达到性高潮。这一时期胎盘已经形成，胎儿在子宫内相对稳定，而且女性体内的分泌物也增多了，是性欲高的时期，恢复正常的性生活是完全可以的，但动作要尽量温柔，并有所节制。孕6月孕妈妈的腹部还不是特别明显，仍可采用男上位姿势，不过动作一定要轻柔，尽量不要压迫到孕妈妈的腹部，并兼顾性生活前爱抚部位的接触，增强幸福感。

侧卧式

为了加强夫妻之间的感情，男女双方可以选择侧卧式，这样既有利于性爱前的相互爱抚，又有利于陶冶情趣。夫妻双方面对面的做爱，温馨和浪漫尽在其中。这种姿势要求男方侧卧，女方侧卧，这样可以避免女性的腹部遭受挤压。

女上男下式

这种姿势由于女方在上面，而避免了男方对其腹部的压迫，对胎儿也比较安全。在孕中期这种姿势比较安全，孕后期可改为女上式。

坐入式

这种姿势适合在女方腹部还未明显隆起的时候，男女双方做爱时女方面对男方，坐在男方的双腿之上，这有助于较深地插入，从而使双方的快感明显。当女性腹部隆起明显时，女方可以调转身体采用坐姿后入式。

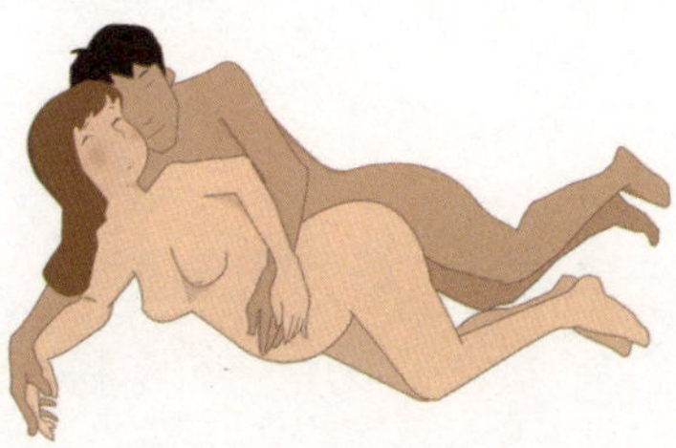

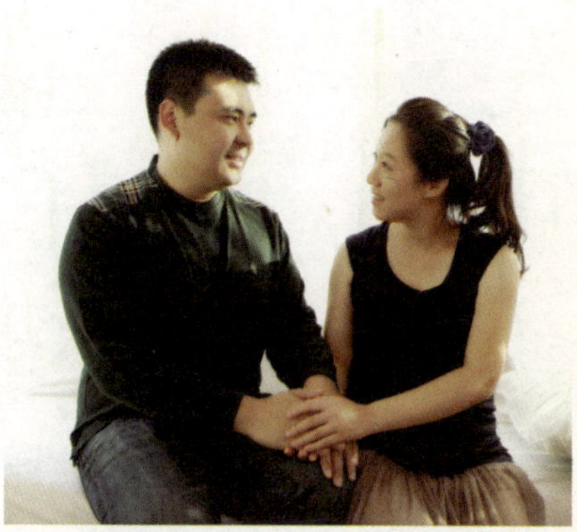

男上女下式

这种姿势对男性的要求比较高，采取这样的方式是为了避免性爱时男方压迫女方腹部。男方在性爱时要以双手支撑，以免压迫女方腹部，这种姿势在女方腹部隆起过大之前都可以采用。

后入式

这种姿势相对来说比较安全，女方四肢侧卧，男方采取跪姿从后方进入女性身体。男女双方可以在享受性爱的欢愉之时，保证女性子宫中胎儿的安全。

本周注意事项

生活计划	执行方案
预防贫血	孕中期最好及时补充铁元素，这样能有效预防贫血
进行乳房按摩	开始为产后哺乳做准备，进行乳头护理及乳房按摩
保持皮肤的清洁	要经常沐浴，保持身体的清洁，尽量穿没有刺激性的棉质衣服
保持旺盛的求知欲	这一时期是胎儿大脑发育高峰时期，孕妈妈要保持高度的求知欲

饮食营养：用纤维含量高的食品代替含糖量高的食品

进入这周，孕妈妈要开始预防贫血，孕妈妈日常饮食要注意对铁元素的摄入，并保证营养全面均衡。

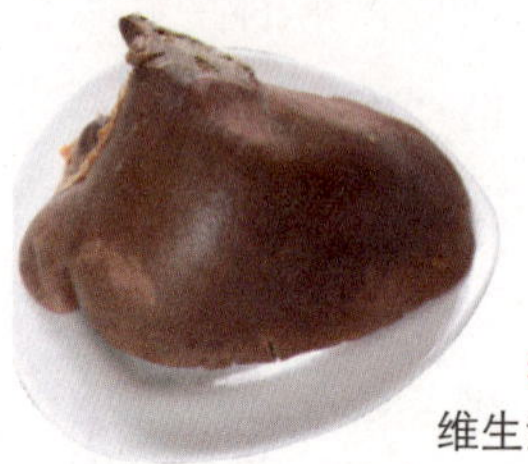

猪肝　含有铁、维生素A等微量元素

营养重点

重点补充	适量补充
铁	复合维生素

营养需求

由于孕妈妈牙龈出血的情况越来越频繁，因此要注意多吃蔬菜和水果。蔬菜、水果中的维生素可以帮助牙龈恢复健康，防止牙龈流血，排出口腔中过多的黏膜分泌物及废物。用餐后喝一些柠檬水（在水中加上一片柠檬）或漱口，可令口腔保持湿润，还能刺激唾液分泌，减少因鼻塞、口干或口腔内残余食物引起的厌氧细菌造成的口臭。

这个时期还要注意不要过多摄入简单的糖类食品（如蔗糖、果糖、葡萄糖等），以防引发妊娠糖尿病。

吃什么、怎么吃

为了帮助孕妈妈在夏天防晒，这里介绍4种具有防晒功效的食物。

1.番茄：这是很好的防晒食物。番茄富含抗氧化剂——番茄红素，每天摄入16毫克番茄红素，可将晒伤的危险系数下降40%。

2.柠檬：含丰富维生素C的柠檬能够促进新陈代谢，延缓衰老，美白淡斑，收细毛孔，软化角质层及令肌肤有光泽。

3.坚果：坚果中含有的不饱和脂肪酸对皮肤很有好处，能够从内而外地软化皮肤，防止皱纹，同时保湿，让肌肤更年轻。

4.鱼类：科学研究发现，1周吃3次鱼可保护皮肤免受紫外线侵害。

饮食专家提示

由于胎儿的发育非常迅速，胎儿需要更多地从母体汲取营养，孕妈妈应该注意避免缺铁性贫血的发生。妊娠期贫血是一个常见的问题，可占孕期疾病的20%～40%，铁是造血的重要元素，缺乏铁也是孕期常见的问题。贫血不仅影响孕妈妈自身的健康，更重要的是使胎儿的生长发育受到影响，一定要注意采取防治对策。

国家健康学会建议孕妈妈孕中期适当服用补铁片，还要努力从食物中摄入足够的铁。服用补铁片可能会引起胃痛或者便秘。一旦出现这些不良反应，可以尝试口服液态铁剂，这对胃的刺激相对小些。

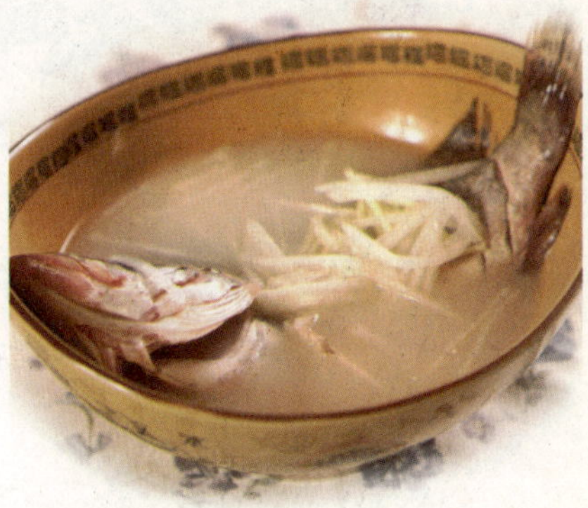

孕妈妈的参考餐单

用餐时间	食物名称
早餐	菠菜面1碗、鱼香茄子、鸡蛋1个
加餐	牛奶1杯、苹果1个
午餐	米饭1碗、孜然鸡胗、滑炒藕片
加餐	香蕉1个、板栗6个
晚餐	韭菜豆腐合子2个、小米粥1碗、荷塘小炒、火爆腰花

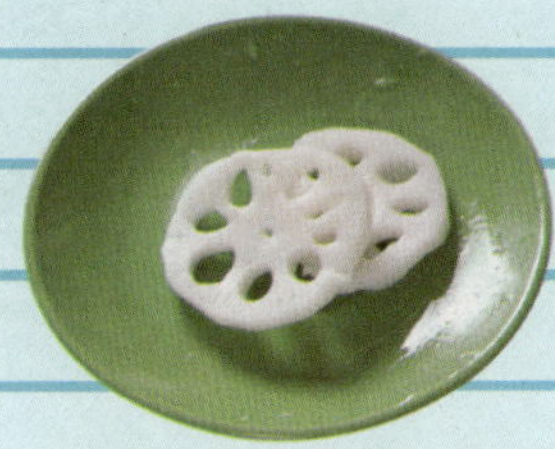

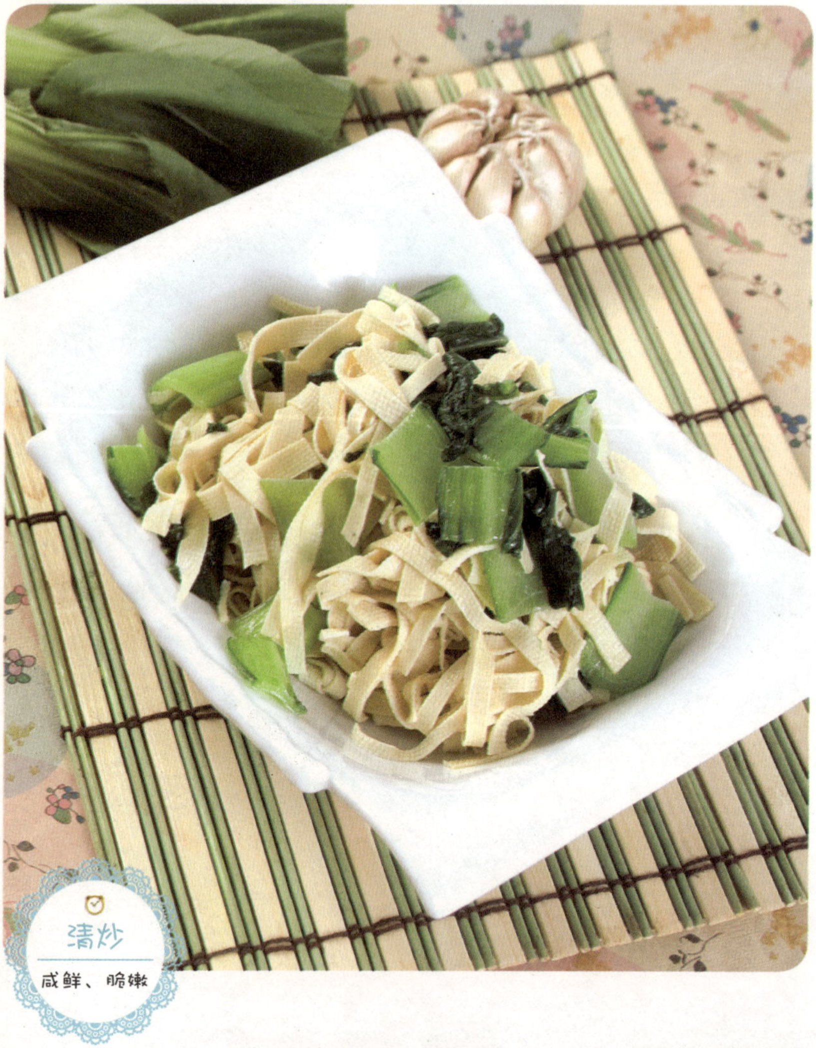

青菜炒干豆腐

原料

干豆腐200克，小青菜100克。

调料

葱段、姜片、花椒各少许，精盐、白糖各1/3小匙，香油1小匙，植物油2大匙。

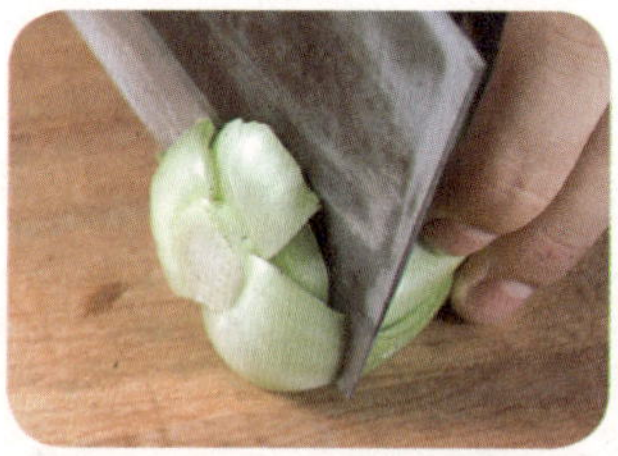

1 青菜洗净、切段，焯烫一下，捞出过凉、沥水。

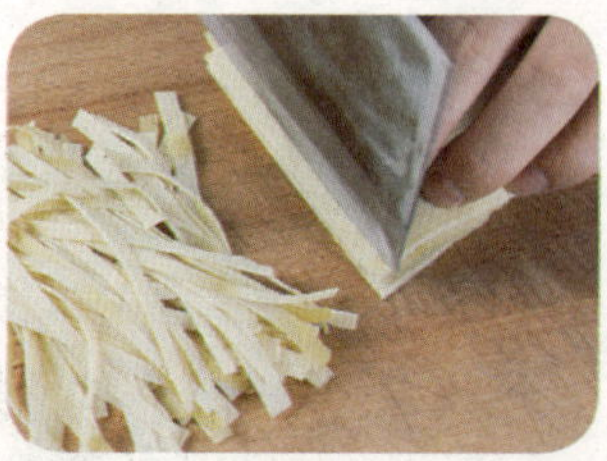

2 干豆腐洗净、沥水，切成长短一致的小条；锅中加入清水烧沸，放入干豆腐稍煮片刻，捞出。

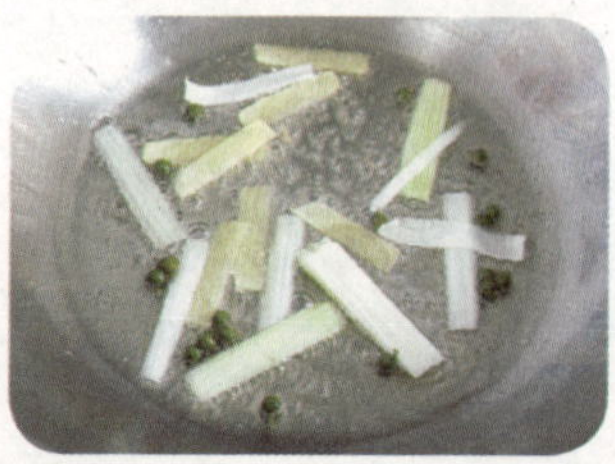

3 锅中加入植物油烧至八成热，下入葱段、姜片、花椒；用中火煸炒出香味，捞出葱、姜和花椒不用。

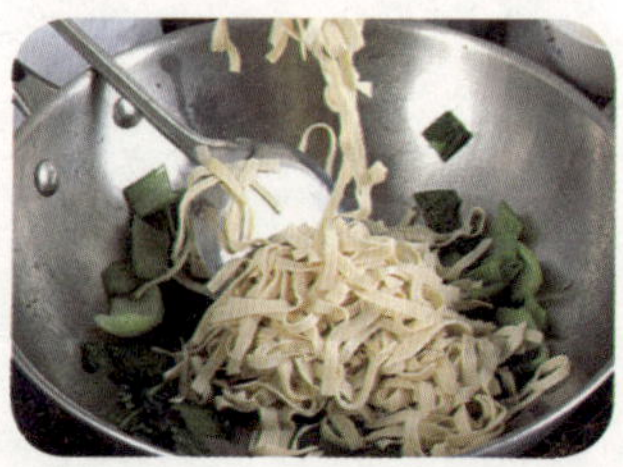

4 放入干豆腐条和青菜段快速翻炒均匀，再加入精盐、白糖，淋上香油快速炒匀即可。

无花果炖银耳

原料

银耳80克，无花果50克，枸杞子5克。

调料

红糖适量。

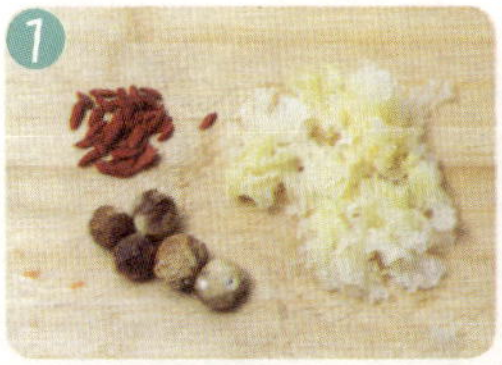

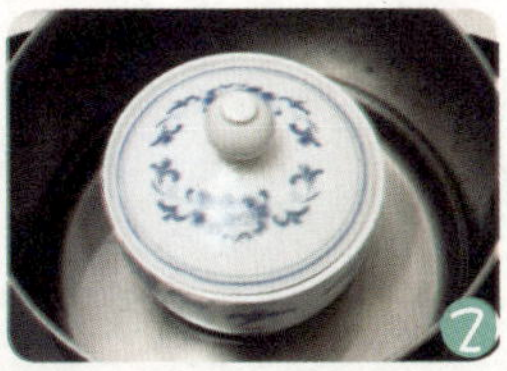

1 将银耳放入清水中泡发，去蒂，洗净，撕成小朵；枸杞、无花果洗净，沥干水分。

2 取炖盅1个，放入银耳、无花果、枸杞子、红糖，加入适量清水；蒸锅置火上，加入适量清水烧沸，放入炖盅，隔水炖约1小时，取出上桌即可。

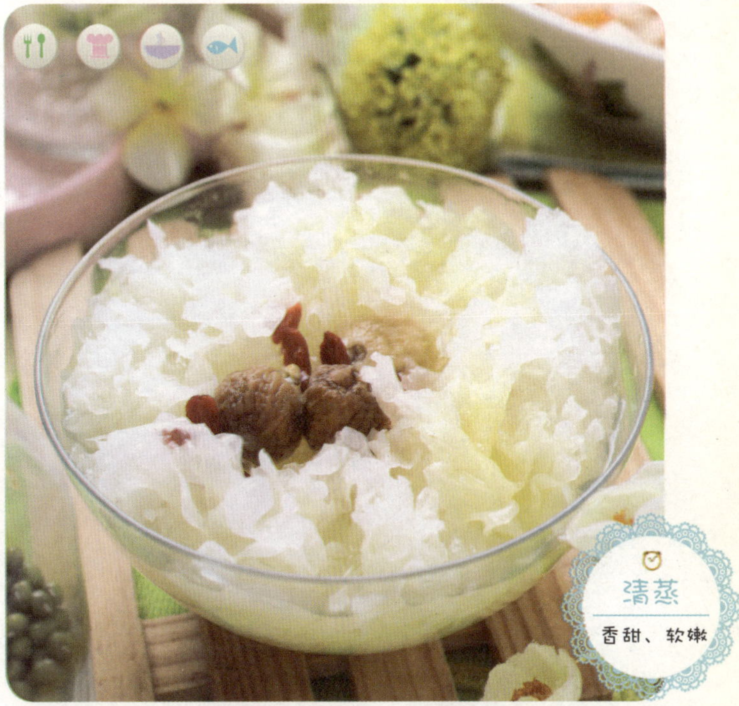

玉米豆腐汤

原料

豆腐1块，玉米适量，鸡蛋3个。

调料

大葱1棵，精盐1/2小匙，水淀粉2小匙。

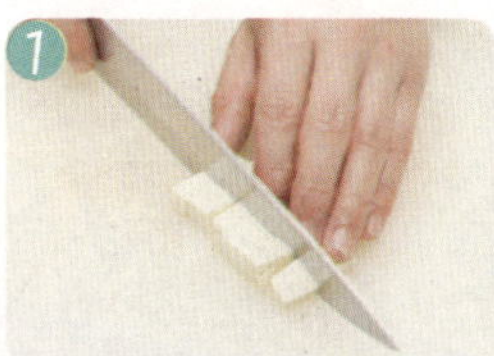

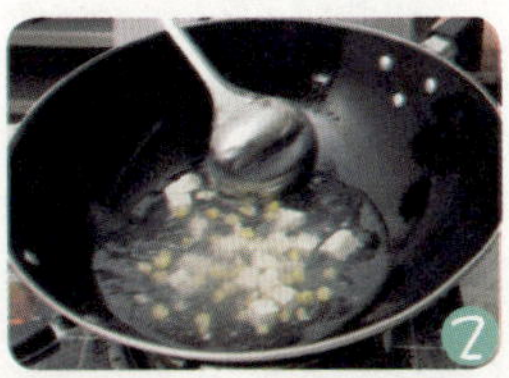

1 豆腐切块；大葱切末；鸡蛋打入碗中，加入部分葱末调拌均匀。

2 锅置火上，加入适量清水烧沸，再放入玉米粒煮匀，然后放入豆腐块，加入精盐煮沸；用水淀粉勾芡，淋入鸡蛋液煮匀，撒上剩余葱末，即可出锅装碗。

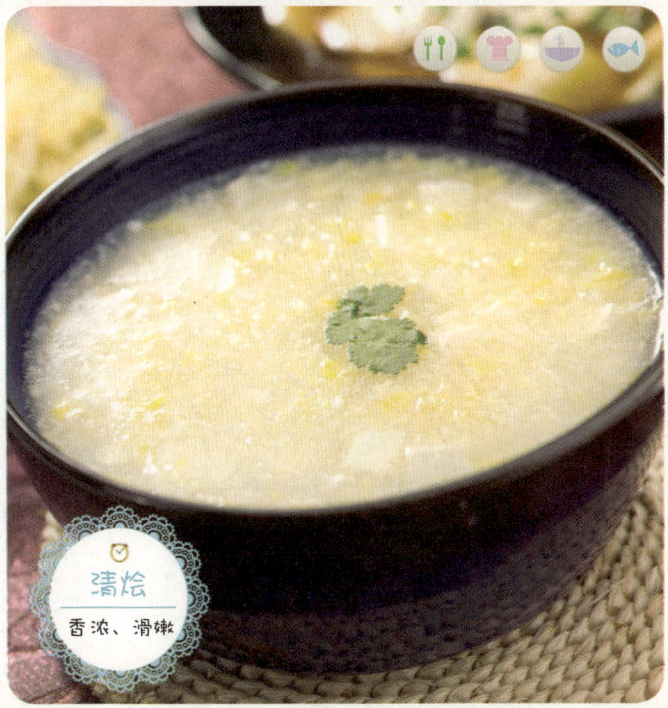

孕23周

胎儿变得越来越像新生儿

宫　高　19～23.5厘米。
胎　长　21厘米左右。
胎　重　450克左右。

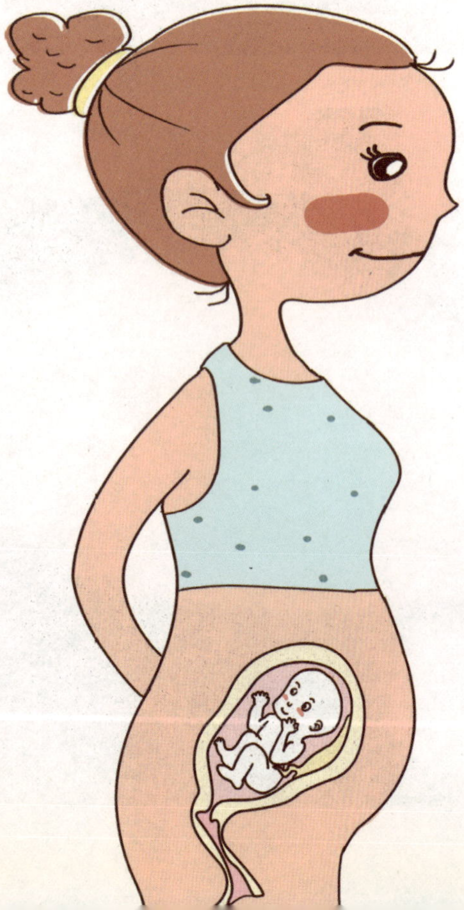

孕妈妈情绪波动很大

随着腹部逐渐增大，身体就会越来越笨重，且很容易莫名其妙地发脾气。怀孕中，女性雌激素的变化是出现频繁情绪波动的主要原因，体形改变、身体变重也会给孕妈妈压力，所以会有较大的情绪波动产生。此时，应该以积极的态度去面对大部分女性都会经历的怀孕变化，并且以愉悦的心情去迎接即将到来的新生命。

胀气

怀孕中晚期子宫扩大会压迫到胃肠道，使得肠道中的内容物及气体不能正常排泄，造成胀气。另外，孕妈妈的活动量减少也会使胃肠蠕动减弱，引起便秘而使腹胀感更加严重。

胎儿的变化

由于胎儿内耳的骨头已经完全硬化，因此他的听觉更加敏锐。他能分辨出来自宫外和孕妈妈身体内部的不同声音。

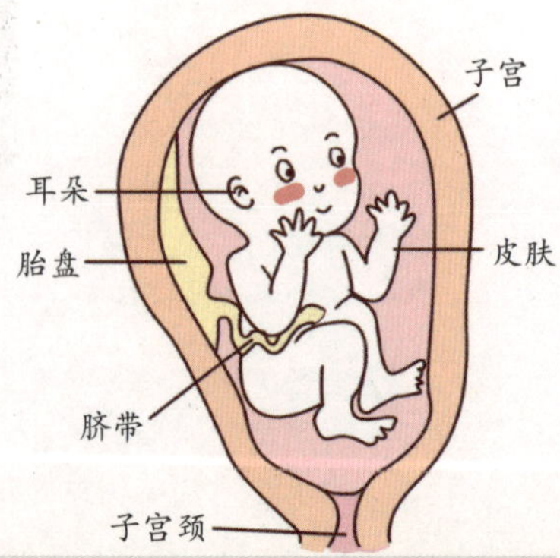

改善孕期胀气应少量多餐，可采取一天吃6～8餐的方式进食，不要一下吃太多食物。另外，最好选择半固体的食物。

多吃蔬菜、水果，多喝白开水，多按摩。正确的按摩方式：饭后1小时轻轻躺下，呈45度半卧姿，双手从右上腹部开始，顺时针方向移动到左上腹部，再往左下腹部按摩，切记不能按摩中间子宫的位置。按摩力度不要过大，每天4～6次。散步也是促进肠蠕动的好方法，只要是身体健康、正常，都可以在饭后30～60分钟后，到外面散步20～30分钟。

胃部灼热

孕妈妈怀孕过程中出现的各种肠胃症状，包括：呕吐、恶心、便秘、逆流等，皆十分普遍。所以，约有50%以上的孕妈妈，会在怀孕期间发生胃部灼热的症状。通常胃部灼热发生于怀孕中期及晚期，大部分的孕妈妈在分娩后，即可恢复正常。

孕妈妈若要缓解胃灼热的症状，首先应尽量少食多餐，使胃部不要过度膨隆，即可减少胃酸的逆流。睡前2小时不要进食，饭后0.5～1小时内避免卧床。睡觉时，尽量以枕头垫高头部15厘米，以防止发生逆流。油炸或油腻食物会引起消化不良；酸性食物或醋会使胃灼热加剧，孕妈妈皆应尽量避免。过冷或过热食物及辛辣食物，都会对胃部产生刺激，所以均应避免。

快乐出游安全守则

度过最初三个月的紧张期后，孕妈妈的不适已渐消失，准爸爸可以松一口气了。在孕妈妈身体沉重之前，不妨带着自己的“妻子”来一次快乐出游吧，要知道，怀孕4～6月是外出旅行的最佳时期！

合理的日程计划

不要忘了妻子的身体状况，那些和没有怀孕的人一样的比较劳累的日程计划还是尽量避免，要选择以轻松休息为主的旅游方式，逗留期为2～3天的旅行比较理想，以放松身心为目的。

征求医生意见

在出发前应陪同妻子在进行产前检查的医院就诊一次，向医生介绍整个行程计划，征求医生意见，看是否能够出行。

选择交通工具

长途旅行，最好乘坐飞机，尽量减少长时间的颠簸，短途有条件的可以自驾车出游，避免拥挤碰撞孕妈妈的腹部。不论在火车、汽车，还是在飞机上，最好能使孕妈妈每15分钟站起来走动走动，以促进血液循环。

保持饮食规律

在旅游期间，亦要保持孕妈妈的饮食有规律，尤其是去长线旅行，或需要坐长途车或飞机的旅程，要记得补充充足的纤维素，如多吃橙子或蔬菜，保证孕妈妈多喝水，防止出现脱水、便秘以及消化不良等现象。严禁食用不合格或过期食品，不随便饮用、食用没有生产厂家、没有商标、没有生产日期的食品、饮料。

本周注意事项

生活计划	执行方案
做好心理准备	孕妈妈可以通过书籍、录像或参加一些指导课，来了解分娩过程，在知识和精神上开始为分娩做准备
控制体重	继续关注自己的体重增加情况，如果体重增加较快，应控制高热量的饮食
注意休息	每天中午躺下休息一会儿，经常变换身体的体位和姿势，不要久坐或久站

饮食营养：少吃胀气和难消化的食物

此时孕妈妈容易产生水肿，因此要少吃一些盐，多吃一些杂粮饭、冬瓜、菠萝，可以有效地去除水肿。

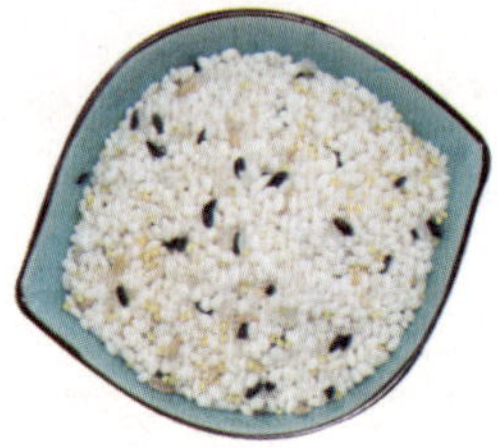

杂粮　杂粮中含有丰富的膳食纤维

营养重点

重点补充	适量补充
蛋白质	膳食纤维
	复合维生素

营养需求

孕23周孕妈妈饮食需节制。这时孕妈妈会特别偏好某些食品，看到平时爱吃的冰激凌或者麻辣豆腐时是不是会非常眼馋？没关系，偶尔可以稍稍地放松一下对自己的要求，但一定要有节制。由于孕中期基础代谢加强，对糖的利用增加，应在孕前基础上增加能量，每天主食摄入量应达到或高于400克，并且精细粮与粗杂粮搭配食用，食物增加的量可视孕妈妈体重的增长情况、劳动强度进行调整。

吃什么、怎么吃

孕23周孕妈妈的身体容易产生水肿现象，这时可以通过饮食来进行调整。

1.摄取高蛋白、低盐食物：每天都应摄取优质的蛋白质，例如家禽、家畜、肉、鱼、海鲜、贝类、蛋类、奶类及奶制品、大豆制品等。

2.进食足量的蔬菜水果：蔬菜和水果中含有人体必需的多种维生素和微量元素，它们可以提高机体抵抗力，加强新陈代谢，还具有解毒利尿等作用。

3.少吃难消化和易胀气的食物：如油炸食品、糯米糕、红薯、洋葱、马铃薯等，以免引起腹胀，使血液回流不畅，加重水肿。

4.由食物中摄取维生素B_1：富含维生素B_1的食物包括酵母、肝脏、全谷类（如糙米）、黄豆、荚豆类、小麦胚芽、马铃薯，其中以动物性来源利用率较高。但以饮食摄入量来看，植物性来源为我们平常摄取维生素B_1的主要途径。

5.摄取具利尿作用的食物：被认为有利尿作用的食物包括芦笋、洋葱、大蒜、南瓜、冬瓜、菠萝、葡萄、绿豆等。

饮食专家提示

怀孕期间，由于担心胎儿营养跟不上，孕妈妈往往会吃一些比较好的东西，这些食物大多含脂类物质丰富，而肝脏是脂肪代谢的重要器官。若因为各种原因使肝脏脂肪代谢功能发生障碍，就会使脂肪在组织细胞内蓄积，当超过肝重量的5%以上或在组织学上有5%以上肝细胞脂肪化时便可称为脂肪肝。

平时预防脂肪肝，孕妈妈不能吃得太好，更要控制热量的摄入。要多吃粗粮和蔬菜来增加饱腹感，这样才能降低发生脂肪肝的概率。

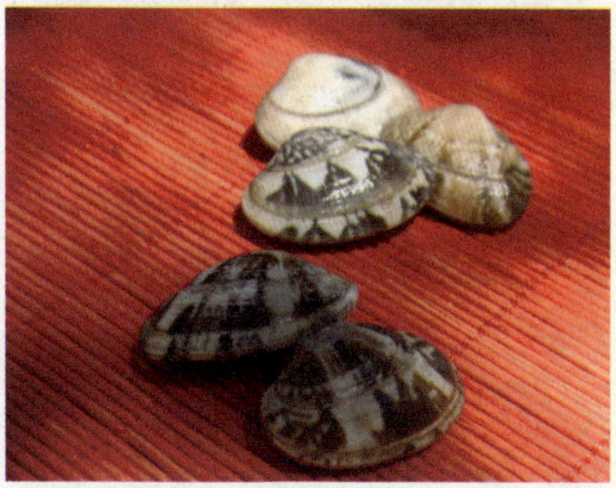

孕妈妈的参考餐单

用餐时间	食物名称
早餐	虾仁饺子、紫菜汤1碗、荷包蛋1个
加餐	牛奶1杯、草莓5个
午餐	蒸红薯1个、干贝莴苣丝、橄榄油榨菜炒鸡蛋
加餐	橘子1个、大枣5枚
晚餐	米饭1碗、腰果虾仁、香辣鲜牛肚

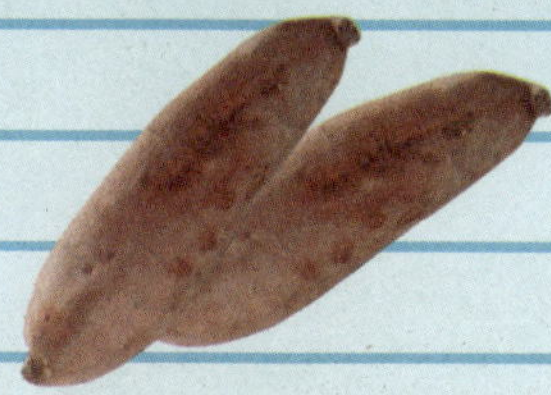

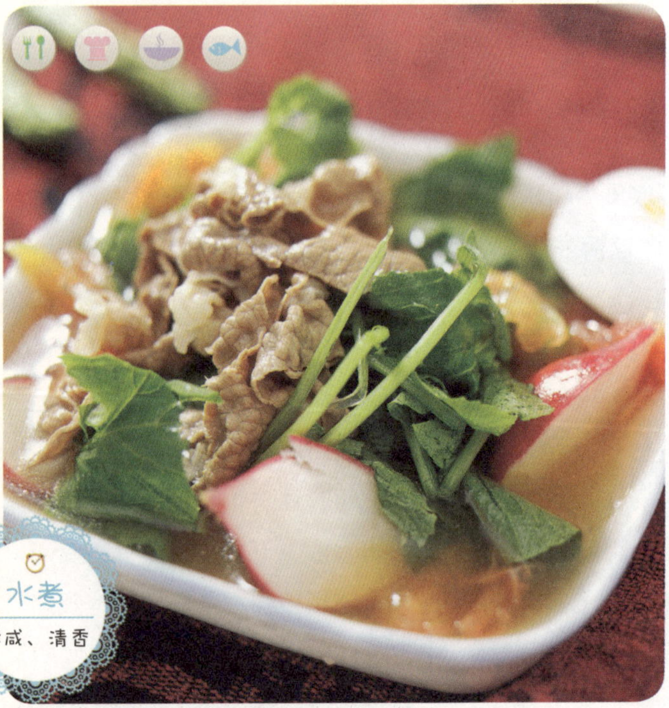

牛肉萝卜汤

原料

牛肉300克，小萝卜菜80克，番茄1个。

调料

精盐1小匙，料酒2大匙，牛骨汤适量。

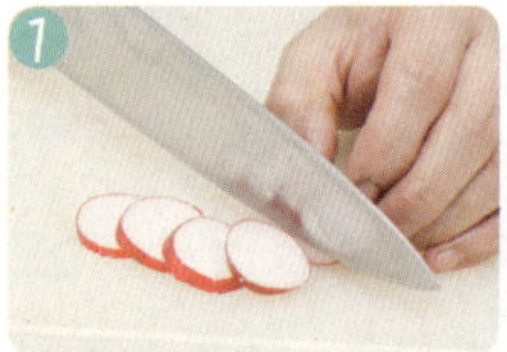

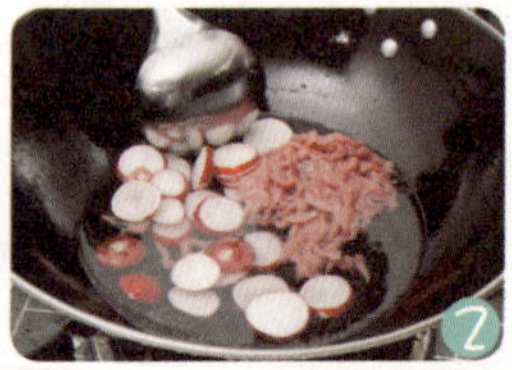

1 将牛肉洗净，放入冰箱中速冻后取出，刨成薄片；将小萝卜菜洗净，切开；番茄洗净，切成小块。

2 净锅置火上，加入牛骨汤、料酒煮沸，再放入小萝卜菜、番茄块煮5分钟，加入精盐煮片刻，然后放入牛肉片续煮约5分钟即可。

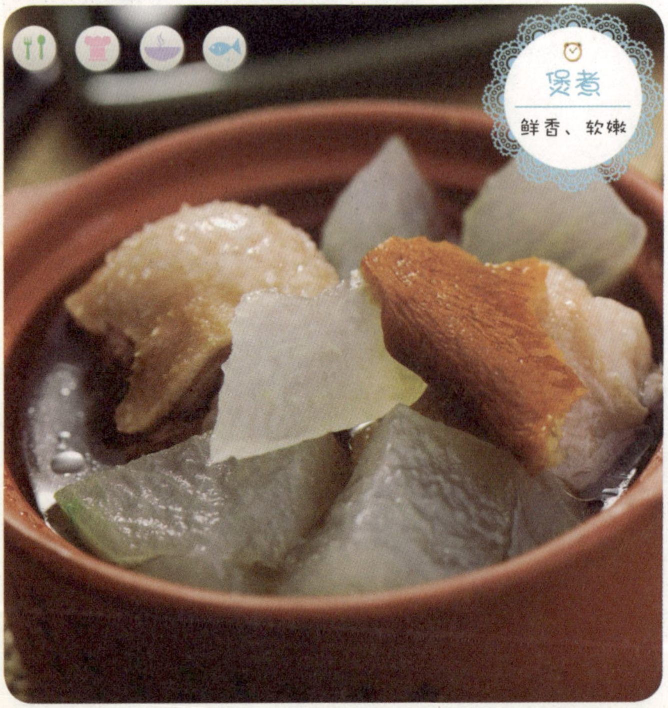

冬瓜煲汤

原料

光鸭1只，冬瓜1 000克。

调料

陈皮10克，姜5克，葱6克，精盐5小匙，植物油6克。

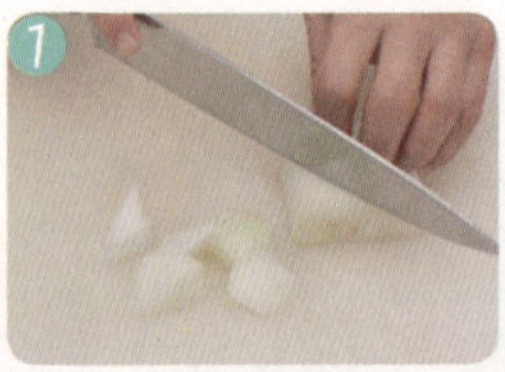

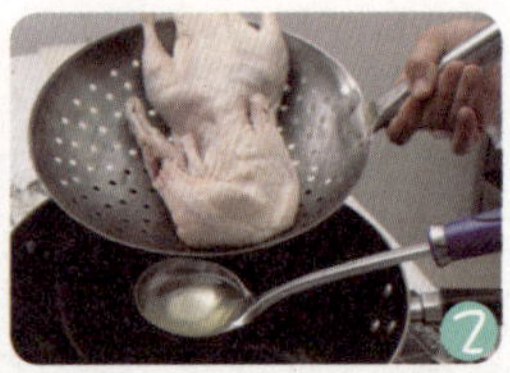

1 将光鸭洗净，冬瓜去皮切块，葱洗净。

2 锅中放入植物油，将光鸭放油锅炸透，将鸭、冬瓜、陈皮、姜块、葱条放入炒锅中，加清水，用武火烧开锅后，放入精盐即成。

山药炒香菇

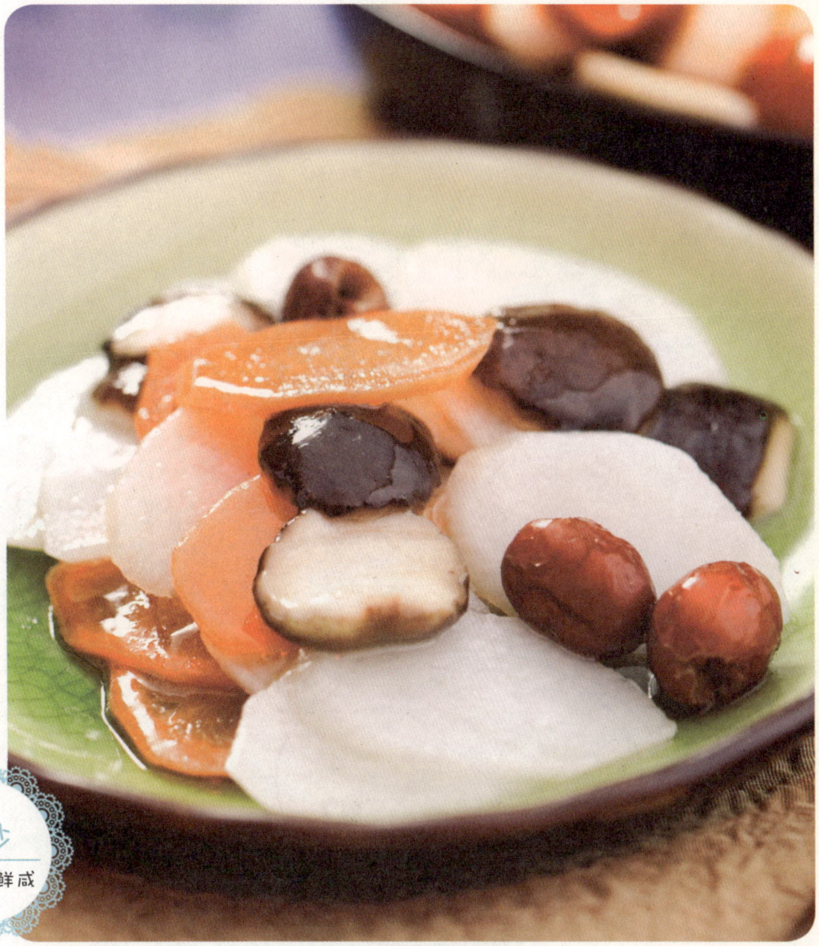

原料

山药300克，鲜香菇、胡萝卜各100克，红枣10枚。

调料

葱段10克，精盐1小匙，酱油1/2大匙，植物油2大匙。

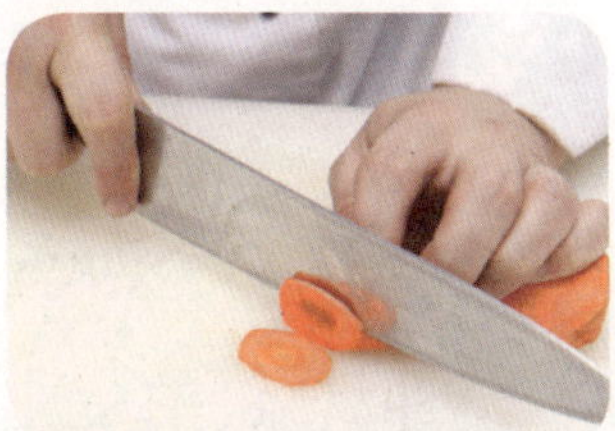

1 胡萝卜去皮、洗净，切成薄片；香菇去蒂、洗净，片成薄片；红枣洗净、泡软。

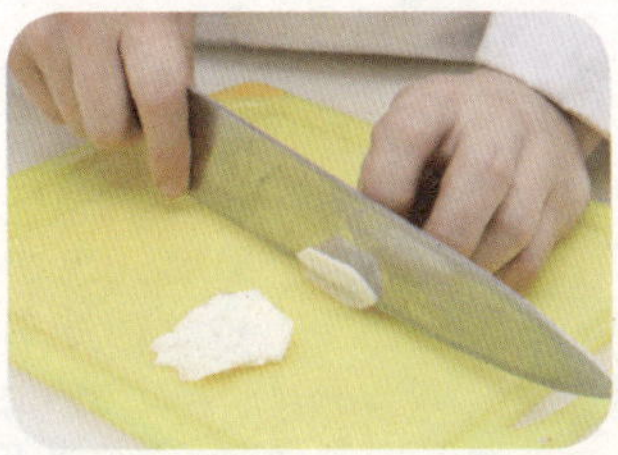

2 山药去皮、洗净，切成薄片，再放入清水盆中，加入少许精盐浸泡。

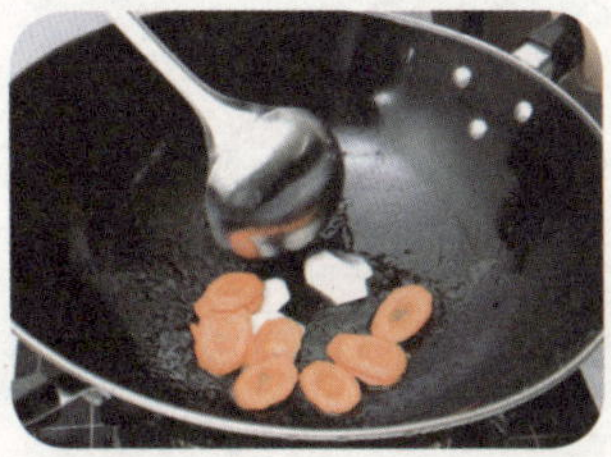

3 锅中加油烧热，先下入葱段炒香，再放入山药、香菇、胡萝卜炒匀，然后加入红枣、酱油和适量清水炒至山药、红枣熟软，再放入精盐炒匀即可。

孕24周 胎儿对音乐变得更加敏感

宫　高　20～24.5厘米。

胎　长　22厘米左右。

胎　重　540克左右。

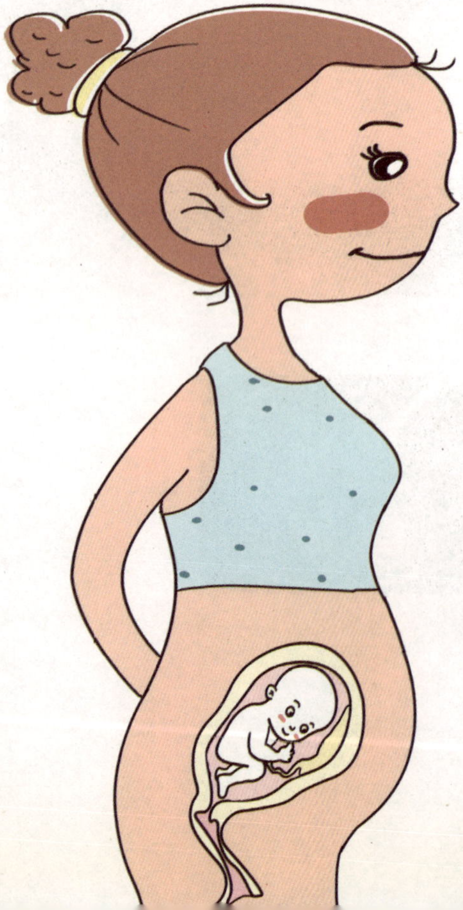

孕妈妈腿部出现抽筋现象

体重增加过量时，支撑身体的腿部将承受很大的压力，所以腿部肌肉很容易疲劳。鼓起的肚子还会压迫大腿部位的静脉，因此腿部容易发酸或出现抽筋症状。这些症状经常在晚上睡觉时出现，孕妈妈会被突如其来的腿痛所惊醒。

宫高和腹围

从宫高和腹围的测量值可了解到胎儿宫内发育情况。宫高和腹围不是一个固定值，它随着妊娠月份的增加而不断增长。

据国内统计，孕16～36周，宫高平均每周增加0.8～0.9厘米，36周后减慢，为每周增加0.4～0.5厘米。腹围因孕妈妈胖瘦不一，变化较大，宫高及腹围对照可靠性加大。

胎儿的变化

如果胎儿现在就出生，成活的概率是1/4～1/5。此时的他仍然非常瘦，浑身覆盖着细细的胎毛。胎儿的体内开始生成白细胞以对抗感染。

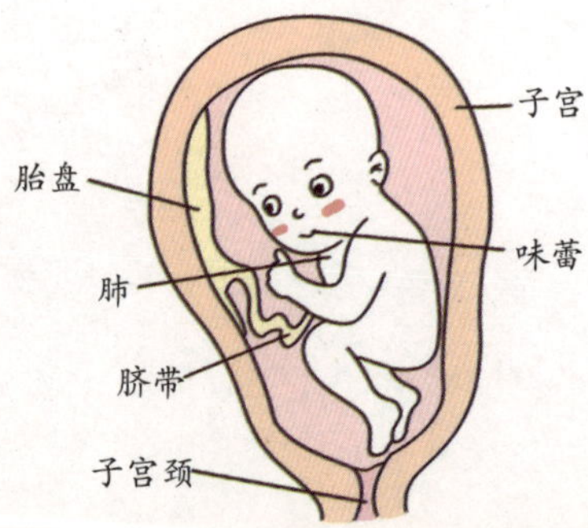

宫内胎儿发育迟缓、畸形、羊水过少、横位、子宫畸形、死胎等，均可使宫底低于正常值或增长速度减慢、停滞。多胎、羊水过多、巨大儿、畸胎、臀位等，可使宫高高于正常值或增长速度加快。如综合宫高、腹围分析，宫高增长慢而腹围增长快可能为横位、悬垂腹；宫高增长快而腹围增长慢可见于臀位；而羊水过多、双胎、巨大儿均可超出正常范围；两者增长均慢者，90%生出低体重儿。结合B超测量胎儿，对鉴别胎儿正常和异常发育更有帮助。

缓解腰酸背痛

怀孕20周后，因为子宫明显扩大，重心前移，身体会自主地将重心拉回，拉回的力量主要是靠下背、腰部的力量将重心拉回，因此，常见许多孕妈妈用手支撑腰部，形成肚子向前挺、肩部向后拉的身型，这样的姿势有违原本腰椎部位的正常曲线，此部位会承受较多压力，容易形成腰酸背痛的情况。

孕期尽量维持正确的姿势，虽然腹部重量会使身体重心前倾，但孕妈妈要尽量拉直身体，勿使脊椎向前倾。也可在身体能承受的情况下，做些简单的伸展运动，像是手臂向上延展，或是孕前有游泳习惯的孕妈妈，怀孕后也可继续坚持，水中可借由浮力减轻身体负担，运动时会比陆地上来得轻松，也可借由在水中的伸展运动缓解腰背肌肉。

另外，也可用热敷的方式来改善。或者请老公帮忙按摩背部，以便舒缓一下背部紧绷的肌肉。

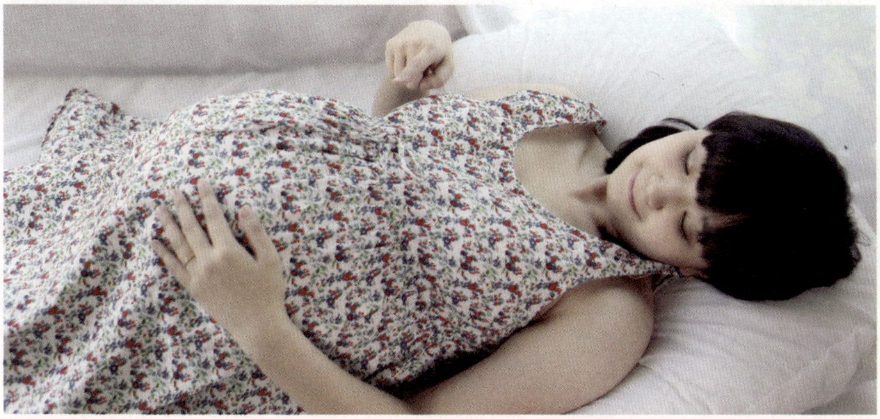

第四次产检

大部分妊娠糖尿病的筛检，是在怀孕24周做的。先抽取孕妈妈的血液样本，来做一项耐糖试验，此时孕妈妈不需要禁食。喝下50克的糖水，等1小时后，再进行抽血，当结果出来后，血液指数若在140以下，即属正常；指数若为140以上，就要怀疑是否有妊娠糖尿病，需要再回医院做第二次抽血。此次要先空腹8小时后，再进行抽血，然后喝下100克的糖水，1小时后抽1次血，2小时后再抽1次，3小时后再抽1次，总共要抽4次血。只要有2次以上指数高于标准值的话，即代表孕妈妈有妊娠糖尿病。在治疗上，要采取饮食及注射胰岛素来控制，千万不可使用口服的降血糖药物来治疗，以免造成胎儿畸形。

本周注意事项

生活计划	执行方案
开始做盆骨运动	轻度的柔软盆骨运动能增强骨盆肌肉的收缩力，改善腰背疼痛，使孕妈妈感到身心愉快
预防便秘	为防止便秘，孕妈妈可多吃含纤维素的蔬菜、水果，如芹菜、韭菜、香蕉、梨等；坚持每日做一些适量的运动，如散步、做广播体操；还要养成每天定时排便的习惯
少食多餐	少食多餐可减少胃灼热感，餐后散步也有助于消化

饮食营养：多吃粗粮、蔬菜，预防孕妈妈便秘

此时孕妈妈的子宫增大，压迫胃肠，极容易发生胃胀、便秘等情况，因此孕妈妈要补充一些膳食纤维去缓解。

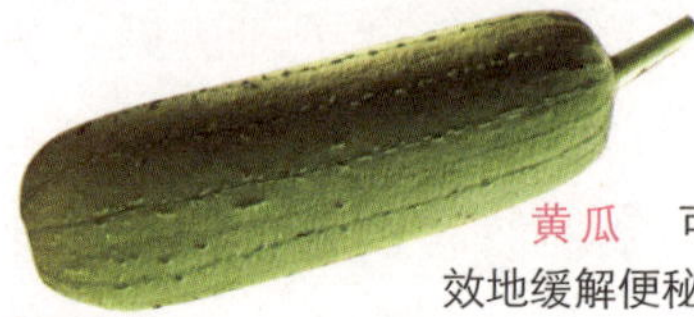

黄瓜　可以有效地缓解便秘

营养重点

重点补充	适量补充
铁	膳食纤维
复合维生素	

营养需求

孕24周，孕妈妈及胎儿都需要一定数量的维生素。只有保持养分均衡的饮食，才能保证维生素的含量。铁的摄取是一定不可缺少的，孕妈妈需摄取少量的铁，贮存在组织中，胎儿就从这种“仓库”中吸取铁，以满足自己的需要。

吃什么、怎么吃

孕24周的孕妈妈容易发生便秘，最好的改善方法是从生活方式着手，靠自己的努力来克服。

1.三餐饮食正常：特别是早餐一定要吃，避免空腹，并多吃含纤维素多的食物，比如糙米、麦芽、全麦面包、牛奶，还有新鲜蔬菜、新鲜水果，少吃刺激辛辣食品，不喝碳酸饮料。

2.多补充水分：体内水分如补充不足，便秘就会加重，所以，每日至少喝1 000毫升水。因为水分不足，粪便就无法形成，而粪便太少，就无法刺激直肠产生收缩，也就没有便意产生。所以，补充水分是减轻便秘的重要方法。

3.切忌忍着不排便：也就是说，一有便意就去厕所排便。因为粪便在体内积存久了，不但造成排便不易，也会影响食欲。建议有便秘问题的孕妈妈每天多喝凉开水或牛奶刺激大肠蠕动，或是早晨起床后马上喝一杯凉开水或牛奶，这都是帮助排便的好方法。

4.养成每日定时排便的习惯：最好早餐过后排便，不要排便时阅读书报，应养成“专心”排便的好习惯。

5.充足睡眠，适量活动：多活动可增强胃肠蠕动，另外，睡眠充足、心情愉快、精神压力得到缓解等都是减轻便秘的好方法。

饮食专家提示

怀孕24周的孕妈妈如何依靠饮食来护理肌肤？一般来说，怀孕期间，会分泌化学物质，让孕妈妈比没怀孕前漂亮，肌肤有光泽。只有孕晚期并在冬天，皮肤才会变干，除了保持皮肤的清洁外，在饮食上要多摄取含优质动物蛋白和维生素A、维生素C、B族维生素等食物；蔬菜、水果可使你的皮肤颜色更加漂亮。均衡摄入营养平衡的食物能使孕妈妈的头发和皮肤以及体内各器官得到很好的保护。

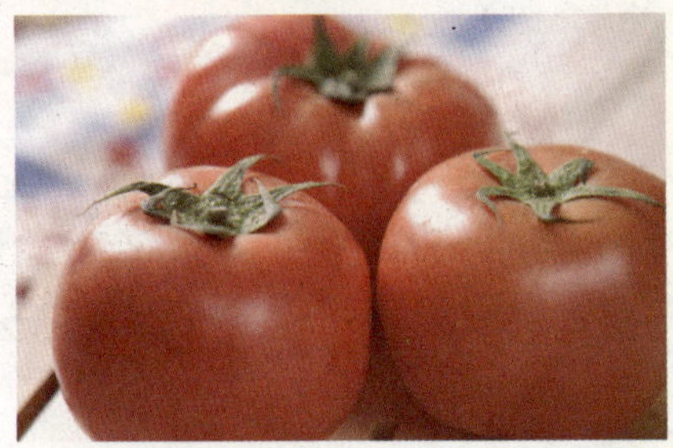

孕妈妈的参考餐单

用餐时间	食物名称
早餐	牛奶麦片粥1碗、玉米1/2个、鸡蛋1个、椒麻凉拌牛肉
加餐	果蔬汁1杯、桃子1个
午餐	过水面条1碗、宫保豆腐、炸菠菜脯
加餐	黑芝麻糊1碗、苹果1个
晚餐	虾仁炒饭1碗、韭苔炒蛋、姜葱炒花蛤

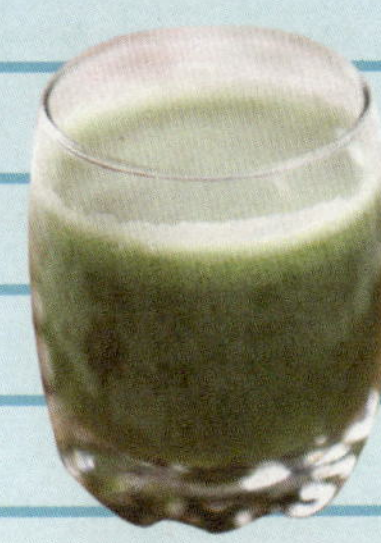

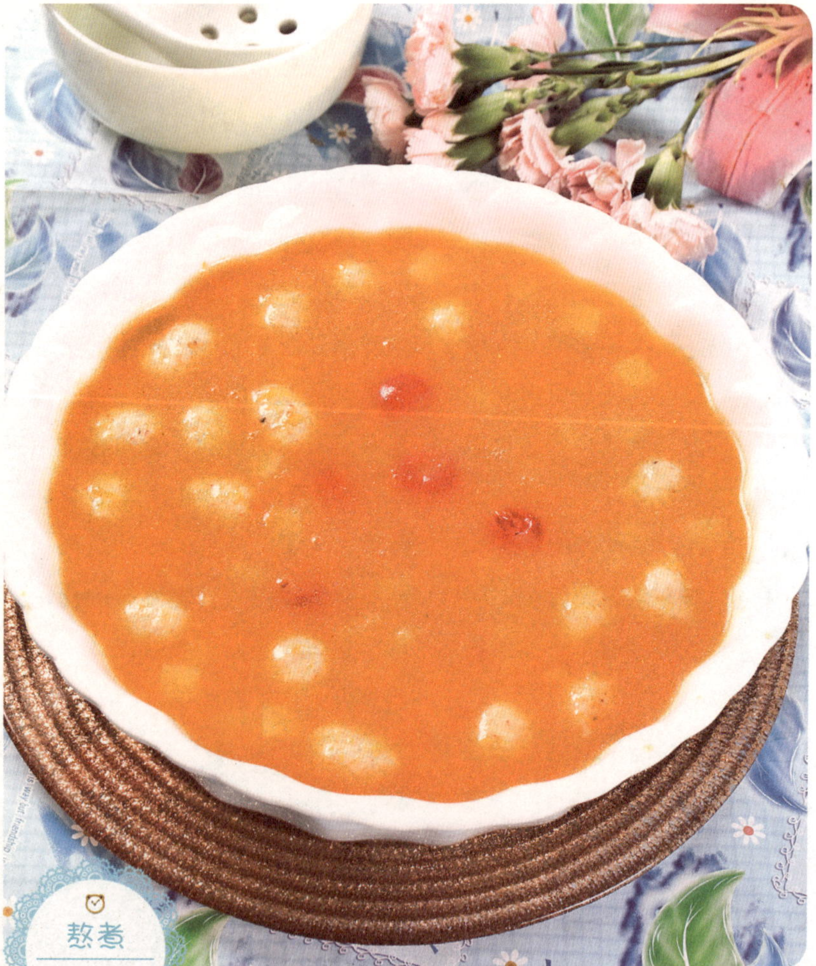

熬煮

鲜咸、香浓

黄金白玉汤

原料

南瓜500克，鱼肉200克，汤圆150克，荸荠5粒，香蕉1根，鸡蛋清1个。

调料

精盐1/2小匙，胡椒粉少许，水淀粉、植物油各2大匙。

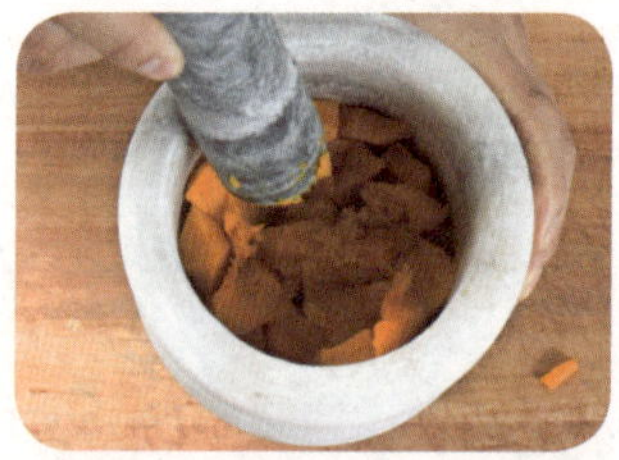

1 南瓜去皮及瓤，切成蒸熟，捣成泥，汤圆煮熟，香蕉、荸荠切成小粒。

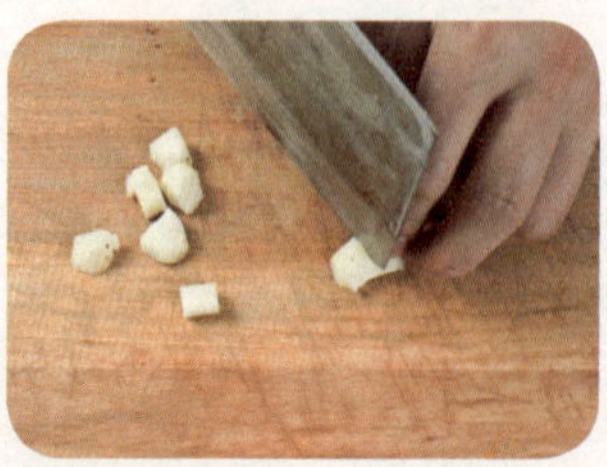

2 鱼肉用清水洗净，用刀背捶成泥状，放入碗中，加入少许精盐、水淀粉、蛋清、胡椒粉搅成鱼泥。

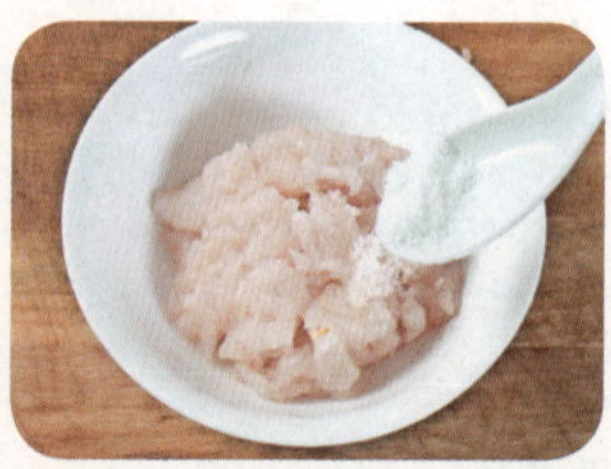

3 鱼泥挤成2厘米大小的鱼丸，入清水锅内汆熟，捞出沥水；锅置火上，放入植物油烧热，下入南瓜泥煸炒片刻。

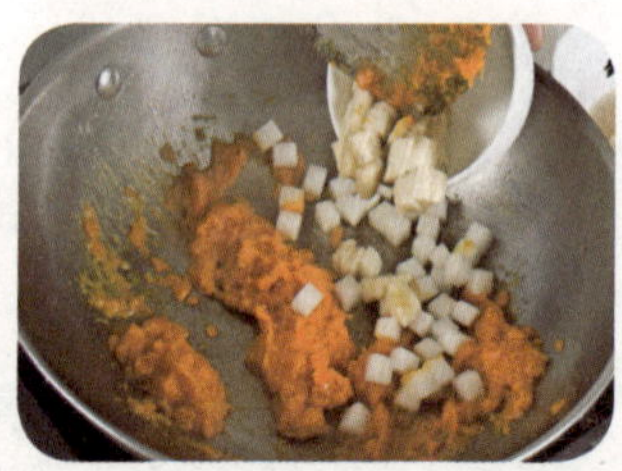

4 放入香蕉粒、荸荠粒、小汤圆、清汤稍煮片刻，加入精盐烧沸，用水淀粉勾薄芡，放入鱼丸推匀，起锅装入碗中即成。

牛蹄筋炖萝卜

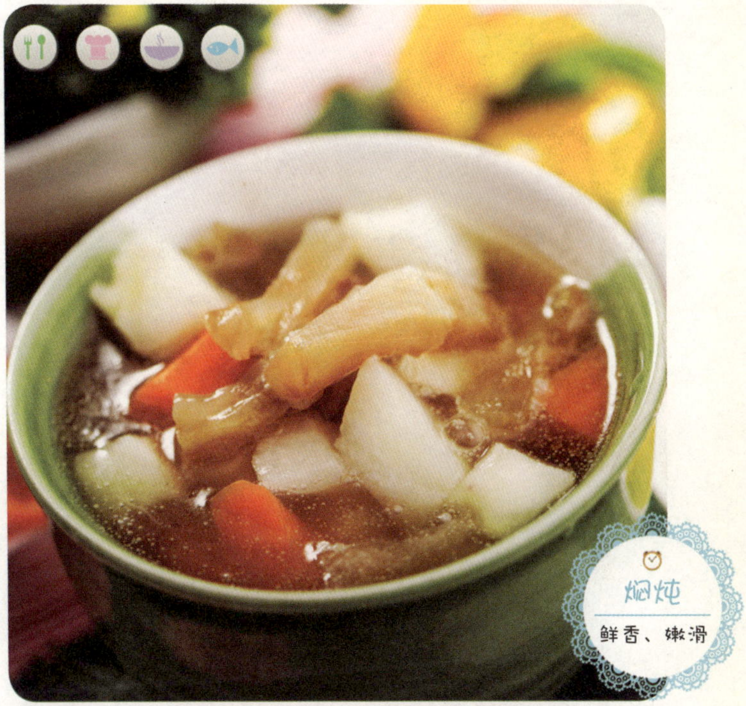

原料

水发牛蹄筋350克，白萝卜250克，胡萝卜100克。

调料

葱段10克，姜片5克，精盐1小匙，老汤适量。

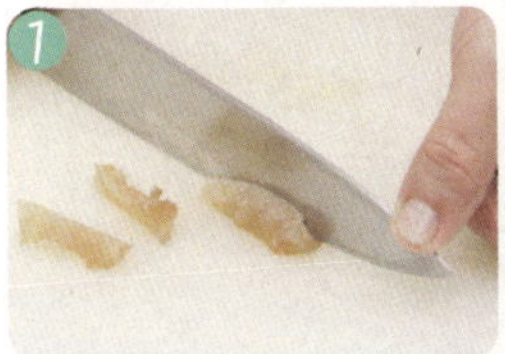

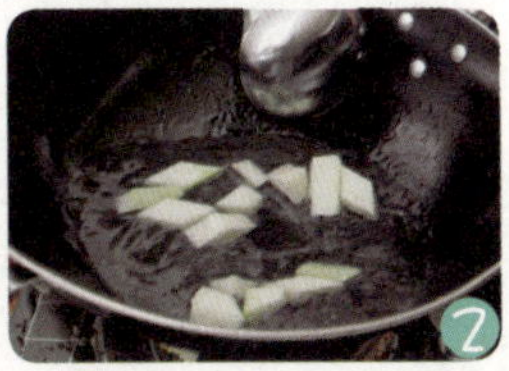

1 牛蹄筋洗净，放入锅中，加入葱段、姜片煮20分钟，关火后浸泡20分钟，切条；白萝卜、胡萝卜分别洗净，切块，放入沸水锅中焯透，捞出沥水。

2 锅置火上，加入老汤，放入牛蹄筋条、白萝卜块、胡萝卜块烧沸，再加入精盐，转文火炖至入味，出锅盛入碗中即可。

金银黑米粥

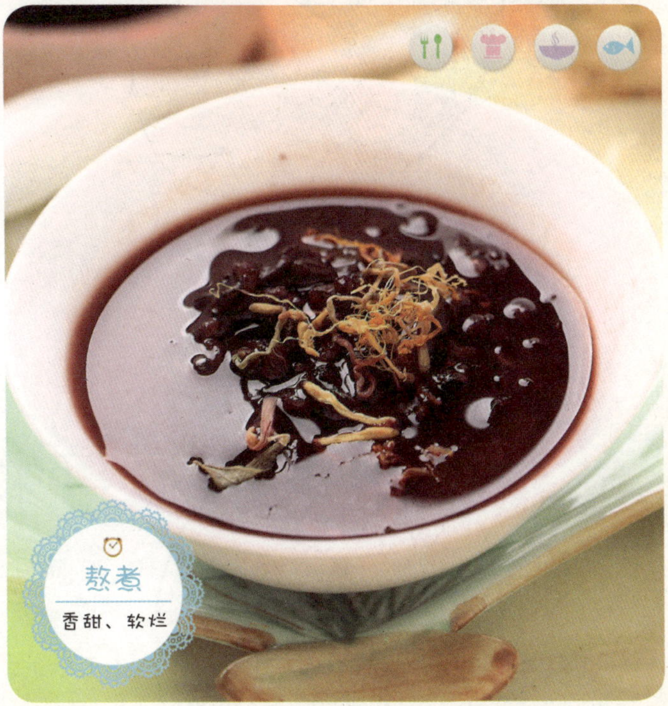

原料

黑米100克，金银花20克。

调料

砂糖适量。

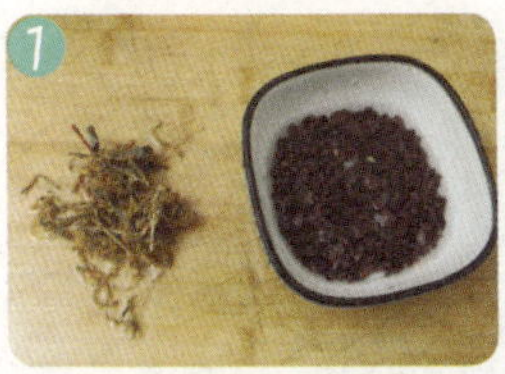

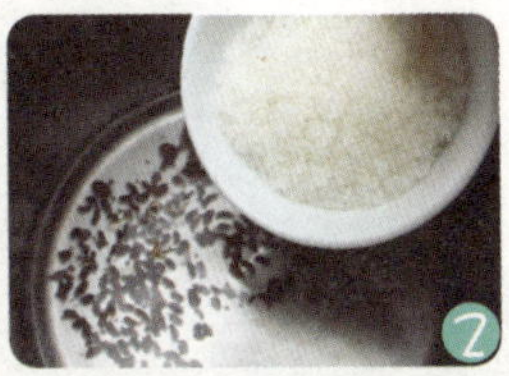

1 将黑米淘洗干净，放入清水浸泡4小时；金银花用温水浸泡，洗净。

2 锅中加入适量清水，放入黑米、金银花煮开，再改用文火煮约40分钟至米烂粥熟；然后加入适量砂糖煮至溶化，即可出锅装碗。

孕25周 胎儿皮肤开始红润不透明

宫　高　21～25.5厘米。

胎　长　23厘米左右。

胎　重　700克左右。

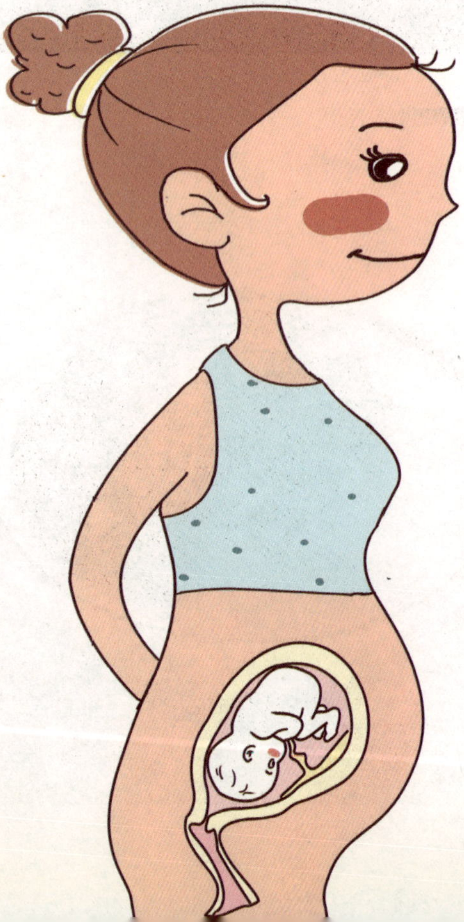

孕妈妈出现眼干症状

眼睛对光线非常敏感，而且非常干燥，让人感觉就像进了沙子一样刺痛。这是怀孕中经常出现的症状，不用过于担心，但如果这种症状比较严重的话，最好用眼药水补充眼睛的水分。

孕妈妈要坚持运动

孕妈妈要进行适时的运动，例如孕妇体操、游泳、散步等，这样既能控制体重，又能提高抵抗力，改善妊娠不适，例如腰痛、水肿、便秘或痔疮。如果有条件，游泳是比较适合孕妈妈的运动，可以大大减轻腰背酸痛。

胎儿的变化

现在胎儿能抱脚、握拳了。肺中的血管继续发育，鼻孔开始张开。在牙龈的高处，胎儿的恒牙牙蕾正在发育，口腔和嘴唇区域的神经越来越敏感，为出生后寻找“妈妈”的乳头这一基本动作做准备。

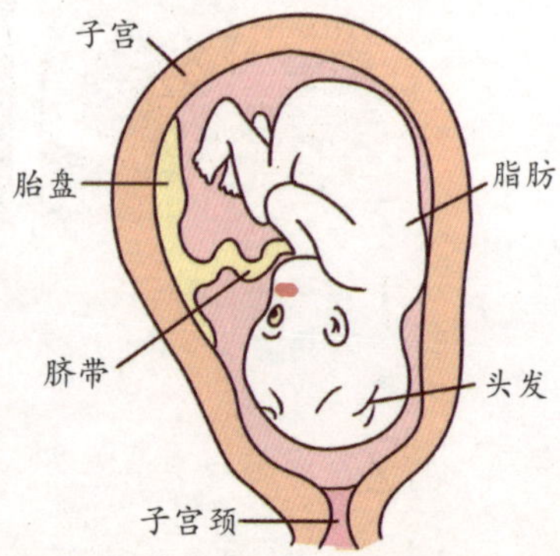

远离厨房空气污染

正常情况下，普通人对油烟一类的不良气体具备一定的抵抗及适应能力。但是孕妈妈则不然，孕育期内他们本能的防御体系都降到了较低水平，因而极易成为被伤害的人群。

如何改善厨房空气质量	
1	使用合格的燃气具，并及时进行清理。一旦火焰呈现红色，则视为有通路被堵塞
2	使用高效的排烟装置，确保达到最好的通风效果。烹饪结束后，让抽油烟机继续工作一刻钟左右
3	养成科学的烹饪习惯，不要动辄将油加热至烟雾重重
4	加强厨房卫生管理，垃圾最好不过夜
5	适量摆放吸纳能力较强的绿色植物，如仙人掌、芦荟等。切记不可过量，以免造成室内正常氧含量不足

减少对皮肤的刺激

由于激素的均衡被破坏，所以皮肤在怀孕期间会变得非常敏感。孕妈妈全身会泛红，同时长出很多米粒大小的疙瘩。有时孕妈妈会感觉身体严重痒痛，甚至令人无法入睡。为了预防皮肤疾病，最好穿纯棉内衣。另外，洗衣服时要比平时多漂洗几次，这样可以将洗衣液引起的皮肤刺激降到最低。

准备婴儿房

最好在宝宝没有出生前就规划出婴儿房的布局，以后孕妈妈可能因为身体不适或行动不便，没有时间考虑这些事情。无论孕妈妈选哪一间房作为婴儿房，一定要保证房间卫生，表面易于擦洗，家具的表面平滑，棱角为圆形，油漆无毒、无铅。室内留有可放置物品的地方，特别是给宝宝换衣服的地方。如果孕妈妈想自己设计出一个换衣服的地方，最好要设计得大一点，以便放置换衣服垫。地板表面要保温、结实，最理想的是铺上软木块或纺织地毯。

婴儿房的温度最好控制在16℃～20℃。婴儿房内的光线最好用调光开关来控制，开灯时不会吓着孩子，在晚上可以把灯光调暗，免去了点夜明灯的麻烦。

婴儿房间的装饰应该明亮，颜色欢快。研究证明婴儿喜欢自然的颜色，如黄色、蓝色和明亮的苹果绿色或是草绿色。用原色喷出的图画也会使房间显得明亮、活泼。在房间里多装饰一些有趣的画片，在宝宝的小床上方吊上一些活动的物体。用有生动图案的布料或墙纸装饰房间，也会给宝宝带来视觉的刺激，有利于宝宝的智力发育。

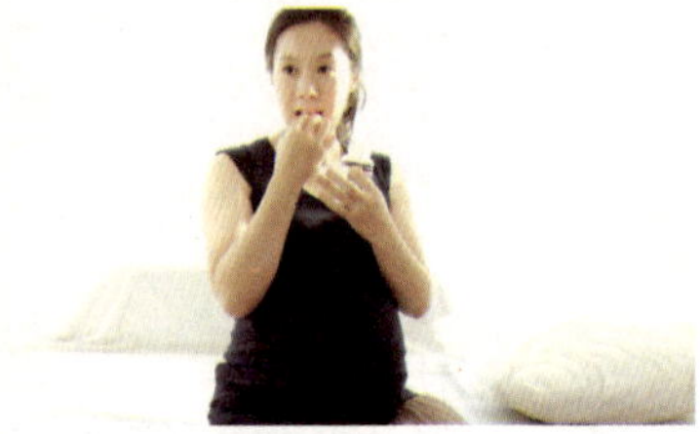

特别提示

孕期糖尿病多发于孕中晚期，多见于肥胖孕妇及高龄孕妇，是怀孕期间孕妇体内不能产生足够水平的胰岛素而使血糖升高的现象。生活要有规律，忌暴饮暴食，吃饭时要细嚼慢咽，多吃蔬菜。另外，要多加锻炼身体，养成良好的睡眠规律。

本周注意事项

生活计划	执行方案
保证充足的睡眠	睡眠中孕妈妈的脑垂体会不断产生促进胎儿生长的激素，所以孕妈妈要保证充足的睡眠
应减少远途出行	避免长时间外出和旅游，出行时要注意出行安全
缓解疲劳	注意休息，不时变换身体姿势。舒缓的伸展运动、热水浴和按摩，都能帮助孕妈妈缓解疲劳
控制体重	不宜过量进补，避免肥胖，定期进行产前检查

饮食营养：多吃健脑食品，多晒太阳

孕晚期孕妈妈要注意血压和血糖问题，不要无所顾忌没有节制地吃，有时候吃太多胎儿不一定能吸收很多，反倒容易造成孕妈妈患妊娠高血压综合征和妊娠糖尿病。

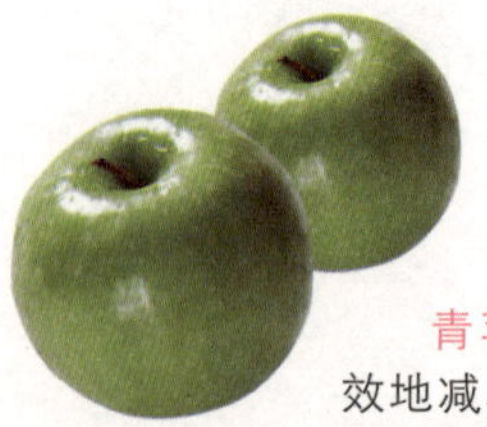

青苹果　可有效地减小妊娠糖尿病的发生率

营养重点

重点补充	适量补充
蛋白质	复合维生素

营养需求

孕25周，孕妈妈已经面临了妊娠高血压综合征和妊娠糖尿病的危险，所以在饮食方面要格外小心。

不宜多吃动物性脂肪，减少盐的摄入量，日常饮食以清淡为主，忌吃咸菜、咸蛋等盐分高的食品。同时，要保证充足、均衡的营养，必须充分摄取蛋白质，适宜吃鱼、瘦肉、牛奶、鸡蛋、豆类等。

另外，要注意增加植物油的摄入。此时，胎儿机体和大脑发育速度加快，对脂质及必需脂肪酸的需要增加，必须及时补充。因此，增加烹调所用植物油即豆油、花生油、菜油等的量，既可保证孕中期所需的脂质供给，又提供了丰富的必需脂肪酸。

吃什么、怎么吃

孕25周的膳食应包括以下食品：

1.牛奶：牛奶中含有丰富的必需氨基酸、钙、磷、多种微量元素及维生素A、维生素D和B族维生素。有条件者每日可饮用250～500毫升牛奶。

2.鸡蛋：鸡蛋是提供优质蛋白质的最佳天然食品，也是脂溶性维生素、叶酸、B族维生素的丰富来源，铁含量亦较高。鸡蛋不仅烹调方法简单多样，甜、咸均可，并易于保存。凡条件许可的，应每天吃1～2个鸡蛋。

3.鱼、禽、畜肉及内脏：这些都是蛋白质、无机盐和各种维生素的良好来源，每日的膳食中应供给50～150克。如条件不许可，可用蛋类、大豆及其制品代替。

4.大豆及其制品：大豆及其制品是植物性蛋白质、B族维生素及无机盐的丰富来源。

5.蔬菜、水果，尤其是黄绿色蔬菜都含有丰富的维生素、无机盐和纤维素：每天应摄取新鲜蔬菜250～750克，绿色蔬菜应占其中的一半以上。

6.海产品：应经常吃些海带、紫菜、海鱼、虾皮、鱼松等海产品，以补充碘。

7.硬果类食品：芝麻、花生、核桃等，其蛋白质和矿物质含量与豆类相似，也可经常食用。

孕妈妈的参考餐单

用餐时间	食物名称
早餐	豆浆1杯、煎蛋1个、发糕1块、木耳洋葱炒肉丝
加餐	青苹果1个、松子仁5个
午餐	包子3个、牛肉柿子汤、麻酱鲜虾拌杂蔬
加餐	菠萝3片、榛子5个
晚餐	米饭1碗、杭椒牛柳、干煸菜花

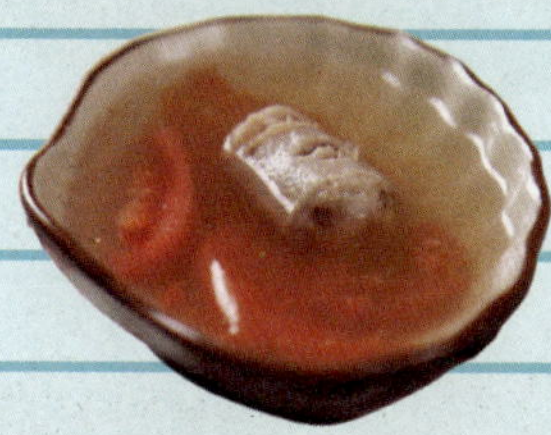

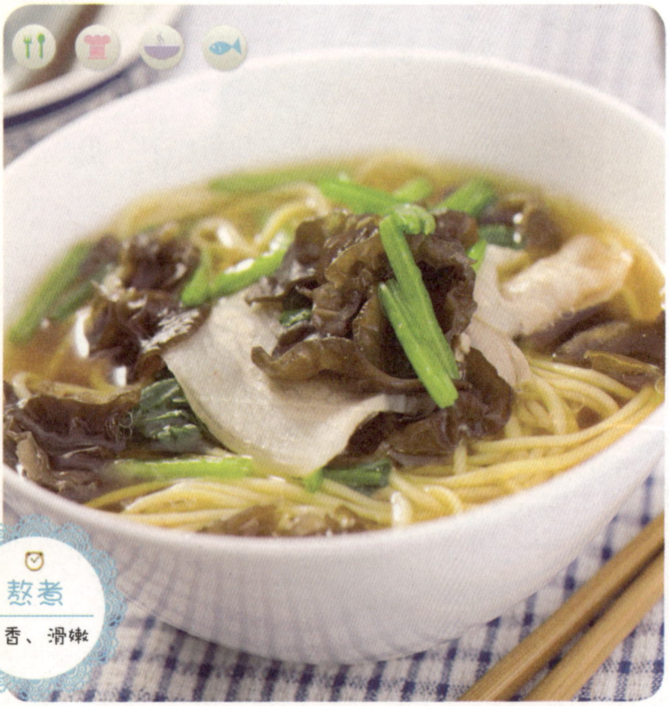

菠菜汤面

原料

玉米面条200克，熟猪五花肉75克，菠菜50克，水发木耳20克。

调料

葱末、姜末、酱油各10克，精盐1小匙，植物油3大匙。

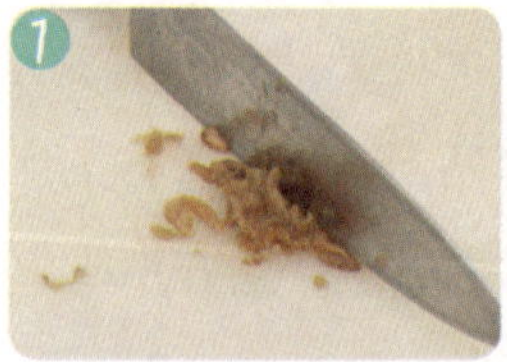

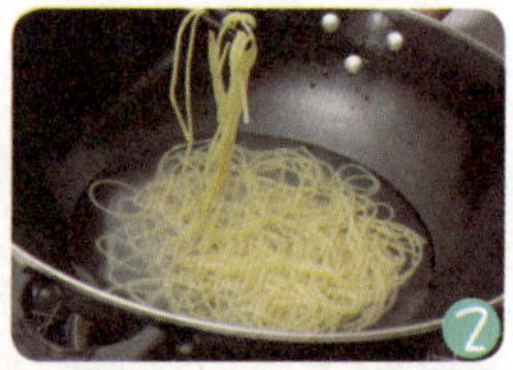

1 熟猪五花肉切成大薄片，菠菜、木耳洗净，菠菜切成段，焯烫，木耳撕成小朵。

2 锅中下入葱末、姜末炝香，下入五花肉片炒，加入酱油、精盐、木耳片、菠菜段烧开，出锅装碗，下入玉米面条煮熟即可。

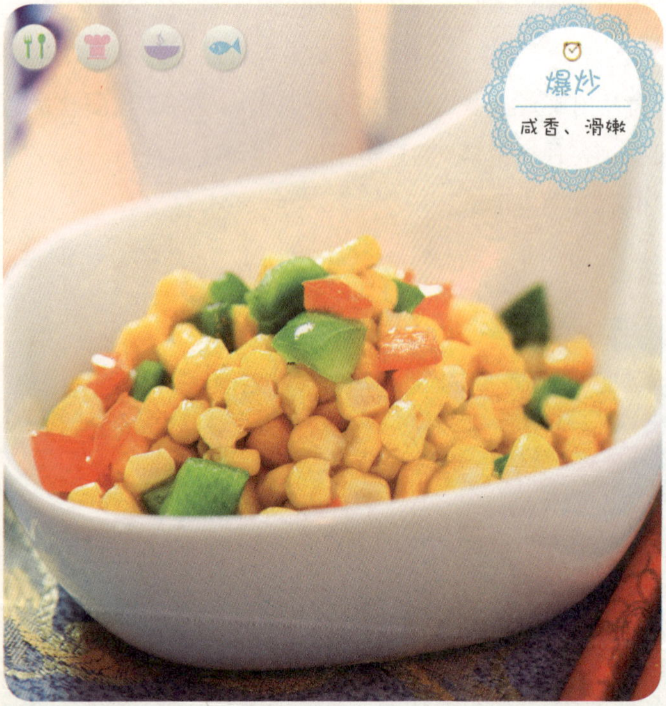

青椒爆玉米粒

原料

玉米粒150克，青辣椒25克。

调料

精盐2小匙，植物油25克。

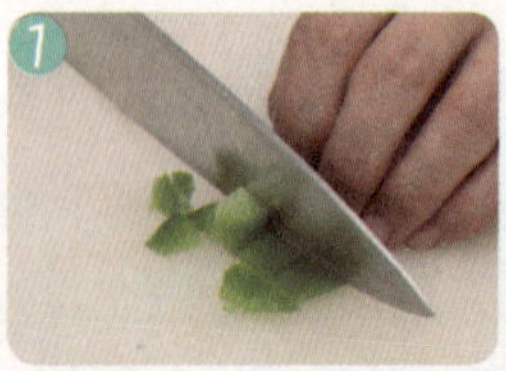

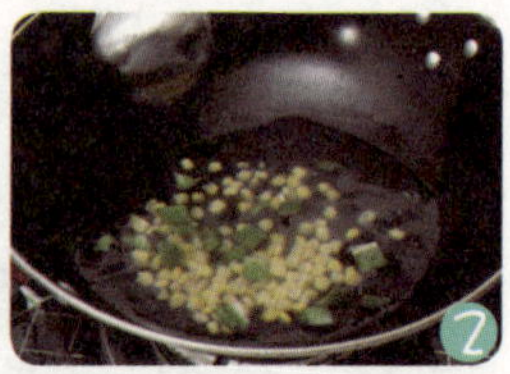

1 将玉米粒取出，青辣椒去蒂洗净，切1厘米方丁；起锅放入开水，将玉米粒焯一下，捞出。

2 起锅放入植物油，放入青辣椒煸炒，加入玉米粒，加精盐煸炒匀起锅即可。

豆面小窝头

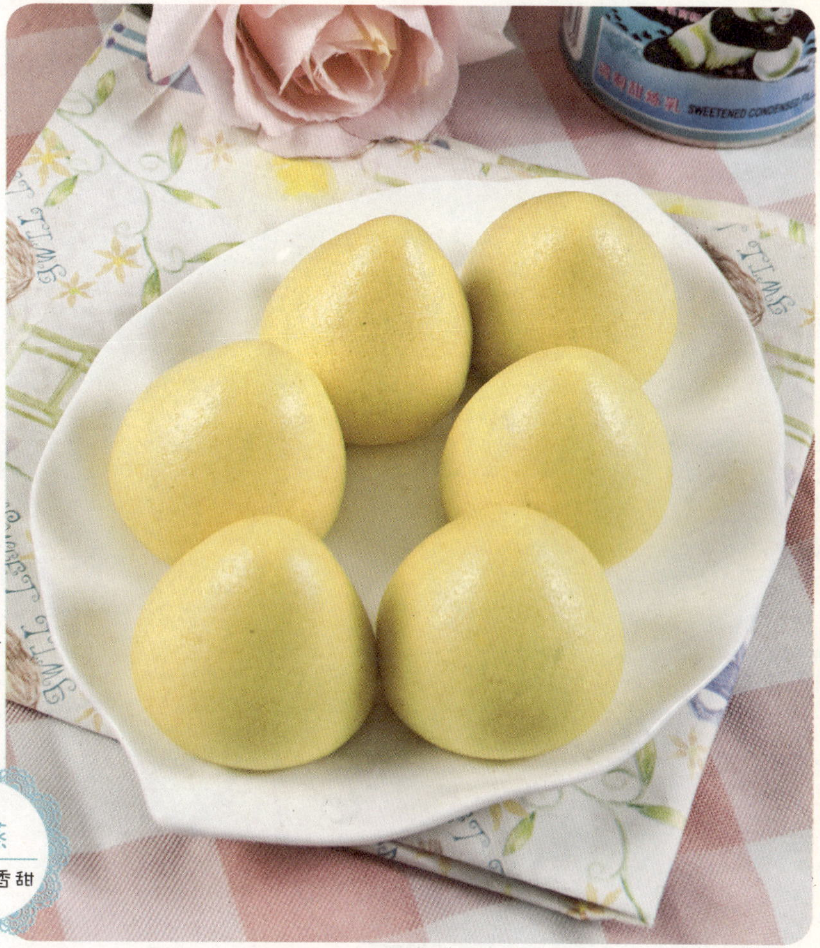

原料
玉米面500克，小苏打5克。

调料
白糖100克。

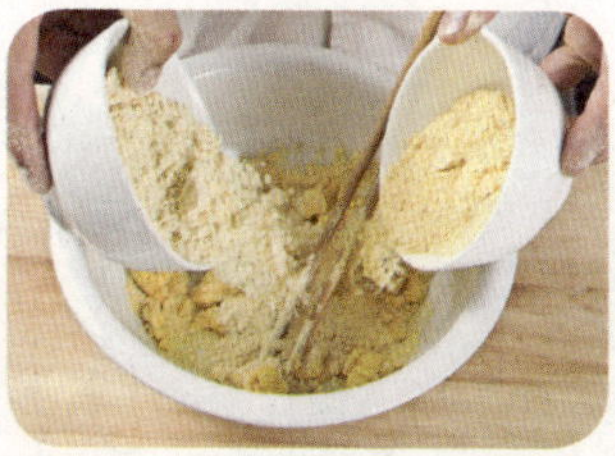

1 小苏打放入碗内，加入温水搅至溶化，取100克玉米面，倒入开水搅匀成烫面，加白糖揉成面团，盖上湿布，稍饧。

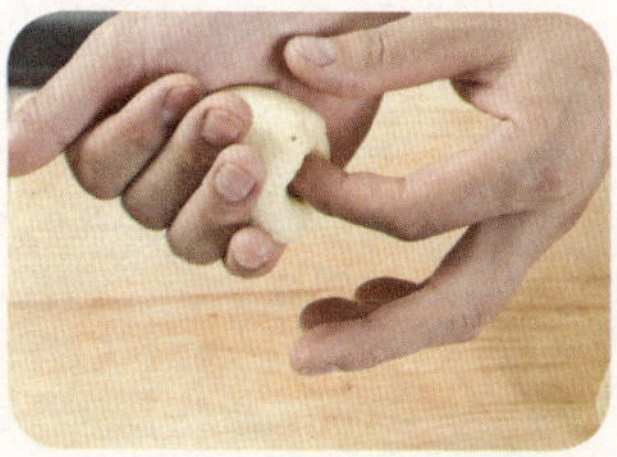

2 饧好的面团50克下一个剂，放在案板上揉成圆锥状，在底部边搓边捏出一孔，洞深约为4厘米，制成窝头生坯。

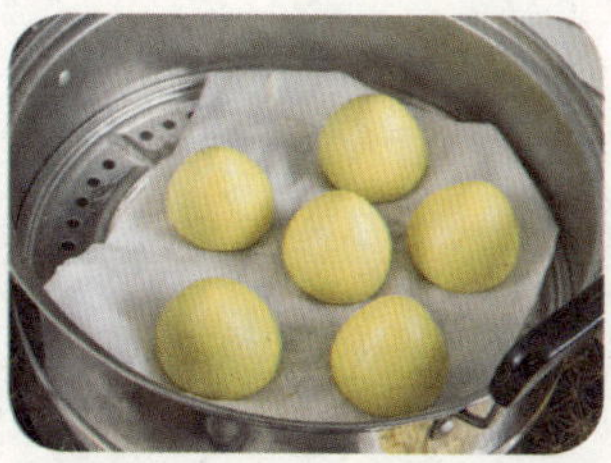

3 取盖帘1个，放上湿屉布，再把窝头均匀地码在上面；蒸锅烧沸，放入窝头，用武火蒸20分钟至熟，装盘即成。

孕26周 胎儿肺内的肺泡开始起作用

宫　高　21.5～26.5厘米。

胎　长　24厘米左右。

胎　重　900克左右。

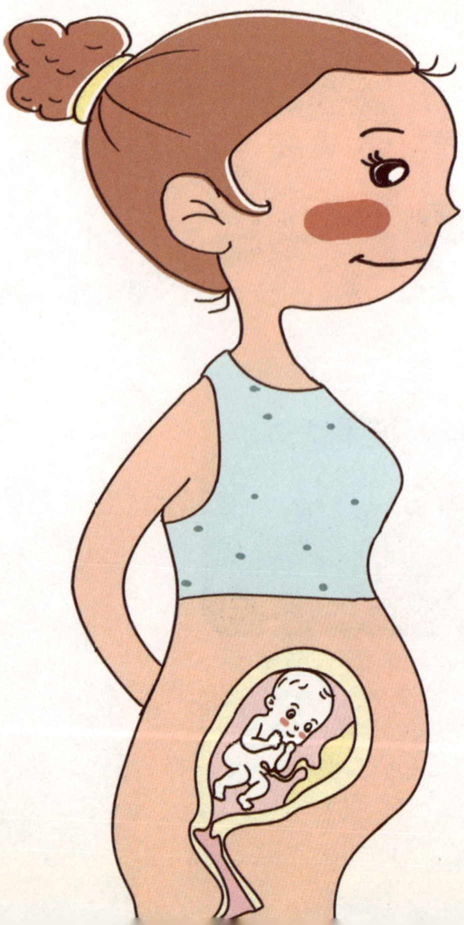

出现消化不良和胃痛的反应

随着胎儿的成长，子宫会越来越大。由于子宫会压迫肠胃，所以孕妈妈会经常出现消化不良和胃痛的情况。随着子宫肌肉的扩张，下腹部会出现像针刺一样的疼痛。

身体重心前移，加重腰痛

随着肚子变大，孕妈妈挺腰站直时身体的重心会向前移。为了保持平衡，必须把上身后倾。此时孕妈妈的体重和背、腰肌肉的重量全部聚集到腰部，所以会加重腰痛。最好经常保持正确的姿势，平时注意多通过散步或体操来缓解腰部肌肉的疲劳。

胎儿的变化

胎儿的肺仍在发育成熟中。胎儿的脊柱虽然强壮了，但仍不能支撑正在生长的身体。这时如果把耳朵放在孕妈妈的腹部，就能听到胎儿的心跳。胎儿会吸气、呼气。双眼已经完全成形。当听到声音时，他的脉搏会加快。

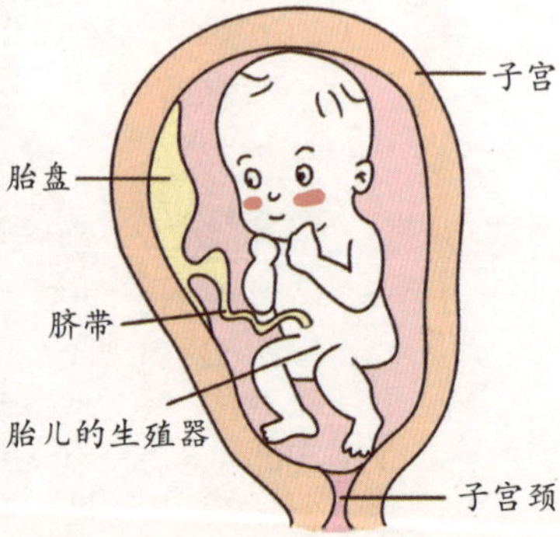

要控制体重，加强运动

孕中期，胎盘已经形成，所以不太容易造成流产。这个时期，胎儿还不是很大，孕妈妈也不是很笨拙，所以在孕中期增加运动量是非常适合的。

游泳

游泳可以锻炼孕妈妈的全身肌肉，促进血液流通，让胎儿更好地发育。同时，孕期经常游泳还可以改善情绪，减轻妊娠反应，对胎儿的神经系统有很好地影响。但游泳时要防止他人踢到腹部。

散步

对于不会游泳的孕妈妈，每天早晚散步也是一种很好的运动，既能促进肠胃蠕动，还能增加耐力，耐力对分娩是很有帮助的。孕妈妈在走动的同时，还可以刺激胎儿的活动。其实，在阳光下散步是最好的，可以借助紫外线杀菌，还能促进肠道对钙、磷的吸收，对胎儿的骨骼发育特别有利。

散步的速度最好控制在每小时4千米，每天1次，每次30～40分钟，步行的速度和时间要循序渐进。同时，散步要选择好环境，比如空气清新的花园或树林。这一时期所说的加大运动量，并不是增加运动强度，而是提高运动频率、延长运动时间。

但需要强调的是，一定要根据自己的情况来做运动，不要勉强运动。如果以前一直没有运动，那么可以做一些轻微的活动，比如散散步；如果以前一直坚持运动，可以游泳、打乒乓球等。

体操

可以利用专门的体操学院或医院的孕妇体操教室做体操。即使在家中持续做一些简单的体操运动也能取得很好的效果。体操可以消除压力、防止肥胖、锻炼肌肉和关节，所以有助于顺产。

孕妈妈做体操时最好穿着舒适的衣服，在专用的垫子上进行。从怀孕5个月以后开始进行孕妇体操，每次进行10～15分钟。

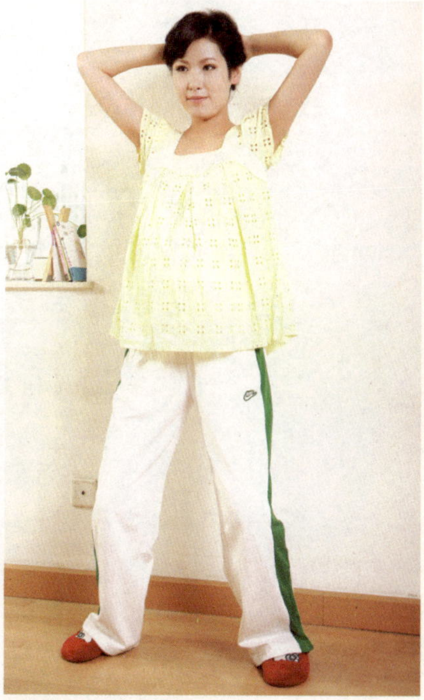

TIPS

进入孕中期，孕妈妈的体重应该每个月增加2千克左右，但是也有体重增加超过3千克的情况。体重的过分增加，会导致难产、妊娠糖尿病、妊娠高血压综合征等，所以要特别注意控制体重。如果1周内的体重增加超过0.5千克，就应该注意均衡地摄取所需的营养，同时减少碳水化合物的摄取量来进行体重控制。

本周注意事项

生活计划	执行方案
注意环境卫生	注意环境卫生，不要去热闹、聚会的场合，以免被传染上感冒或其他疾病
保持正常的活动量	保持正常的活动量，平时多通过散步或能预防腰痛的体操来缓解腰部肌肉的疲劳
稳定情绪	稳定情绪，以积极的心态面对现实

饮食营养：加强对孕期糖尿病的预防，控制饮食

这时期要求孕妈妈摄入足够的营养，主食中的米、面、杂粮要互相搭配。为了保证孕中期体内钙的贮存，孕妈妈应每日摄取1 000毫克的钙，多进食奶类、乳制品、豆制品、鱼、虾等富含钙的食物。

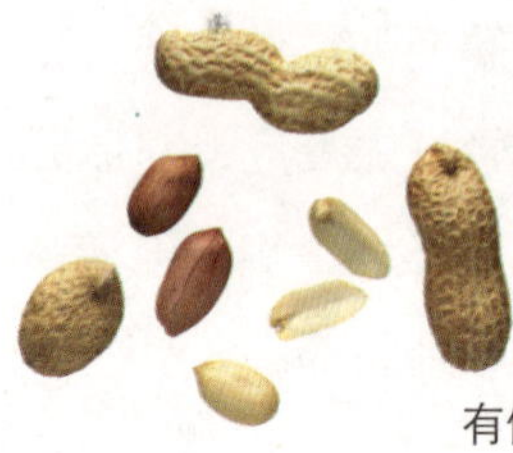

花生　花生具有健脾和胃的功效

营养重点

重点补充	适量补充
钙	维生素D
	锌

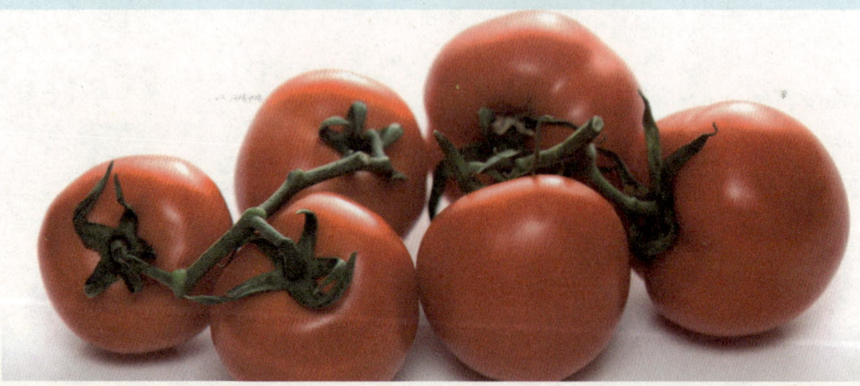

营养需求

孕26周，孕妈妈对血红素铁、维生素B_2、叶酸、维生素A等营养素的需要量明显增加，为此建议此时期的孕妈妈至少每周吃一次一定量的动物内脏。孕妈妈可以把“糯米红枣”当作加餐，但注意每次吃10个左右，不要过量。在饮食上除了多吃一些含铁丰富的食物外，还应注意多吃一些含维生素C较多的食品，以帮助身体吸收更多的铁质。

膳食纤维对保证消化系统的健康很重要，也能够减轻便秘。食物纤维分为可溶纤维和不可溶纤维。可溶纤维能让你更久保持吃饱的感觉，让糖分稳定地进入血液；不可溶纤维让食物更快地通过身体，防止便秘，借助排便清除体内废物。富含膳食纤维的食物有：苹果、韭菜、芹菜、梨和全麦面包等。

吃什么、怎么吃

孕26周，可以说喜忧参半。孕妈妈体内激素分泌增加会让你看起来更性感，不过，不断长大的胎儿会压迫你的胃，引起胃部灼热，也可能会便导致秘。

饮食专家提示

本周孕妈妈需要增加营养，要保证食物的质量，使营养均衡。从各种食物中普遍吸收各种营养元素。对生成胎儿的血、肉、骨骼起着重要作用的蛋白质、钙、铁等成分，这个阶段的需求量比平时大得多。由于维生素与钙的作用，促进骨骼生长的维生素D比平常的需要量多出4倍，热量只需增加5%～10%。

孕妈妈要多吃含钙的食物，让孩子在胎内就长上坚固的牙根。注意少吃含白糖多的食物，因为白糖有消耗钙的作用，且易引起发胖。可选用红糖，红糖中钙的含量比同量的白糖多2倍，铁质比白糖多1倍，还有人体所需的多种营养物质，并且有益气、补中、化食和健脾暖胃等作用。

节制冷饮，多吃粗粮及粗纤维蔬菜，多饮水，多活动。还可以喝些酸奶和蜂蜜，起到润肠通便作用。

孕妈妈的参考餐单

用餐时间	食物名称
早餐	馄饨1碗、煮蛋1个、拌海带丝
加餐	白梨1个、花生10粒
午餐	花卷1个、清蒸鲈鱼、豆豉空心菜
加餐	栗子8个、酸奶1杯
晚餐	米饭1碗、爆炒鸡心、丝瓜汤1碗

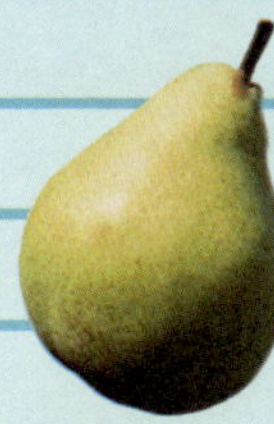

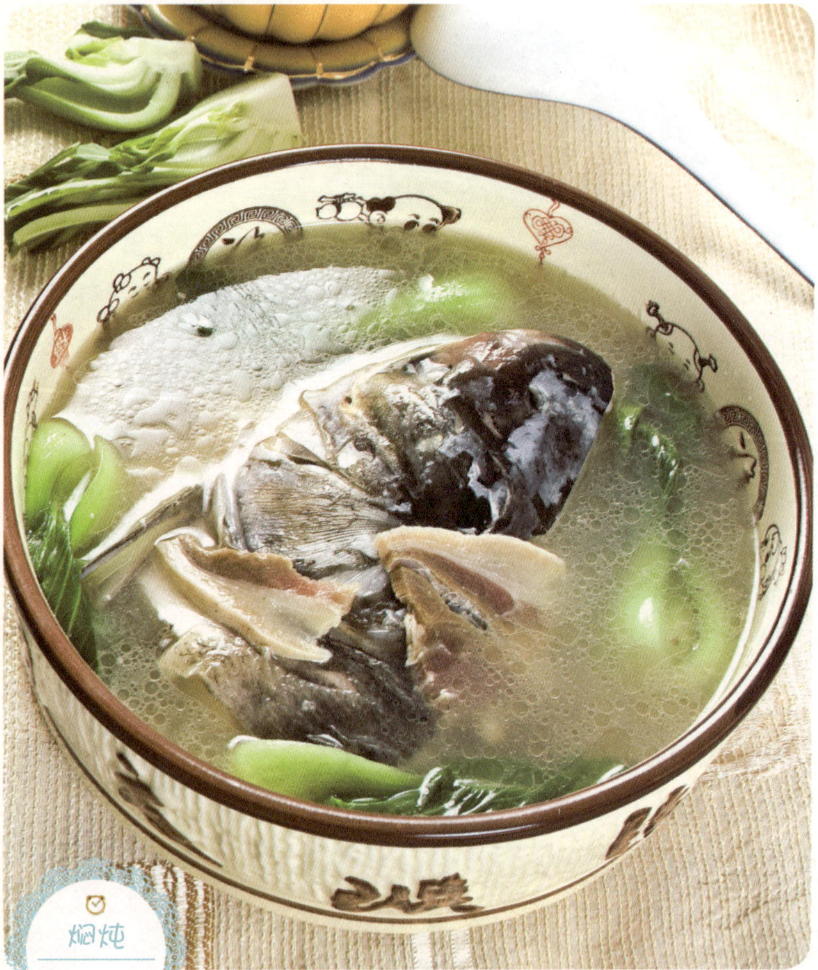

焖炖

鲜嫩、咸香

火腿鱼头汤

原料

鳙鱼（胖头鱼）头1/2个，油菜100克，火腿50克。

调料

葱段、姜块、精盐、植物油各适量。

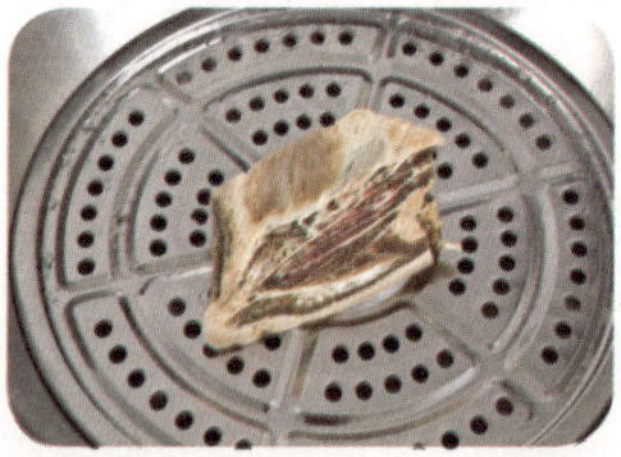

1 火腿刷洗干净，上屉用武火蒸熟，取出凉凉，切成薄片。

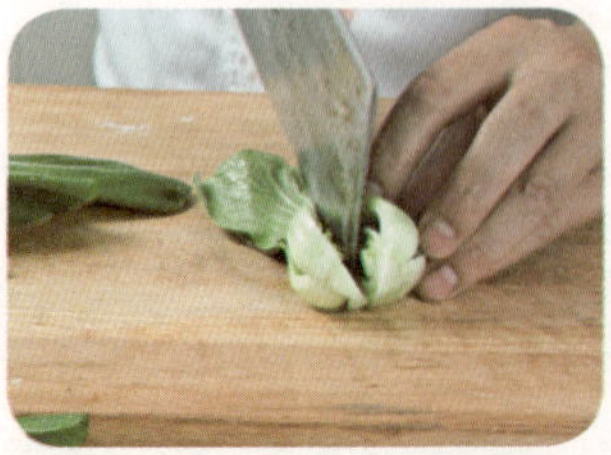

2 油菜取嫩菜心，大的一切为四，小的对半切开，洗净。

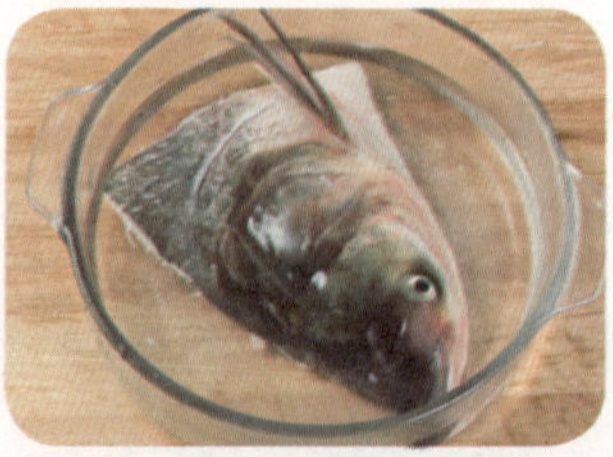

3 鳙鱼头洗涤整理干净，在鳃肉上剜一刀，下颌处斩一刀，放入清水中泡出血水，捞出洗净，擦干表面水分。

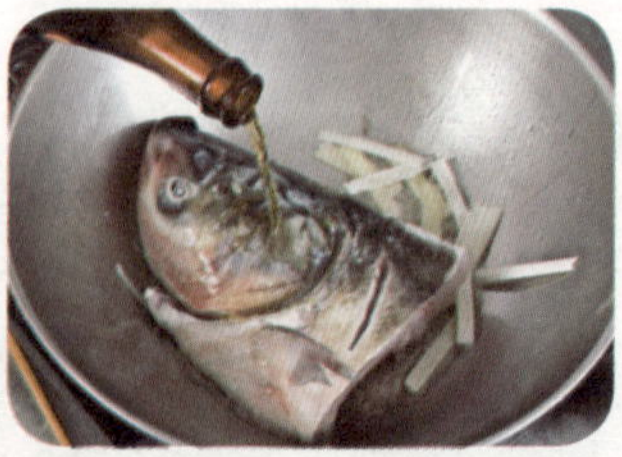

4 将鱼略煎，放入葱段、姜片、火腿片，添入沸水，盖上盖，用文火烧8分钟，再放入精盐、菜心烧1分钟即可。

芹菜拌腐竹

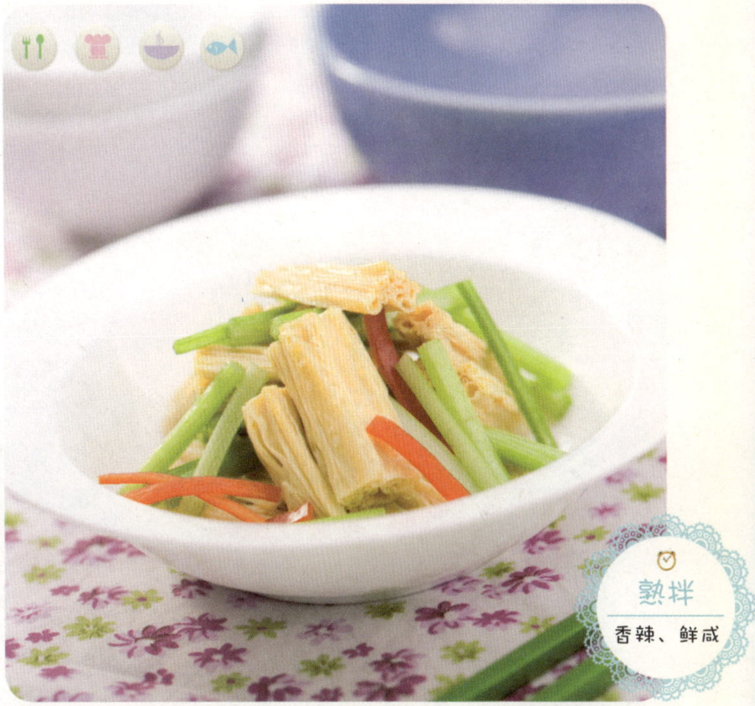

原料

水发腐竹300克，芹菜50克。

调料

姜末5克，精盐1小匙，辣椒油、香油各1大匙。

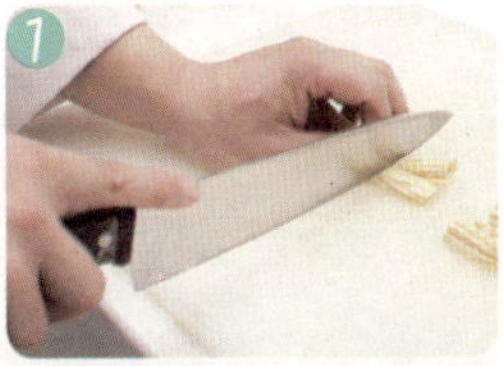

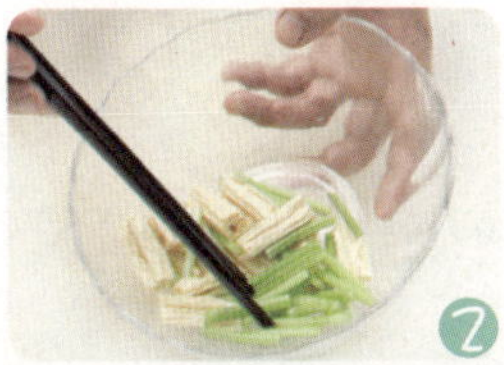

1 腐竹洗净，切成3厘米长的段，再放入沸水锅中焯煮3分钟，捞出过凉，挤干水分；芹菜择洗干净，切成3厘米长的段。

2 将腐竹段放入大碗中，加入姜末、精盐、辣椒油、香油调拌均匀，再放入芹菜段拌匀即可。

奶香糯米饭

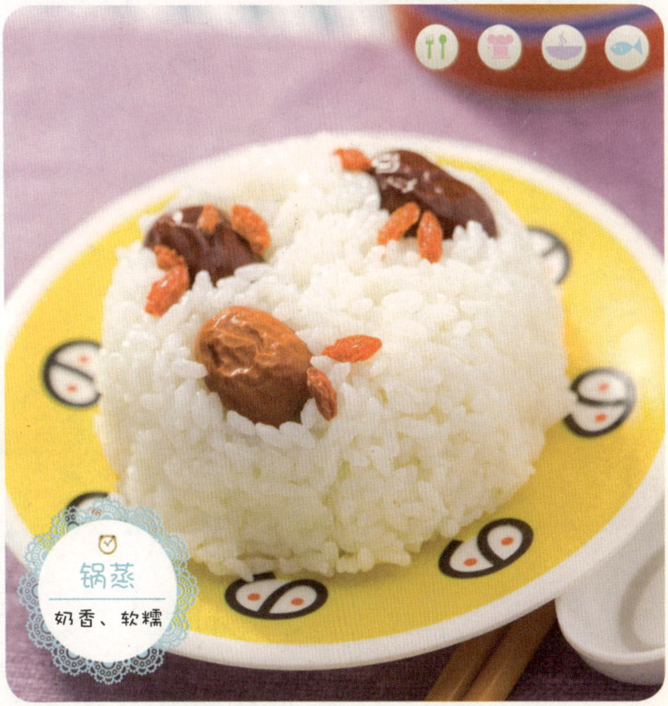

原料

糯米200克，大枣6粒，枸杞子少许。

调料

白糖1大匙，炼乳1小匙，猪油1/2大匙，牛奶250克。

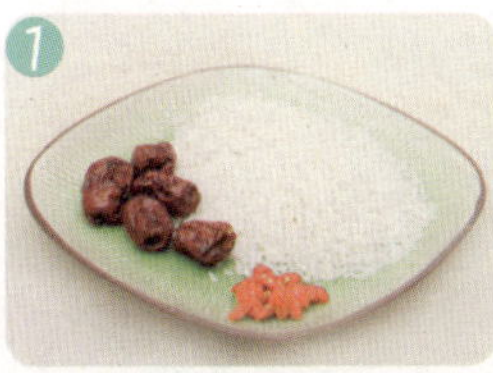

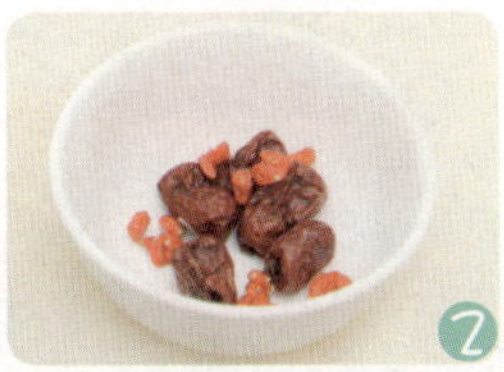

1 将大枣泡软、去核；枸杞子用温水泡发回软；糯米淘洗干净，浸泡6小时。

2 取盆，里面抹上猪油，放入大枣、枸杞子和泡好的糯米；再加入牛奶、白糖、炼乳、猪油拌匀，上屉蒸约1小时，取出后扣入盘中即可。

孕27周 胎动越来越强烈

宫　高　22.5～27.5厘米。

胎　长　25厘米左右。

胎　重　1千克左右。

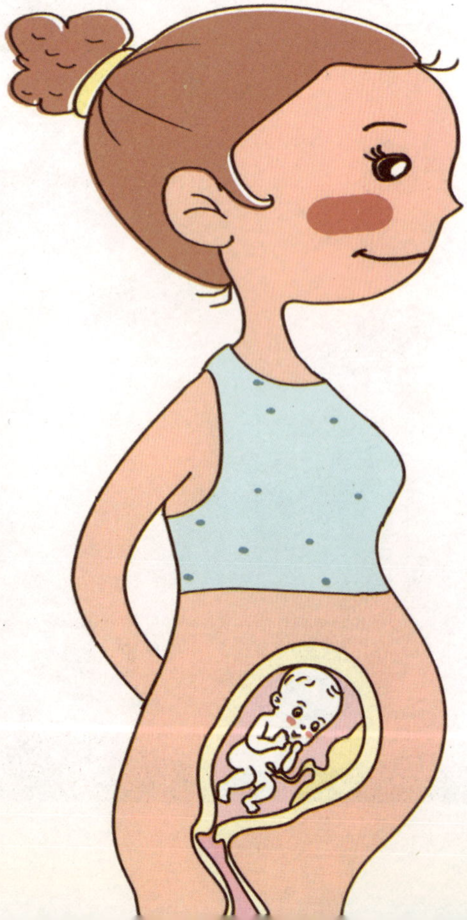

孕妈妈血压会上升

该时期孕妈妈血压会稍有上升，属正常现象无须担心。但若孕妈妈血压升高至140/90毫米汞柱以上就会对胎儿及孕妈妈产生严重影响。若孕妈妈血压异常，应该立即前往医院接受产科医生的检查。

尽量舒缓不适症状

这时由于腹部迅速增大，孕妈妈会感到很容易疲劳，同时，脚肿、腿肿、痔疮、静脉曲张等不适症状也可能困扰着孕妈妈。注意休息、不时变换身体姿势、做舒缓的伸展运动、洗热水浴和按摩，都能帮孕妈妈缓解不适。此时家人的关心也非常重要。

胎儿的变化

随着皮下脂肪的增多，胎儿越来越胖了。现在吮吸拇指可能是胎儿最喜欢的运动之一。此时，胎儿的眼皮开始睁开，虹膜开始形成。胎儿似乎可以察觉出光的变化，研究显示，如果将手电筒的光照在孕妈妈的腹部，胎儿可移向或离开光源的方向。

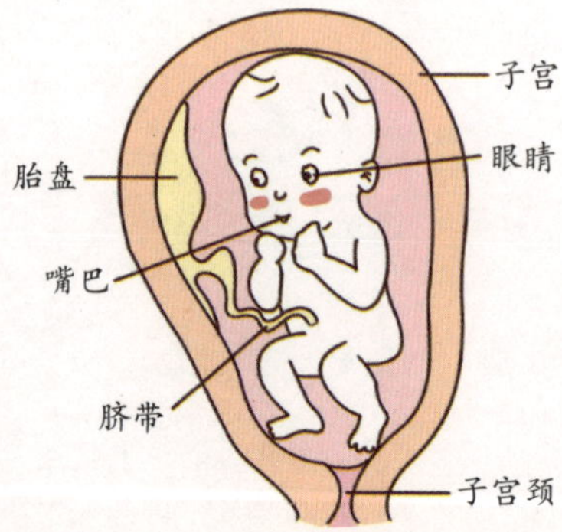

头昏眼花

如果平时身体健康状况只有60分的女性，在怀孕时，她身体的心、肺、肝、肾脏的工作量都必须增加，如此一来就无法负荷过多的工作量，很多的不适症状就会出现。妊娠期孕妈妈的血压较低，很可能感到头晕眼花，站不稳，需要坐下和躺下。这种情况大部分发生于孕中期和孕晚期。

孕妈妈为了避免出现这种症状，尽量不要站立太久。如果突然感到晕厥，要坐下来并把头放在两膝之间，过一会儿就会好转。在洗完热水浴后，起身动作要慢。在躺下的时候，两脚要抬至高于头部。

第五次产检

此阶段最重要是为孕妈妈抽血检查乙型肝炎，目的是要检视孕妈妈本身是否带原或已感染到乙型肝炎，如果孕妈妈的乙型肝炎两项检验皆呈阳性反应，一定要让儿科医生知道，才能在孕妈妈生下胎儿24小时内，为新生儿注射疫苗，以免让新生儿遭受感染。此外，要再次确认孕妈妈前次所做的梅毒反应，是呈阳性还是阴性，如此才能在胎儿未出生前，为孕妈妈彻底排除梅毒。

TIPS

怀孕时养成良好规律的作息时间，胎宝宝出生后，也会有规律地进行作息。所以，怀孕时也要早睡早起，白天尽量不要睡觉，习惯了就好了。另外，可以采取一些帮助入睡的办法，如入睡前喝杯热牛奶、用热水泡泡脚、听听轻音乐等。

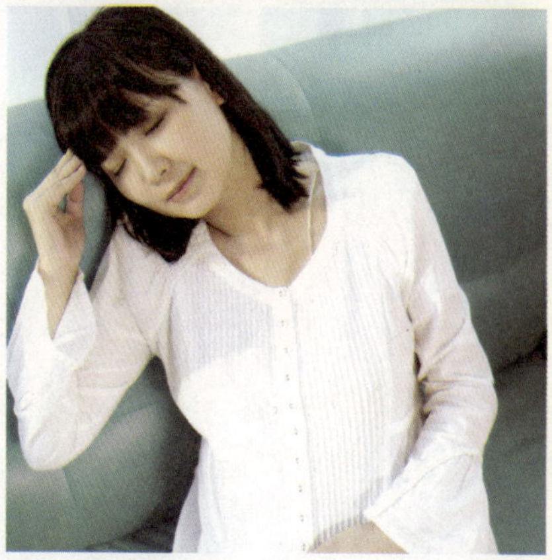

本周注意事项

生活计划	执行方案
饮食适度	控制高热量和盐分、糖类的摄取量，防止妊娠高血压综合征
减少妊娠纹	适用维生素E油进行局部按摩，增加皮肤弹性
坚持记录胎动	从现在开始应该每天做胎动记录，监测胎动情况，了解胎儿的健康

饮食营养：多吃海鱼、黑豆、冬瓜，预防下肢水肿

孕妈妈要少吃咸食，不要过多摄入动物性脂肪及碳水化合物，以免体重增长过快。为了预防腿部水肿，孕妈妈可多吃一些鲤鱼、鲫鱼、黑豆、冬瓜等有利消除水肿的食品。

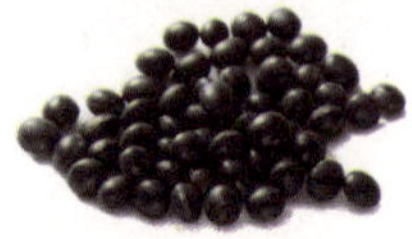

黑豆 有很好地补肾效果

营养重点

重点补充	适量补充
膳食纤维	复合维生素
	铁

营养需求

从现在开始直到分娩，应该增加谷物和豆类的摄入量，因为胎儿需要更多的营养。富含纤维的食品中B族维生素的含量很高，对胎儿大脑的生长发育有重要作用，而且可以预防便秘。如全麦面包及其他全麦食品、豆类食品等，孕妈妈都可以多吃一些。

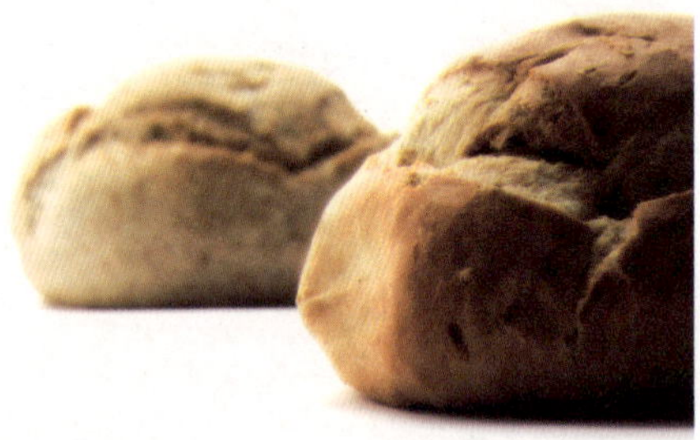

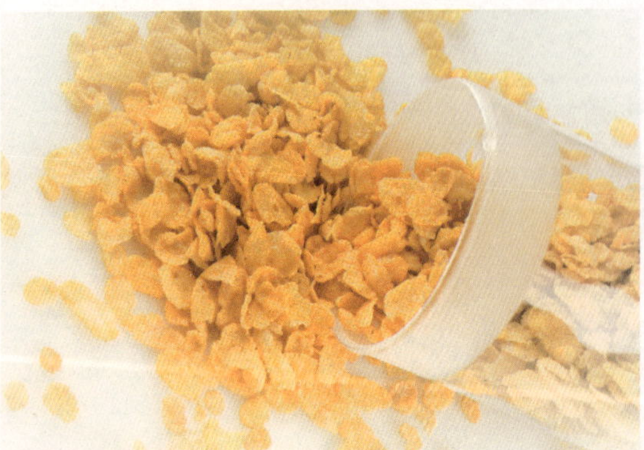

饮食专家提示

夏季孕妈妈的饮食原则是清淡而有营养。首先，牛奶和鸡蛋是必不可少的，因为它们含有丰富的蛋白质，一般女性每天约需蛋白质60克，而孕妈妈则需80克。其次，粗、细粮兼用。再次，夏季蔬菜水果丰富，宜多吃，因为瓜果蔬菜中含有丰富的维生素。另外，为了解暑，也可喝些绿豆汤。切忌口渴才饮水，应每隔两小时喝1次。

吃什么、怎么吃

在整个怀孕期间，孕妈妈如果能有意识地吃某些食物，会对腹中的胎儿发育起到很微妙的作用，科学地调配饮食，均衡营养，会帮助孕妈妈生个漂亮聪明的宝宝。

★ 生个皮肤好的宝宝：如果孕妈妈想要宝宝皮肤白些，就可以多吃一些富含维生素C的食物。含维生素C丰富的食物有番茄、菜花、冬瓜、洋葱这些日常比较常见的蔬菜。柑橘、苹果、鲜枣这些水果也含有很多的维生素C，其中苹果是最佳食物。

★ 拥有明亮的眼睛：如果想让宝宝拥有一双明亮的大眼睛，孕妈妈可以在孕期多吃些富含维生素A的食物，富含维生素A的食物有动物的肝脏、蛋黄、牛奶、胡萝卜、番茄以及绿色蔬菜、水果、干果和植物油等。其中鸡肝中含的维生素A为最多。

★ 拥有聪明的大脑：相信所有的父母都希望自己的宝宝聪明伶俐，那么，孕妈妈就应该在怀孕期间多吃些含碘丰富的食物，比如海带等海产品，用以补充胎儿对碘的需要，促进胎儿甲状腺的合成，也有利于胎儿大脑的良好发育。这类食品中以海带为最佳。

另外孕晚期是胎儿脑细胞和脂肪细胞增殖的“敏感期”。在这个时期，孕妈妈一定要注意增加蛋白质、磷脂和维生素的摄入，应多吃奶类、蛋类、瘦肉、肝、鱼、豆类、豆制品和青菜，保证食品的充足供应。

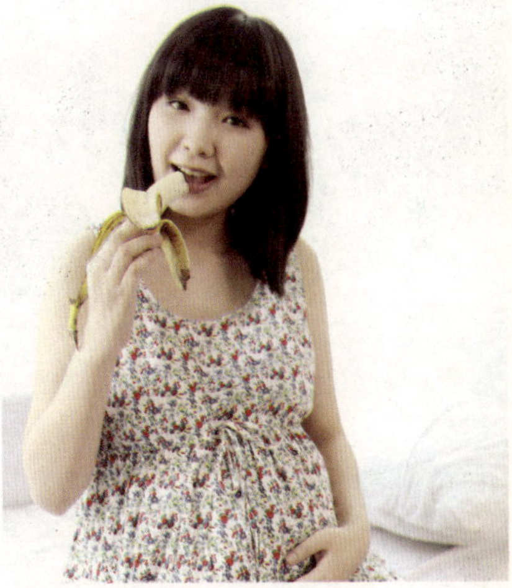

孕妈妈的参考餐单

用餐时间	食物名称
早餐	鸡蛋羹1碗、锅烙3个、拌小黄瓜1碟
加餐	牛奶1杯、苹果1个
午餐	蒸红薯1个、熘豆腐、海米油菜
加餐	葡萄10粒、香蕉1个
晚餐	米饭1碗、葱油多宝鱼、青笋炒蛋

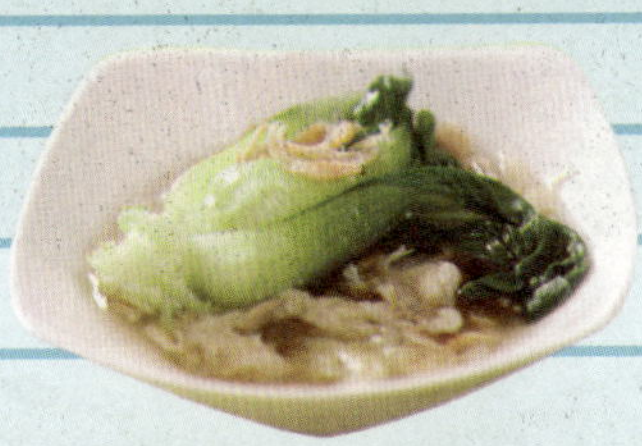

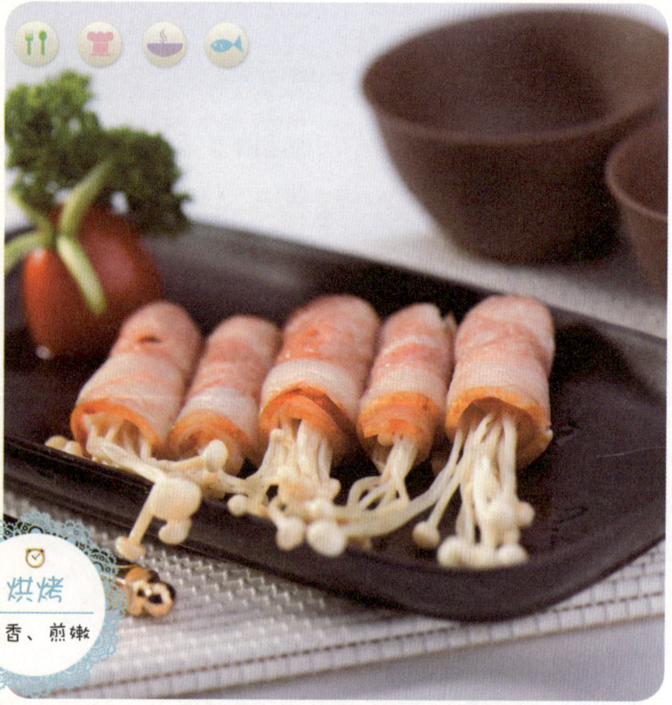

金针培根卷

原料

金针菇300克，培根肉8片。

调料

精盐2小匙。

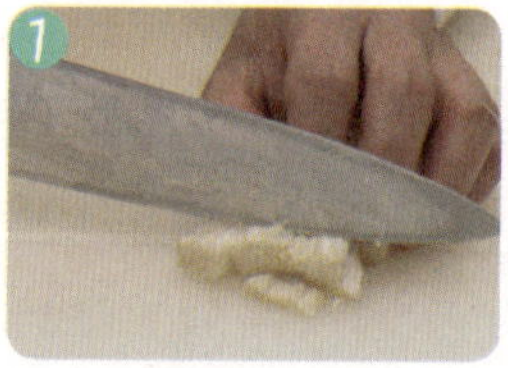

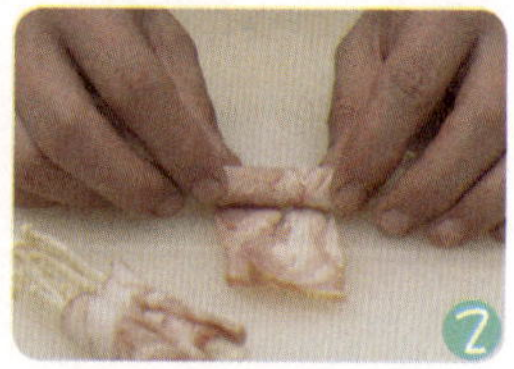

1 将培根切成16片，金针菇去蒂，洗净备用。

2 容器中加入精盐和1 000克清水，放入金针菇浸泡10分钟，每20克为1小束，用培根肉卷好待用；将金针培根卷摆入烤盘中，放入170℃的烤箱中烤约15分钟，即可取出食用。

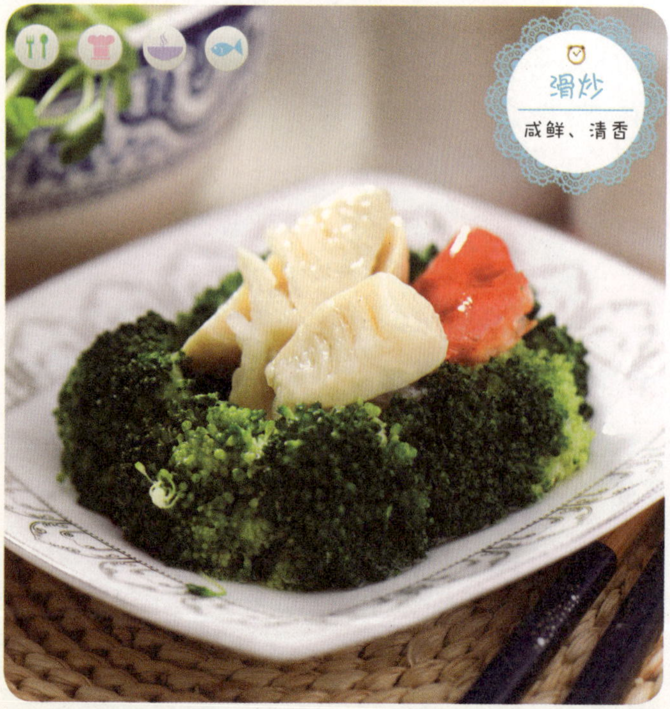

蓝花素冬笋

原料

西蓝花、冬笋各200克。

调料

精盐1小匙，水淀粉1大匙，植物油少许。

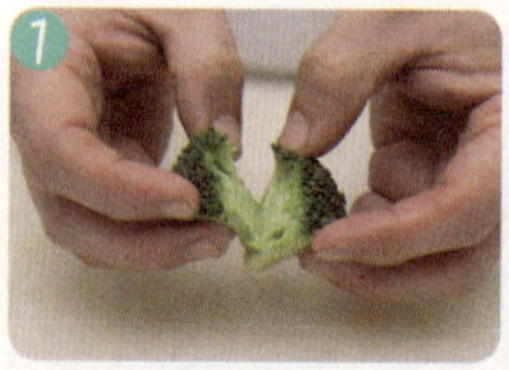

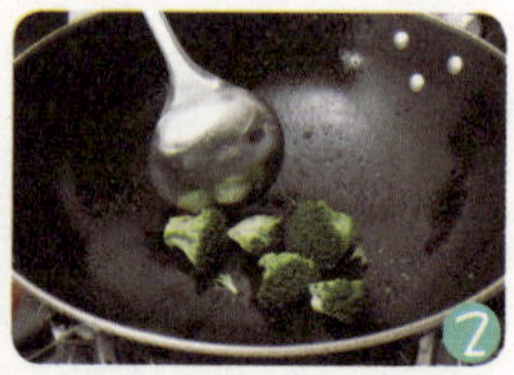

1 将西蓝花掰成小朵；冬笋洗净，切成滚刀块，分别放入沸水中焯烫一下，捞出沥干。

2 坐锅点火，加油，先放入西蓝花翻炒片刻，再加入一半的精盐，用水淀粉勾芡，盛在盘边待用；冬笋炒熟，盛在西蓝花中间即可。

椰香红豆糕

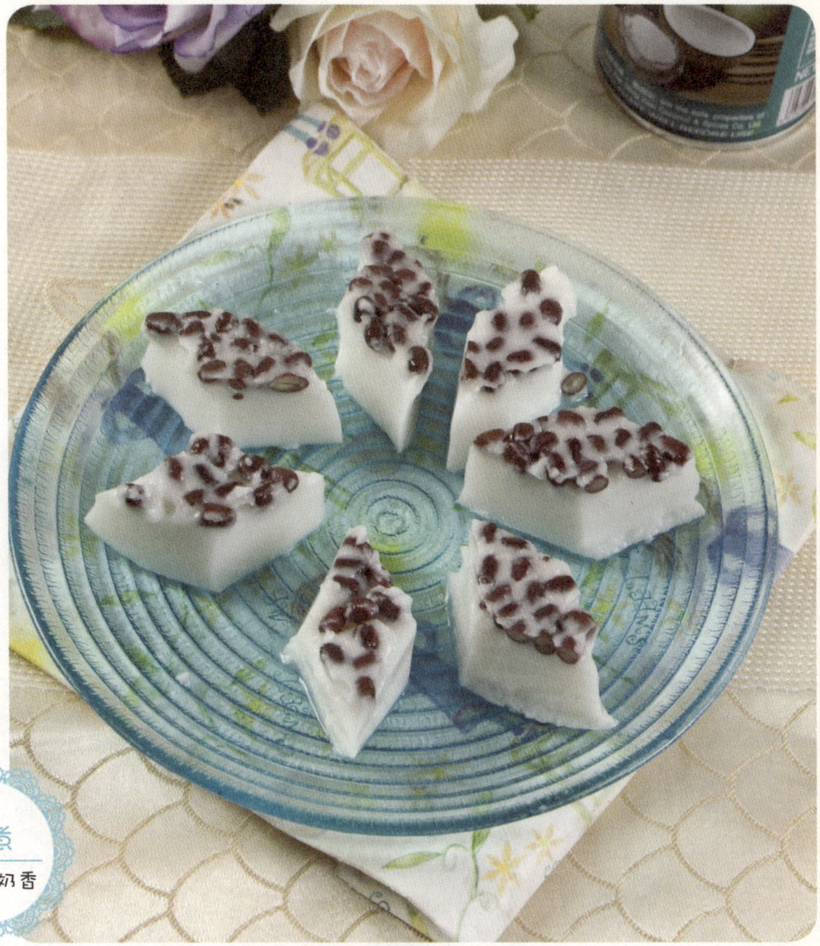

原料

冰块500克，鲜奶200克，红豆150克，鱼胶粉50克。

调料

白糖300克，椰浆、三花淡奶各200克。

熬煮

甜润、奶香

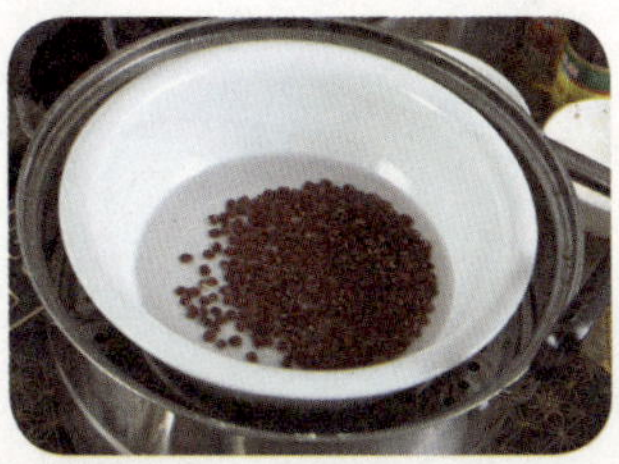

1 蒸锅中放入红豆，用武火蒸2小时；鱼胶粉放入碗内，倒入适量冰水，使鱼胶粉吸足水分；待吸足水分且膨胀后，用小匙搅匀，过滤成鱼胶汁。

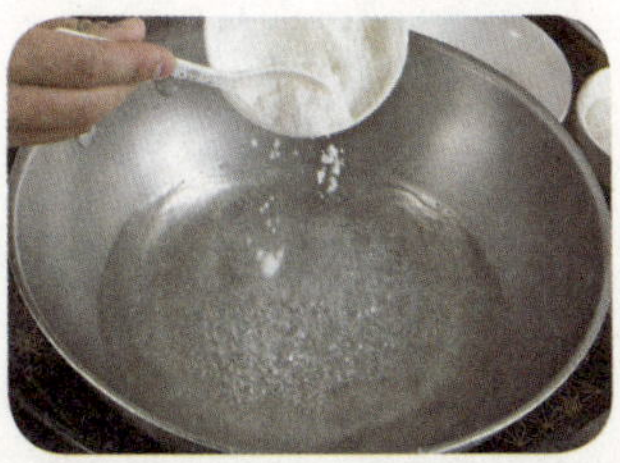

2 锅中加入清水500克和白糖熬煮至溶化，过滤去掉杂质；凉凉后倒入大碗内，加入鱼胶汁调匀，再用打蛋器搅匀。

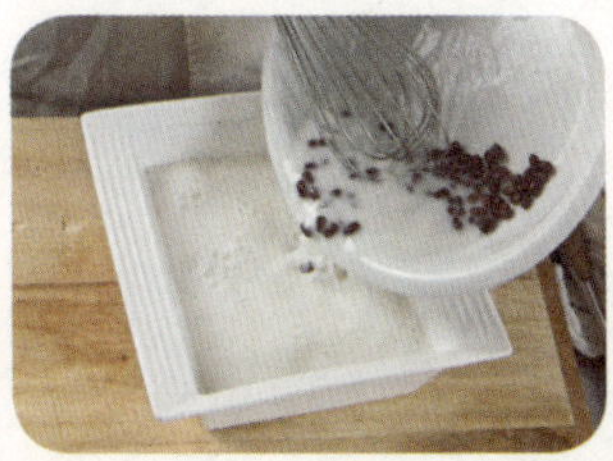

3 加冰块拌至融化，放入蒸好的红豆、椰浆、三花淡奶搅匀，再加入鲜奶拌匀，倒入模具中，入冰箱冷藏至凝固；切成菱形小块即可食用。

孕28周

胎儿大脑迅速发育

宫　高　23～28.5厘米。

胎　长　26厘米左右。

胎　重　1.1千克左右。

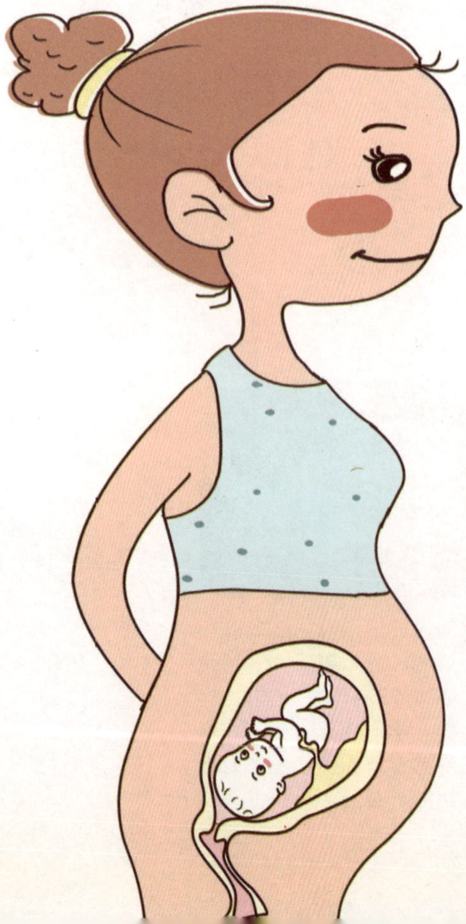

孕妈妈感到明显疲劳

到了孕晚期，腹部会增大，手臂、腿、脚踝等部位也容易肿胀发麻。每个孕妈妈都有可能出现轻微的水肿。夜间出现轻微的水肿是非常正常的怀孕症状，所以不用担心。

但是如果早晨醒来脸部严重肿胀，或者水肿一整天都不消退，皮肤缺乏弹性时，且这种情况长时间持续，就有可能是患了妊娠高血压综合征，建议及时到医院做检查。

20%的孕妈妈会出现鼻出血

孕妈妈现在的子宫低高度约为25厘米，子宫持续变大，压迫腿部血流循环，这会造成孕妈妈便秘、痔疮、静脉曲织等症状。在孕期的最后3个月里，20%的孕妈妈会发生鼻子通气不畅或鼻出血的情况，这种情况大多是激素刺激鼻黏膜，使鼻黏膜充血肿胀引起的。一旦分娩，这些症状会自然消失。

胎儿的变化

胎儿正在以最快的速度生长发育。胎儿现在的主要任务是增加体重。此时男孩儿的睾丸开始下降进入阴囊。女孩儿的阴唇仍很小，还不能覆盖阴蒂，在怀孕最后几周两侧的阴唇将逐渐靠拢。

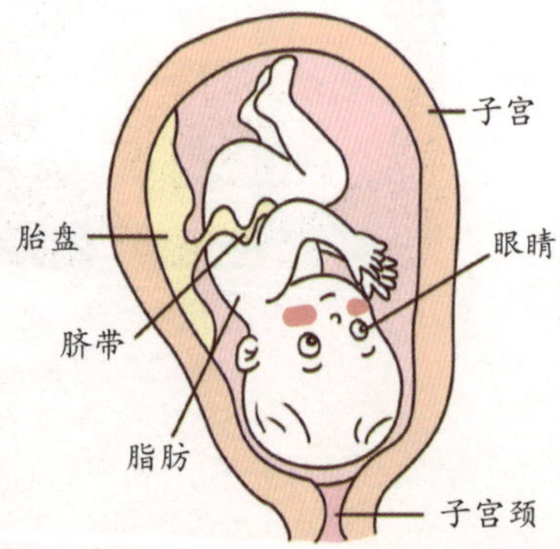

分娩姿势提前练习

放松

每天尝试训练你的呼吸和练习放松。

蹲姿

这个姿势在分娩的时候非常好用，因为它可利用地心引力帮助宝宝从产道出来。蹲姿训练可以使你的骨盆打开到最宽，并帮助拉伸会阴，可以防止分娩过程中的撕裂。刚开始练习这一姿势时会比较困难，最初的训练可以坐在一个矮凳上，将两脚尽量分开，身体前倾，保持背部挺直，用双肘将膝盖向外推。一旦关节灵活了，并感到这个姿势很舒服时，就可以尝试着将矮凳撤掉。练习蹲姿时，如果脚后跟不能着地，你可以用一个卷起来的毛毯或毛巾垫在脚后跟下面。

坐姿

脚心相对而坐，这一姿势不仅可以帮助锻炼大腿肌肉，使之更强健，而且可以帮助你保持蹲姿并提高骨盆的灵活性。做这个训练时要保持背部挺直，两脚底相对，将脚后跟拉向会阴方向，用两臂将大腿下压。如果刚开始觉得这个姿势比较困难，可以放两个靠垫在大腿下面作为支撑，也可以将身体直直地靠在墙上。练习这个姿势时，要注意呼吸和放松的技巧。

注意围产期保健

围产期是指怀孕满28周，胎儿体重达到或超过1 160克，至产后7天的这段时期。在这段时期，孕妈妈及胎儿容易发生危险，因此如果发现异常要及早治疗。28周以后，孕妈妈要每两周进行一次产检，36周以后则每周检查一次。

性欲降低

孕妈妈的腹部在此阶段会快速膨隆起来，腰痛、懒得动、性欲减退，这是一种保护自己、保护胎儿的正常状态。此时，为了母子健康，要绝对禁止性生活。夫妻间可以采用亲吻和拥抱等方式传达爱意，增进感情。对于这些，准爸爸要给予理解和体谅。

本周注意事项

生活计划	执行方案
定期产检	随时关注孕妈妈和胎儿的变化情况，从孕28周开始，产检为每两周一次
减少对皮肤的刺激	最好穿纯棉内衣，洗衣服时要比平时多漂洗几次
保持心情愉快	有的孕妈妈会因血压升高或贫血引发头痛和头晕。心理负担和精神因素也会造成头痛，所以要尽量保持心情愉快

饮食营养：增加餐次，保证膳食品种齐全

这段时期孕妈妈要每日进食5餐以上，注意不能摄入过多脂肪及碳水化合物，还要严格控制食盐量（每日5克）。平时要注意补铁，可以每个星期吃2～3次动物肝脏或黑木耳，每次量不要过多。适当吃些杂粮、蛋类，可以补充蛋白质、钙及维生素。

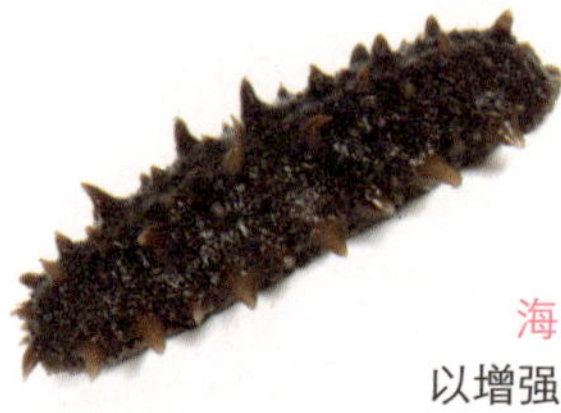

海参　海参可以增强抵抗力

营养重点

重点补充	适量补充
铁	蛋白质
	钙
	维生素

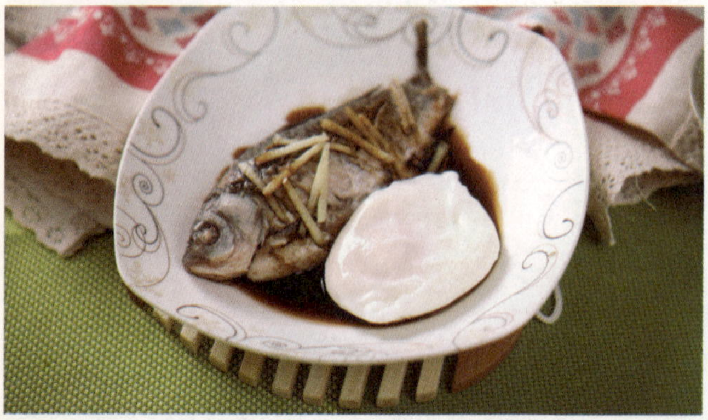

营养需求

本周开始，是胎儿生长最快的阶段，孕妈妈的膳食要保证质量、品种齐全。为了防止腿部水肿，孕妈妈可以多吃些鲤鱼、鲫鱼、黑豆等有利水作用的食品，以缓解水肿症状。这一时期胎儿大脑发育进入高峰期，孕妈妈在此时可适当补充健脑的食品，如核桃、芝麻、花生等。

吃什么、怎么吃

为预防孕妈妈孕期贫血，以下有五大对策可供参考。

1.多吃含铁食物：从孕前及刚开始怀孕时，就要开始注意多吃瘦肉、家禽、动物肝及血、蛋类等富铁食物。豆制品含铁量也较多，肠道的吸收率也较高，要注意摄取。主食多吃面食，面食较大米含铁多。

2.多吃有助于铁吸收的食物：水果和蔬菜不仅能够补铁，所含的维生素C还可以促进铁在肠道中的吸收。因此，在吃富含铁食物的同时，最好一同吃一些水果和蔬菜。

3.做菜多用铁炊具烹调：做菜时尽量使用铁锅、铁铲，这些传统的炊具在烹制食物时会产生一些小碎铁屑溶解于食物中，形成可溶性铁盐，容易被肠道吸收。

4.多吃含叶酸食物：饮食上注意进食富含叶酸的食物，如动物肝脏、肾脏、绿叶蔬菜及鱼、蛋、谷、豆制品、坚果等。

5.按时做产检：至少要在妊娠的中期和后期检查两次血色素，多次反复化验血能够及早发现贫血，也能采取相应措施纠正。

饮食专家提示

孕妈妈在妊娠期间出现抑郁不乐或烦躁易怒等症状者，称“子烦”，又称“妊娠心烦”。常伴血压升高，有时伴轻度水肿。本病相当于西医妊娠高血压综合征的单纯高血压。主要发病机制是火热乘心，临床分为阴虚肝旺、痰火内蕴、肝经郁火三类。

常用食疗方如下：

1.菊花茶：每次取菊花3克，代茶饮用，每日2次。有胃病属虚寒者忌用。

2.枸杞子茶：每次取枸杞子3克，代茶饮用。每日2次。有胃病者可每日服1次。

3.芹菜汁：芹菜榨汁饮用，每日2次，每次50毫升。用于高血压心烦者。

孕妈妈的参考餐单

用餐时间	食物名称
早餐	珍珠汤1碗、馅饼1张、酱炒鸡蛋
加餐	牛奶1杯、木瓜1块
午餐	米饭1碗、马铃薯烧茄子、香辣排骨
加餐	猕猴桃1个、樱桃10粒
晚餐	番茄炒面、金针菇炒肉丝、咕噜鸡球

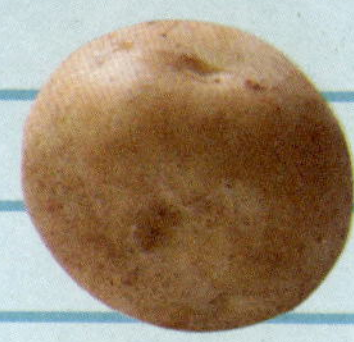

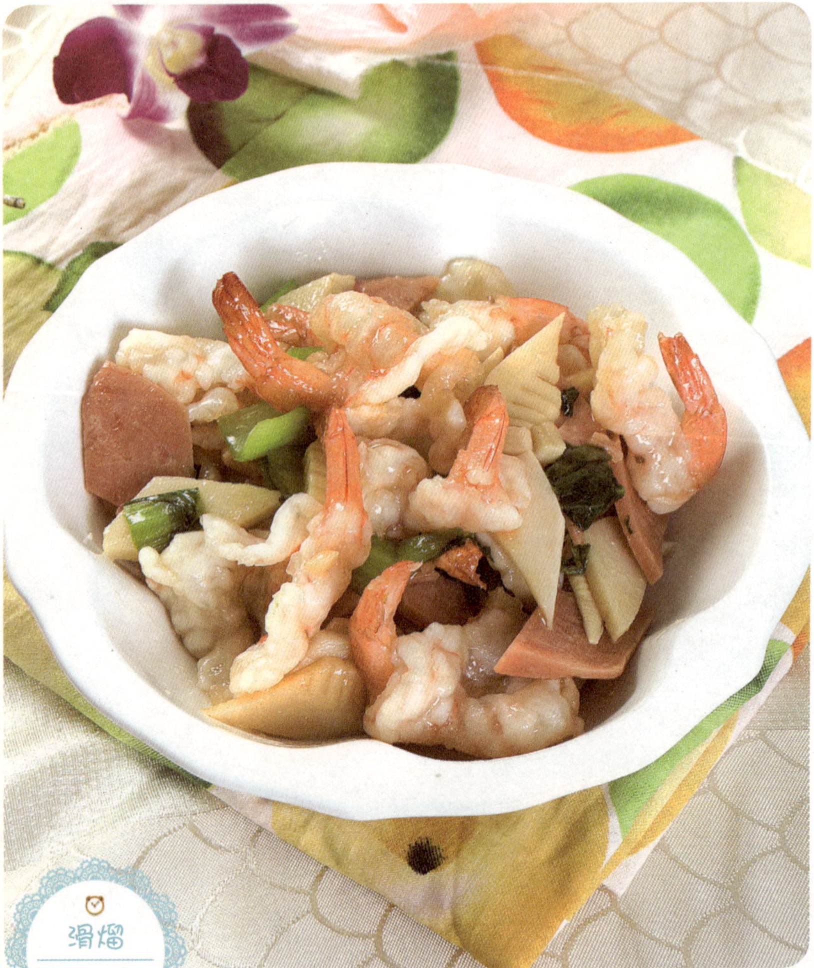

滑熘

咸鲜、香滑

熘凤尾虾

原料

大虾10只（约500克），三文治、青菜心、冬笋各25克。

调料

精盐、香油各少许，绍酒2小匙，葱姜汁1大匙，淀粉100克，植物油2大匙。

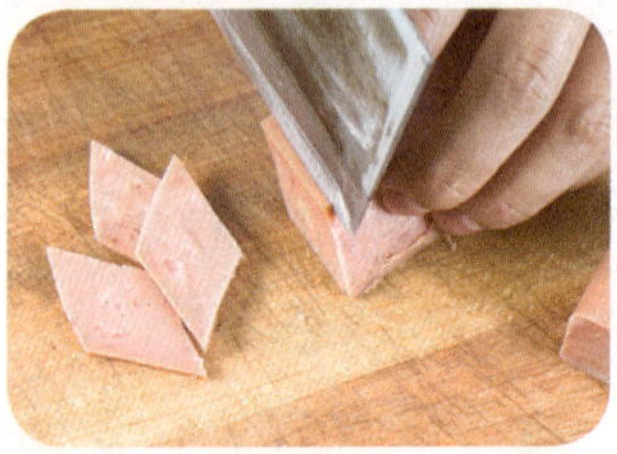

1 冬笋、青菜心、三文治均切成片，大虾剥去外皮，去掉虾头保留虾尾，挑除沙线、沙包，洗净。

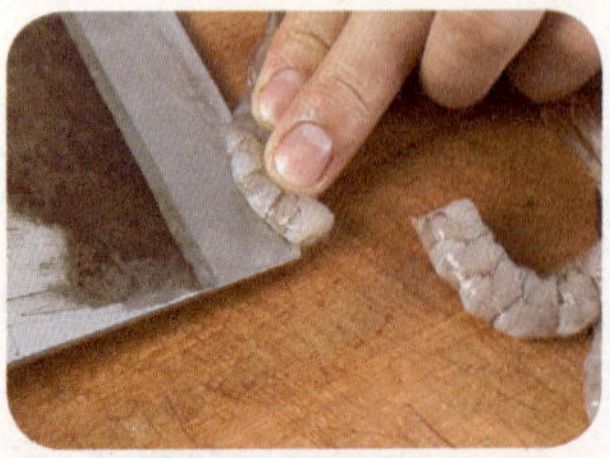

2 将大虾从背部割一刀，放入碗内；加入少许精盐、绍酒、葱姜汁拌匀，腌渍入味；将大虾蘸匀淀粉，用擀面杖捶砸成大片。

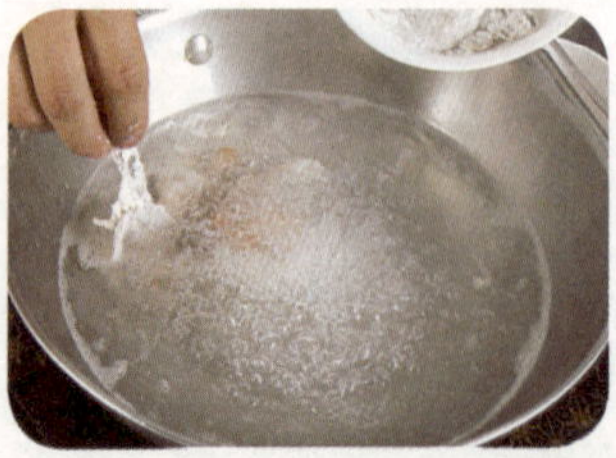

3 锅中加入适量清水烧沸，放入大虾氽熟，捞出冲凉、沥水；锅中加油烧至四成热，放入三文治片、青菜心、冬笋片略炒。

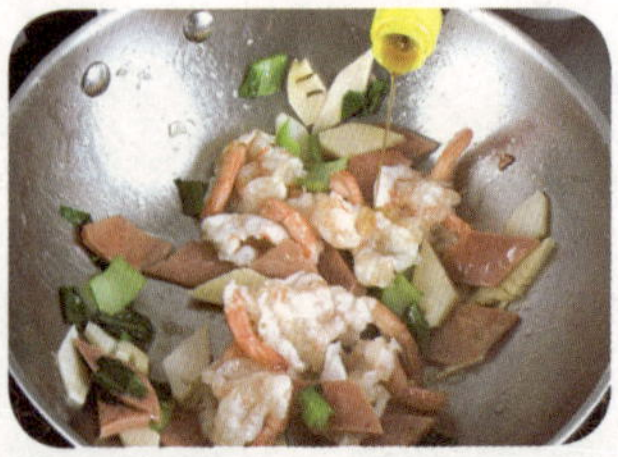

4 烹入绍酒，加入葱姜汁、精盐和少许清水烧沸；放入氽烫好的大虾，淋入香油炒匀，即可出锅装盘。

五彩金针菇

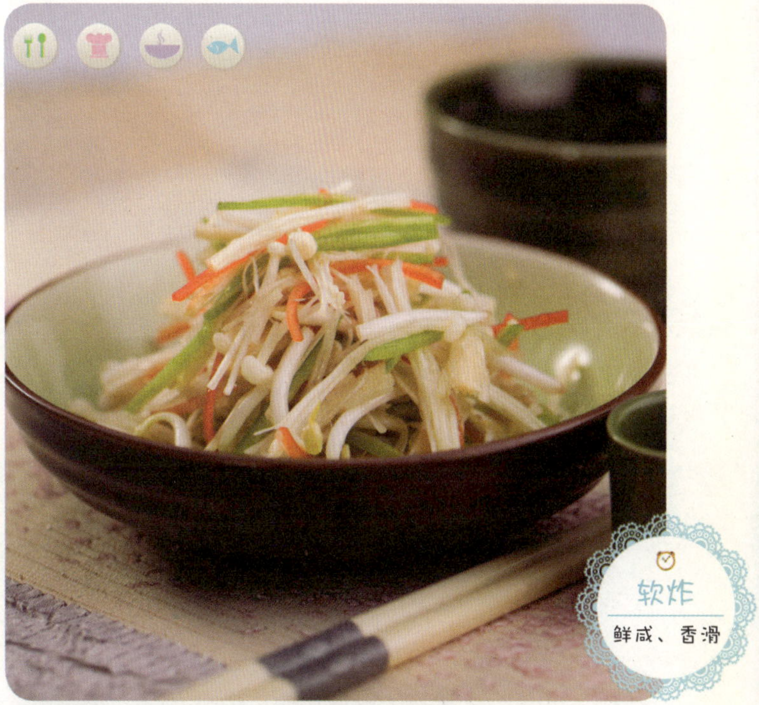

原料

金针菇200克，青椒、甜椒各20克，绿豆芽30克。

调料

精盐1小匙，植物油2小匙。

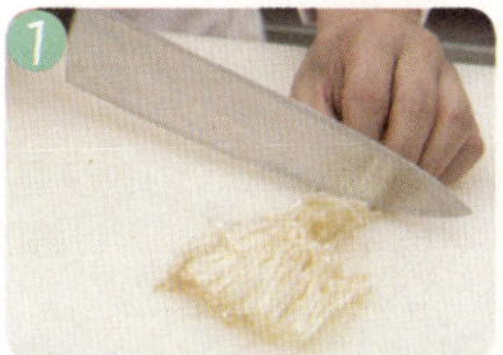
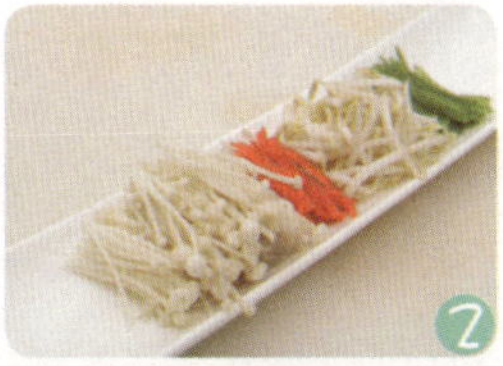

1 将金针菇切去头部，洗净；青椒、甜椒洗净，分别去蒂去籽，切丝；绿豆芽洗净。

2 锅中浇水至沸腾，分别放入金针菇、青椒、甜椒、绿豆芽，焯水至刚熟捞起，并分别摊开凉凉；盆中放入金针菇、青椒、甜椒、绿豆芽，加入精盐、食用油，充分拌匀即可。

猪蹄冬瓜汤

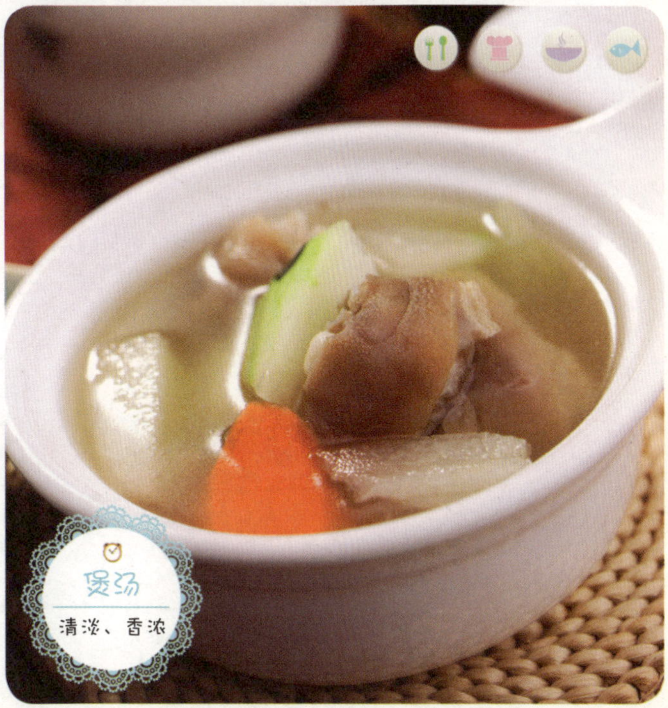

原料

猪蹄1个，冬瓜1/2个。

调料

精盐1大匙。

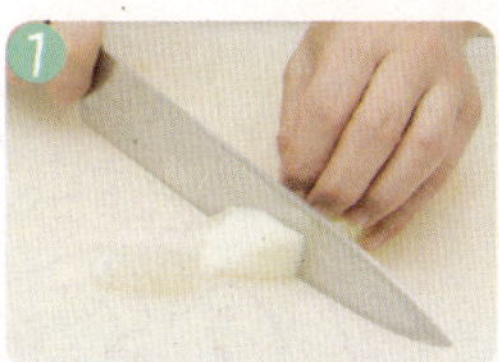
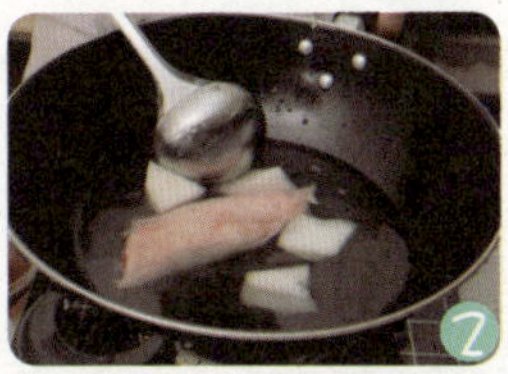

1 猪蹄洗净，纵向一劈为二，再放入清水锅中烧沸，焯烫一下，捞出；冬瓜去皮，洗净，切成块。

2 锅置火上，加入适量清水烧沸，放入猪蹄、冬瓜块烧沸，转文火煮至猪蹄熟烂；再加入精盐调好口味，出锅盛入大碗中，即可上桌食用。

孕29周 能够看到子宫外的亮光

宫　高　23.5～29.5厘米。

胎　长　37厘米左右。

胎　重　1.25千克左右。

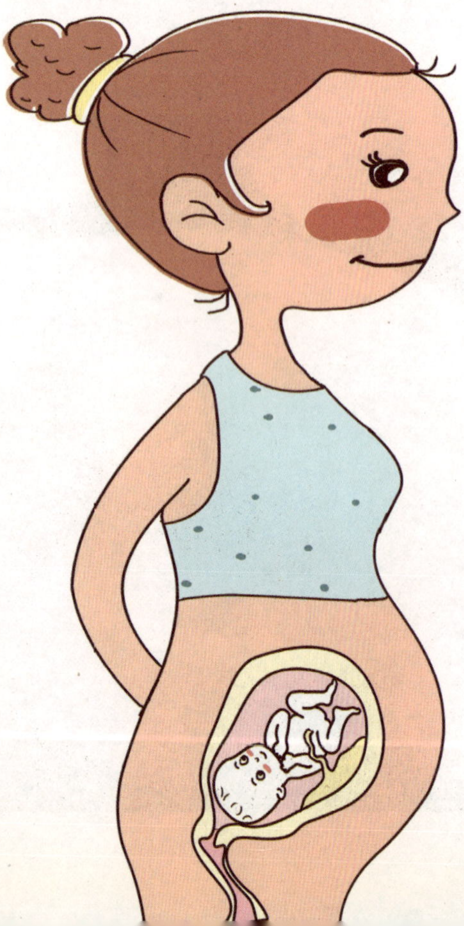

孕妈妈要警惕早产

每天出现几次子宫收缩。一般情况下，每天有规律地出现4～5次的子宫收缩，这时最好暂时休息。但是，如果出现子宫收缩的频率很高，就有可能发生早产，所以这时应该去医院接受诊断。

孕妈妈的变化

孕妈妈为了顺利地分娩，子宫颈部排出的分泌物增多。为了预防瘙痒，孕妈妈要经常换洗内裤，保持身体的清洁。

本周孕妈妈要注意胎位。孕晚期的正常胎位应该是胎儿头部朝下，如果在30周后仍胎位不正，就要在医生的指导下进行自我矫正。

胎儿的变化

此时胎儿能完全睁开眼睛，而且能看到子宫外的亮光，所以用手电筒照射时，胎儿的头会随着光线移动。这时期的胎儿对光线、声音、味道和气味更加敏感，能区别出日光和灯光。

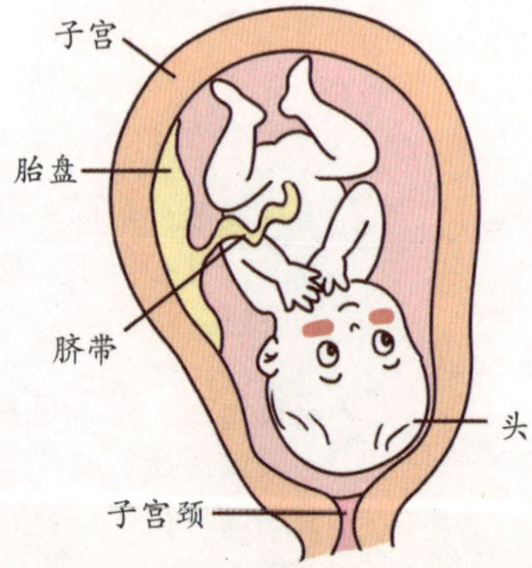

第六次产检

在怀孕29周以后，医生要为孕妈妈检查是否有水肿现象。因为孕妈妈的子宫此时已大到一定程度，有可能会压迫到静脉回流，所以，静脉回流不好的孕妈妈，此阶段较易出现腿部水肿现象。

孕妈妈如何自我检视水肿呢？可将大拇指压在小腿胫骨处，当压下后，皮肤会明显地凹下去，而不会很快地恢复，即表示有水肿现象。此外，随着怀孕周数的增加，孕妈妈的水肿现象会日益明显。孕妈妈若要预防水肿的发生，平时可穿着弹性袜，睡觉时将双脚抬高，并尽量采用左侧卧睡姿。

由于大部分的子痫前症会在孕28周以后发生，医生通常依据孕妈妈测量血压所得到的数值作为依据，如果测量结果发现孕妈妈的血压偏高，又出现蛋白尿、全身水肿等情况时，孕妈妈须多加留意，以免有子痫前症的危险。所以，孕妈妈在孕晚期，针对血压、蛋白尿、尿糖所做的检查非常重要。

另外，孕妈妈在孕37周前，要特别预防早产的发生，如果阵痛超过30分钟以上且持续增加，又并发有阴道出血或出水现象时，一定要立即送往医院检查。

下肢静脉曲张

怀孕时体内激素改变

妊娠期卵巢所分泌的雌激素增加，而雌激素对血管壁内的平滑肌有舒缓作用，使静脉壁更加松弛而容易发生下肢静脉曲张。

胎儿和增大的子宫压迫血管

因妊娠后子宫增大，压迫盆腔血管，尤其是压迫髂外静脉，从而使得血液由静脉向心脏的回流过程受到阻碍，因此，往往出现下肢静脉曲张的现象。

家族遗传或孕期体重过重

有家族遗传倾向，血管先天静脉瓣膜薄弱而闭锁不全，或是孕期体重过重等的孕妈妈，都是下肢静脉曲张的高危险群。孕妈妈最关心的莫过于下肢静脉曲张是否会对胎儿或母体造成影响。根据研究发现，如果母亲的血液聚集在腿部而不是流向胎儿，那么胎儿的血液循环会受到影响。下肢静脉曲张还是引起早产的罪魁祸首之一。

对妊娠期静脉曲张无须大动干戈进行手术治疗，最好的办法就是预防为主。如果孕妈妈并发下肢静脉曲张，应减轻工作，避免长时间站立，睡眠时抬高双腿，也可以穿弹力袜或使用弹力绷带。还可按摩小腿，常用手法有：挤压小腿，孕妈妈在靠背椅上，腿伸直放在矮凳上，准爸爸拇指与四指分开放在孕妈妈小腿后面，由足跟向大腿方向按摩挤压小腿，将血液向心脏方向推进。搓揉小腿，孕妈妈坐姿如上，准爸爸将两手分别放在孕妈妈小腿两侧，由踝向膝关节搓揉小腿肌肉，帮助静脉血回流。

30%～50%的孕期静脉曲张在分娩后不会自行缓解，且下次怀孕时又会再度复发，甚至导致中年时期的严重静脉曲张症，因此平时的保健相当重要。

本周注意事项

生活计划	执行方案
计划产假	了解公司产假制度，对工作的交接及产后休养要全面考虑
选择分娩医院	实地考察，了解情况，选择最适合自己的医院
预防妊娠高血压综合征	控制体重，保持营养平衡和足够的睡眠

饮食营养：增加奶类、海产品的摄入量

孕妈妈应多喝一些牛奶，每天最好喝两杯（500毫升），不喜欢喝牛奶的孕妈妈也可以喝豆浆，多吃豆制品、海带和芹菜，这些食物中钙的含量也很高。特别是海带和紫菜中含有丰富的碘，有利于胎儿发育。

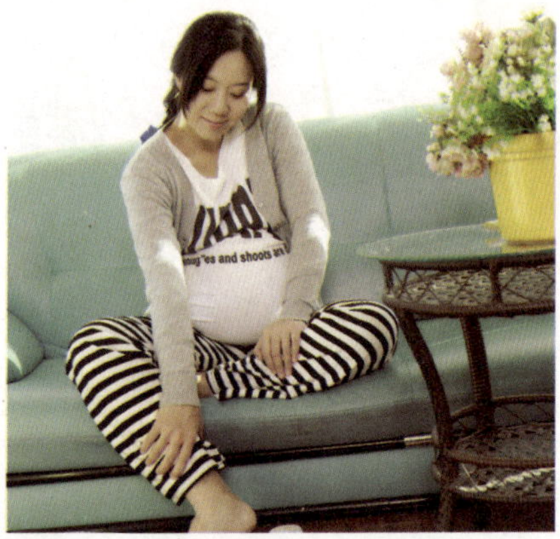

营养重点

重点补充	适量补充
钙	复合维生素
	蛋白质

营养需求

孕晚期的孕妈妈不要过多摄入糖类，也就是不要吃太多主食，以免胎儿过大，影响分娩。到了孕29周，增大的子宫顶住胃部，吃一点就饱，可以少食多餐，每天吃7～8次。很多孕妈妈有夜间饿醒的经历，夜间可以吃点粥，吃两片饼干，喝1杯牛奶，或吃两块豆腐干，记得睡前要漱口。

吃什么、怎么吃

29周孕妈妈究竟该怎么补铁？

孕晚期，孕妈妈非常容易患缺铁性贫血。缺铁性贫血会影响腹中胎儿的健康成长，甚至可能引起胎儿宫内窘迫、早产等危险。

日常食物中的铁有两种存在形式，一种是血红素型的铁，即“二价”铁，只存在于动物血液、动物肌肉及动物肝脏里，这是最被人体消化道认可的铁吸收形式，利用率较高。蔬菜、水果、蛋黄、红枣等食物里所含的铁是非血红素铁，以“三价”铁离子的形式存在，在人体消化吸收前，必须先转化成“二价铁”离子，否则，吸收极其困难。

那么，孕妈妈该怎么补铁呢？多吃含铁丰富的食物，动物肝脏是首选，像鸡肝、猪肝等，一周吃2～3次，每次25克左右。其次，动物血、瘦肉也很不错。

蔬菜、水果等含“三价”铁的食物，在一定条件下，可以还原成“二价”铁，变成易于人体吸收的形式。这个“条件”就是维生素C，但这不是说随随便便吃点富含维生素C的食物，就能促进铁吸收了。究竟孕妈妈需要摄取什么样的维生素C呢？维生素C也分为还原型和氧化型，只有还原型维生素C，才能很好提高铁的吸收利用率。

还原型维生素C广泛存在于新鲜蔬菜、水果中，但它非常娇嫩，常温下食物每存放24小时，其含量就衰减一半，被氧化成了氧化型维生素C，促进铁吸收的作用会大打折扣，而平常所吃的维生素C药品，就更差了。

饮食专家提示

怀孕期间不要吃发芽、腐烂的马铃薯，因为马铃薯中含有一种叫龙葵素的毒素，孕妈妈若长期大量食用含生物碱较高的马铃薯，蓄积体内会产生致畸效应。

孕妈妈的参考餐单

用餐时间	食物名称
早餐	豆腐脑1碗、煎饼1张、树椒马铃薯丝
加餐	牛奶1杯、火龙果1块
午餐	豆沙包2个、咖喱牛腩、青笋炒蛋
加餐	葡萄10粒、饼干3片
晚餐	米饭1碗、韭花炒核桃仁、香菇酱鸡翅

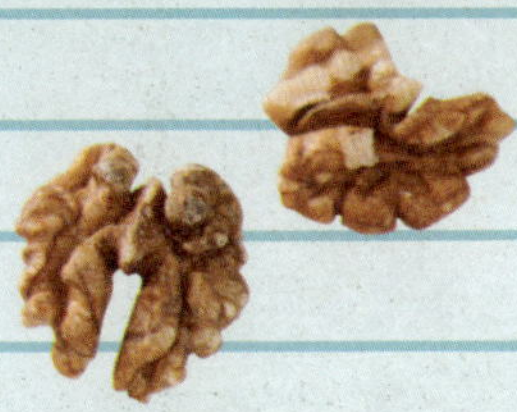

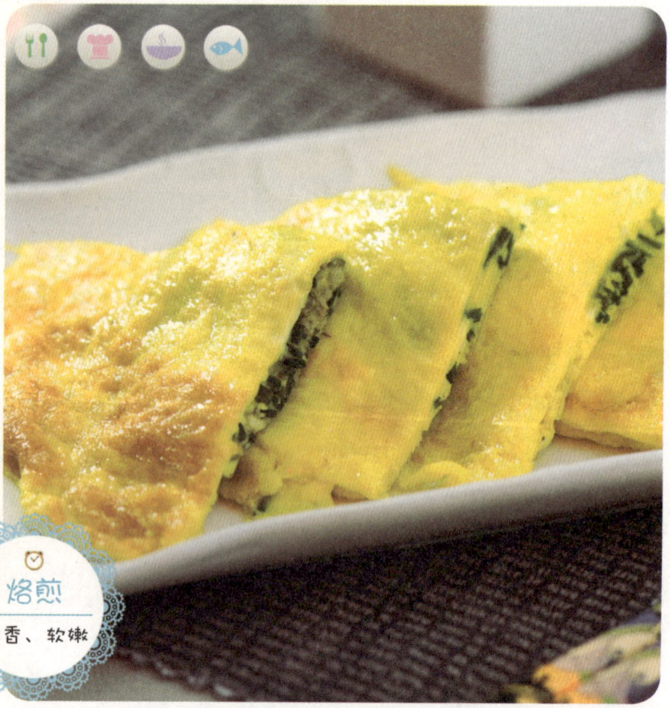

蛋烙生蚝

原料

生蚝100克，鸡蛋6个，香菇25克。

调料

葱末3克，精盐1小匙，香油1/2小匙，植物油4小匙。

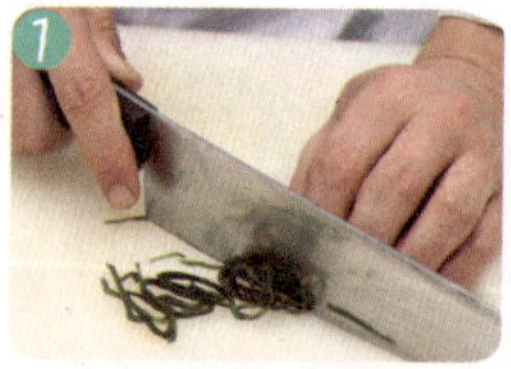
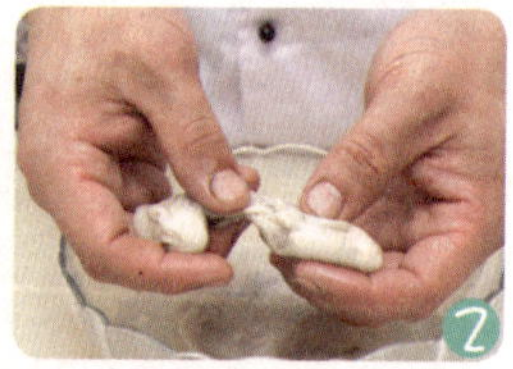

1 鸡蛋打入碗内，加入精盐、葱末搅匀。

2 香菇切成碎末，与生蚝一同放入鸡蛋液碗中搅匀；锅中加油烧热，倒入鸡蛋液煎至金黄，再加入清汤、略烧，淋入香油，撒上葱末即成。

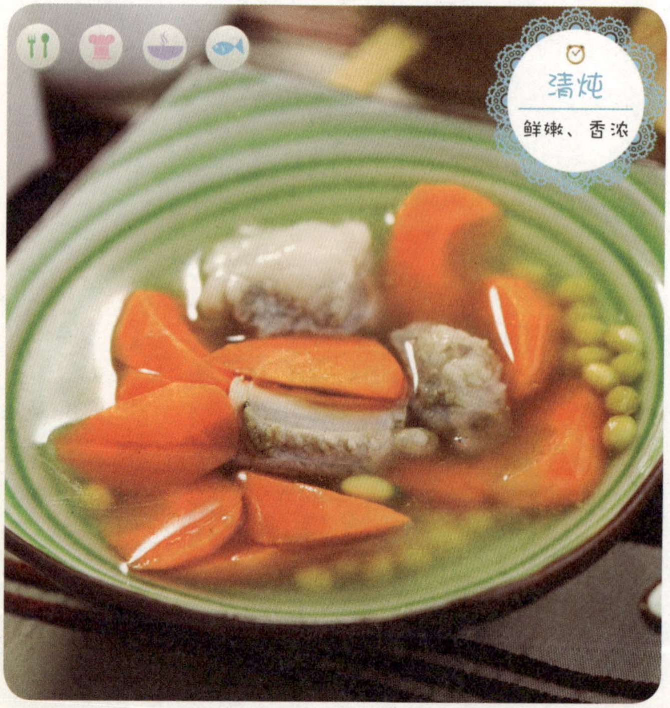

胡萝卜煲排骨

原料

排骨200克，胡萝卜50克，干黄豆15克。

调料

姜片、葱花各10克，精盐2小匙，白糖1/2小匙，胡椒粉少许。

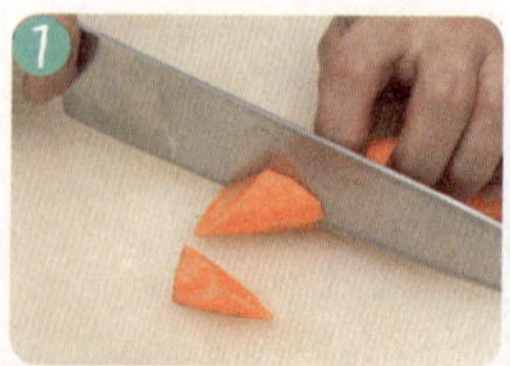
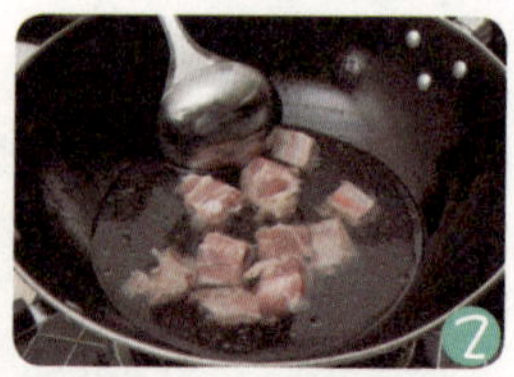

1 黄豆泡透，胡萝卜、排骨洗净，切块。

2 锅置火上，将排骨焯烫，瓦煲中加入清水，放入排骨段、黄豆、姜片烧沸，转文火煲约30分钟，再放入胡萝卜块，加入精盐、白糖、胡椒粉煲约10分钟，撒上葱花即成。

香干炒芹菜

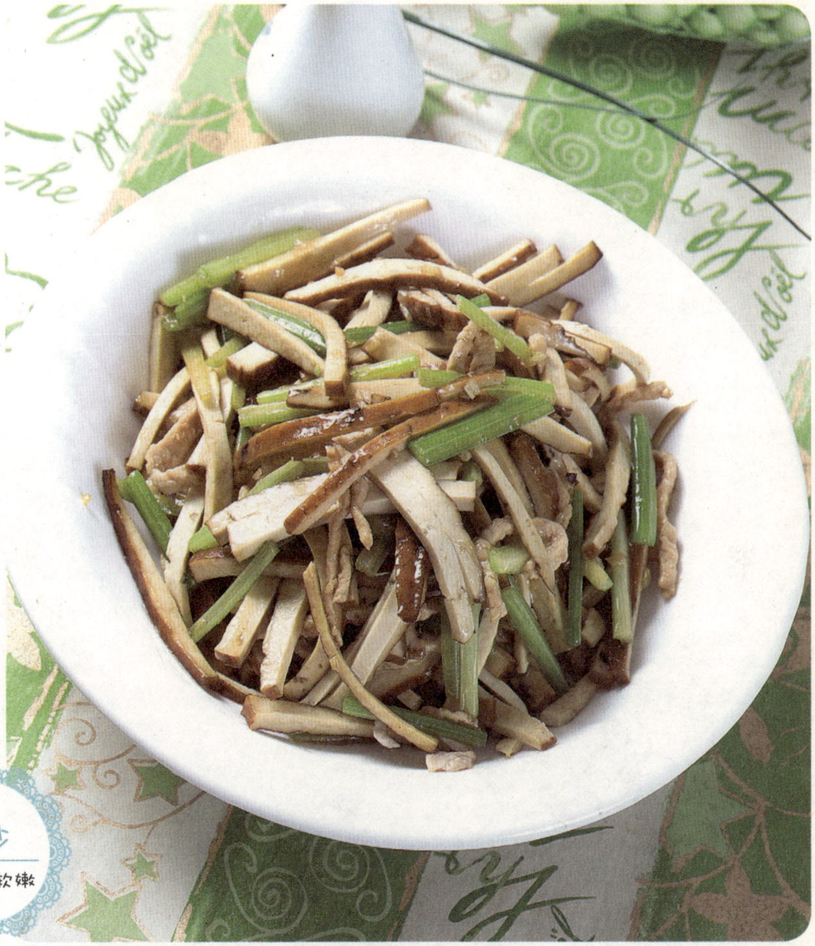

干炒

咸鲜、软嫩

原料

芹菜250克，五香豆腐干150克，猪瘦肉50克。

调料

葱末5克，姜末3克，精盐、酱油各1/2小匙，植物油3大匙。

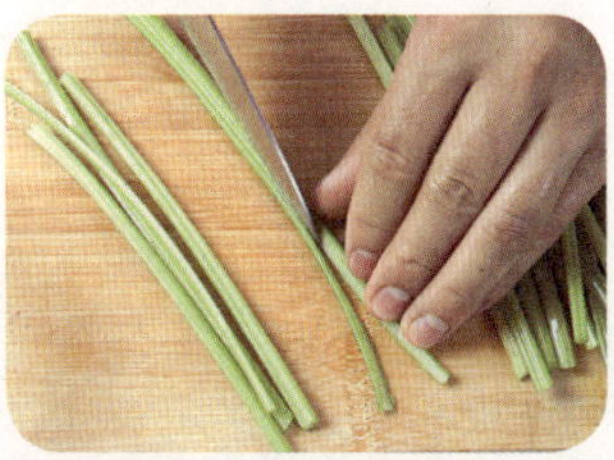

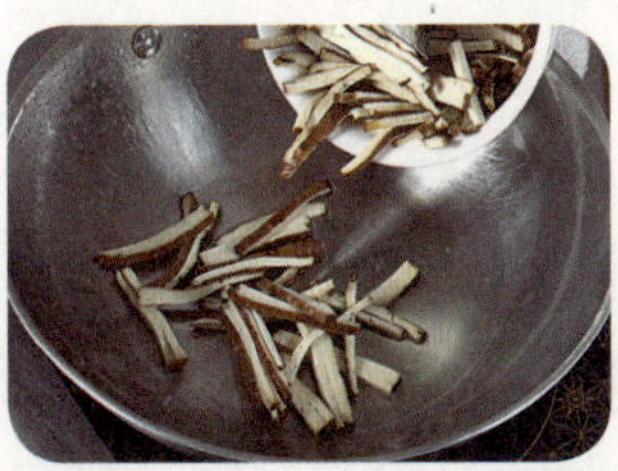

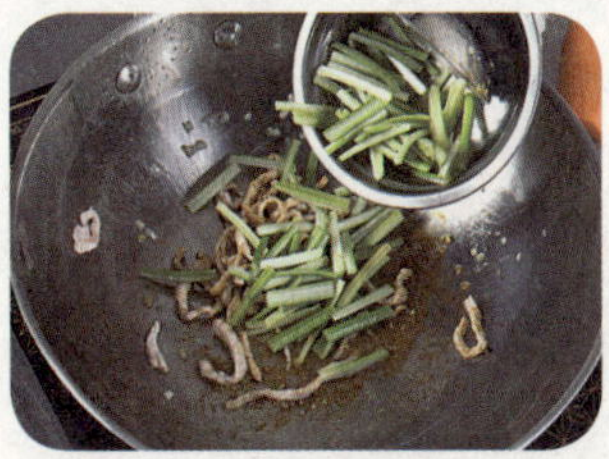

1 芹菜去根和叶，洗净，沥净水分；把芹菜顺长切成小条，再切成寸段；猪瘦肉剔净筋膜，洗净，切成细丝；五香豆腐干先片成大片，再切成粗丝。

2 净锅置火上，加入少许植物油烧至六成热；放入豆腐干丝煸炒片刻，出锅盛入盘内；坐锅点火，加入植物油烧至五成热，下入葱末、姜末炝锅。

3 放入猪肉丝，用文火煸炒至变色；加入酱油炒匀，放入芹菜段翻炒片刻至熟；再放入豆腐干丝、精盐翻炒均匀，即可。

孕30周 胎儿的生殖器更加明显

宫　高　24～30.5厘米。

胎　长　38厘米左右。

胎　重　1.35千克左右。

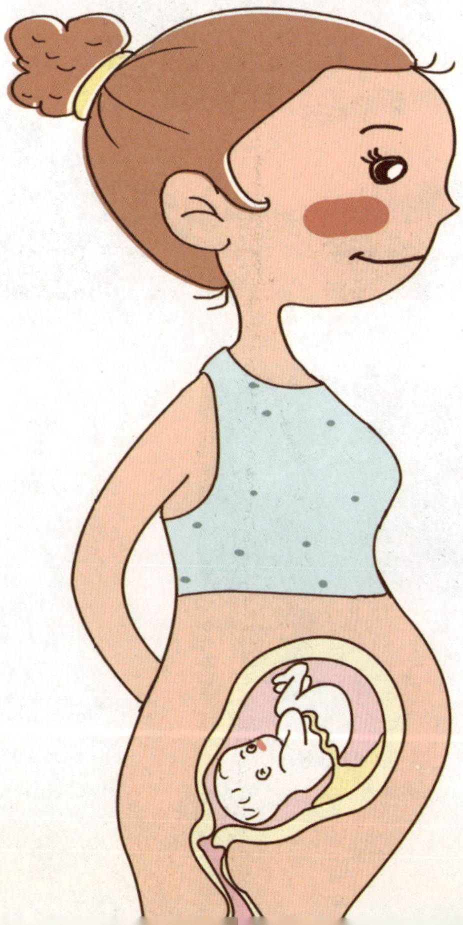

孕妈妈体重进入快速增长期

这周孕妈妈会明显发现大胎动越来越少了，但只要偶尔能感到胎儿在动，就说明胎儿发育很好。因为胎儿这时候生长速度很快，孕妈妈现在的体重较上个月增加了1 300～1 800克，在最后几周中可能会增加更多。

孕妈妈出现呼吸急促

随着子宫的增大，它开始压迫横膈膜，所以孕妈妈会出现呼吸急促的症状。为了缓解呼吸急促症状，坐立姿势要端正，这样有利于减轻子宫对横膈膜的压迫。睡觉时，最好在头部和肩部垫上抱枕。

胎儿的变化

此时胎儿的胎毛正在消失，头发变得浓密了。虽然这时候不能自己呼吸，不能自己保持体温，但是已经具备身体所需的全部器官，所以此时即使早产，胎儿的存活率也很高。

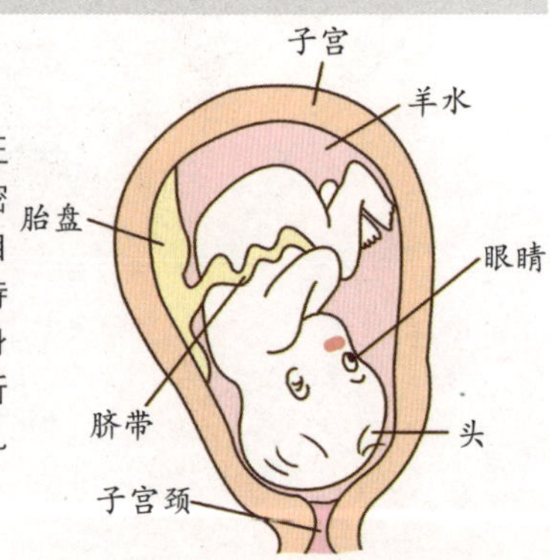

呼吸不顺畅

怀孕30周，孕妈妈容易出现呼吸不顺畅的情况。这是因为进入孕晚期后，子宫扩大，隆起的子宫向上顶到肋骨和肺脏，导致有效呼吸的空间变少，母体会自动调整呼吸，采用浅而短的呼吸方式，以增加呼吸到肺脏的氧气。

孕晚期呼吸不顺畅是需要大口吸气才能获得较多氧气的感觉，和一般速率较快且短的喘气不同，怀孕后心脏血管系统会产生改变，因血流量升高，心脏的输出功率也会随之提升，所以必须吸较多氧气以保证血液中的含氧量充足，所以怀孕后的孕妈妈可能会渐渐发现自己的呼吸方式是较大口且长的呼吸方式，和以往比起来稍有不顺畅的感觉。

另外，进入孕晚期，因子宫向上顶到横膈膜，横膈膜会上升约4厘米，肺脏容积会跟着减少，也会影响呼吸的方式。

整个怀孕期间几乎都会感到呼吸不太顺畅，直到孕晚期，胎头下降后，肺脏不再受到挤压，子宫也不会向上顶到肋骨和肺脏，自然就能让孕妈妈出现轻松感，呼吸情况会感到明显好转。

手指发麻

怀孕30周，孕妈妈容易出现手指水肿、疼痛、发麻。因为手指属身体末端，孕期血液循环不佳时，此部位更容易受到影响，会出现水肿的情况，严重者会进一步产生酸麻的感觉。这是因为血液循环不佳，水分会从血管壁组织渗出，因此四肢末端容易水肿，特别是每天早上睡醒时，经过一夜的固定睡眠姿势，血液缺乏流动，容易因严重的水肿而感到手指发麻。

感到手指发麻时，只要稍做活动后一般就可恢复正常，可做握拳再放松的动作，促进血液循环。另外，平时要减低钠的摄取量，饮食以清淡为主，过咸的食物容易引起水肿。也可多吃些促进排水的食物，像红豆汤，多吃含维生素B_1的食物，像坚果、全麦谷物和绿色蔬菜等。

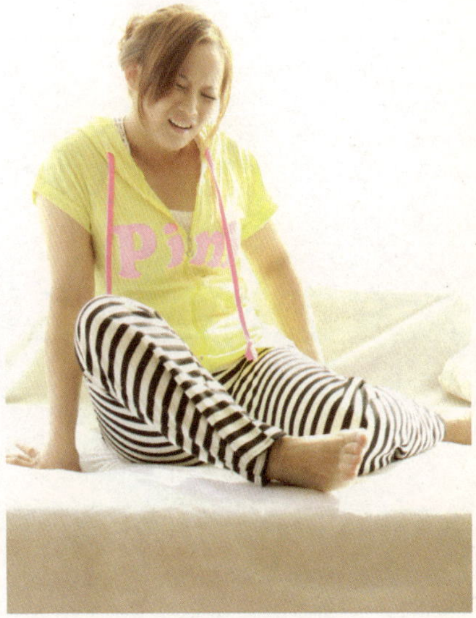

TIPS

要仔细分辨“喘”和“呼吸不顺畅”的感觉，因为孕期应该是需要大口呼吸而非喘，若是因为喘，则有可能是气喘、肺积水或其他原因所引起，若是喘不过气则可能因为血氧浓度降低而影响胎儿。平时的呼吸不顺畅只要大口呼吸，调整好频率即可。

本周注意事项

生活计划	执行方案
做一次产检	医生可以根据这些检查对孕妈妈的分娩情况和胎儿的健康情况做出正确的判断
坚持记录胎动	这时胎儿活动仍然比较明显，每天坚持做胎动记录，监测胎动情况
注意出行安全	不要再独自一个人出门，要服从自己身体的感觉，多休息

饮食营养：补充钙质和维生素D

由于荞麦含有丰富的维生素P，对血管系统有保护作用；含大量的黄西同类化合物，能促进细胞增生和防止血细胞的凝集；含有铬元素，能增强胰岛素的活性，加速糖代谢。因此，患有妊娠高血压综合征、妊娠糖尿病的孕妈妈应多吃荞麦。

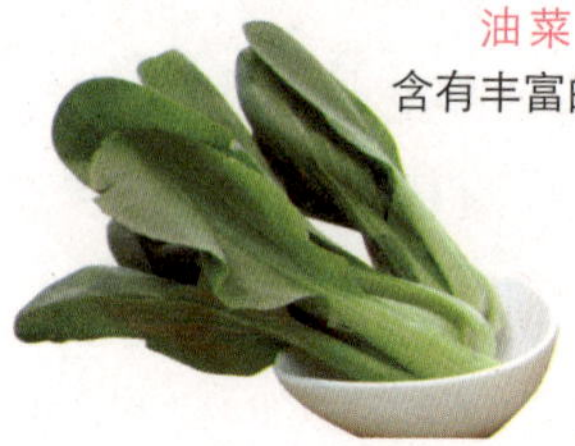

油菜　油菜中含有丰富的钙、铁

营养重点

重点补充	适量补充
钙	叶酸
蛋白质	铁
	复合维生素

营养需求

怀孕30周骨骼开始钙化，仅胎儿体内每日就需沉积约110毫克的钙，而这完全来源于母体，从这点看，每个孕妈妈都需要补钙。按照《中国居民膳食营养素参考摄入量》建议，孕晚期钙的适宜摄入量为1 200毫克/天。

如何吃才能保证钙的摄入量呢？孕妈妈每天至少要喝250毫升牛奶，还要多吃乳酪、豆制品、海带、虾皮、鱼类等。单纯补钙还不够，孕妈妈要多晒太阳，常进行散步等较舒缓的运动，晒太阳能促进人体维生素D合成，帮助钙的吸收和利用。

吃什么、怎么吃

孕妈妈在此周应多喝一些牛奶，每天最好喝两杯（500毫升），也可喝豆浆，吃些豆制品、海带和紫菜。缺钙较严重的孕妈妈要根据医生建议补充钙剂。

口服补钙，以清晨和临睡前各服一次为佳。如一日多次，最好在饭后1小时服用，以减少食物对钙吸收的影响。人的血钙在后半夜及清晨最低，若选用一日一次的钙制剂，最好临睡前服用，可使钙剂得到充分吸收和利用。

至于补多少，最好请专业医师评估饮食当中的钙含量，再加上补充的钙制剂，每天补够1000毫克钙就够了。

饮食专家提示

日常有许多食物可供钙源补充，这里介绍一些富含钙的食品。

★ 乳类与乳制品：牛奶、羊奶及其奶粉、乳酪、酸奶等。

★ 豆类与豆制品：黄豆、毛豆、豆腐、豆腐干、豆腐乳等。

★ 海产品：鲫鱼、鲤鱼、鲢鱼、泥鳅、虾、虾米、虾皮。

★ 肉类与禽蛋：羊肉、猪脑、鸡肉、鸡蛋、鸭蛋、鹌鹑蛋、松花蛋、猪肉松等。

★ 蔬菜类：芹菜、油菜、胡萝卜、芝麻、香菜、雪里蕻、黑木耳、蘑菇等。

★ 水果与干果类：柠檬、苹果、葡萄干、西瓜子、南瓜子等。

孕妈妈的参考餐单

用餐时间	食物名称
早餐	牛奶1杯、全麦面包2片，煮鸡蛋1个、炒牛肉、蒜蓉茼蒿
加餐	草莓10个、核桃仁2个
午餐	米饭1碗、清蒸黄花鱼、肉皮炒黄豆
加餐	酸奶1杯、烤红薯
晚餐	包子2个、小米粥1碗、牛肉炖萝卜、芹菜炒肉

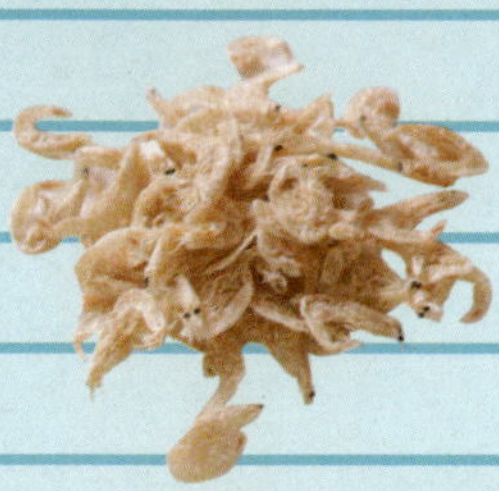

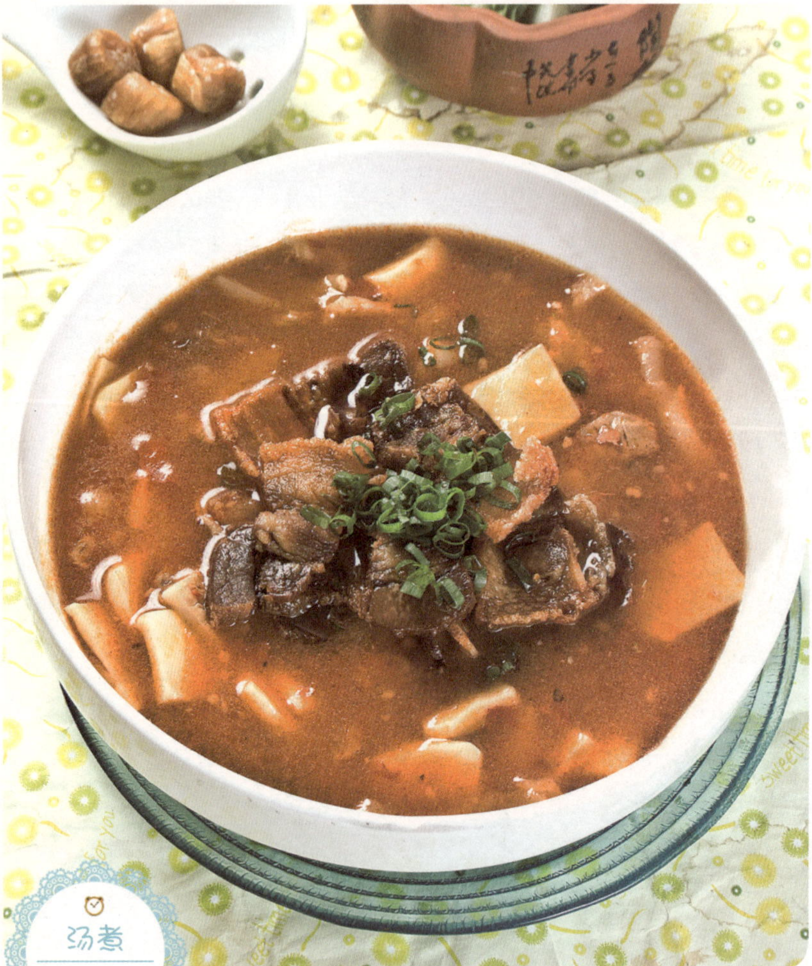

汤煮

酸辣、鲜咸

酸辣牛肉汤

原料

牛肉200克，猪五花肉100克，冬笋、水发蹄筋各50克，口蘑、火腿各25克。

调料

葱花、姜末、精盐各少许，豆瓣2大匙，胡椒粉2小匙，淀粉5小匙，米醋4小匙，鲜汤750克，水淀粉1大匙，植物油适量。

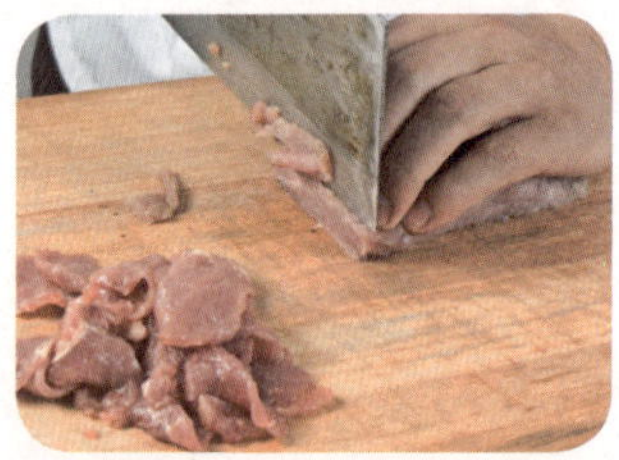

1 牛肉切片，冬笋、口蘑、火腿、蹄筋切片，焯烫一下，捞出沥净水分。

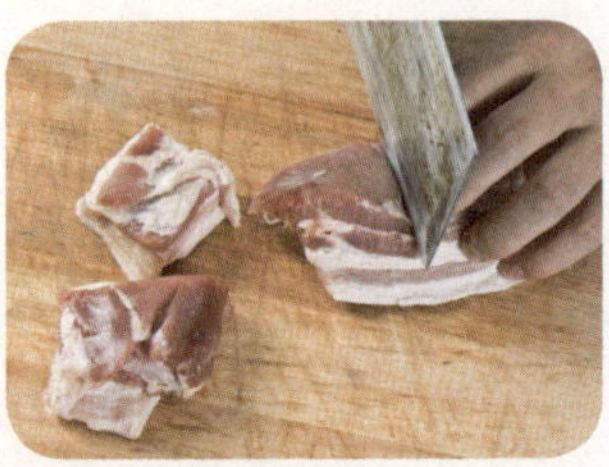

2 猪五花肉切成大块，加入精盐、淀粉拌匀上浆，油锅中加入猪五花肉浸炸至熟，捞出切方片。

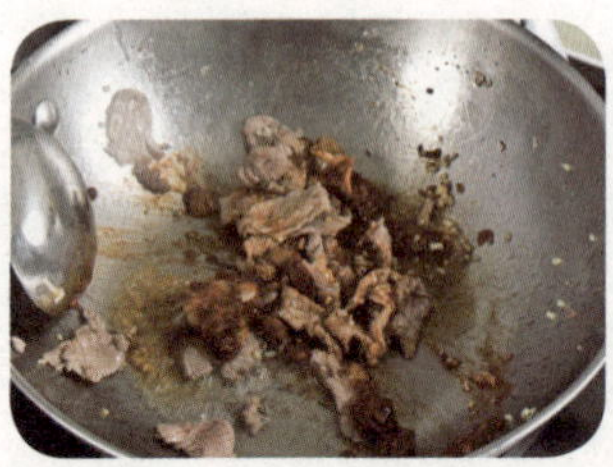

3 油锅中下入牛肉片煸至酥香，放入豆瓣、姜末炒香，添鲜汤，下入口蘑片、火腿片、冬笋片和蹄筋片炒匀。

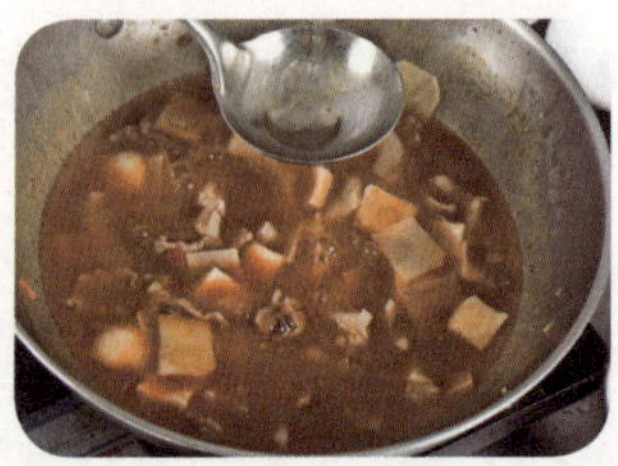

4 加入胡椒粉、精盐，勾芡，淋米醋，出锅装碗；猪肉片放热油锅中炸酥，捞入碗中，撒葱花即成。

山珍什菌汤

原料

猴头菇、竹荪、榛蘑、黄蘑、香菇、口蘑、牛肝菌各适量。

调料

姜片、精盐、牛肉清汤粉、胡椒粉、清汤、鸡油各少许。

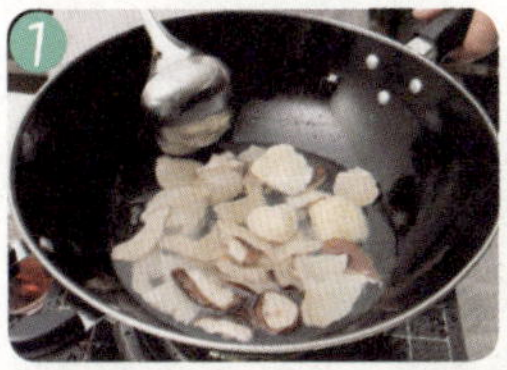

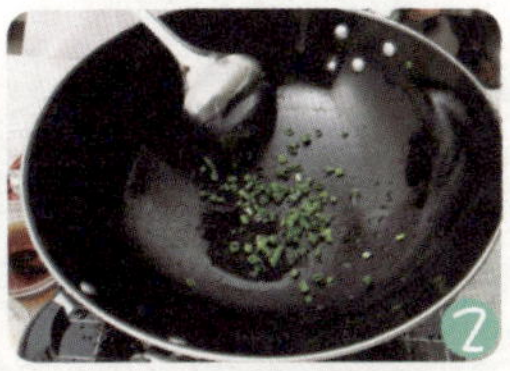

1 将所有菌类原料用清水泡发好，洗涤整理干净，再放入沸水锅中焯透，捞出沥干。

2 砂锅置火上，加入鸡油烧热，先下入姜片炒香，添入清汤，放入所有菌类原料烧沸；然后加入牛肉清汤粉、精盐、胡椒粉调匀，撇去浮沫，续煮约30分钟至入味，即可出锅装碗。

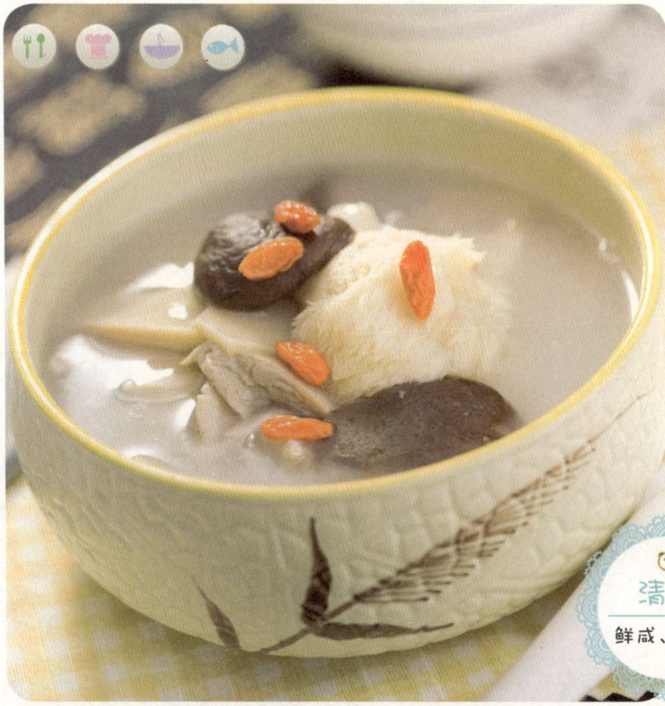

蒜泥腰片

原料

猪腰250克，黄瓜20克。

调料

葱段10克，姜片5克，蒜泥25克，精盐、香油各1小匙，鲜汤1大匙。

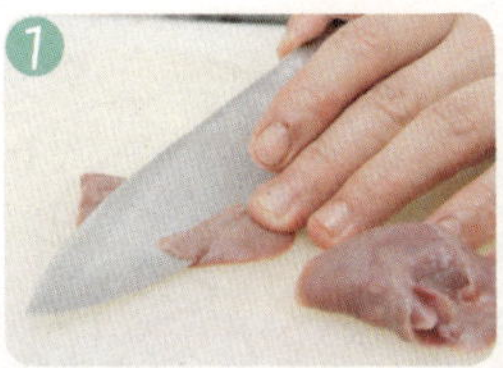

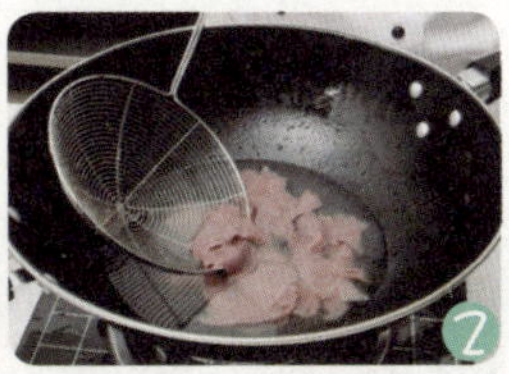

1 猪腰剖两半，洗净，再片成片，用精盐、葱段、姜片拌匀，放入沸水锅中焯至断生。

2 将腰片整齐地摆入盘中，黄瓜切片，放在盘边作装饰；精盐、香油、蒜泥、鲜汤放入小碗中调匀，制成味汁，浇在腰片上即可。

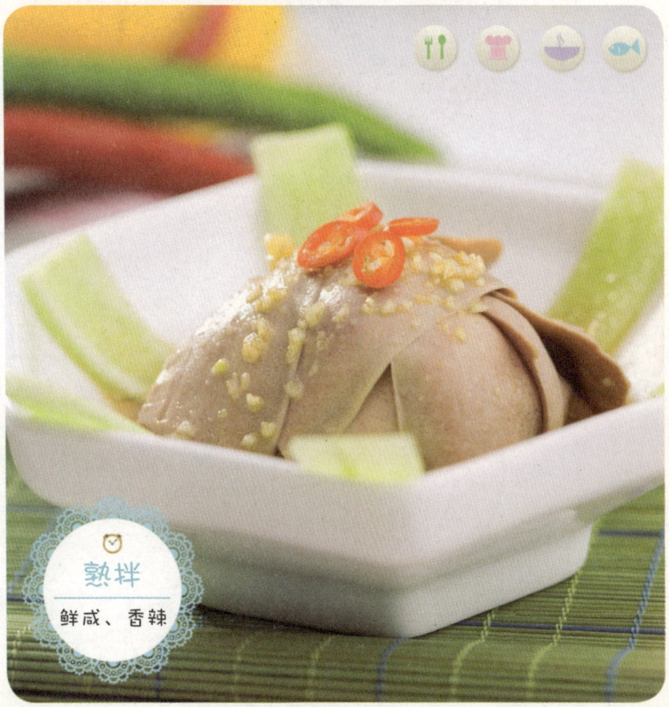

孕31周 肺和消化器官基本形成

宫　高　25～31.5厘米。

胎　长　40厘米左右。

胎　重　1.6千克左右。

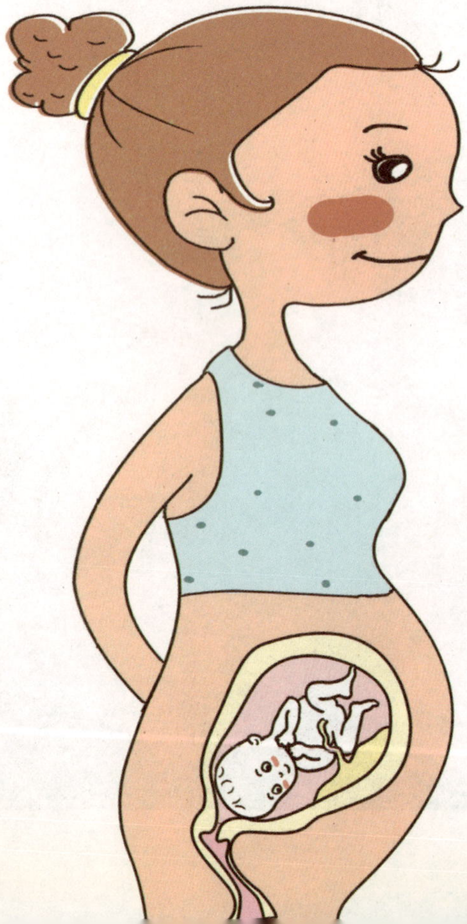

尿频怎么办

怀孕初期与后期尿频比较明显的原因

女性的子宫位于小骨盆的中央，前面是膀胱，后面是直肠，子宫体可随膀胱和直肠的充盈程度不同而改变位置。通常膀胱贮尿400毫升时才有尿意，约4小时排尿一次。

妊娠早期，子宫体增大又未升入腹腔，在盆腔中占据大部分空间，将膀胱向上推移，刺激膀胱，引起尿频。到了孕期的第4个月，由于子宫出了骨盆腔进入腹腔中，因此症状就会慢慢地减缓，但是，进入怀孕后期，大约38周，由于胎头下降，使得子宫再次重回骨盆腔内，尿频的症状就又变得较明显，甚至有时会发生漏尿。

胎儿的变化

在接下来的两周，羊水数量会达到最大值，然后就慢慢减少，最多的时候羊水可达到1 000～1 500毫升。当孕妈妈听音乐时，会发现胎儿特别的活跃。所以孕妈妈可以多给胎儿听音乐来促进他大脑的发展。

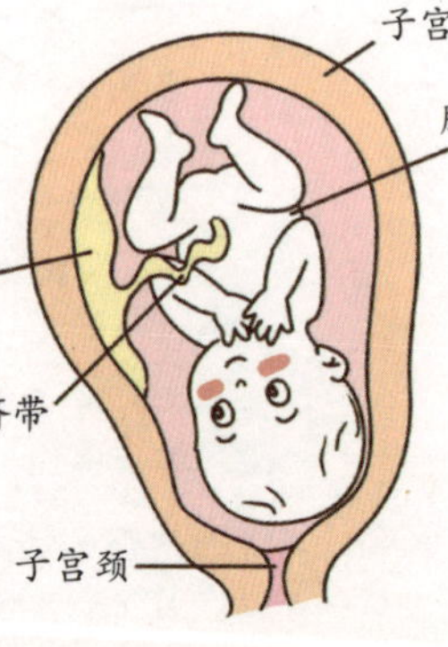

缓解尿频的方法

孕妈妈要缓解孕期尿频现象，可从日常生活和饮水量改变做起。也就是说，平时要适量补充水分，但不要过量或大量喝水。外出时，若有尿意，一定要上厕所，尽量不要憋尿，以免造成膀胱发炎或细菌感染。另外，孕妈妈要了解尿频是孕期很正常的生理现象，忍耐力自然会增强。

胎儿活动频繁

孕妈妈可能会感觉到与以往相比，胎儿出现活动的次数更多了。胎儿在子宫里的活动可以帮助胎儿改善协调能力，增强骨骼发展。胎儿肌肉数的增加会持续到孕38周。

腿部抽筋

孕31周，孕妈妈容易出现腿部抽筋现象，就是指肌肉突然、不自主的强烈收缩，会造成肌肉僵硬、疼痛。主要由三个原因导致：首先是缺钙，因为孕妈妈对钙的需求量增加，当体内钙不足时，加上行走或站立过久，就容易使小腿和腿部肌肉抽筋；其次，是因为体重增加，导致小腿肌肉负担加重，使得小腿肚和脚部肌肉发生疼痛性收缩而导致抽筋；最后，扩大的子宫影响血液循环也会造成小腿抽筋。一般而言，缺乏钙的原因最为常见，因为胎儿在成长过程中需要吸收大量的钙，若是孕妈妈钙摄取不足，就容易造成腿部抽筋。

小腿抽筋时，应尽量伸直抽筋的腿部，并将脚板往自己身体的方向用力压，让小腿筋有被拉直的感觉，此时会增加肌腱张力，当张力增加到某一程度后，神经会将讯息传至大脑，大脑为了避免肌腱受伤就会释放出放松肌肉的讯息，抽筋现象就会解除。

平时应多按摩腿部肌肉，帮助血液及淋巴循环，而为了避免睡觉时血液循环不佳而导致抽筋，建议孕妈妈睡觉时将脚部垫高，促使血液回流。

本周注意事项

生活计划	执行方案
留意不规则的宫缩	不规则的宫缩时有发生，孕妈妈会觉得肚子偶尔会一阵阵地发硬发紧，这是正常的
控制体重增长	如果营养摄入得不合理或过多，就会使胎儿长得太大，分娩时造成难产，所以一定要注意饮食安排
保持清洁	孕妈妈的阴道分泌物增多，排尿次数也增多了，要注意外阴的清洁。禁止性生活，避免刺激子宫，诱发早产

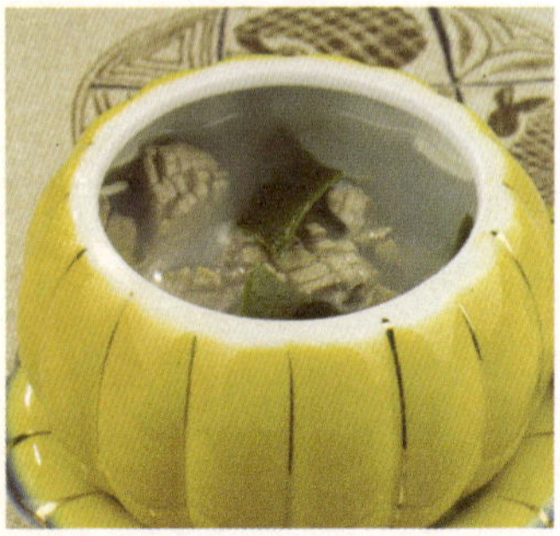

特别提示

平时应多摄取高钙食物，像小鱼干、豆类制品、芝士、海带、牛奶等，孕中期以后每天的钙应补充到1 200毫克，一般建议怀孕20周后孕妈妈可另外补充钙片，并且适当晒太阳，帮助维生素D的合成，也有助于钙的吸收。

饮食营养：控制甜食的摄入量，注意补铁

孕8月，胎儿开始在肝脏和皮下储存糖原及脂肪。此时孕妈妈应适当摄取碳水化合物，以保证热量的供给。孕妈妈应少吃过咸的食物，不宜大量饮水，适当限制糖、甜食、油炸食品的摄入量，选择体积小、营养价值高的食物，如动物类食品；避免马铃薯、红薯等体积大、营养价值低的食物。

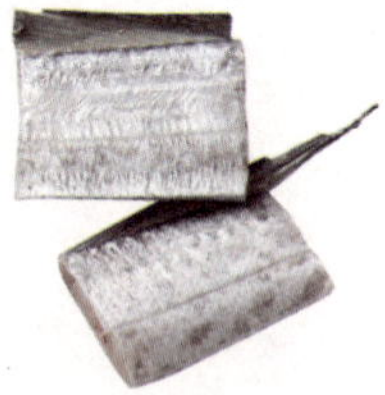

刀鱼　有健脾胃的功效

营养重点

重点补充	适量补充
碳水化合物	DHA
	复合维生素

营养需求

人的一生都需要不饱和脂肪酸，怀孕期间尤其如此。不饱和脂肪酸中的Ω-3和DHA（二十二碳六烯酸）有助于胎儿眼睛、大脑、血液和神经系统的发育，整个孕期都需要这些元素，尤其是怀孕的最后三个月，胎儿大脑迅速发育的时候，要多吃鱼类、坚果类食物。晚上孕妈妈可能一两个小时就想上一次厕所，不要试图通过白天少喝水来防止晚上起夜，因为身体需要大量的水。

吃什么、怎么吃

在孕晚期，哪些营养素更受孕妈妈的青睐呢？

1.富含锌的食物可助自然分娩。

研究表明，产妇的分娩方式竟然与其在孕晚期饮食中锌的含量有关。锌可以促进子宫收缩，促使胎儿驱出子宫腔，以帮助孕妈妈顺利地自然分娩。

富含锌的食物有肉类、海产品、豆类、坚果类等。

2.“止血功臣”维生素K可防止分娩时大出血。

维生素K有很好地防止出血的作用。孕妈妈在预产期的前一个月应有意识地从食物中摄取维生素K，可在分娩时防止大出血，也可预防新生儿因缺乏维生素K而引起的颅内、消化道出血等。

富含维生素K的食物有菜花、白菜、菠菜、莴笋、干酪、肝脏、谷类等。

3.给足钙和磷，因孕晚期胎儿全部乳牙均在牙床内形成。

胎儿牙齿的钙化速度在孕晚期增快，到出生时全部乳牙就都在牙床内形成了，第一颗恒牙也已钙化。如果此阶段饮食中钙和磷供给不足，就会影响今后宝宝牙齿的生长。

含钙的食物如牛奶、蛋黄、海带、虾皮、银耳、大豆等。含磷的食物如动物瘦肉、肝脏、奶类、蛋黄、虾皮、大豆、花生等。

饮食专家提示

胎儿在最后的3个月储铁量最多，足够出生后3～4个月造血的需要。因此，孕妈妈在孕晚期一定要注重铁元素的摄入量，每天应达到35毫克。

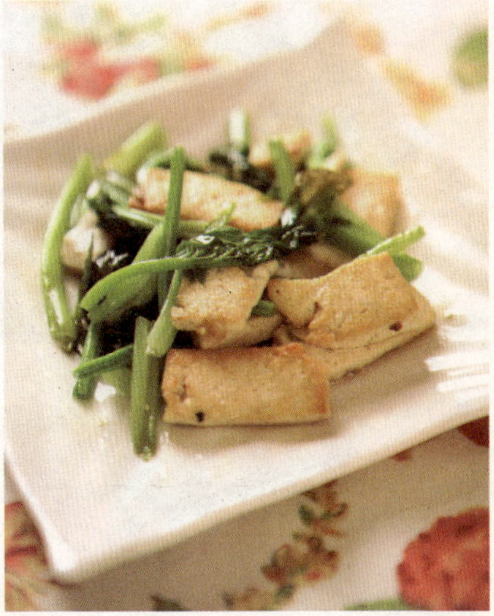

孕妈妈的参考餐单

用餐时间	食物名称
早餐	豆浆1杯、鹌鹑蛋3个、菠菜拌花生米
加餐	香蕉1个、大枣5枚
午餐	鲅鱼水饺、大盘鸡、菠萝虾球
加餐	猕猴桃1个、核桃仁2个
晚餐	米饭1碗、酥炸小黄鱼、青椒炒肉丝

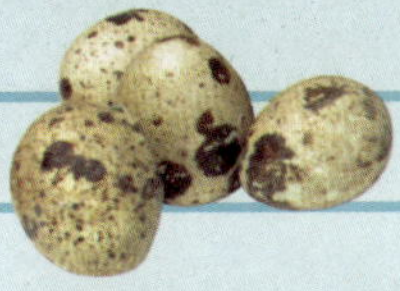

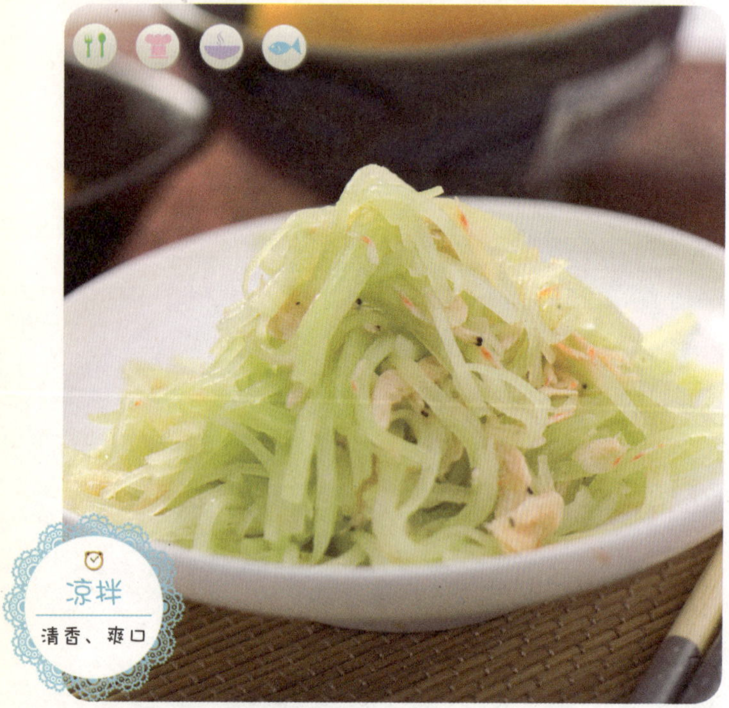

爽口莴笋

原料

莴笋700克。

调料

海米10克，虾油、香油各3/5小匙，蒜末、精盐各1小匙。

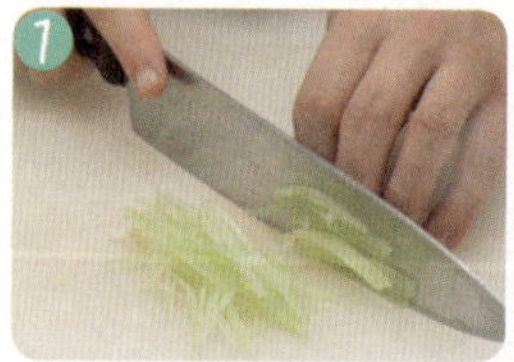

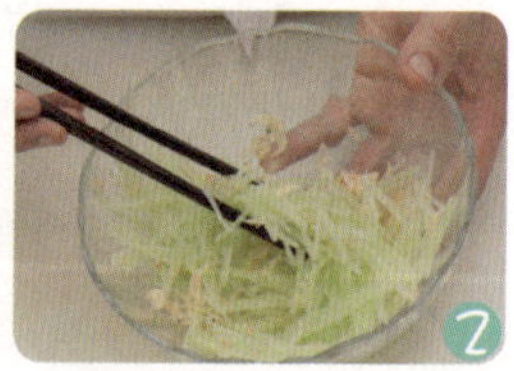

1 海米洗净，沥去水，再加入温水至没过海米1厘米，浸泡20分钟左右，沥去水。

2 把莴笋切成丝，加入精盐拌匀，腌渍20分钟取出，沥去水，把莴笋丝放入沥净水的大瓷碗中，加入海米、蒜末、精盐，淋入虾油、香油，拌匀即可。

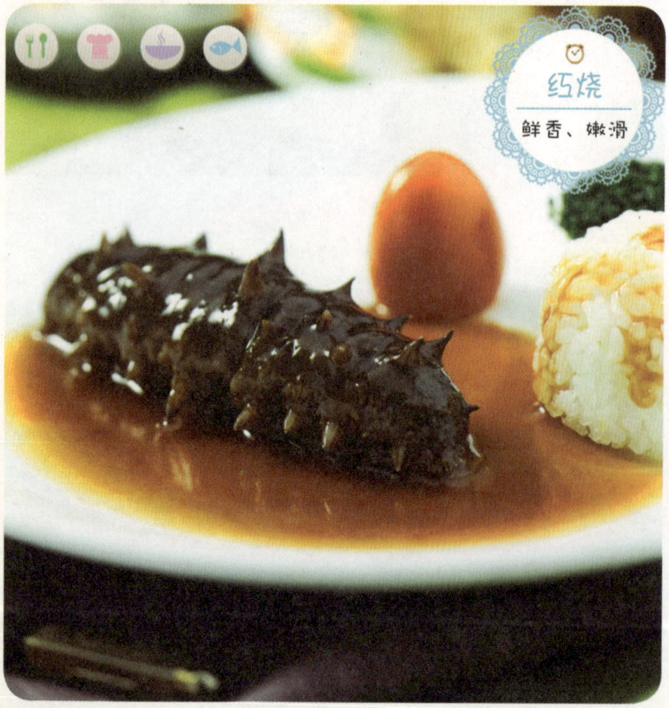

鲍汁扣海参

原料

水发海参1只（约70克），西蓝花1朵，白米饭1小碗。

调料

鲍汁85克，水淀粉1小匙。

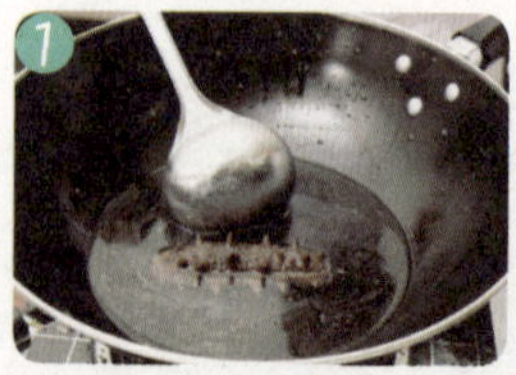

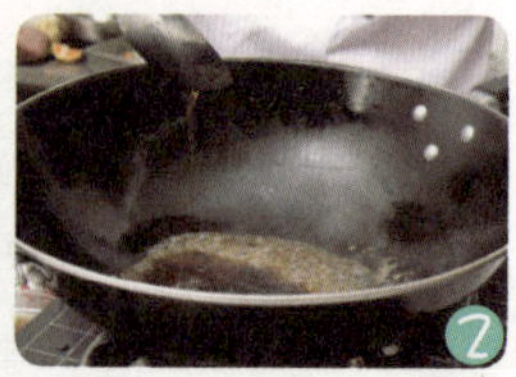

1 将水发海参、西蓝花分别洗涤整理干净，再放入沸水锅中焯烫至熟，捞出沥干。

2 将海参、西蓝花摆在盘中，再将白米饭扣在海参旁边；坐锅点火，加入鲍汁烧沸，用水淀粉勾薄芡，均匀地浇在海参上即可。

葱爆兔肉片

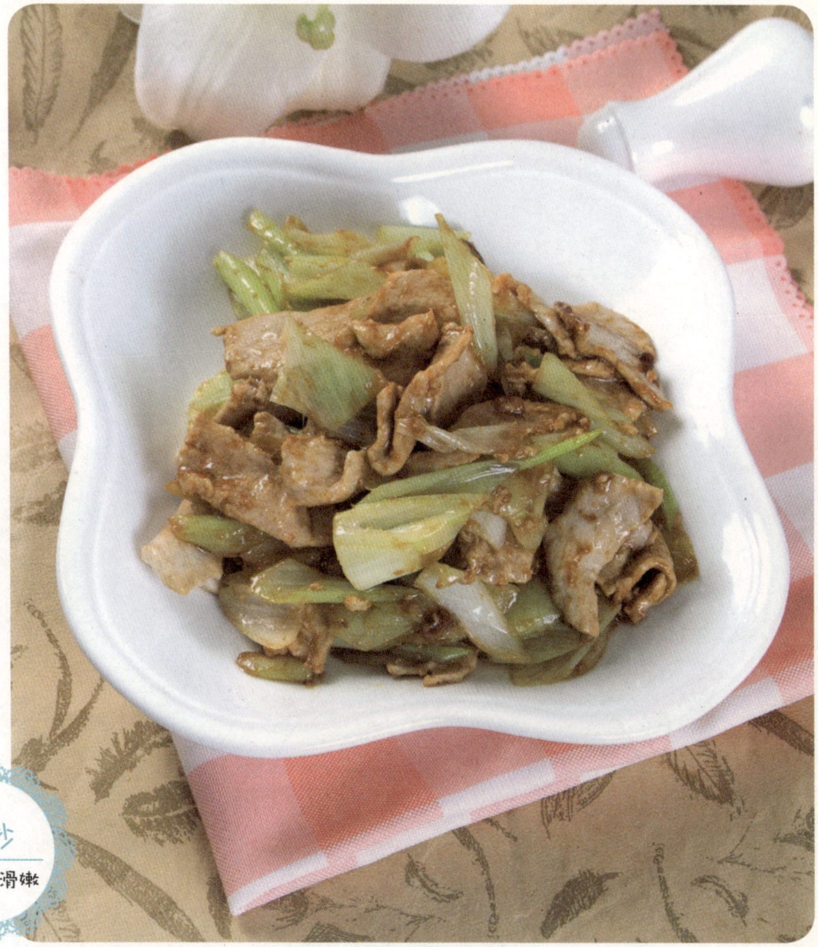

原料

兔肉400克，大葱100克，鸡蛋清1个。

调料

精盐、白糖、酱油、米醋、绍酒、水淀粉、植物油各适量。

滑炒

咸香、滑嫩

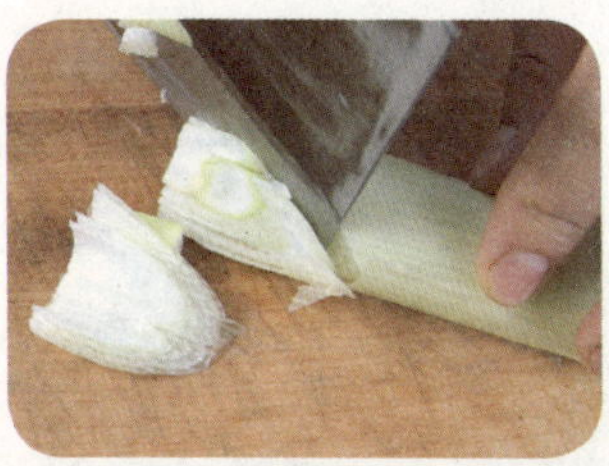

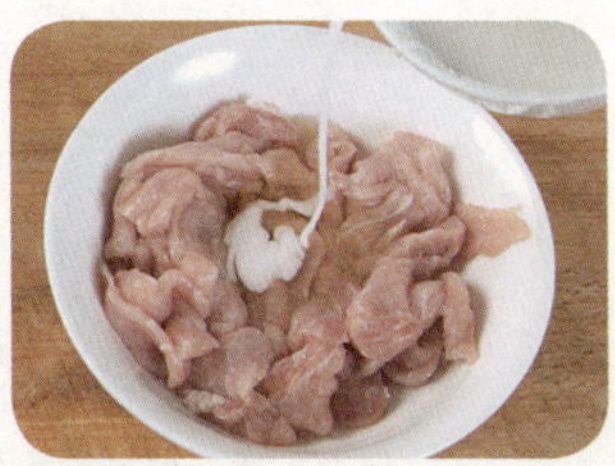

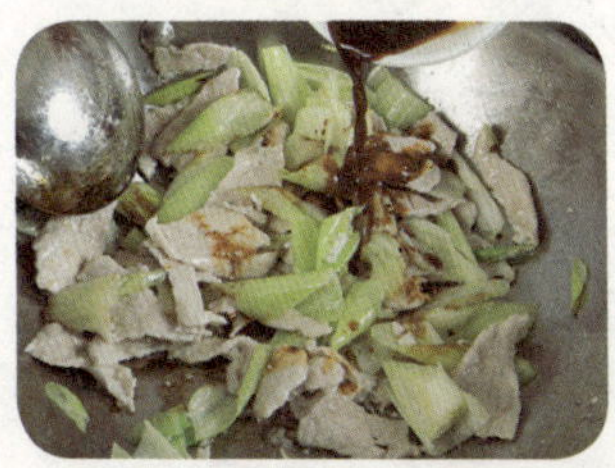

1 大葱从大葱根部斜切一刀，滚动一下，再从刀口处切下成葱块，如此反复把大葱切成滚刀块；碗中加入绍酒、酱油、白糖、米醋、水淀粉调成芡汁。

2 兔肉洗净，改刀切成大片，放入碗中，加入少许精盐、绍酒和鸡蛋清拌匀，再加入水淀粉拌匀上浆。

3 锅中加油放入兔肉片滑油，沥油；原锅留底油，放入大葱块煸炒至变色并出香味，加入滑好的兔肉片煸炒至兔肉熟嫩；再烹入调好的芡汁快速炒匀。

孕32周 胎儿的活动变得迟缓

宫　高　26～32.5厘米。

胎　长　42厘米左右。

胎　重　1.8千克左右。

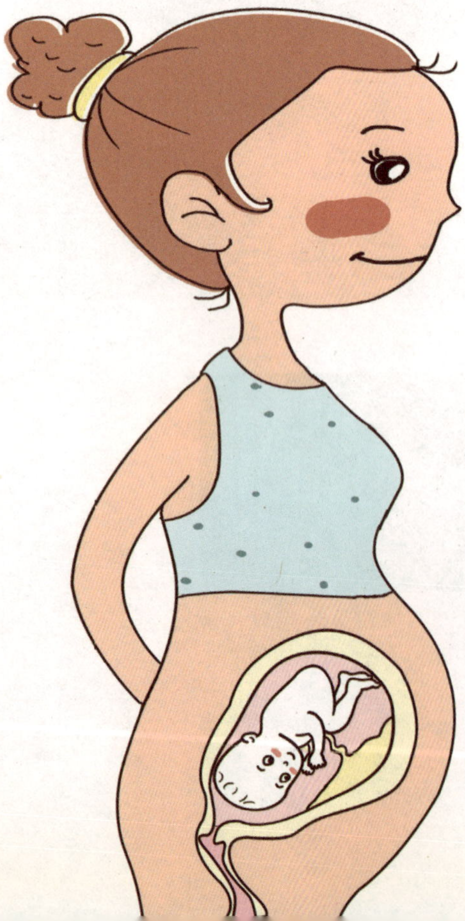

孕妈妈体重快速增长

孕32周，孕妈妈的体重会快速增长。这个时期，由于胎儿的迅速成长，孕妈妈的体重每周增长0.5千克左右。剩下的7周内，胎儿将完成出生前1/3甚至一半以上的体重增加。

孕妈妈腹内多余空间变小

孕32周，随着胎儿成长，孕妈妈腹部内的多余空间会变小，胸部疼痛可能会更严重，呼吸也越来越急促。不过，当胎儿下降到骨盆位置后，症状就会得到缓解。

胎儿的变化

现在胎儿的五种感觉全部开始工作，他能炫耀一项新本领了——将头从一边转向另一边。胎儿的内脏器官正在发育成熟，脚趾甲全长出，头发仍在生长。虽然他继续坚持练习睁眼、闭眼，但每天仍有90%～95%的时间在睡眠中度过。

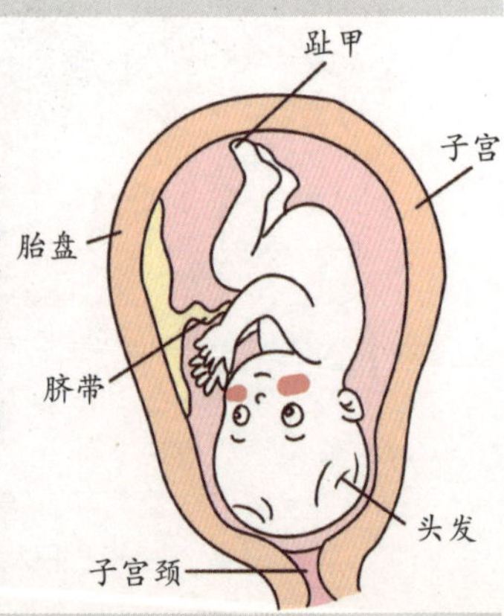

耻骨疼痛

怀孕32周后，孕妈妈容易发生耻骨疼痛。这是因为怀孕后，体内分泌的孕激素和黄体素会使韧带松弛，好让骨盆的伸缩性变大，除了能给胎儿更多的成长空间，也有助于分娩，但有时这两种激素分泌过多，会使骨盆间的韧带过于松弛，引发耻骨疼痛。

一般而言，怀孕过程可能增加耻骨间的距离2～3毫米，一般怀孕的女性，耻骨间的正常距离为4～5毫米，增加后也应在9毫米以下，只要在此范围之内，孕妈妈通常不会有症状，即使有疼痛也都在可以忍受的范围内。一旦超过9毫米，就属于耻骨联合过度分离，会引起较严重的疼痛感。

一般而言，进入孕晚期，耻骨疼痛的情况才会较为明显，但若是关节本身就有问题者，或是胎儿较大，都可能提前出现耻骨疼痛的问题。

疼痛多半是从耻骨部位延伸到髋骨，使髋关节无法内收及外展，更可能造成下背疼痛，当双腿分离或抬脚时都会引起特别的疼痛，疼痛严重的孕妈妈，从床上起身或翻身都会变得很困难。

耻骨疼痛通常是在坐起和翻身或双腿张开时会较疼痛，因此，建议孕妈妈要避免双腿张开的动作，若是十分疼痛，建议多卧床休息，睡觉时采用侧躺，并在双腿中间放置一个枕头，以免侧躺时股骨关节过度内缩又再度引发疼痛。孕妈妈平时站立也要避免单脚使力，应双脚平均受力，另外，也可使用托腹带减缓过度分离的情况。

当心胎儿提前到来

每个怀孕的孕妈妈都希望自己的小胎宝宝在焦急的等待之后，按时来到这个世界。但是，有的小胎宝宝尚未足月，就提前来报到了。睡眠不好、劳累、食欲旺盛，平常人倒没事，孕妈妈可就麻烦了，对于快要临产的孕妈妈来说要格外小心，可别让胎宝宝“提前报到”。

早产是指孕妈妈在妊娠28～37周分娩。这时的胎宝宝还未发育成熟，皮肤红嫩红嫩的，皮下脂肪少，各个脏器功能都不完善，呼吸也不规则，四肢肌肉疲软无力，体重也轻，因而生命力很弱，必须进行特殊照料。护理上稍有不当，便容易使孕妈妈多少个日夜“苦心经营”的“爱果”出现包括肺部感染在内的各种危及生命的症状，且这些高危因素还极易导致脑损伤。因此，预防早产极为重要。约30%的早产无明显原因。

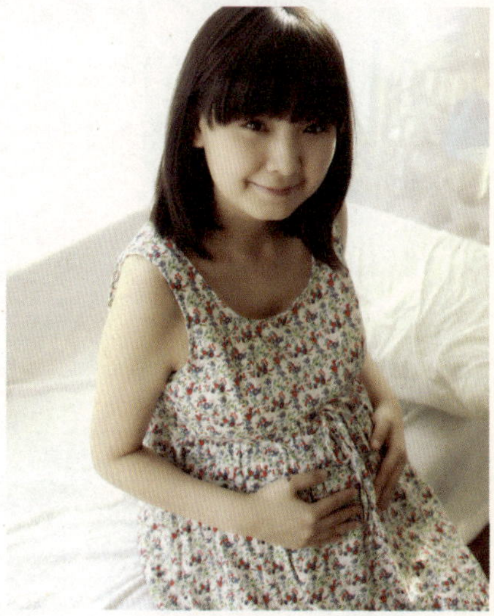

TIPS

耻骨疼痛产后就会复原，若是日常生活都无法减轻疼痛感，且严重影响日常生活的，建议寻求医生的帮助。

本周注意事项

生活计划	执行方案
提前熟悉分娩的环境	可通过各种途径，如播放录像、参观、咨询和交流，使孕妈妈熟悉分娩环境和医护人员，减轻入院分娩的紧张情绪
进行有助于哺乳的乳房按摩	为了充分地喂养母乳，孕妈妈应该在分娩前认真进行乳头保养和按摩，这种乳房护理对分泌乳汁很有利
选择分娩方式	了解分娩，结合医生意见，选择适合自己的分娩方式

饮食营养：加强碳水化合物的摄入，预防酮症酸中毒

这时胎儿依然在肝脏和皮下储存糖原及脂肪，此时如果碳水化合物摄入不足，将会导致母体内的蛋白质和脂肪分解加速，易造成蛋白质缺乏或酮症酸中毒。

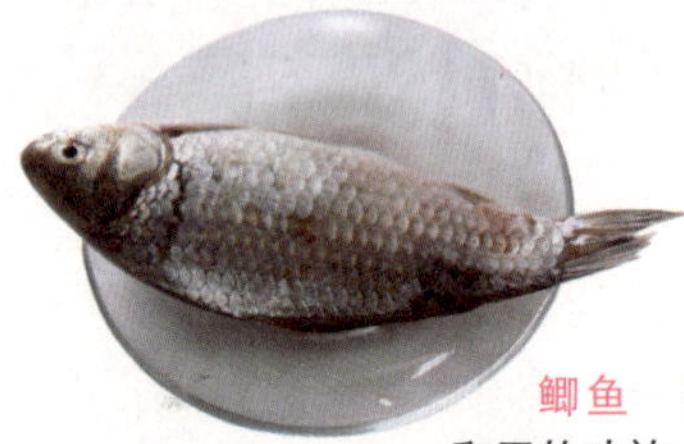

鲫鱼　有健脾和胃的功效

营养重点

重点补充	适量补充
蛋白质	碳水化合物
	膳食纤维

营养需求

提倡食物的多样化。多吃动物性食物、豆类食物和水果，选用富含B族维生素、维生素C、维生素E的食物，B族维生素可以促进消化，增加食欲。维生素C可以提高机体抵抗力，改善新陈代谢，有解毒、利尿的作用。维生素E能防止早产。少吃或不吃不易消化的、油炸的、易胀气的食物。

吃什么、怎么吃

有些孕妈妈在这一时期水肿症状严重。下面介绍几款利尿消肿的食物，供孕妈妈参考。

鲫鱼：鲫鱼是一种益脾胃、安五脏、利水湿的淡水鱼，可以消除妊娠水肿。鲫鱼肉是高蛋白、高钙、低脂肪、低钠的食物，经常食用，可以增加孕妈妈血液中蛋白质的含量，改善血液的渗透压，有利于合理调整体内水的分布，使组织中的水分回流进入血液循环中，从而达到消除水肿的目的。

鲤鱼：鲤鱼有补益、利水的功效，孕妈妈常吃可以补益强壮、利水祛湿。鲤鱼肉中含有丰富的优质蛋白质，钠的含量也很低，孕妈妈常吃可消肿。

冬瓜：冬瓜具有清热泻火、利水渗湿、清热解暑的功效，可提供丰富的营养素和无机盐，既可泽胎化毒，又可利水消肿，孕妈妈可以常吃。

素烧茄子、什锦五香黄豆、鲜蘑豆腐汤、红枣鸡蛋汤、红烧蹄筋、鲫鱼汤、香菇炒菜花、红烧鲤鱼、荠菜粥、豆腐熬鲤鱼、赤小豆米饭……这些都能帮孕妈妈消除水肿，而且清淡可口。

饮食专家提示

医生建议，孕妈妈从32～36周起，可以适量服用维生素K。临产的孕妈妈分娩前1～4小时肌注或静滴维生素K，同时，新生儿也要补充维生素K。

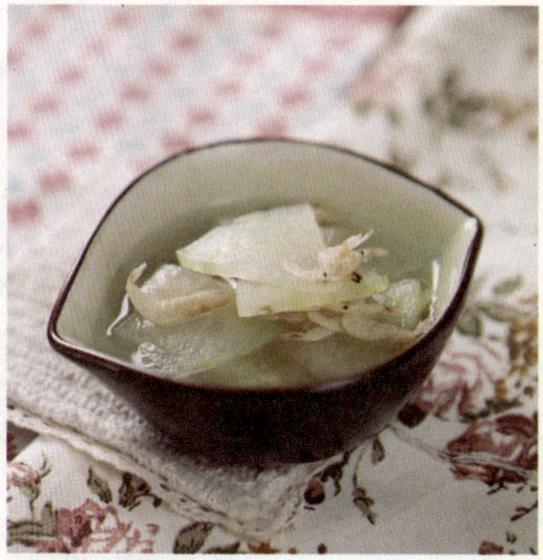

孕妈妈的参考餐单

用餐时间	食物名称
早餐	牛奶1杯、煎蛋1个、三明治1个
加餐	橘子1个、桃子1个
午餐	红小豆米饭1碗、香芋烧鸭、孜然爆鸡肝
加餐	菠萝2片、杨桃1个
晚餐	蔬菜面1碗、清蒸鲫鱼、凉拌藕片

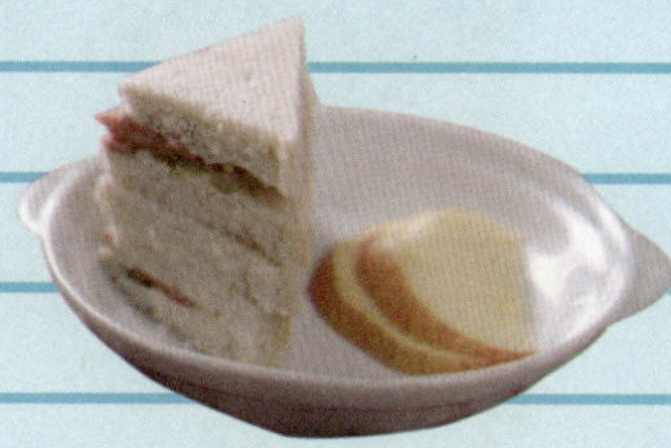

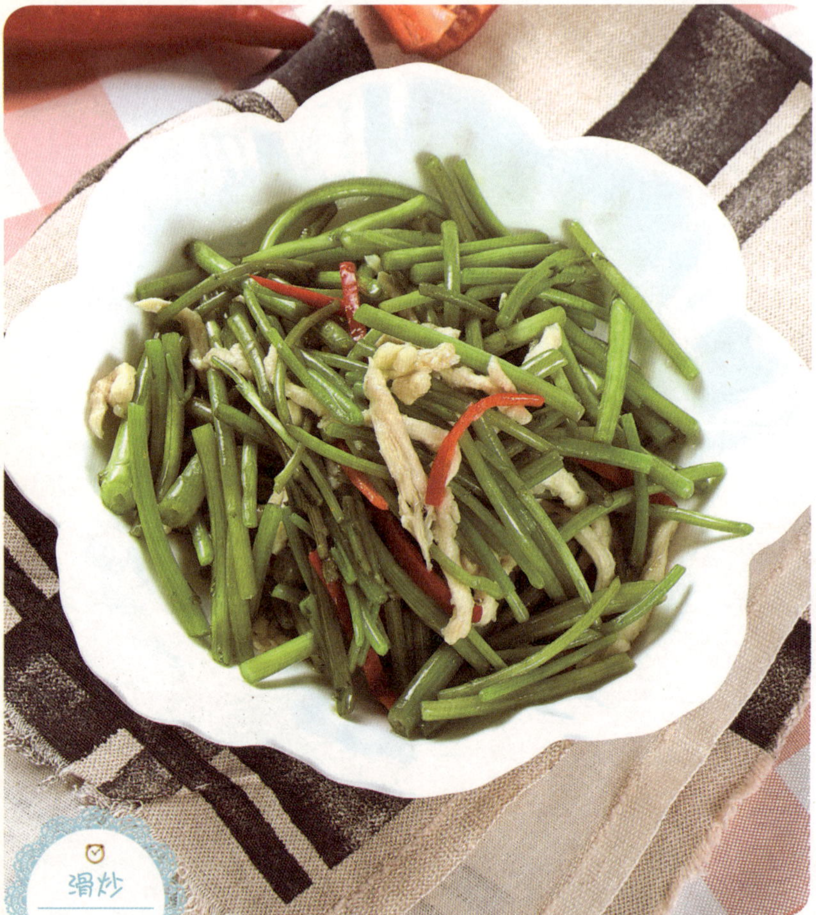

鸡丝茼蒿杆

滑炒

咸鲜、清香

原料

茼蒿300克，鸡胸肉200克，红椒15克，鸡蛋清1个。

调料

蒜末15克，精盐1小匙，水淀粉1大匙，植物油600克。

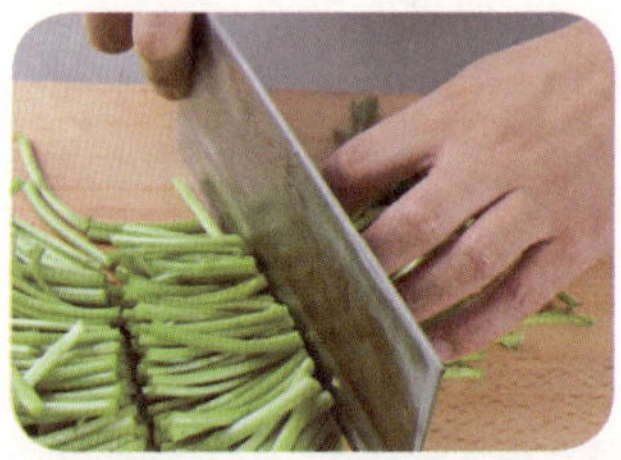

1 茼蒿洗净，沥净水分，放在案板上，切成3厘米长的小段。

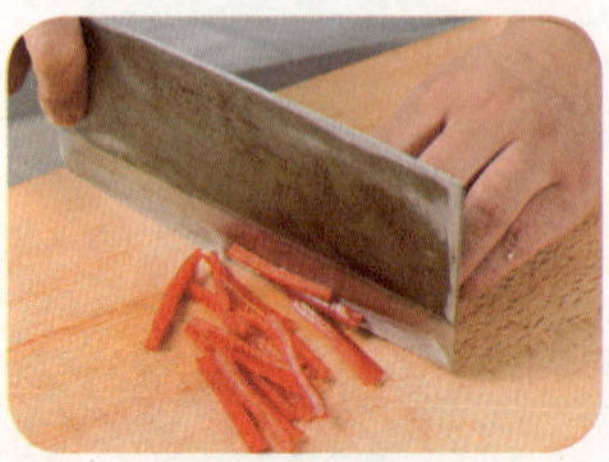

2 红椒去蒂及子，用清水洗净，沥去水分，切成丝；鸡胸肉洗净，擦净表面水分，剔除筋膜。

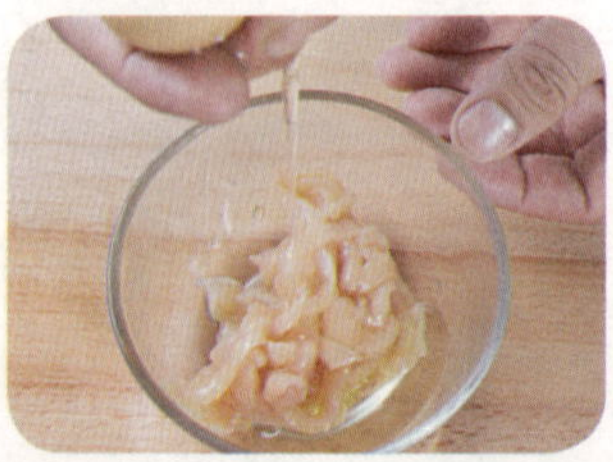

3 把鸡胸肉改刀切成细丝，放入小碗内，加入少许精盐、淀粉、植物油和蛋清拌匀，腌渍10分钟。

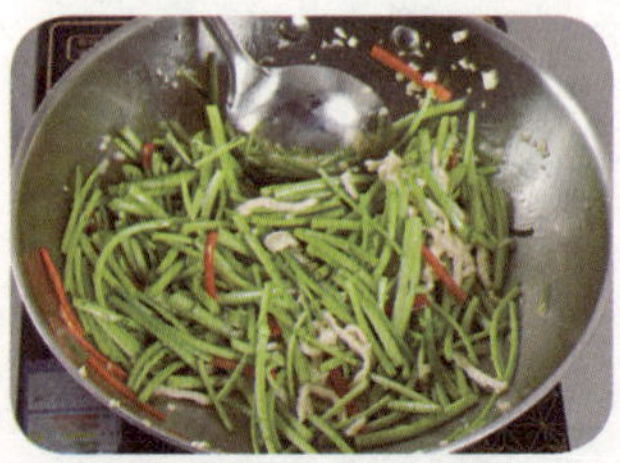

4 油锅中下入鸡丝滑散，锅内留少许底油烧热，下入红椒丝、蒜末炒香，放入茼蒿杆翻炒均匀，再放入鸡肉丝略炒，加入精盐，用水淀粉勾芡。

螺片拌菠菜

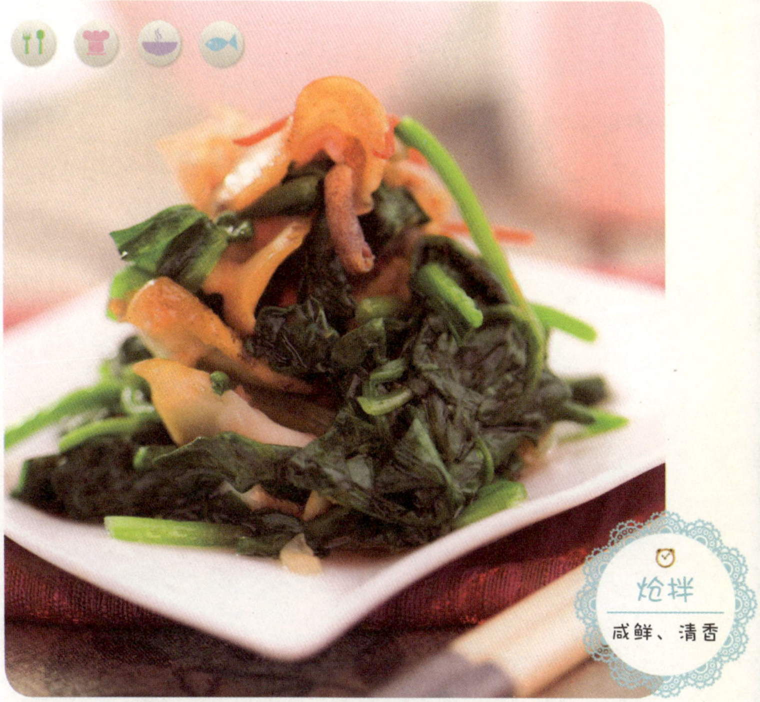

原料

海螺肉200克，菠菜100克。

调料

蒜末15克，精盐、陈醋、花椒油各适量。

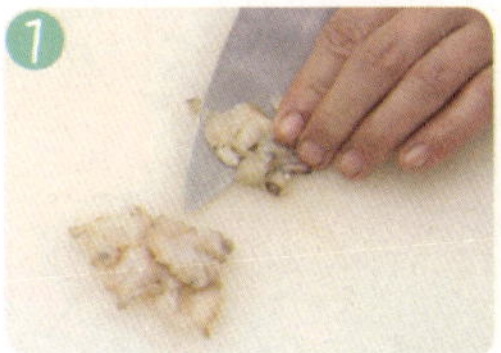

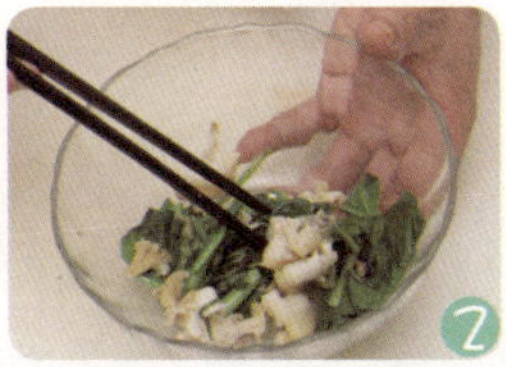

1 海螺肉洗涤整理干净，片成连刀片，再下入沸水中焯透，捞出沥干；菠菜洗净、切成小段，下入沸水中焯烫一下，捞出用冷水冲凉，挤净水分。

2 将海螺片和菠菜一同放入碗中，加入陈醋、精盐、花椒油拌匀即成。

陈皮绿豆粥

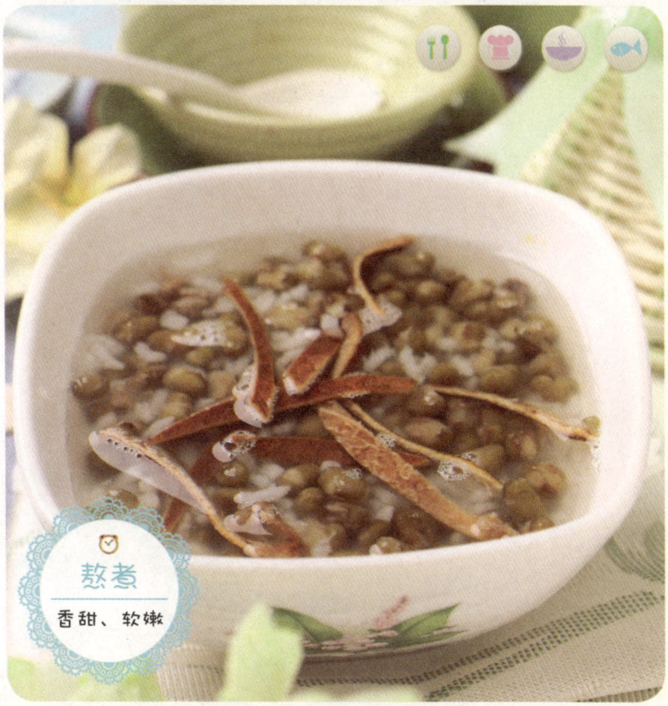

原料

绿豆200克，大米50克，陈皮5克。

调料

白糖适量。

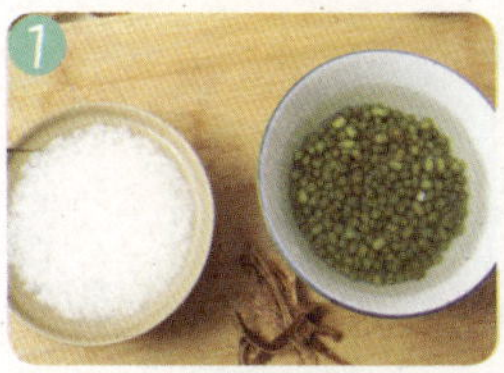

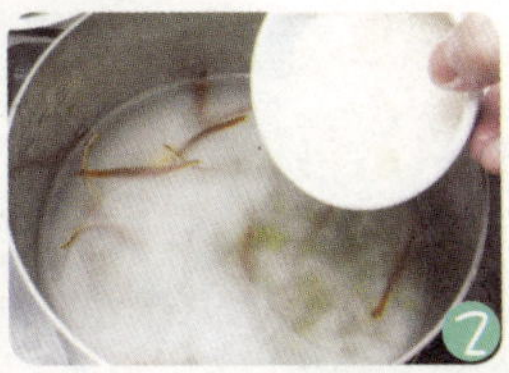

1 绿豆、大米淘洗干净，放入清水中浸泡5小时；陈皮浸软，切成细丝。

2 锅中加入适量清水，放入绿豆、大米、陈皮煮沸，再改用中火煲约1小时；然后加入白糖煮至溶化，即可出锅装碗。

孕33周 胎儿能从膀胱中排出尿液了

宫　高　27～33.5厘米。

胎　长　43厘米左右。

胎　重　2千克左右。

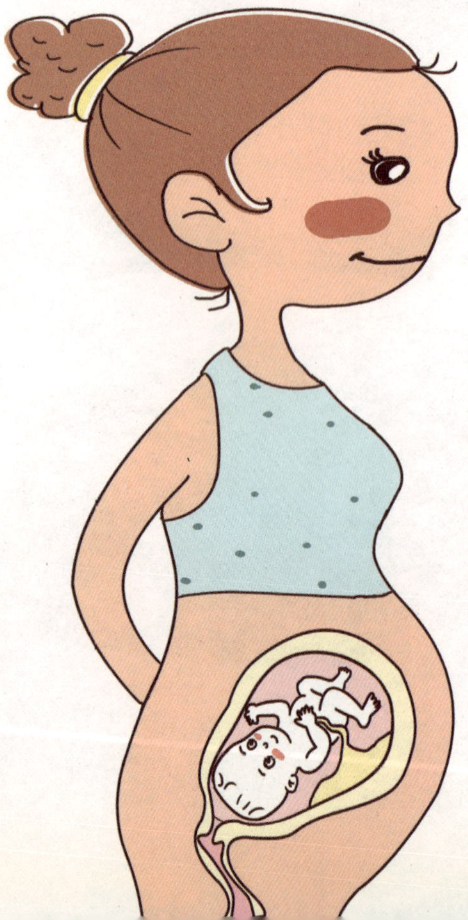

孕妈妈性欲下降

随着分娩期临近，孕妈妈的性欲也明显下降。除了身体负担加重的缘故，更重要的是孕妈妈惧怕分娩等心理方面的原因。所以在怀孕晚期，应该暂时节制性生活。提倡以轻柔的爱抚表达夫妻相互间的爱意，这也有助于减轻孕妈妈的心理负担。

腹部又鼓又硬

这个时期，腹部的变化特别明显，又鼓又硬，使得肚脐都凸露出来。这时排尿次数会增多，而且有排尿不净的感觉。随着孕妈妈腹部膨大，消化功能继续减退，更加容易引起便秘。

胎儿的变化

羊水量达到了最高峰并将一直维持到分娩，本周胎儿迅速发育使头围大约增加了9.5毫米。现在胎儿没有多少活动空间了。

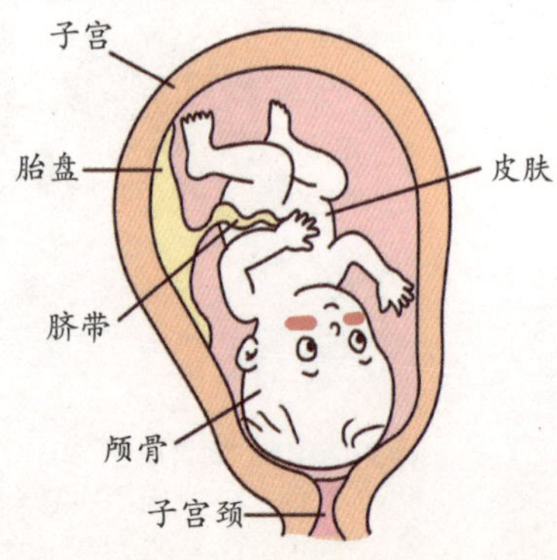

要以良好的心态面对分娩

孕妈妈在分娩前要学会调适自己的心理和情绪，可以和丈夫寻找一些轻松浪漫的话题，以一个良好的心态去面对分娩。

开始确定产后护理的人选

一般来说，从娘家、婆家、亲戚中挑选一位具有产后护理经验的人，拜托其进行产后护理的情况比较普遍。最近，利用月子中心或请产后护理员上门服务的情况也越来越多了。选择月子中心时，要仔细比较环境设施、服务质量等，尽量多向曾经在该中心享受过服务的人了解其服务水准。

孕妈妈要注意出行安全

孕妈妈随着体重的增加，身体会越来越沉重。临近分娩，孕妈妈要减少独自上街的次数和时间，在购买日常生活用品时最好选择附近的商店，避开高峰期。

及时进行臀位的矫正

进入孕晚期，胎儿的头会转向骨盆为分娩做准备，如果方向相反，基本上无法顺产，因为如果胎儿腿部先娩出，头部后娩出，会有窒息的危险；还可能由于呼吸困难而引发后遗症。为防止倒产，进行矫正是为了能顺产而进行的第一个任务。如果现在方向不对，还是有时间来进行矫正的。

臀位的矫正姿势

1.把被子或是坐垫摞起来，垫在孕妈妈腰部下方，仰卧后双腿屈膝。

2.抬起臀部，保持此姿势。

3.习惯后逐渐延长坚持的时间，并随时进行此种训练。

不要进行性生活

在孕晚期，由于精神上的疲劳和不安以及胎动、睡眠姿势受限等因素，孕妈妈可能会经常失眠。遇到这种情况，孕妈妈不必为此烦恼，失眠时看一会儿书，让心态保持平和自然能够入睡了。这个时期，为预防胎盘早破、感染和早产，性生活是被严格禁止的。

孕妈妈的心理调试

10个月的孕育过程对每个女人都是一种考验，心理素质弱的孕妈妈很容易会耐不住压力，觉得自己拖着个大肚子熬时光是一种负担。

由于临近预产期，孕妈妈对分娩的恐惧、焦虑或不安会加重，有些孕妈妈一有“风吹草动”就赶到医院，这些都对孕妈妈的身心健康造成了很多影响，对于分娩来说也是极为不利的。比起其他时期的心理保健来说，孕晚期的心理又显得很独特，孕妈妈要保持良好的情绪需要注意下面的问题。

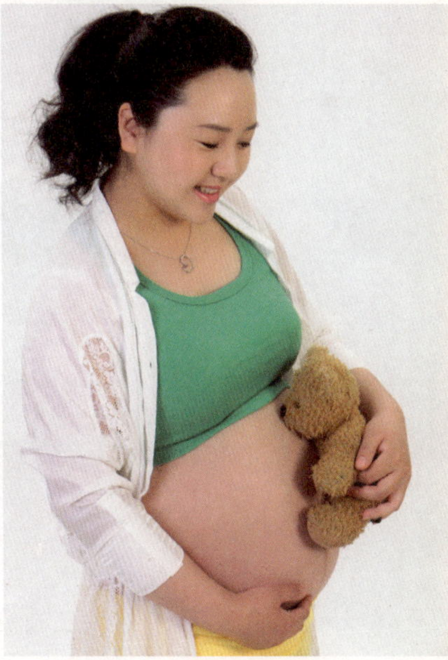

本周注意事项

生活计划	执行方案
谨防羊水早破	羊水随时都可能破，因此要做好羊水早破的准备。在分娩之前，应该多食用新鲜水果、粗粮、乳制品和蛋白质
留意有无异常出血症状	胎盘早期剥离或子宫颈闭锁不全会导致早产，如果出现异常出血等症状时，要马上去医院检查
要注意出行安全	随着体重的增加，身体会越来越沉重，孕妈妈要减少独自上街的次数和时间

饮食营养：要保证优质蛋白质和纤维食物的足够摄入

这个阶段孕妈妈容易便秘，因此要依靠饮食来调整。要多吃玉米、香蕉等含纤维多的食品。胎儿所需的80%的能量来自于碳水化合物，这些碳水化合物主要是由葡萄糖及20%蛋白质组成，铁和叶酸不能从饮食中得到满足，因此建议在这个阶段补充铁。

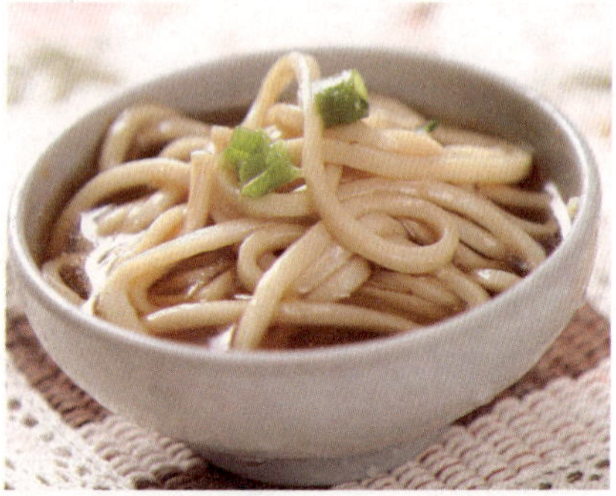

营养重点

重点补充	适量补充
蛋白质	铁
	叶酸
	钙

营养需求

孕33周胎儿的营养需求达到了最高峰，孕妈妈需要摄入大量的蛋白质、维生素C、叶酸、B族维生素、铁质和钙质，每天大约需要200毫克的钙用于胎儿的骨骼发育。这时胎儿的骨骼、肌肉和肺部发育正日趋成熟，应合理饮食，适当运动。多吃含纤维丰富的食物，预防便秘。

吃什么、怎么吃

孕妈妈每天需要摄入的营养包括：

1.每天食用多种蔬菜和适量水果以满足维生素和矿物质的需求。

2.每天食用谷物类食品，以提供能量，谷物食品包括：馒头、米饭、面条、面包等。

3.每天食用低脂或脱脂的乳制品。如牛奶、酸奶、奶酪或其他乳制品。乳制品能为孕妈妈和胎儿提供骨骼和牙齿所需的钙，同时也是维生素A、维生素D、B族维生素和蛋白质的重要来源。

饮食专家提示

1.孕妈妈每日所需的蛋白质总量比未孕女性要多10克，因此每日需要摄入60克蛋白质。

2.每天至少需要400毫克叶酸，叶酸在孕早期可以预防胎儿神经管畸形，孕晚期可以预防孕妈妈贫血。

3.每天需要30毫克的铁，是未怀孕女性所需的两倍。

4.每天需要1 000毫克的钙。

5.每天至少要喝约2升的水。

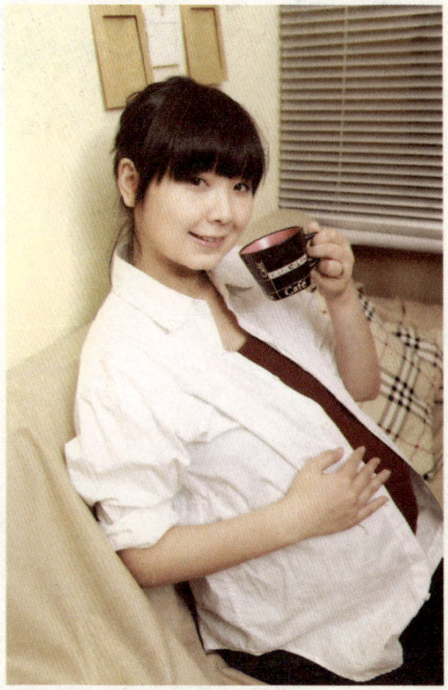

孕妈妈的参考餐单

用餐时间	食物名称
早餐	红薯粥1碗、鸡蛋1个、五香毛豆
加餐	牛奶1杯、面包1片
午餐	米饭1碗、丝瓜炒虾仁、糖醋小排骨
加餐	葡萄10粒、松子仁10个
晚餐	玉米煎饼、菊香芦笋牛肉、回锅洋芋

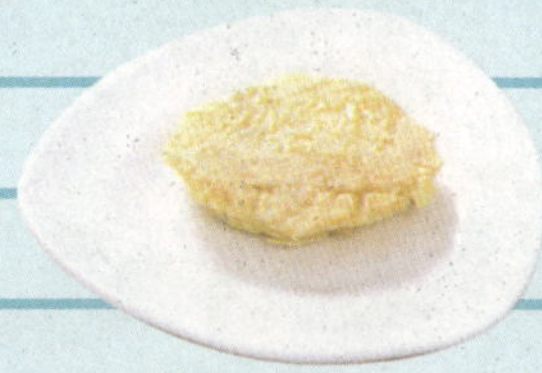

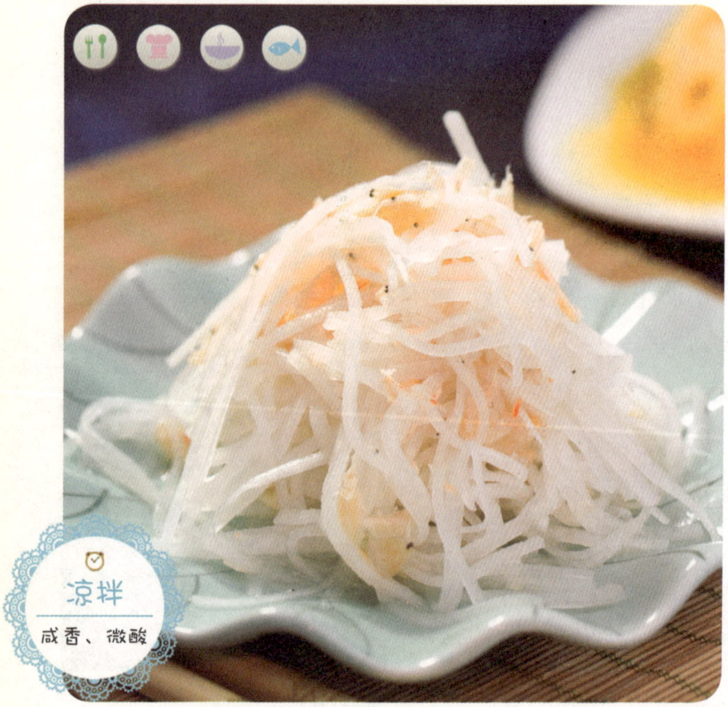

凉拌素什锦

原料

白萝卜丝400克。

调料

虾米25克，葱末10克，精盐1/2小匙，醋1/3小匙。

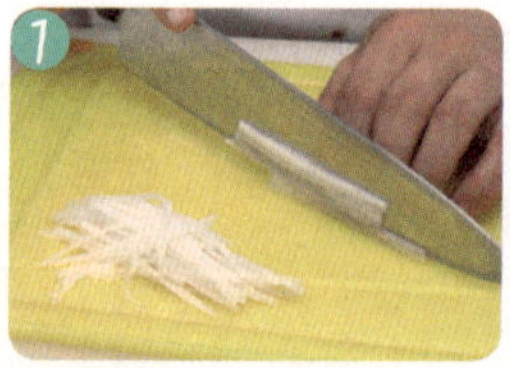

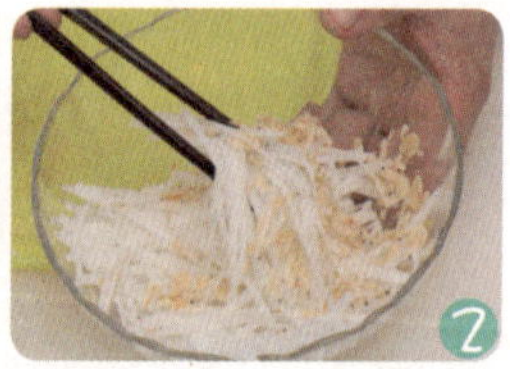

1 虾米洗净，放入小碗中，加入温水浸泡20分钟左右，至变软捞出，沥去水。

2 白萝卜丝放入碗中，撒入精盐拌匀，腌渍30分钟，取出挤去水，加入醋，把泡软的虾米放在盘内萝卜丝上，加葱末拌匀即可。

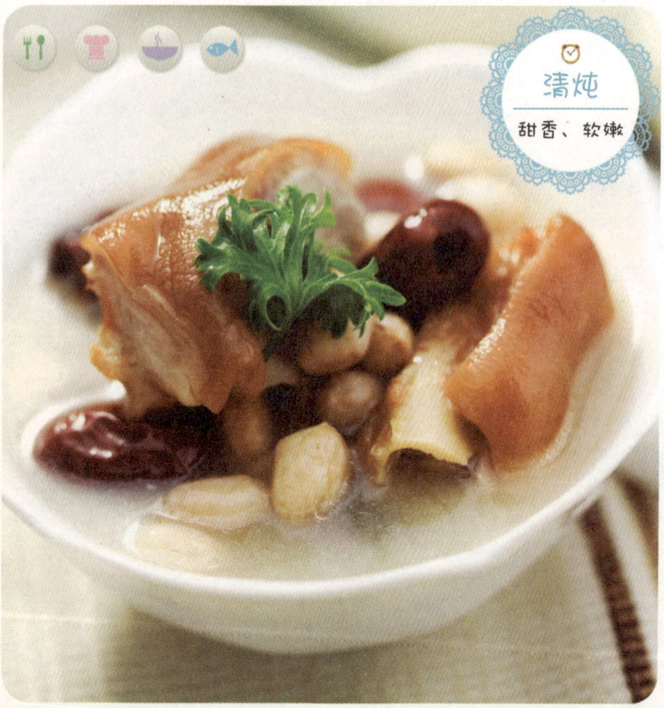

猪蹄花生红枣汤

原料

鲜猪蹄1个，带皮花生米100克，红枣80克。

调料

精盐1小匙。

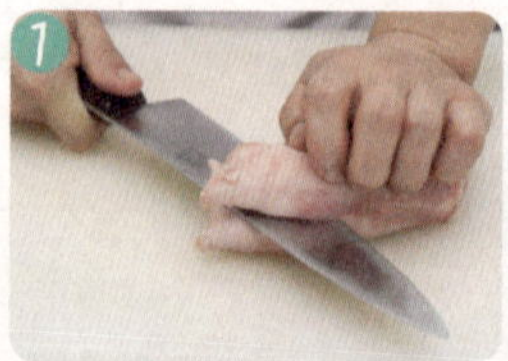

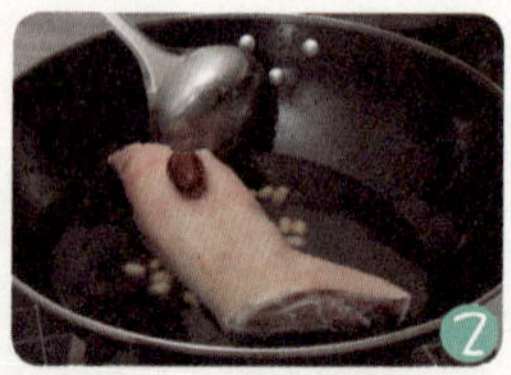

1 将花生米放入清水中浸泡；猪蹄剁块，焯烫至透，捞出沥干；红枣洗净。

2 将猪蹄、花生、红枣一起放入锅中，再加入适量水和精盐，烧沸，转文火炖至猪蹄熟即可。

黑豆红枣鲤鱼汤

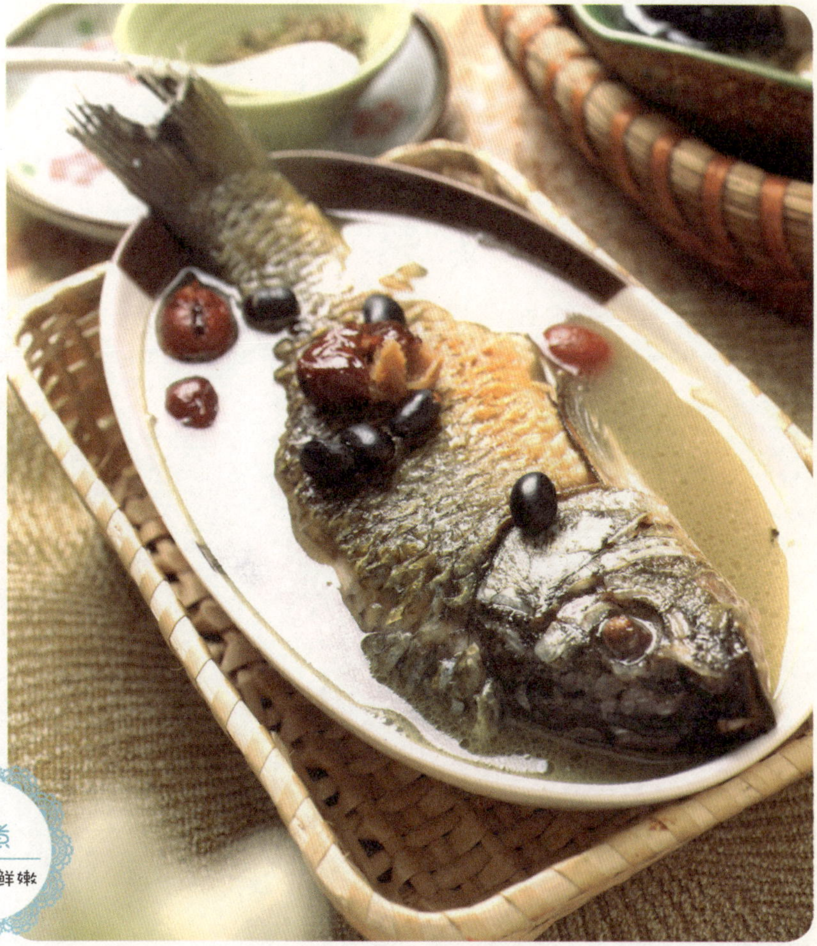

炖煮

咸香、鲜嫩

原料

鲤鱼500克，黑豆100克，红枣20克，陈皮1小块。

调料

精盐适量。

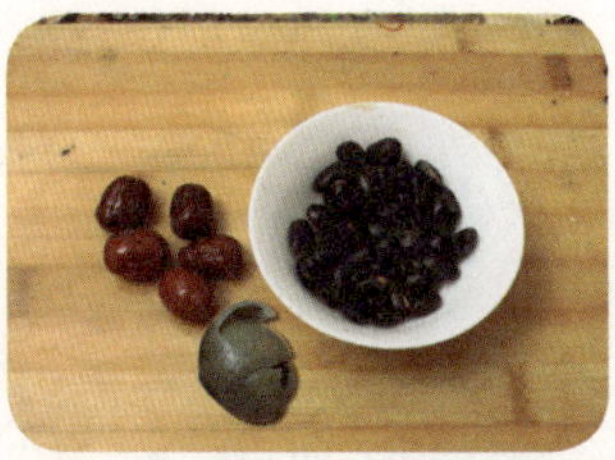

1 黑豆提前2小时浸泡，洗净；红枣去核，洗净；陈皮浸软，洗净。

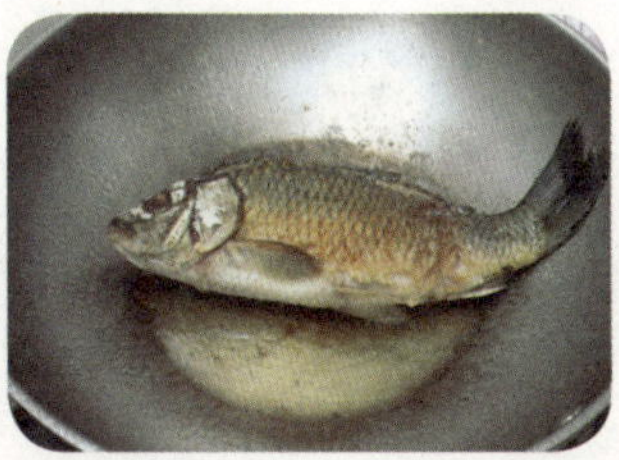

2 鲤鱼去鳃、内脏，洗净；烧锅下，将鲤鱼煎至金黄色。

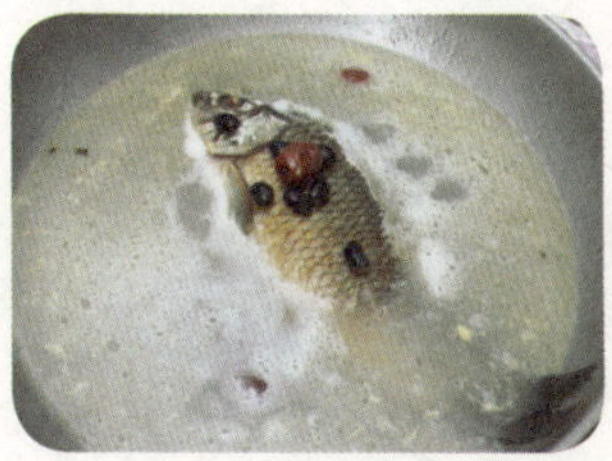

3 将适量清水放入煲内，煮沸后加入以上材料，猛火煲滚后改用文火煲2小时，加盐调味即可。

孕34周

胎儿头部开始朝向子宫

宫　高　27.5厘米。

胎　长　44厘米左右。

胎　重　2.28千克左右。

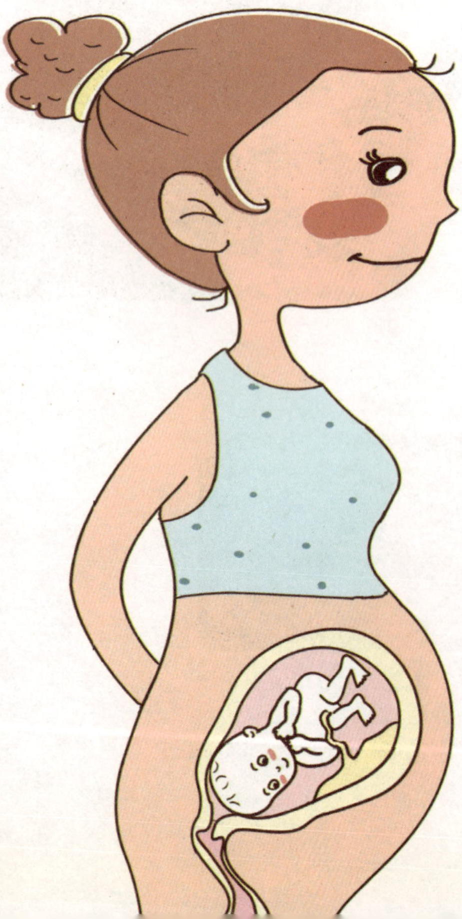

孕妈妈腿部疼痛

孕妈妈为了支撑硕大的腹部，腿部总会承受很大的压力，所以容易出现痉挛或疼痛，有时还会感到腹部抽痛，一阵阵紧缩。这时应该避免劳累，尽量躺下休息，而且把腿稍稍架高一点。工作时长时间站立的孕妈妈感到劳累时，会出现腹部紧缩或胯部肌肉疼痛。

孕妈妈出现手脚肿胀

孕妈妈每次产前检查都要测量血压和化验尿液。孕妈妈可能注意到手上的戒指紧了，或者手脚肿胀，这是因为液体积留所致，但如果紧身的衣服限制了血液流动，情况会变得更糟。

胎儿的变化

胎儿的免疫系统正在发育以抵御轻微的感染。胎儿现在太大了，已经不能漂浮在羊水里了，他的运动较以前粗大而缓慢。

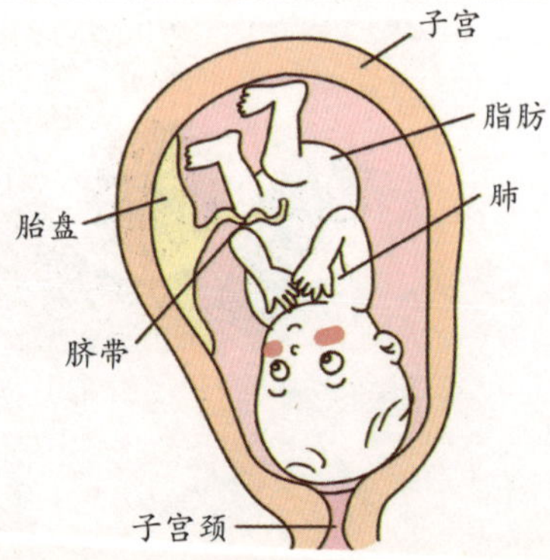

第七次产检

怀孕34周，建议孕妈妈做一次详细的超声波检查，以评估胎儿当时的体重及发育状况（例如，罹患子痫前症的胎儿，看起来都会较为娇小），并预估胎儿至足月分娩时的体重。

一旦发现胎儿体重不足，孕妈妈就应多补充一些营养素；若发现胎儿过重，孕妈妈在饮食上就要稍加控制，以免日后需要剖宫产，或在分娩过程中出现难产情况。

了解分娩过程

在这个即将分娩的时刻，每一位孕妈妈都应该提前了解分娩过程的几个阶段，让孕妈妈在分娩的不同阶段做好相应的配合工作。孕妈妈只有在分娩前做好准备工作，才能最大限度地将自己的身体和心情调整到最佳状态。

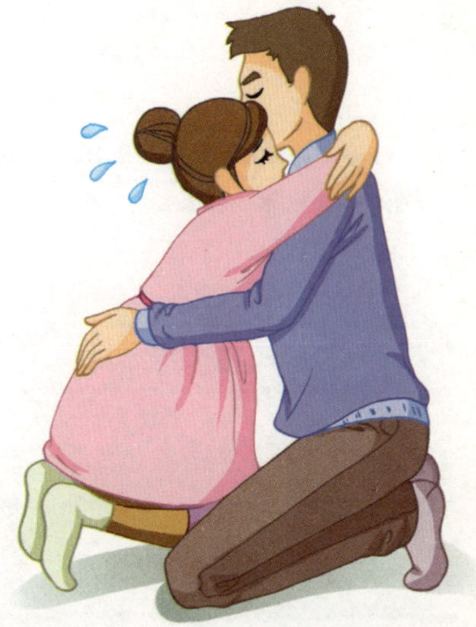

分娩过程主要分为下面几个阶段	
第一阶段	本阶段是分娩过程中时间最长的阶段，需要14～16个小时。此阶段要等到子宫口直径扩大到约10厘米时，胎儿才能通过产道。所以第一阶段孕妈妈会感觉到腹部发胀、发硬直到间断性腹痛。本阶段的前8小时中进展缓慢，宫缩是每隔5分钟持续30秒。宫口开大的速度就会明显加快，大约4小时后，宫口能完全开口。这时孕妈妈应屏住呼吸，放松心情，医生会定时检查产妇的血压、检查宫缩情况，孕妈妈应排出全部尿液，避免影响胎儿头部下降。当胎儿头部大部分进入骨盆处，准备降至骨盆中间时，孕妈妈应尽力配合医生，时刻告知医生自己的身体情况
第二阶段	此阶段时间比较短，需要1～2个小时。此阶段宫缩每2～3分钟持续40～50秒，但宫缩疼痛减轻，此时孕妈妈的宫口完全开口，胎儿的头部正逐渐挤到骨盆最下端，随之将进入产道。而孕妈妈需屏住呼吸，平卧在产床上，两腿分开，两手握紧床边的扶手，听从助产士或者医生的指挥。但孕妈妈注意不要大声喊叫，以免消耗过多的体力。当胎儿已露出身体的一部分时，要听从医生或者助产士的指示，此时不可屏气，要大口哈气，但不可用力过猛，以免引起会阴撕裂，使自己遭受更大的伤痛
第三阶段	这个阶段是从胎儿娩出到胎盘娩出为止，大概需要15分钟。由于婴儿出生后子宫会缩小，不久伴随着轻微的腹痛，孕妈妈的胎盘从子宫壁剥离并娩出。随后子宫会迅速收缩，变得坚硬

本周注意事项

生活计划	执行方案
调整心态	离分娩剩下将近1个月的时间了，这时应当尽量保持平和的心态，同时要保持充分的睡眠和休息
要戒除盲目备物的心理	孕妈妈在临产前就应该为宝宝准备物品，但也不要盲目地备物
做好分娩的准备	必须时刻做好分娩的准备，正常的孕妈妈一般不需提前入院，出现产前迹象时入院即可。有异常情况时，应立即入院
多吃含纤维多的蔬菜	随着腹部的膨大，消化功能继续减退，更加容易引起便秘。应多吃些薯类、海藻类及含纤维多的蔬菜

饮食营养：多吃玉米、蔬菜缓解便秘

在日常生活中要注意预防便秘，一旦便秘要积极治疗便秘，少吃辛辣食物，多吃含纤维的蔬菜、水果、粗粮，少量多次喝水，保持排便使通畅，减轻直肠静脉丛的淤血。不能乱用泻药，以防止流产。

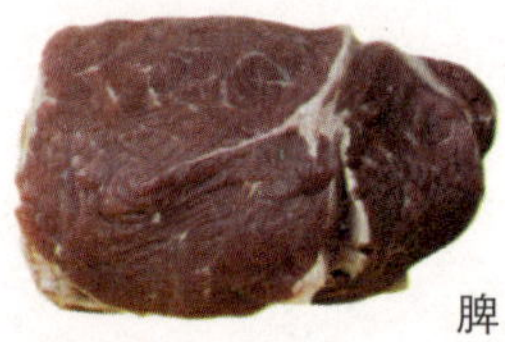

牛肉　具有补脾胃、益气血、强筋骨等作用，可适度缓解肌肉疼痛

营养重点

重点补充	适量补充
铁	复合维生素
钙	膳食纤维

营养需求

本周饮食原则为：食品多样化、量适当、质量高、易消化、低盐、低脂。这段时间的饮食卫生尤其重要，因为此期随时可能分娩，如果因饮食不当造成孕妈妈出现其他疾病，都会影响分娩和产后妈妈及宝宝的健康。

吃什么、怎么吃

孕34周时，胎儿的体重增长很快，是胎儿生长发育较快的时期，各种营养的需求量也相应增大。这一时期，孕妈妈需要补气、养血、滋阴，所以营养一定要跟得上。

如果营养不足，孕妈妈往往会出现贫血、水肿、高血压等并发症。

饮食专家提示

最有效的防治孕期便秘的食物有：

1.玉米：玉米是粗粮中的保健佳品。其膳食纤维含量很高，能刺激胃肠蠕动，加速粪便排泄，对孕期便秘大有好处。

2.黄豆：黄豆的营养价值很高，又被称为“豆中之王”、“田中之肉”，它含有非常优质的蛋白质和丰富的膳食纤维，有利于胎儿的发育，并促进孕妈妈的新陈代谢。同时，丰富的膳食纤维能通肠利便，有效改善便秘。

3.草莓：草莓营养丰富，含有多种人体必需的维生素、矿物质、蛋白质、有机酸、果胶等营养物质，其中的胡萝卜素有明目养肝的功效。最主要的是其所含果胶和膳食纤维可以助消化、通大便，对胃肠不适有滋补调理作用。

4.红薯：红薯富含利于胎儿发育的多种营养成分，同时其所含的食物纤维能有效刺激消化液分泌和胃肠蠕动，促进排便。

5.酸奶：酸奶营养丰富，它含有新鲜牛奶的全部营养，其中的乳酸、醋酸等有机酸，能刺激胃液分泌，抑制有害菌生长，帮助清理肠道。

孕妈妈的参考餐单

用餐时间	食物名称
早餐	玉米1个、拌黄瓜、莴笋炒木耳
加餐	豆浆1杯、苹果1个
午餐	米饭1碗、酱焖带鱼、蚝油杏鲍菇
加餐	草莓5个、酸奶1杯
晚餐	黑米发糕、番茄鸡翅、韭菜炒鱿鱼

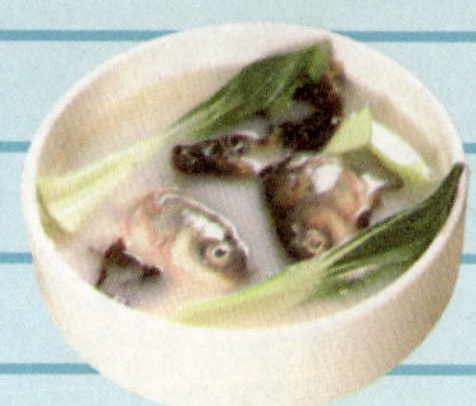

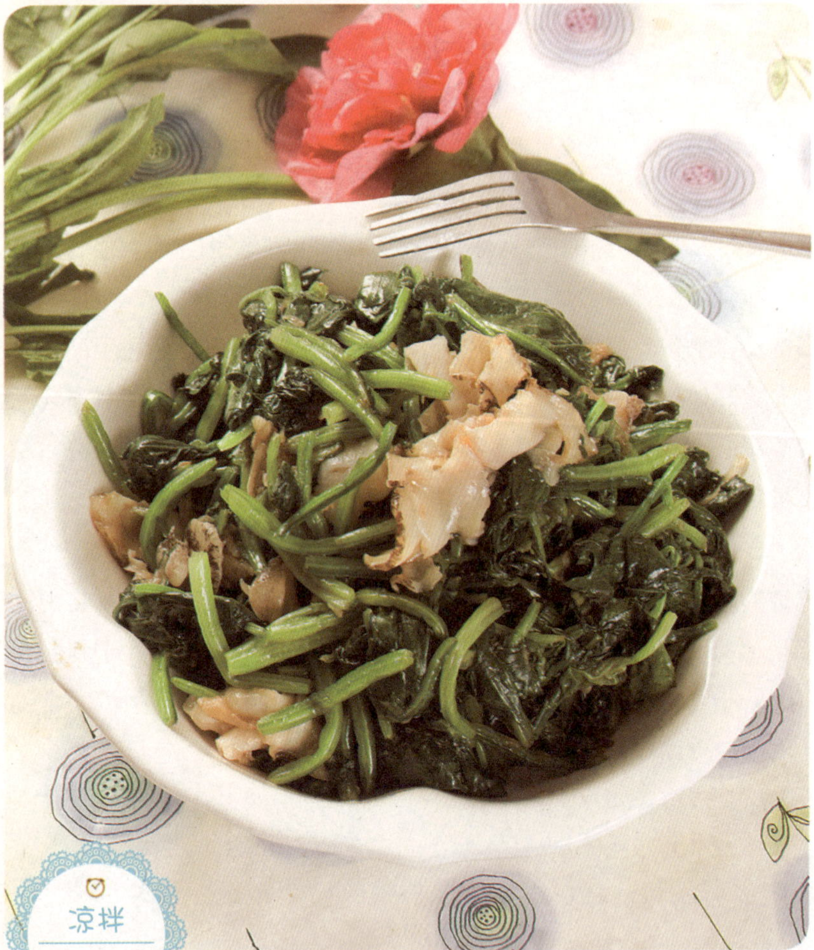

凉拌

咸酸、香辣

陈醋螺头拌菠菜

原料

大海螺2个，菠菜150克。

调料

大蒜15克，精盐、陈醋、花椒油、植物油各适量。

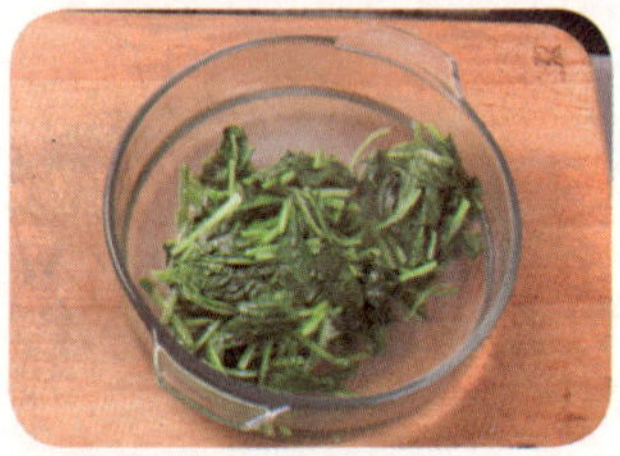

1 菠菜切段，略焯，捞出，快速放入冷水中冲凉，再捞出菠菜段挤干水分。

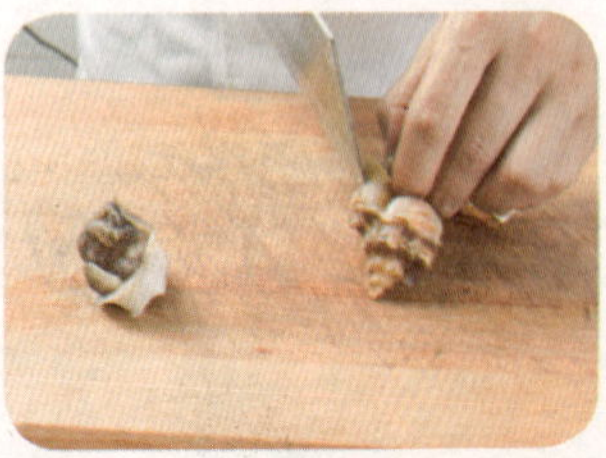

2 海螺放入淡盐水中浸养12小时，取出，砸碎螺壳后取海螺肉，加入少许精盐，揉搓均匀去除黏液，把海螺肉换清水洗净，沥净水分，片成连刀片。

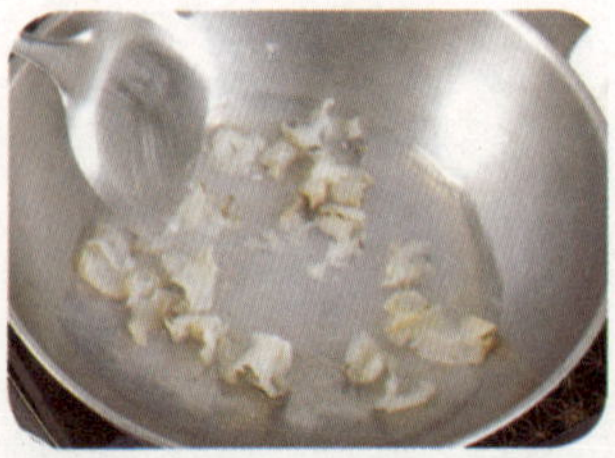

3 锅中加入清水烧沸，放入海螺片焯烫一下，捞出沥水；大蒜去皮、洗净，放在容器内，加入少许清水捣烂成蓉。

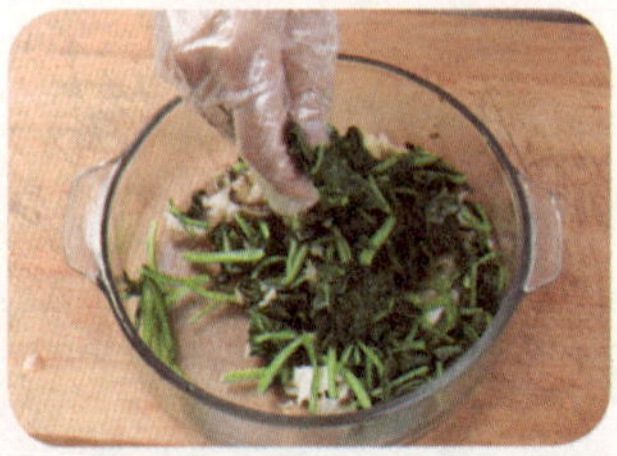

4 海螺片和菠菜段放入容器中，放入蒜蓉调拌均匀入味，加入陈醋、精盐，淋上烧热的花椒油拌匀，装盘上桌即可。

牛肉炝锅面

原料
玉米面条200克，牛里脊肉100克，青椒、红椒各25克。

调料
葱丝、姜丝各10克，精盐1小匙，酱油2小匙，鲜汤500克，植物油2大匙。

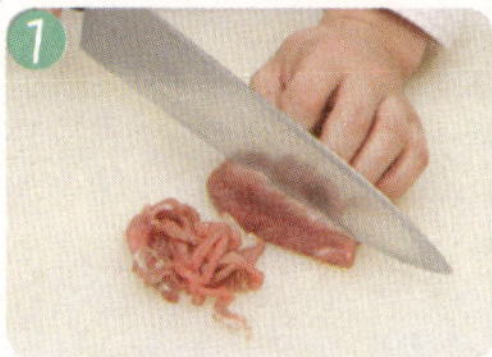

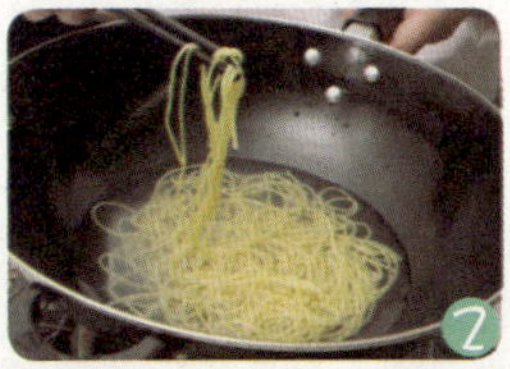

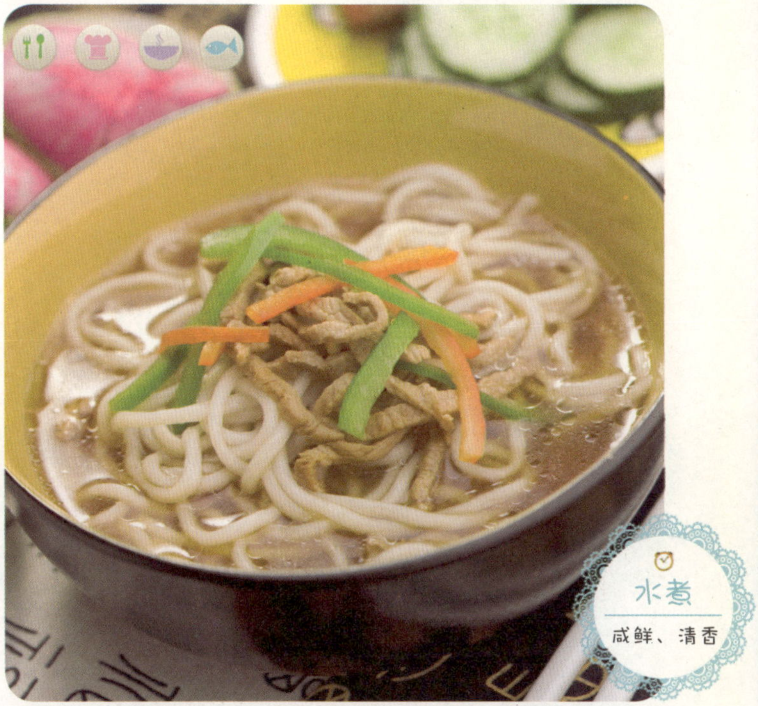

1 牛里脊肉洗净，片成大片，再改切成丝；青椒、红椒洗净，切成丝。

2 锅中加油，下入肉丝、葱丝、姜丝略炒，再加入精盐、酱油、鲜汤下入玉米面条烧开；下入青椒丝、红椒丝煮至面条软熟即可。

奶香大枣

原料
大枣20枚，蜂蜜40克。

调料
牛奶500克。

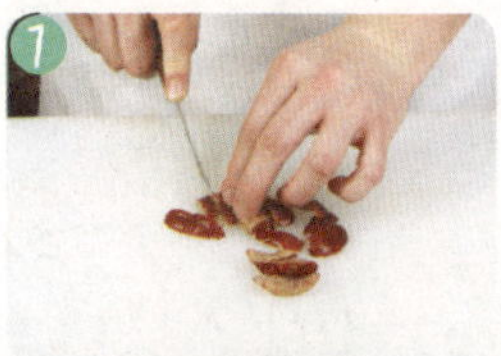

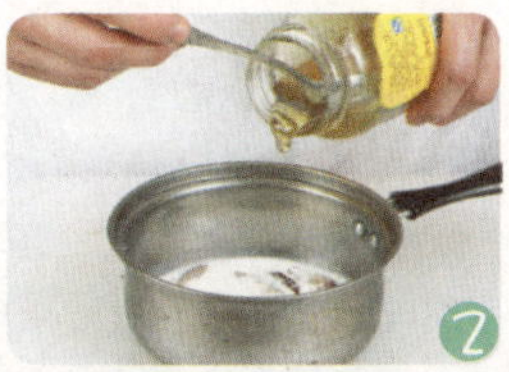

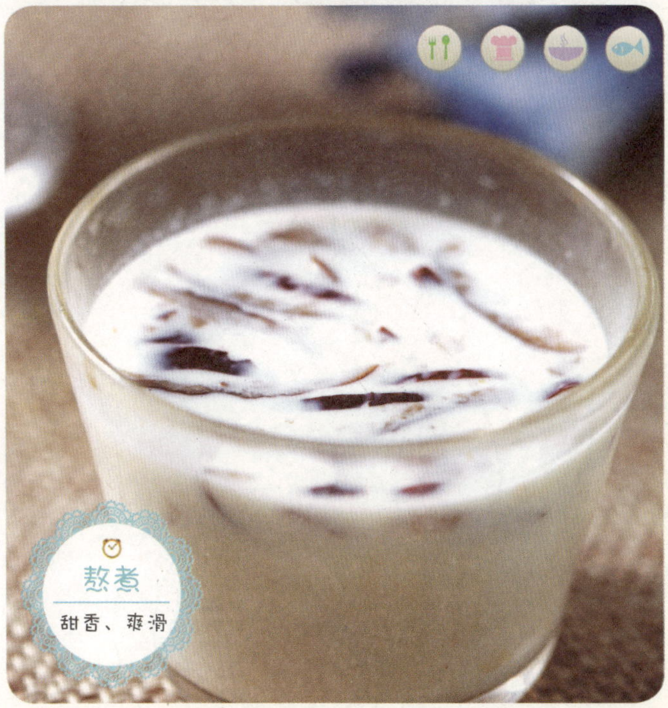

1 将大枣洗净，去核、切成小条备用。

2 将大枣、牛奶一同放入锅中用武火烧开；最后加入蜂蜜，关火后取出，放入冰箱中冷藏即可。

孕35周 胎儿手指甲可以覆盖手指尖

宫　高　29.8～34.5厘米。
胎　长　45厘米左右。
胎　重　2.5千克左右。

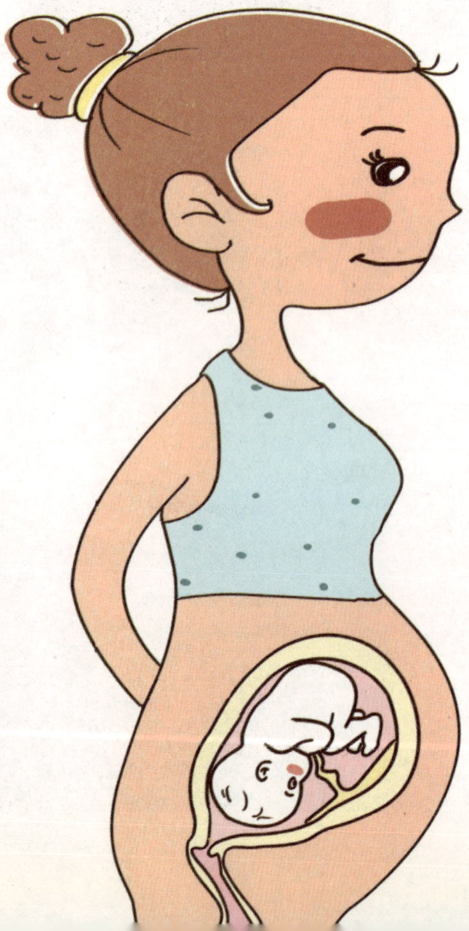

孕妈妈子宫底上移

进入怀孕35周时，子宫底高度达到最大，已经上移到胸口附近。子宫会挤压胃部或肺部，同时压迫心脏，所以此时呼吸困难和胸部疼痛的程度最为严重。由于胎儿的体重压迫孕妈妈腿部和骨盆神经，有时孕妈妈会出现腿部疼痛和骨盆痉挛症状。疼痛特别严重时，应该及时就医。

会出现骨盆连接处不适

孕激素、松弛素分泌及胎儿的体重作用会引起孕妈妈骨盆连接部扩张，为分娩做准备。孕妈妈可能会出现骨盆连接部位不舒服的现象。

胎儿的变化

这时出生的胎儿，99%能存活下来。中枢神经系统正在发育成熟，消化系统基本发育完毕，肺通常也完全发育成熟，如果胎儿在这个时间早产的话，很少会发生呼吸问题。

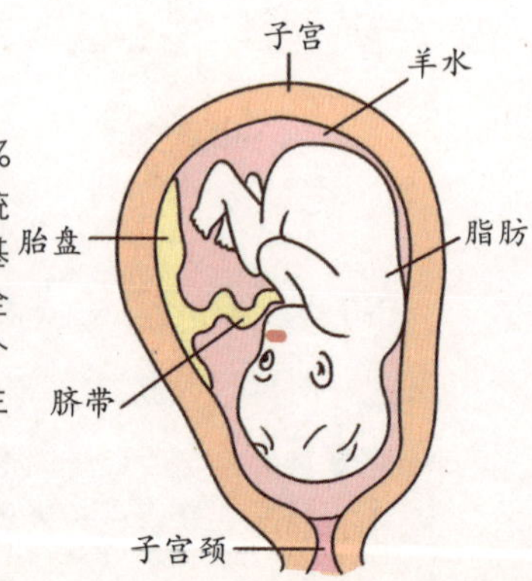

分娩呼吸法

胸部呼吸法

应用时间：第一产程开始阶段（子宫口开2～3厘米）

练习方法：盘腿坐好，由鼻孔深吸一口气，将气吸到胸部，再用嘴巴吐气。呼吸速度要保持平稳，吸入量与呼出量保持相等。随着子宫的收缩就开始吸二、三、四，吐二、三、四……反复进行，直到阵痛停止。

浅而慢的加速呼吸

应用时间：第一产程中间阶段（子宫口开4～7厘米）

练习方法：眼睛注意某一点，身体完全放松。由鼻孔吸气，口吐气，吸入及吐出气量相等。随子宫的收缩增强而加速呼吸，随子宫的收缩减慢而减缓呼吸，阵痛停止时恢复正常呼吸。

浅式呼吸法

应用时间：第一产程末尾阶段（子宫口开8～10厘米）

练习方法：微张开嘴呼吸，连续做4～6次快速短促吸气，再大力吐气，就像发出“嘻嘻嘻”的声音一样，子宫收缩时开始“嘻嘻嘻嘻吐……”。这一过程刚开始练习时持续45秒，之后慢慢加长到一次90秒。

吹蜡烛式呼吸法

应用时间：第一产程最后阶段（子宫口开8～10厘米）

练习方法：第一产程的最后，虽然孕妈妈会有想用力的感觉，但是这时医生是不许用力的。此时，在阵痛开始时，孕妈妈先深吸一口气，接着短而有力地吐气，可以先浅吐4次，接着吐出所有的气，像吹蜡烛一样。

用力推式呼吸法

应用时间：第二产程（子宫口即将开到宝宝头部）

练习方法：子宫口即将开到宝宝头部时，助产士要求孕妈妈用力。在妊娠36周的时候，每晚临睡前可以练习3～5次。仰卧，双腿横向打开，吸气，憋住气向下腹部用力；一边换气一边想象把胎儿顶出来。

有助于顺产的运动

会阴肌肉运动：增加会阴肌肉韧力及控制力，对分娩及复原有帮助。

孕妈妈动作：仰卧，屈曲双脚及微微分开，收缩骨盘底的会阴肌肉，数4下放松，再数4下收缩。重复做10次。

脚部运动有助促进血液循环，预防抽筋，减轻脚肿。

孕妈妈动作：仰卧，双脚用两个枕头垫高。腹肌运动矫正腰部及盘骨的姿势。

孕妈妈动作：仰卧，屈曲双膝，收缩腹部及臀部肌肉至腰部压着准爸爸的手，数5下放松，再数5下收缩，伸直双脚，休息一会儿。重复做5次。

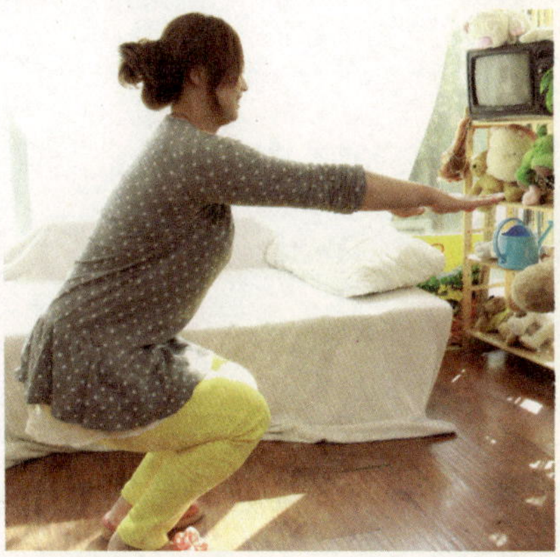

本周注意事项

生活计划	执行方案
消除产前的紧张情绪	如果孕妈妈对分娩感到紧张，可以听听柔和的音乐，看看书或杂志，或者为小婴儿准备些物品
预防后期异常	坚持计数胎动，胎动每12小时在30次左右为正常，如果胎动过少（少于20次预示可能缺氧，少于10次有生命危险），则应及时上医院就诊
预防便秘	多吃富含粗纤维的食物，如芹菜、苹果、桃子、燕麦、玉米、糙米、全麦面包，并摄取足够的水分，养成每天固定时间排便的习惯

饮食营养：补充维生素和微量元素，增强体力

本周必须补充维生素和足够的铁、钙，充足的水溶性维生素。如果维生素不足，易引起呕吐、倦怠、体乏，还可影响分娩子宫收缩，使产程延长，分娩困难。孕妈妈缺铁，易患缺铁性贫血；孕妈妈缺钙，易导致软骨病。

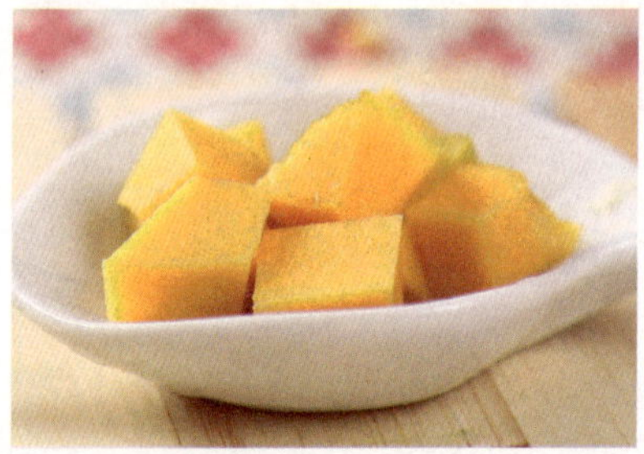

营养重点

重点补充	适量补充
维生素	铁
	钙

营养需求

孕妈妈的饮食中要包含多种不同的植物性蛋白质，可以使氨基酸的组成更趋于完全。例如，谷类与豆类加以调配，像胚芽米配黄豆煮成饭；豆类与核果类或种子类一起食用，也可以互相弥补各自的不足。

吃什么、怎么吃

日常饮食中有很多食物看似平常，其实对孕妈妈具有非常好的保健作用。

1.蜂蜜——促进睡眠并预防便秘。

在天然食品中，大脑神经元所需要的能量在蜂蜜

中含量最高，睡前饮上一杯蜂蜜水，可改善睡眠质量。

2.鱼类——避免胎儿脑发育不良。

鱼体中含有的DHA（二十二碳六烯酸）在胎儿的脑细胞膜形成中起着重要作用。孕妈妈一周内至少吃1～2次鱼，以吸收足够的DHA（二十二碳六烯酸），满足胎儿的脑发育需求，而且有助于降低早产的可能性。

3.黄豆芽——促进胎儿组织器官建造。

黄豆芽中富含胎儿所必需的蛋白质，还可在孕妈妈体内进行储备，以供应分娩时的消耗及产后泌乳，同时可预防产后出血、便秘，提高母乳质量。

4.鸡蛋——促进胎儿的大脑发育。

鸡蛋营养成分全面而均衡，尤其是蛋黄中的胆碱被称为“记忆素”，对胎儿的大脑发育非常有益。所以，鸡蛋也是孕妈妈的理想食物。每天3～4个为宜，不可多吃。

5.冬瓜——可以帮助消除腿部水肿。

冬瓜性寒味甘，水分丰富，可以止渴利尿。西瓜具有清热解毒、利尿消肿的作用，孕妈妈经常食用能帮助消除腿部水肿。

6.南瓜——防治妊娠水肿和妊娠高血压综合征。

孕妈妈食用南瓜，不仅能促进胎儿的脑细胞发育，增强其活力，还可防治妊娠水肿和妊娠高血压综合征等并发症。

饮食专家提示

孕妈妈每天可以安排5～6餐，要注意营养均衡。如果上一餐你只吃了主食和牛奶，下一餐就要吃些肉类、蔬菜和水果。

孕妈妈的参考餐单

用餐时间	食物名称
早餐	牛奶1杯、鸡蛋1个、马铃薯酱饭包、醋拌芹菜
加餐	橙子1个、桂圆5个
午餐	椒盐馒头片、葱爆羊肉、香椿炒鸡蛋
加餐	苹果1个、饼干2块
晚餐	玉米发糕1个、香酥炸肉、西蓝花鲜贝

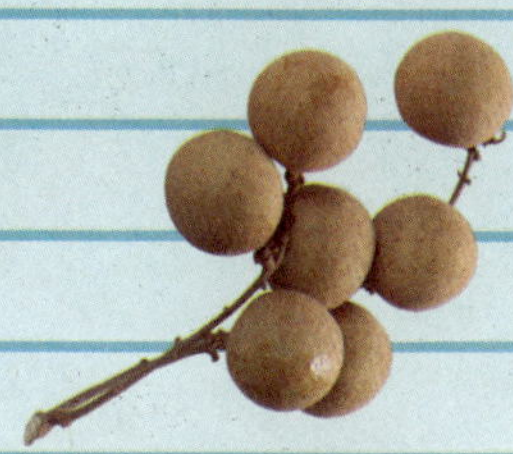

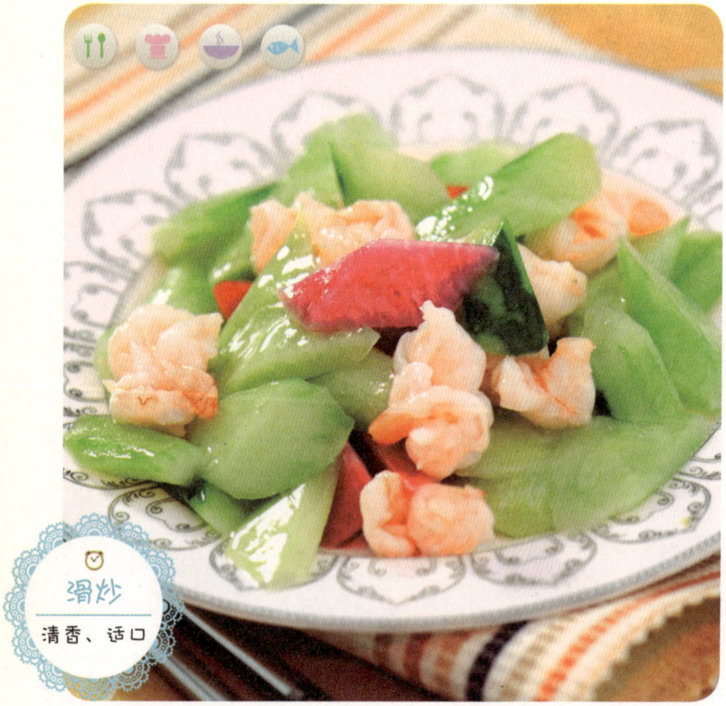

黄瓜炒虾仁

原料

黄瓜350克，虾仁150克。

调料

精盐1小匙，水淀粉各适量，植物油2大匙。

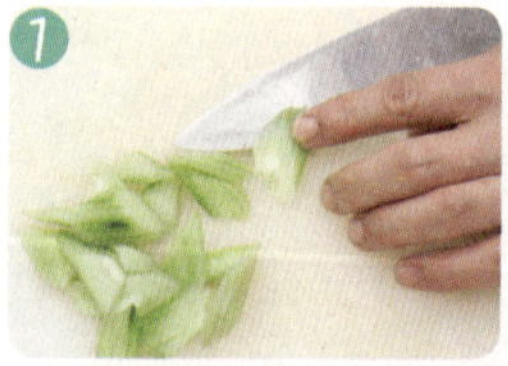

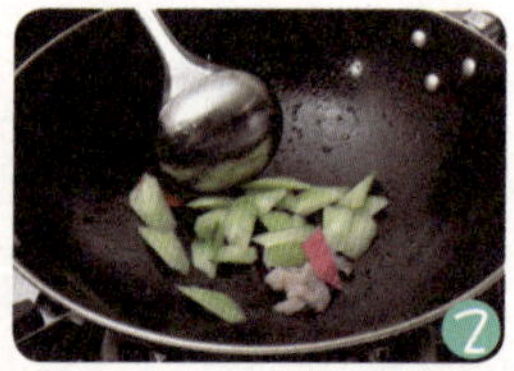

1 将虾仁去沙线，洗净沥干；黄瓜去皮、洗净，切成斜刀片；分别放入沸水锅中焯烫一下，捞出冲凉。

2 净锅上火，加油烧热，先放入虾仁、黄瓜片略炒，再加入精盐炒至入味，然后用水淀粉勾芡，即可出锅装盘。

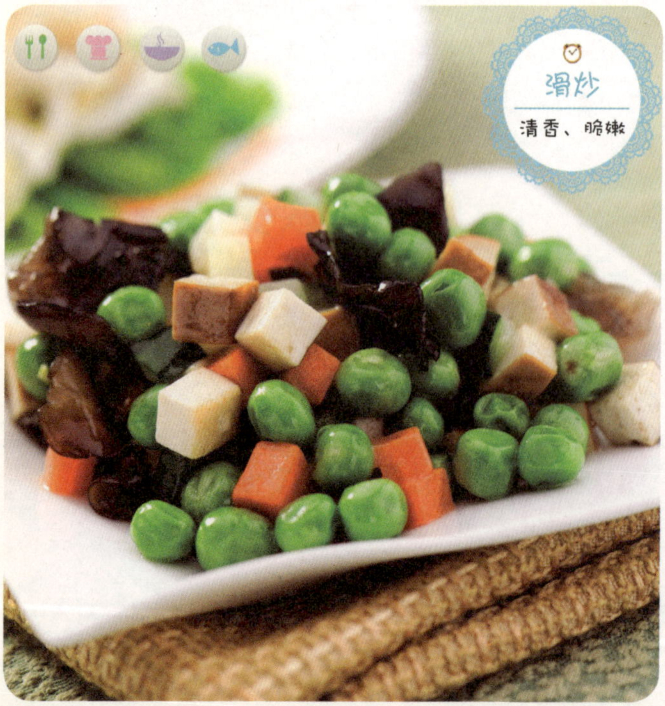

什锦豌豆粒

原料

豌豆粒200克，胡萝卜、水发黑木耳、豆腐干各50克。

调料

葱末、姜末、精盐、白糖、水淀粉、清汤、植物油各适量。

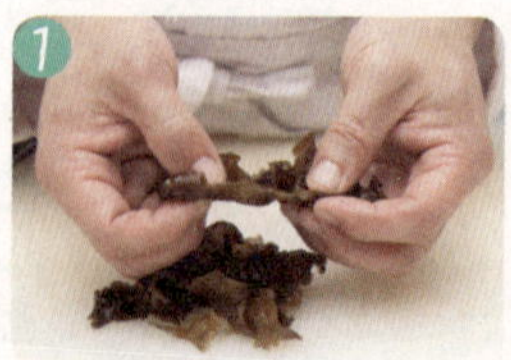

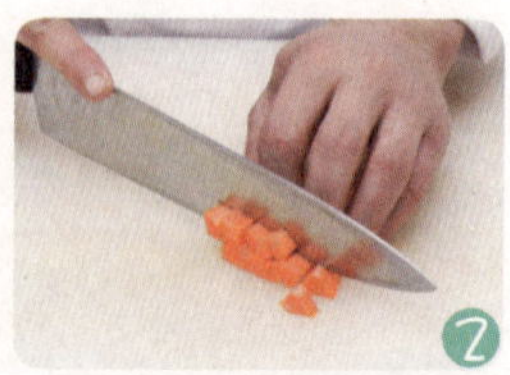

1 豌豆粒洗净，胡萝卜、豆腐干切丁；黑木耳撕成小朵，焯烫一下，捞出过凉。

2 油锅中下入葱、姜炒香，再放入豌豆粒、胡萝卜、黑木耳、豆腐干翻炒，加入精盐、白糖、清汤烧至入味，最后用水淀粉勾芡即可。

海参汤面

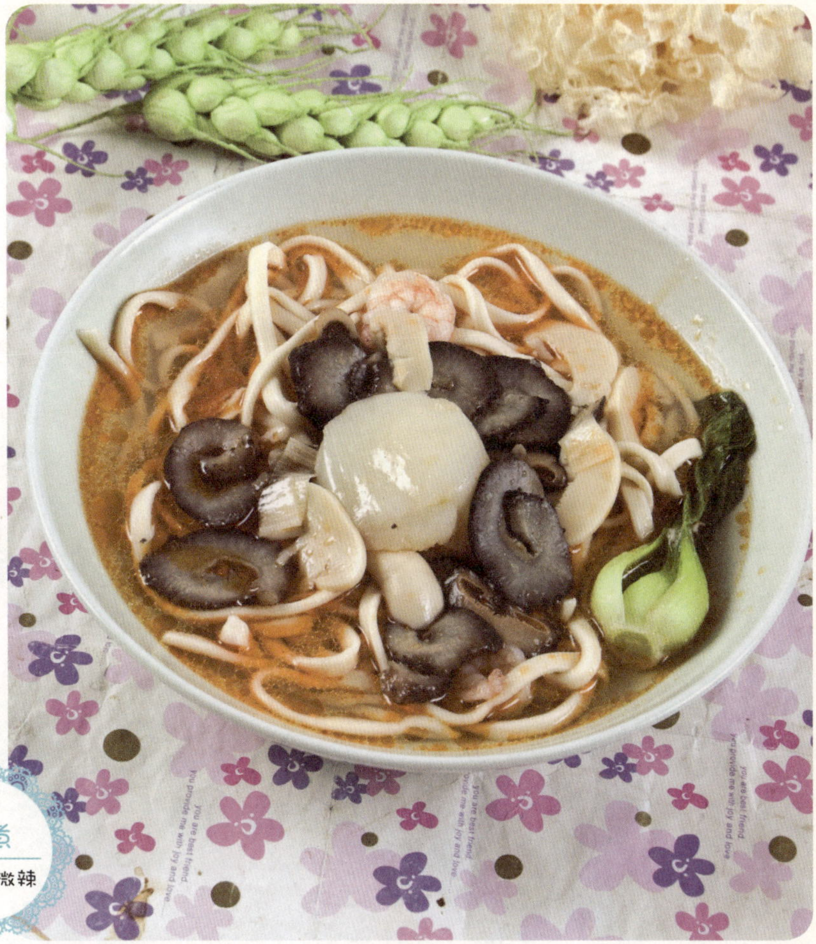

炖煮

鲜咸、微辣

原料

切面150克，水发海参、大虾仁、带子各100克，鲜香菇、油菜各适量。

调料

葱段、姜片各少许，精盐1小匙，高汤750克，辣椒油、植物油各适量。

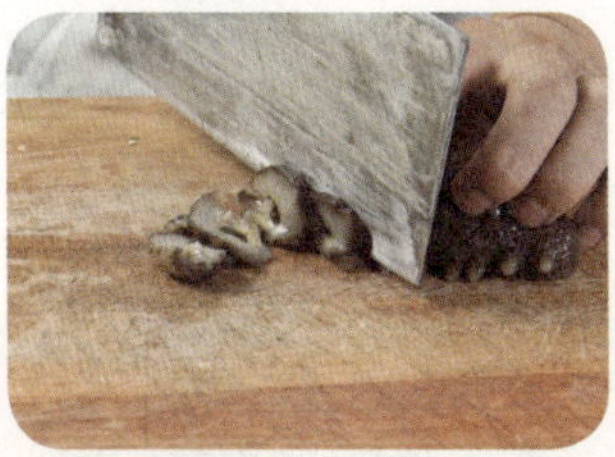

1 海参切片，大虾仁略焯，带子洗净，油菜心洗净，鲜香菇切片，焯烫一下，捞出沥水。

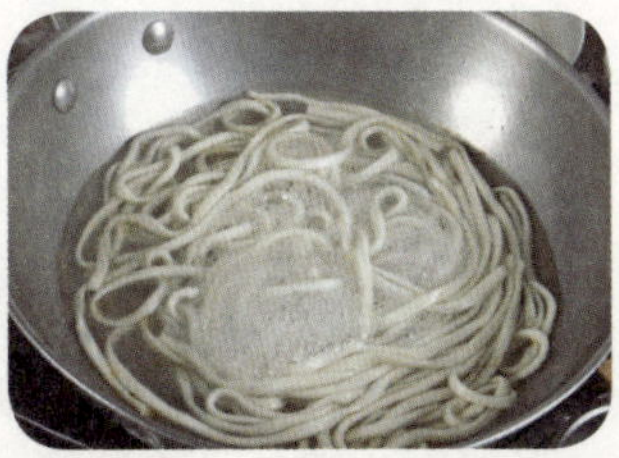

2 锅中加入清水烧沸，下入切面煮8分钟至熟，捞出装入碗中，锅中加入植物油烧至七成热，下入葱段、姜片煸炒出香味。

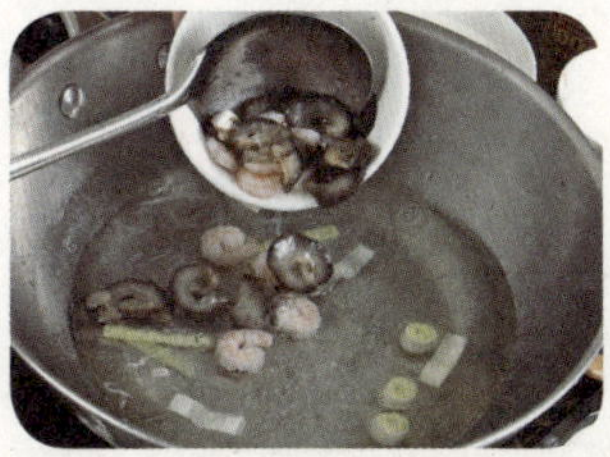

3 添入高汤，放入海参、虾仁、带子、香菇、油菜心，烧沸后撇去浮沫，加入精盐调好口味，再沸后加入辣椒油，倒入面碗中即成。

孕36周 胎儿器官发育成熟

孕妈妈 经常会便秘。
胎　长 46厘米左右。
胎　重 2.8千克左右。

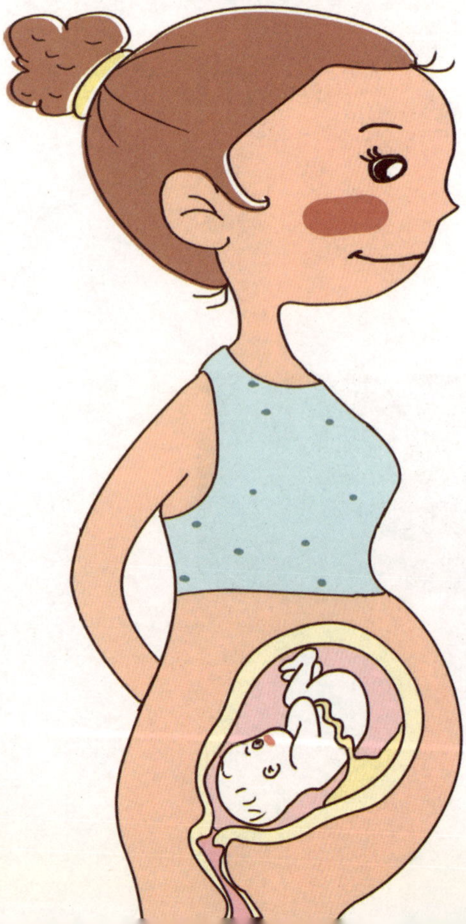

孕妈妈出现腹部下坠感

随着分娩的临近，孕妈妈的腹部也会出现明显变化。肚脐到子宫顶部的距离缩短，会有腹部下坠感，这是胎儿头部进入产道时引发的现象。随着胎儿下降，上腹部会出现多余空间，孕妈妈的呼吸终于变得顺畅，但是骨盆及膀胱的压迫感会加重。腹部下坠感因人而异，有些孕妈妈在分娩前几周就有感觉，有些孕妈妈则在阵痛开始后胎儿向产道移动时才有感觉。

产检更加频繁

从现在直到分娩为止，最好每周做一次产前检查。这些检查包括B型链球菌抗体检测等。这个阶段孕妈妈会发现睡觉时做梦增多，而且梦境都非常生动。

胎儿的变化

子宫的空间越来越小，现在孕妈妈肯定注意到胎儿的运动发生了变化。因为受到限制，他四处扭动的次数减少，但运动通常更有力、更明显。

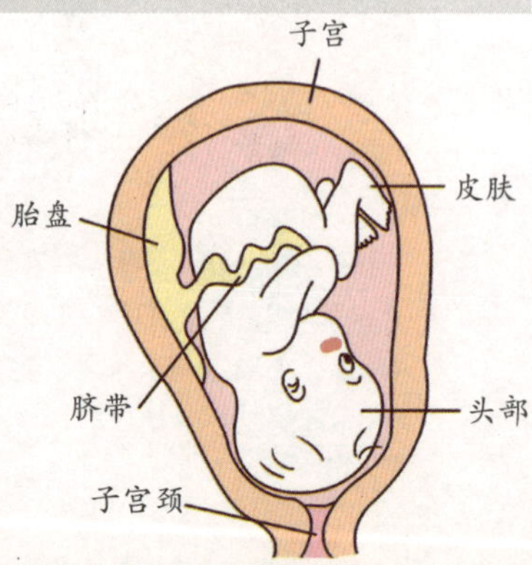

第八次产检

从36周开始，孕妈妈越来越接近分娩日期，此时所做的产检，以每周检查1次为原则，并持续监测胎儿的情况。此阶段的孕妈妈，可开始准备一些分娩用的物品，以免分娩当天太过匆忙，手忙脚乱。由于此时期已临近分娩，为了避免早产的发生，孕妈妈应避免性生活。

临产信号

本周孕妈妈和准爸爸要时刻注意临产前的信号，孕妈妈要留心观察自己身体的感觉，如果出现下面几个临产信号，就意味着宝宝要出生了。

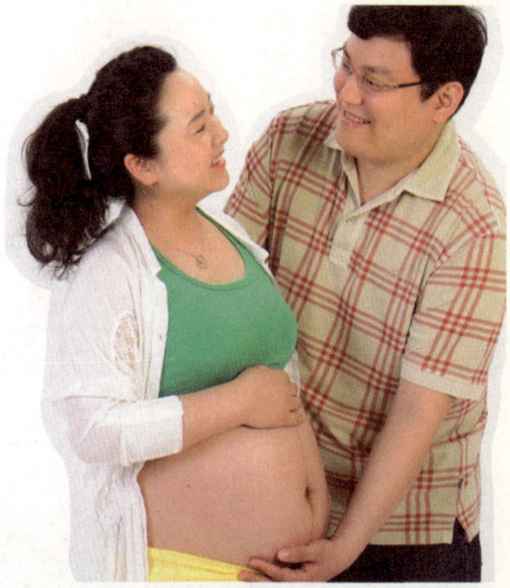

需注意的临产信号	
子宫底部下坠	孕妈妈若出现子宫下部下坠严重，而且饥饿感增加，对食物特别感兴趣，胃部的受挤压感明显缓解，这是由于胎儿已经向子宫下端移动，正在为出生做好准备
腹部规律性阵痛	这种信号是临盆前重要的标志。孕妈妈会感觉到有规律的阵痛和子宫收缩，这种宫缩大约每6分钟1次，每次持续30秒以上，若孕妈妈发现自己的宫缩并不是规律性的，且持续时间并不长，这便不是真正分娩前的征兆
尿频	孕妈妈如果发现尿频严重，这可能是胎儿即将诞生的信号之一，因为胎儿逐渐地向子宫下端移动，所以子宫下部会受到胎儿体重的压迫，使得孕妈妈常常感到腰酸背痛，并伴随尿频的现象
见红	孕妈妈的阴道突然分泌血性分泌物，此现象被称为“见红”。此现象通常发生在分娩前24～38小时，它是由宫颈内口附近的胎膜与子宫壁分开使毛细血管破裂以至出血的过程，如发现出血量增大，这可能是难产的前兆，应及时去医院检查
破水	破水是羊膜破裂后从阴道中流出的现象。正常情况下，阴道是在子宫口开大的时候才会有破水情况发生。一旦发生破水，孕妈妈应尽量减少活动，迅速赶往医院进行分娩

本周注意事项

生活计划	执行方案
注意休息	保持充分的休息，同时保持规律的生活节奏，这在孕晚期非常重要。做家务时，如果觉得疲劳，就应该马上休息
每天要有一定的运动	孕妈妈不要整天躺着静养或者坐着不动，每天除了适当的休息以外，还必须有一定的运动时间
了解临产征兆	了解什么是宫缩、见红、破水，该如何处理等知识，因为现在孕妈妈随时可能临产

饮食营养：坚持补钙，多吃些易于消化的食物

除了保证铁、钙的摄入以外，也要多摄取含维生素D的食物，促进钙吸收。现在，孕妈妈一定要限制碳水化合物的摄取，以免胎儿过大。可以吃一些制作精细，易于消化，营养丰富、有补益作用的菜肴，为分娩积聚能量。

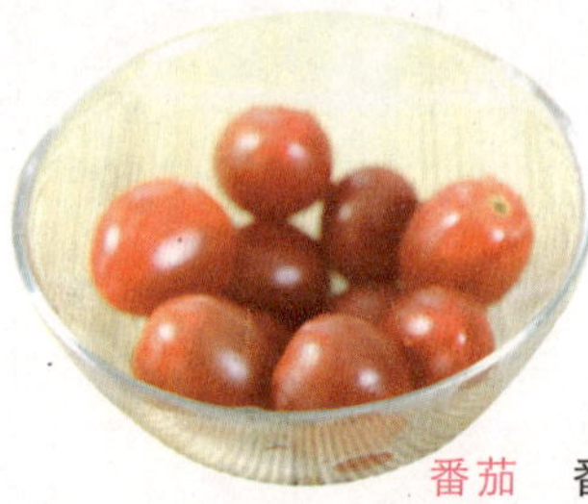

番茄　番茄具有清热止渴的功效

营养重点

重点补充	适量补充
铁	维生素D
钙	

营养需求

孕36周，须确保维生素、铁、钙摄取充足。在水溶性维生素中，以硫胺素最为重要。此时如果维生素B_1不足，易引起呕吐、倦怠、体乏，还可影响分娩时子宫收缩，使产程延长，造成分娩困难。另外，胎儿肝脏以每天5毫克的速度储存铁，直到存储量达300～400毫克。此时铁摄入不足，可影响胎儿体内铁的存储，孕妈妈产后也易患缺铁性贫血。妊娠全过程都需要补充钙，但胎儿体内的钙一半以上是在怀孕最后2个月储存的。如9个孕月里钙的摄入量不足，胎儿就要动用母体骨骼中的钙，致使孕妈妈发生软骨病。

吃什么、怎么吃

孕36周每日膳食构成。

1.米、面等主食350～450克。

2.鸡蛋1～2个。

3.禽、畜、鱼肉200克。

4.动物肝脏50克。

5.豆类及其制品50～100克。

6.新鲜蔬菜500～750克。

7.时令水果100克。

8.乳类250～500克。

9.植物油30克。

饮食专家提示

孕晚期膳食要科学调配，合理烹饪。我们平时的食品可分为四类：谷物类、动物类、蔬果类、乳及乳制品类。这些食物可提供人体所需的各种营养素。孕妈妈每日要均衡摄取上述四大类食物，不可挑食偏食，除了对饮食进行合理的调配以外，掌握正确的烹饪方法也很重要。

1.淘米时，搓洗要轻，减少用水量和淘米次数。

2.做面食的时候尽量用蒸、烙的方法，少用炸。

3.蔬菜越新鲜越好，清洗前可用清水先浸泡1～2小时，先洗后切，切完立即下锅，急火快炒。

4.蛋类要煮熟后再吃。

5.炖排骨汤或鱼汤时，可加少量醋，这会使汤中所含的钙更易被人体吸收。

孕妈妈的参考餐单

用餐时间	食物名称
早餐	虾肉芦笋小馄饨、番茄烧豆腐
加餐	牛奶1杯、苏打饼干2片
午餐	米饭1碗、红咖喱鲜虾豆腐、宫保鸡丁
加餐	苹果1个、香蕉1个
晚餐	黄瓜丝鸡蛋饼、葱烧海参、五香时蔬煲

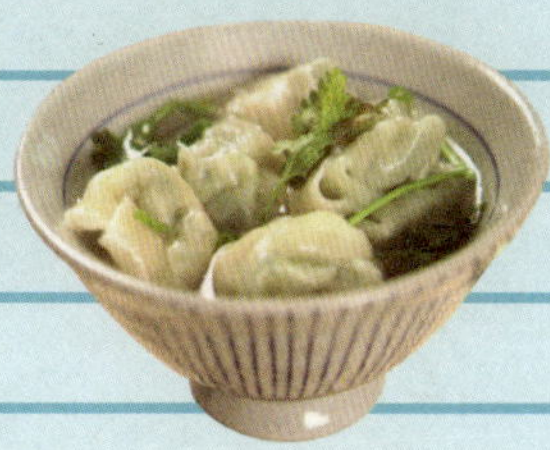

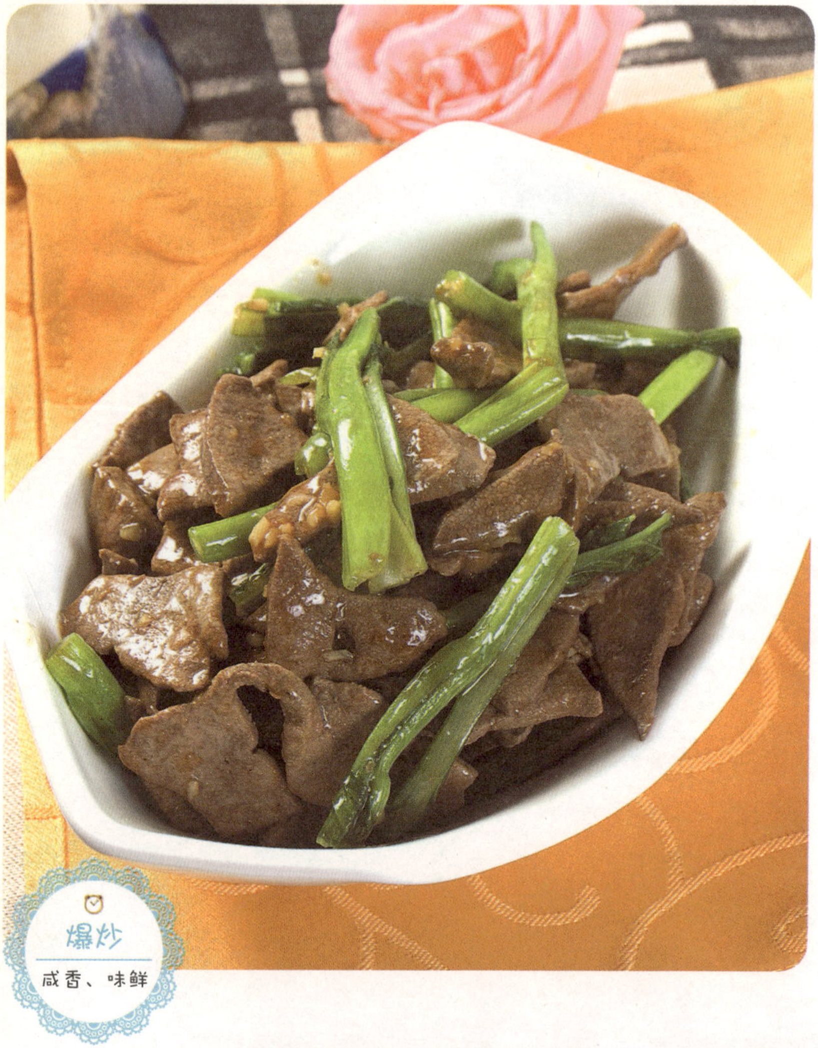

菜心炒猪肝

原料

猪肝300克，菜心200克。

调料

蒜蓉10克，姜末5克，精盐1/2大匙，胡椒粉、上汤各少许，生抽2小匙，水淀粉、香油各1小匙，植物油3大匙。

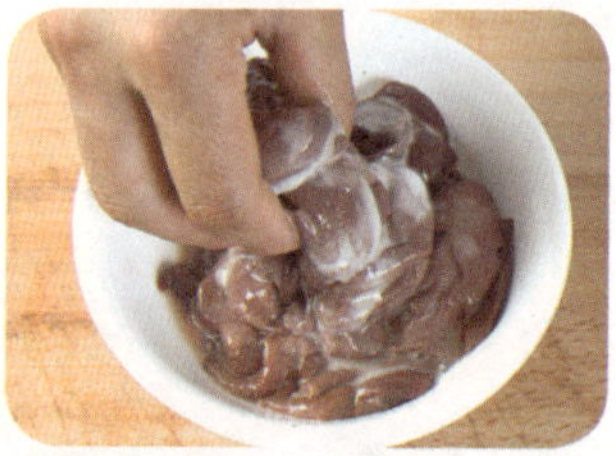

1 猪肝切片，加入姜末、蒜蓉上汤、精盐、生抽、胡椒粉、水淀粉调匀成芡汁。

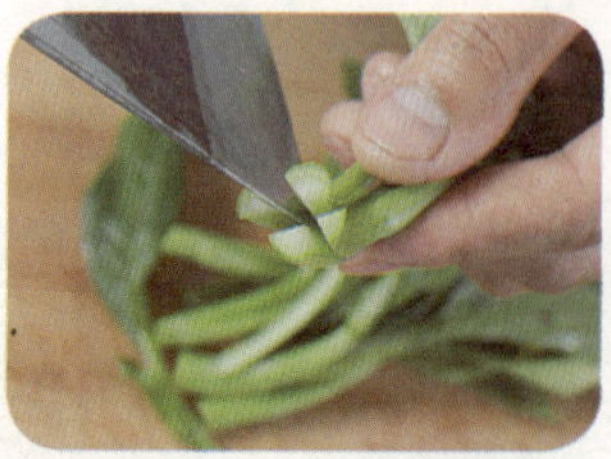

2 菜心去老叶，洗净，在根部剞上十字花刀；锅中加油烧热，放入菜心和少许精盐翻炒至熟，盛出。

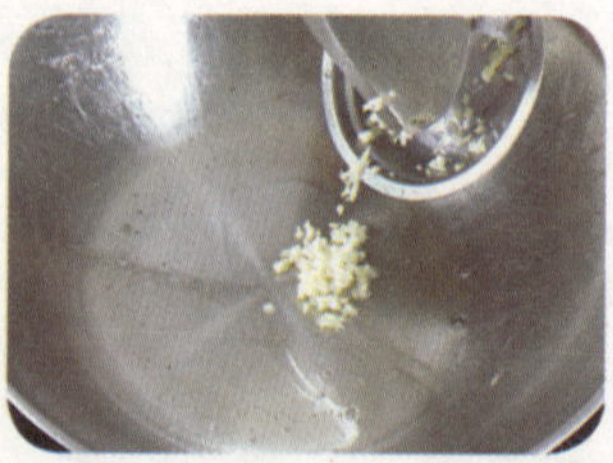

3 锅中加油，放入猪肝片滑透，捞出沥油；锅中留少许底油烧热，下入蒜蓉、姜末炒香。

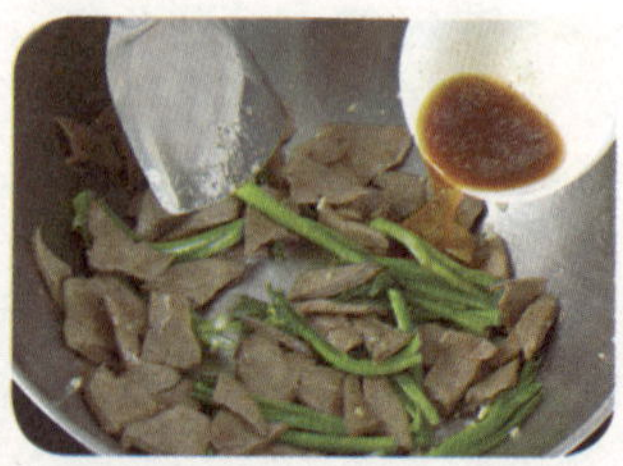

4 锅中放入猪肝片和菜心，用火翻炒至均匀出味，倒入调好的芡汁翻炒均匀，再淋入香油炒匀即可。

金玉南瓜露

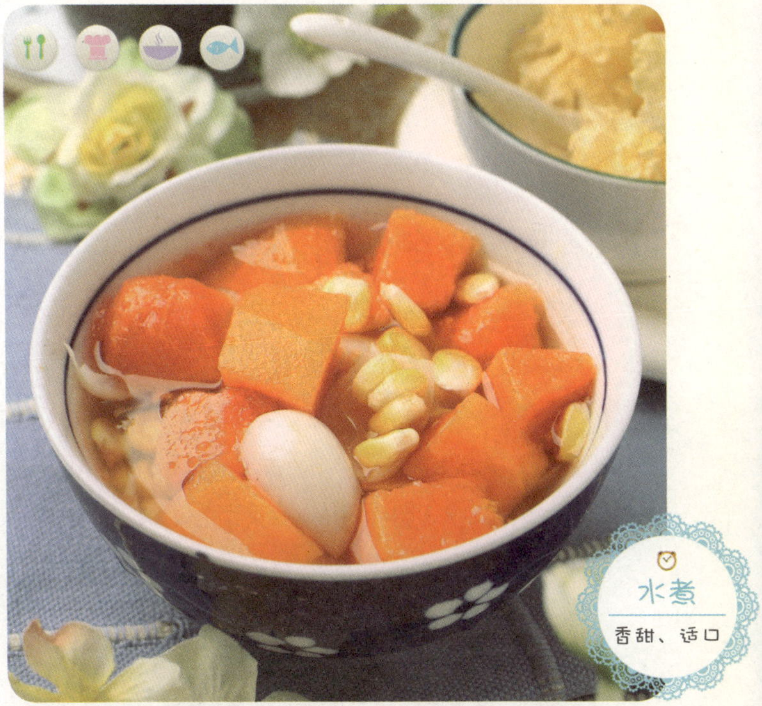

原料

南瓜300克，嫩玉米粒100克，新鲜百合50克。

调料

冰糖适量。

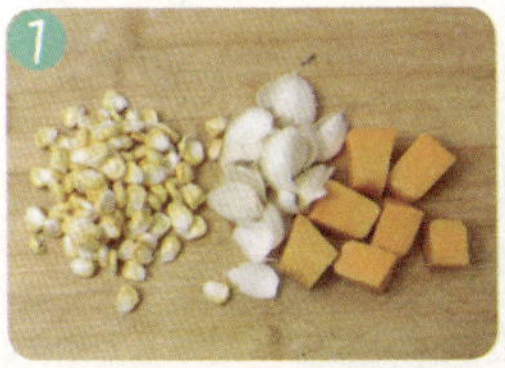

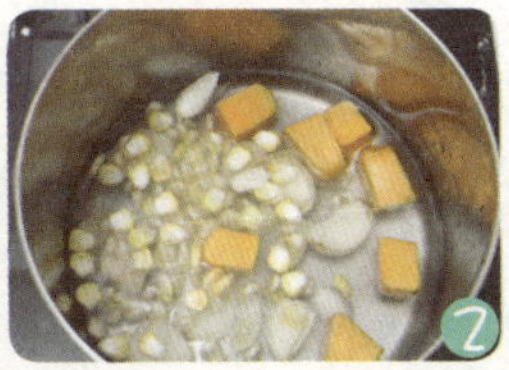

1 将嫩玉米粒洗净，放入清水中浸泡，捞出沥干；鲜百合去除黑根，掰成小片，洗净；南瓜去皮、去瓤，洗净，切成小块。

2 净锅置火上，加入适量清水，先放入冰糖用旺火烧至溶化；再放入玉米粒、南瓜块、百合瓣，转文火煮约30分钟，即可出锅装碗。

银耳炖雪蛤

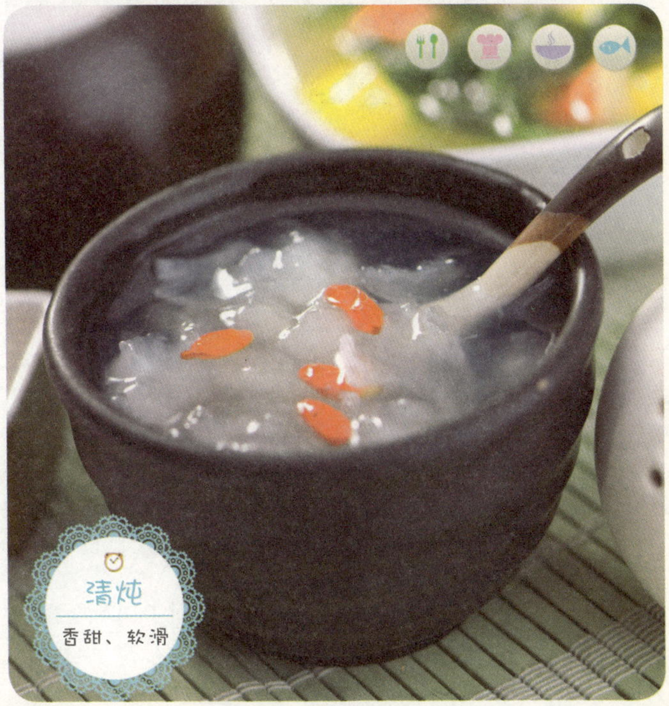

原料

水发银耳3朵，雪蛤40克。

调料

冰糖30克。

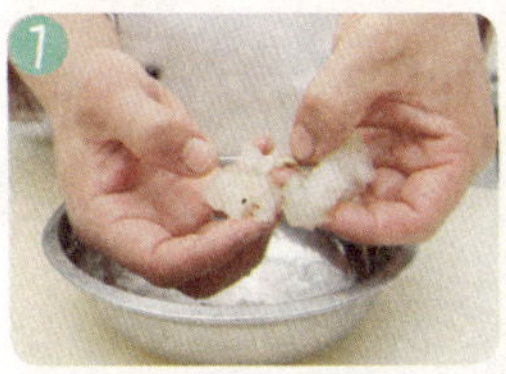

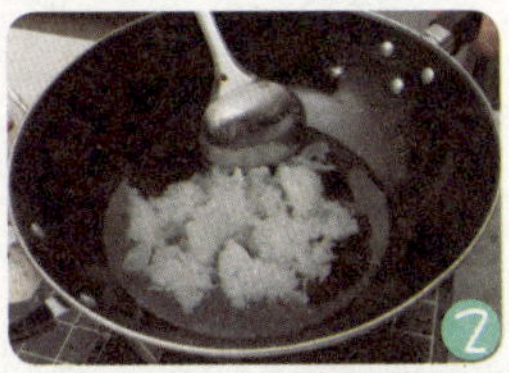

1 雪蛤浸泡8小时，再去除杂质，漂洗干净，撕成小块；水发银耳去蒂、洗净，撕成小朵。

2 锅置火上，加入清水烧沸，放入雪蛤、银耳焯烫；坐锅点火，加入清水烧开，先下入银耳煮约40分钟至银耳软烂、汤汁浓稠时，再放入雪蛤，加入冰糖煮至溶化即可。

孕37周 胎儿形成免疫能力

孕妈妈 血压会升高。
胎　长 52厘米左右。
胎　重 3千克左右。

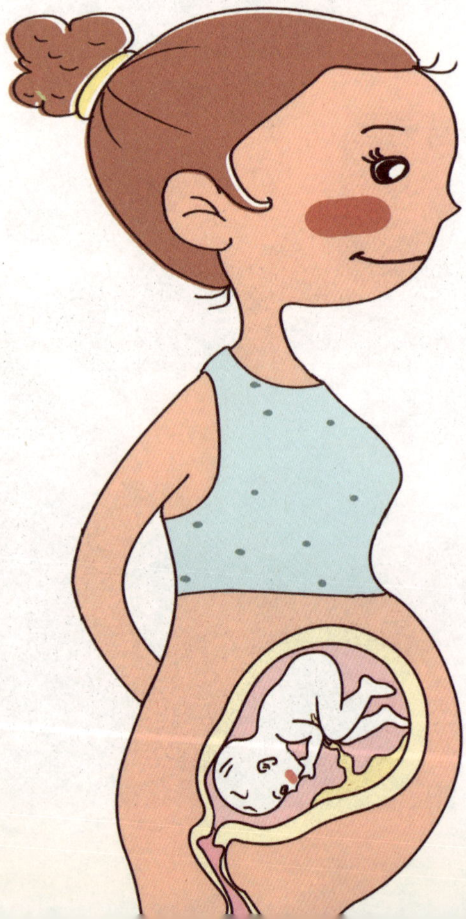

出现不规则阵痛

随着预产期的临近，孕妈妈下腹部经常出现收缩或疼痛，甚至会产生阵痛的错觉。疼痛不规则时，这种疼痛并非阵痛，而是身体为适应分娩时的阵痛而出现的正常现象。

子宫口变软，分泌物增多

随着分娩期的接近，子宫口开始变得湿润、柔软、富有弹性，有助于胎儿顺产。这个时期，子宫的分泌物会增多，要经常换洗内衣、勤洗澡。有些孕妈妈的子宫口会提前张开，这时最好保持心神稳定，继续观察身体变化。

胎儿的变化

现在胎儿足月了，也就是说，他随时可以出生。如三维超声扫描所示，胎儿看起来像个新生儿。如果胎儿是臀先露，医生现在可能会使用体外胎位倒转术。

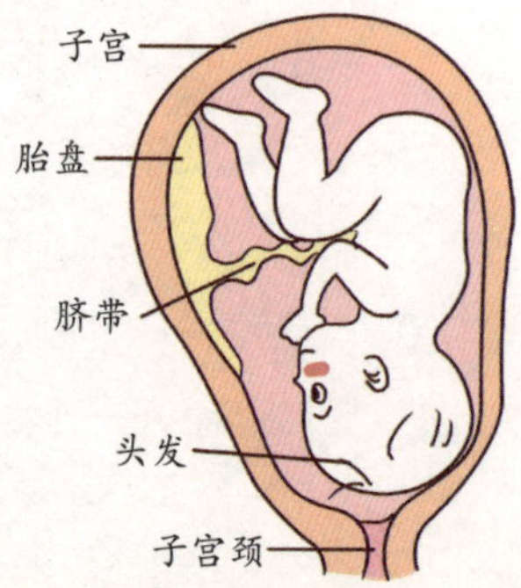

第九次产检

第九次产检，内容同第八次基本相同。280天的孕期就要结束了，孕妈妈这个时期要特别注意“见红”等临产征兆，还要密切关注胎动。由于胎动越来越频繁，孕妈妈宜随时注意胎儿及自身的情况，以免胎儿提前出生。

怎样应对急产

“急产”并不是所有的孕妈妈都会遇到的，如果遇到这种情况时，我们应怎样处理呢？我们可以提前了解关于急产的相关知识，这有利于保证母婴的生命安全。正常情况，分娩时经过三个过程，此过程需要大约十几个小时。若孕妈妈分娩过快，初产时间还不足三个小时，这种情况就被称为“急产”。

“急产”通常是因为子宫收缩过强、过频，以及胎儿较小、骨盆过宽或者骨盆底部过松引起的。急产对产妇和胎儿都有极大的伤害。

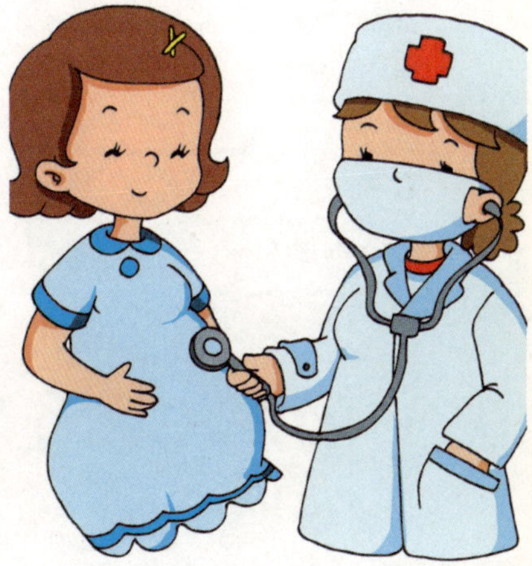

急产的危害	
一方面	在分娩过程中，倘若子宫收缩比较快，新生儿就会突然降临，这种情况下容易导致孕妈妈的会阴撕裂，甚至发生子宫或者阴道裂伤，此外，孕妈妈还有可能一时出血不止或者产期感染
另一方面	由于时间急促，子宫的收缩就会变得比较强烈，且过于频繁，使胎儿不能忍受子宫内壁的挤压而缺氧。更为严重的是，胎儿在产道中吸入黏液和羊水而窒息，遇到这种情况，如果不能及时抢救，就会危及生命。如果发生急产，而身边又无接生人员，这可能会使胎儿发生外伤或者骨折。所以当孕妈妈发生急产时应沉着冷静，机智地做好接生工作，以保证胎儿的生命安全

如果发生急产，首先应考虑避风保暖。孕妈妈可以将塑料布或者干净卫生的衣服垫在臀下，然后将双腿屈曲并向外侧分开，清洗外阴，再将干净的毛巾折叠好托住阴部以帮助胎儿头部娩出。切勿用不卫生的器具，否则将可能造成产妇感染。

胎儿出生后，应用消过毒的工具剪断脐带，若没有工具，可以用绳扎住，稍后将产妇和婴儿一同送往医院。待胎盘娩出后检查是否出现会阴撕裂或者出血不止，同时要特别注意保暖以及防风，以防患上破伤风。

本周注意事项

生活计划	执行方案
随时做好入院准备	密切关注自己身体的变化，是否有临产征兆，同时熟悉产程，了解每一个阶段的身体变化，做到心中有数
控制体重	按自身体质合理搭配饮食，防止过食，避免胎儿体重过重
避免独自外出	接近分娩时，应避免独自外出。如果不得不一个人外出时，应该把行踪告诉家人

饮食营养：少吃多餐，每餐不要吃得过饱

孕妈妈不需要吃得很饱，否则会不舒服，如果长时间没进食孕妈妈会感觉头晕晕的，因为胎儿从孕妈妈的身体吸食了很多葡萄糖来满足自己的身体。这阶段可以用鸡蛋、新鲜水果、干果等补充能量。

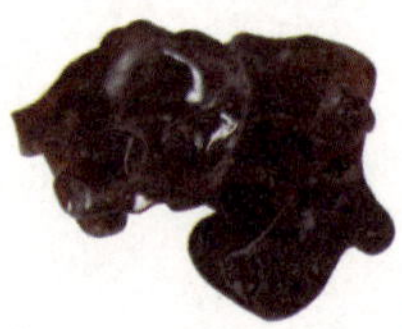

木耳　木耳含有丰富的铁元素

营养重点

重点补充	适量补充
铁	锌
钙	
维生素D	

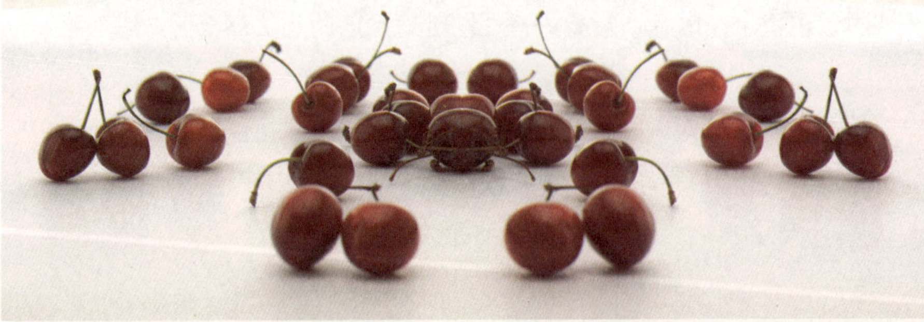

营养需求

孕37周，必须稍加限制碳水化合物的摄取，以免胎儿过大。现在，孕妈妈要吃一些有补益作用的膳食，这样可以更好地蓄积能量，迎接宝宝的到来。还可以吃一些淡水鱼，有促进乳汁分泌的作用，为宝宝储备营养充足的初乳。

吃什么、怎么吃

想顺产的孕妈妈，总的饮食原则就是合理营养，控制体重。孕妈妈都很重视饮食营养，如果暴饮暴食，不注意控制体重，营养补充过多、脂肪摄入过多就会造成腹中胎儿发育过大，分娩时就不容易顺利通过产道。

如果胎儿体重超过4千克，就被医学上称为巨大儿，孕妈妈的难产率就会大大增加。如果在分娩前的检查中医生预测胎儿体重超过4千克，一般就会建议孕妈妈以剖宫产方式分娩。

为了控制新生儿的体重，在妊娠期间，孕妈妈应多吃新鲜蔬菜和含蛋白质丰富的食物，少吃含碳水化合物、脂肪量高的食品，如甜品、油炸食品、甜饮料、水果等。最理想的怀孕体重在孕早期（1～3个月）增加2千克，孕中期（3～6个月）和孕晚期（7～9个月）各增加5千克，前后共增加12千克左右为宜。如果整个孕期体量增加20千克以上，就有可能使胎儿过大。

饮食专家提示

补锌有助于顺产。孕妈妈每天摄取的锌越多，其顺产的机会越大，反之，孕妈妈剖宫产或借助产钳的机会就会增加。

对于大多数孕妈妈来说，通过食物补充锌是最有效也是最安全的。因此，孕妈妈在日常饮食中一定要注意补充锌元素。

孕妈妈可以经常吃些动物肝脏、肉、蛋、鱼以及粗粮、干豆，这些都是含锌比较丰富的食物。还有一种水果是锌非常好的来源，那就是苹果，它不仅富含锌等微量元素，还富含脂质、碳水化合物、多种维生素等营养成分，有助于胎儿大脑发育。

孕妈妈的参考餐单

用餐时间	食物名称
早餐	肉酱意大利面、胡萝卜炒鸡蛋、椒盐小马铃薯
加餐	牛奶1杯、栗子5个
午餐	米饭1碗、清蒸桂鱼、青椒马铃薯片
加餐	苹果1个、桃子1个
晚餐	鸡蛋酱拌面条、凉拌蕨菜、火爆猪肝

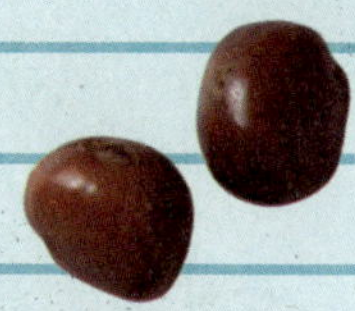

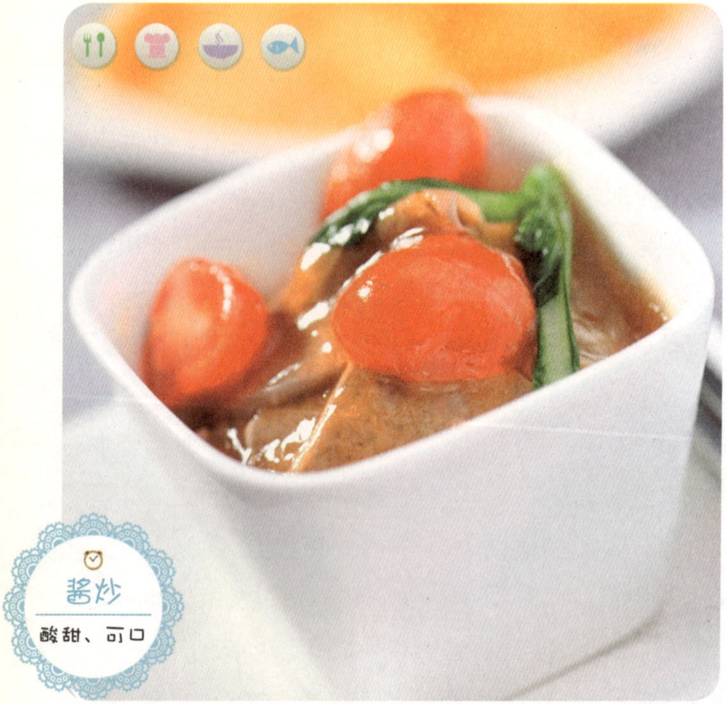

番茄牛舌

原料

牛舌500克，番茄酱50克。

调料

葱花、姜片、精盐、米醋各1小匙，水淀粉3小匙。

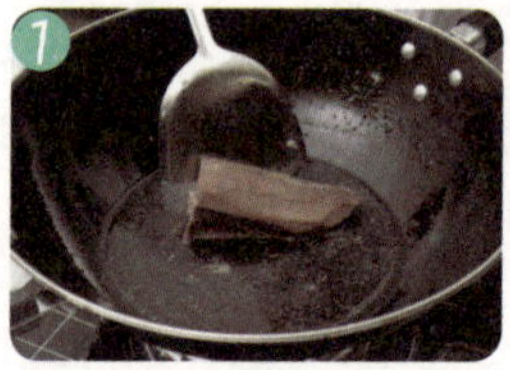

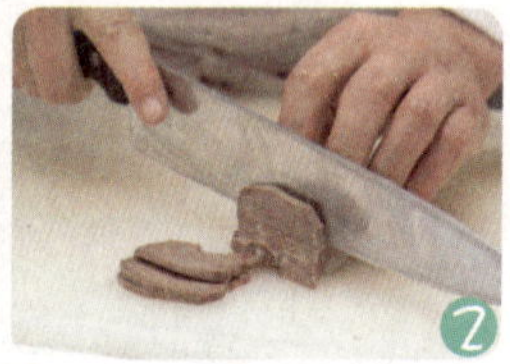

1. 牛舌放入锅内加入葱花、姜片、精盐煮熟，去掉舌上的薄膜，切成片，装盘。
2. 炒锅内放香油，下入姜末稍炸，再加入番茄酱煸炒，加入清水调开；将牛舌放入锅内，加入葱花、姜片、精盐、米醋，用水淀粉勾芡即可。

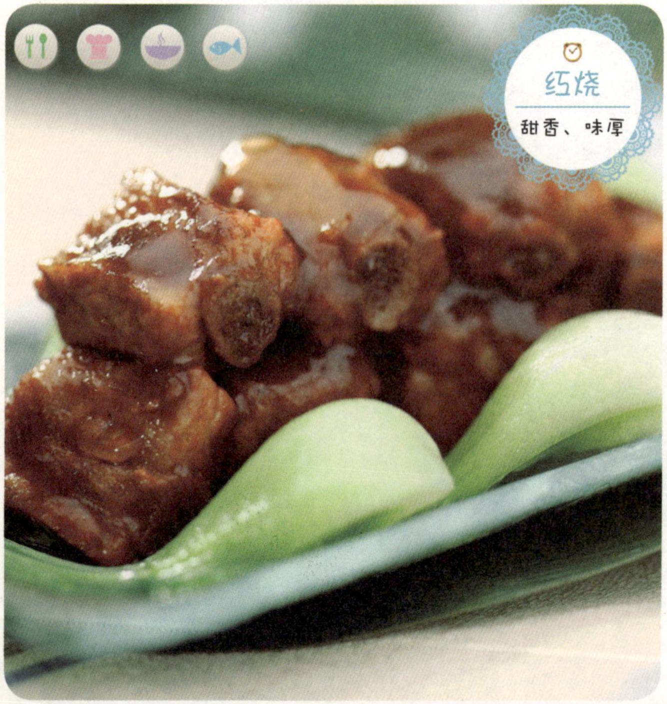

叉烧排骨

原料

猪排骨500克，油菜150克，熟芝麻少许。

调料

葱段15克，姜片10克，精盐、白糖各2小匙，番茄酱各少许，植物油适量。

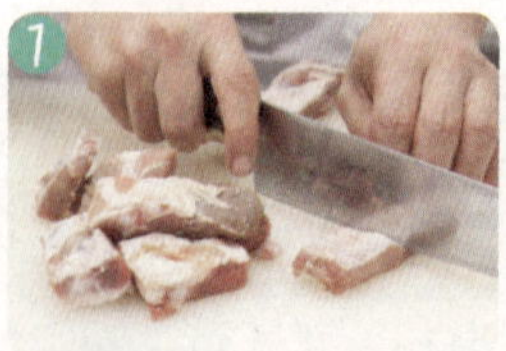

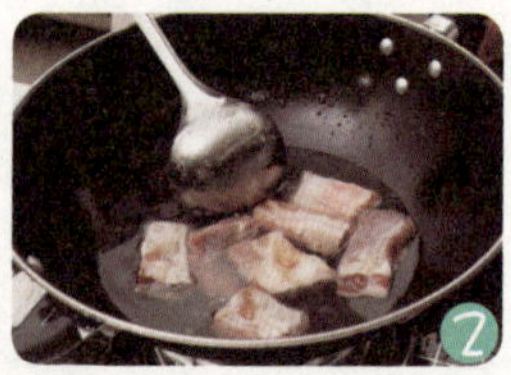

1. 油菜、猪排骨，焯烫，油菜捞出摆入盘中。
2. 猪排骨腌渍，下入油锅中炸至表面酥脆；另起锅，加入植物油，放入番茄酱、腌排骨的汁、排骨段及适量清水烧沸，炖至排骨熟透，盛在油菜上，撒上熟芝麻即可。

萝卜排骨汤

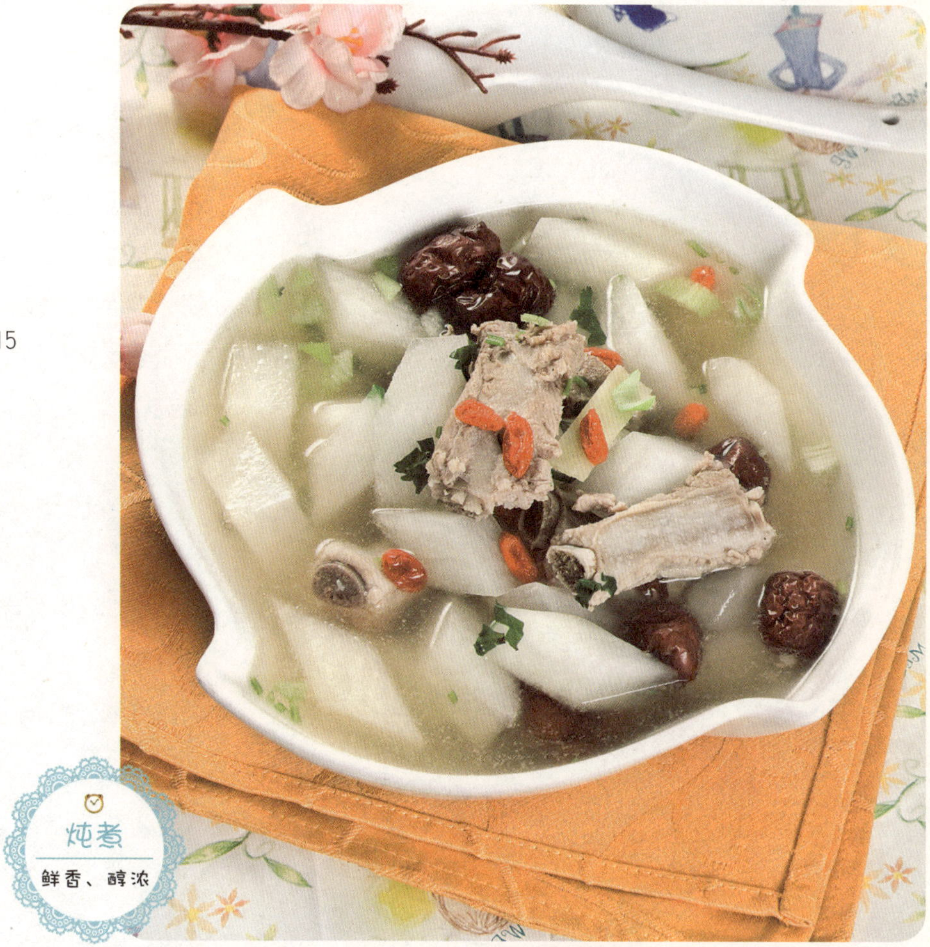

原料

白萝卜、猪排骨各500克，香菜15克，枸杞子10克，红枣8枚。

调料

葱花、姜片各10克，精盐1小匙。

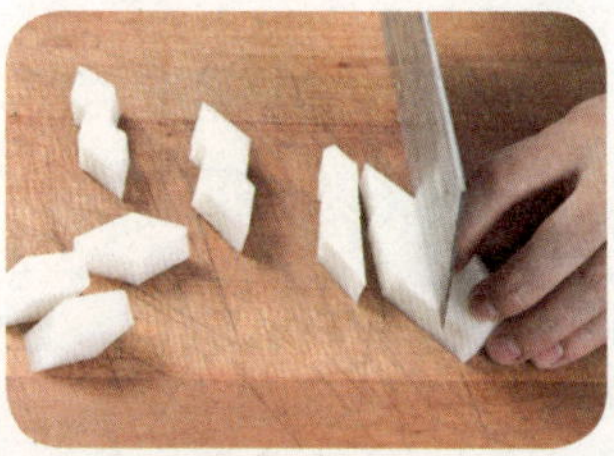

1 白萝卜切块，放入清水中浸泡；红枣用温水泡软，去掉枣核；枸杞子用清水泡软、洗净；香菜去根和老叶，洗净，沥去水分，切成碎末。

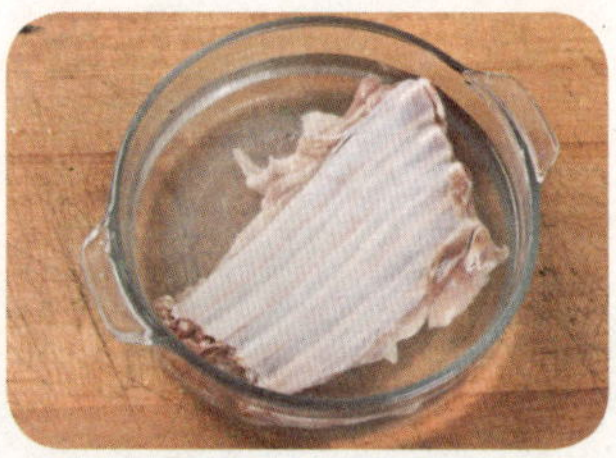

2 排骨用清水浸泡并洗净，捞出沥水，剁成3厘米大小的块；放入清水锅中烧沸，焯去血水，捞出用温水冲净。

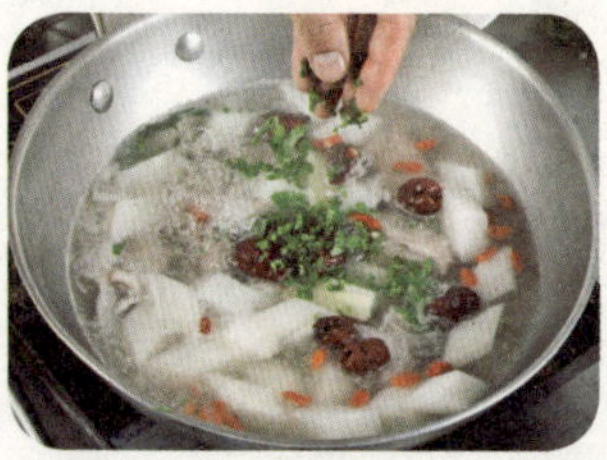

3 锅中加水和猪排骨烧30分钟，放入白萝卜块、姜片、红枣、枸杞子略煮片刻，加入精盐，用文火炖至萝卜熟烂；撒入香菜末、葱花，离火即成。

孕38周 脑部和肺部开始工作了

孕妈妈 会经历假阵痛收缩。

胎　长 53厘米左右。

胎　重 3.2千克左右。

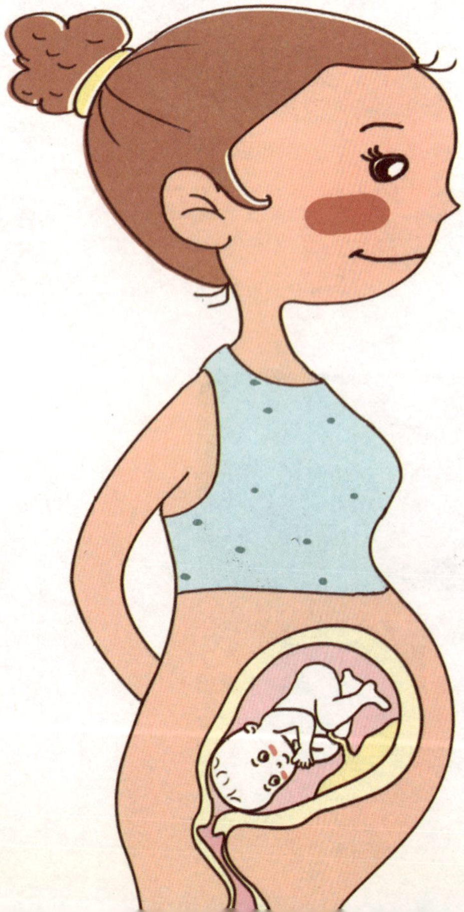

缓解分娩前的焦虑

在孕晚期，分娩来临的焦虑、睡眠不足、渴望结束怀孕等多种情绪混杂到一起，使一些孕妈妈陷入抑郁。如果有这种感觉，要将感受告诉医生，尽量停止工作。

孕妈妈出现假阵痛宫缩

子宫收缩是即将分娩的讯号，而大部分孕妈妈在子宫收缩之前，会经历假阵痛收缩。假阵痛收缩类似阵痛，但是不同于子宫收缩。假阵痛收缩没有规律，而且稍微活动，疼痛就会消失。

胎儿的变化

胎儿发育成熟了，随时准备出生。胎盘开始老化，给胎儿提供必需品的角色正在结束使命。它转运营养物质的效率降低，开始出现血块和钙化斑。

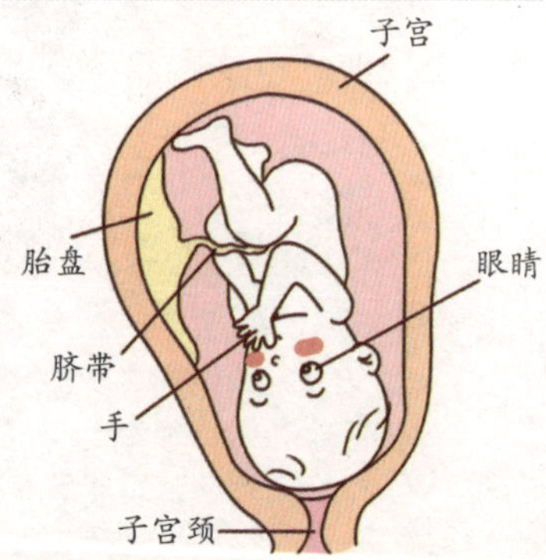

随时做好分娩准备

从孕38周开始，胎位开始固定，胎头已经下来，并卡在骨盆腔内，此时孕妈妈应有随时分娩的准备。有的孕妈妈到了42周以后，仍没有分娩迹象，就应考虑让医生使用催产素。

维持规律的生活

在孕晚期应避免独自外出

身体疲劳时容易造成提前分娩，而且由于很难保证刚好在预产期分娩，所以临近分娩时，应该避免独自外出。最好与丈夫或周围的人一起外出。如果不得不一个人外出，应该把自己的行踪告诉家人。

分娩前，孕妈妈更应防止过食

临近分娩时，胎儿会下移，子宫对胃的压迫相对减轻，胃部变得舒服，食欲自然会旺盛起来。另外，上班族孕妈妈，此时也会因为从公司申请到了产假而心情愉快，所以这时候很容易放松警惕而过食。分娩之前尽量不要吃太多，保持规律的生活，注意控制体重。

孕妈妈应准备好紧急联系电话

要建立紧急联络网，这样无论何时出现意外，都可以采取适当的措施。除了医院的联系方式外，还有丈夫、娘家、婆家、月子中心的联系方式也要一目了然地罗列出来。这样，万一出现意外情况，就可以及时寻求帮助，不至于手忙脚乱。

分娩呼吸法

腹式呼吸法

腹式呼吸法就是使腹部鼓起，呼气后，又恢复原状的呼吸法。适合于第一产程阵痛开始之时。通过使腹部紧张，压制子宫收缩感，缓和阵痛引起的疼痛，同时也有助于缓解全身的紧张，防止体力的消耗。

平时就练习这个呼吸法可以防治怀孕期间常见的便秘。但不可过于频繁地练习，因为是深呼吸，所以一般以一次练习4～5遍为基准。练习过多，会引起头晕，一定要注意。

呼吸方法：以3秒钟一次为节奏，吸气使下腹鼓起，然后呼气，同时腹部恢复原状。即吸气3秒钟，呼气也是在3秒钟内完成。腹式呼吸法只适用于阵痛发生的情况，当阵痛消失时应侧卧休息。

胸式呼吸法

胸式呼吸法也是在第一产程实行的动作。到了怀孕后期，就会很自然地用到胸式呼吸法。这种呼吸法使孕妈妈和胎儿获得足够的氧气。

呼吸方法：仰卧，两腿膝盖稍微蜷曲，把手放在胸上，从鼻孔慢慢吸气，然后由口中慢慢呼出，和深呼吸是同一道理，可以用手来感觉胸的上下起伏。

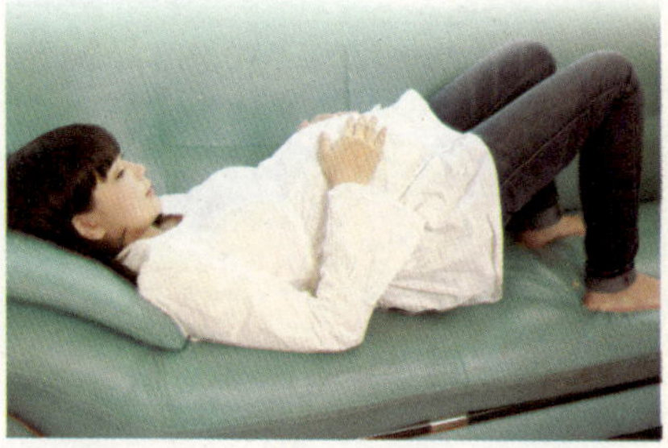

本周注意事项

生活计划	执行方案
及早安排工作交接	还在坚持工作的孕妈妈要让上司知道你的预产期，与同事做好工作交接。确认住院必需的证件已放在包内，并把放置包的位置告诉家人。确认到医院的最佳路线和乘坐的交通工具，并找一条备用的路线
尽量穿舒适的衣服	平时尽量穿宽松的衣服和鞋子。有空时多坐在沙发上休息，休息时把腿放在柔软的垫子上
多进行足浴	经常揉搓腿部和足部，经常用温热的水来进行足浴，都是减轻腿部水肿的好方法

饮食营养：多吃蛋白质、能量较高的食物，为分娩储备能量

本周多储备分娩时所需的能量，孕妈妈应该多吃富含蛋白质、糖类等能量较高的食品，还需要注意食物口味清淡，易于消化。

蛋、鱼、肉、奶和豆制品中含有大量蛋白质。

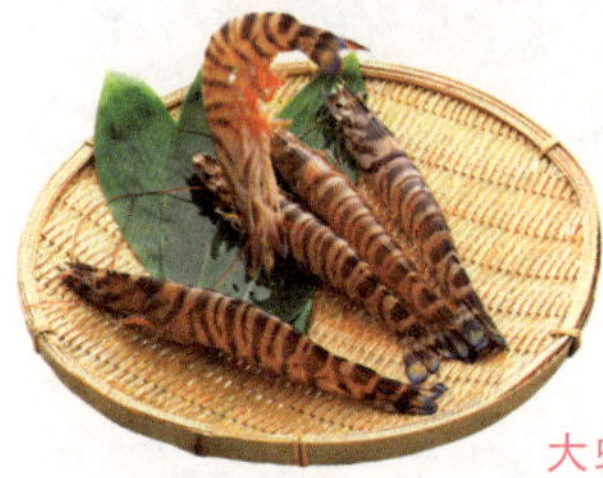

大虾 含有丰富的蛋白质

营养重点

重点补充	适量补充
蛋白质	复合维生素
膳食纤维	

营养需求

本周可以频繁地吃东西，但每次要少吃，还要吃得有营养。用水、牛奶和果汁来保持体内水分。

尽量避免食用影响情绪的食物，如咖啡、油炸食物，尤其是食品中的饱和脂肪酸会改变体内的激素分泌，造成许多不适。

吃什么、怎么吃

分娩是一项重体力活，产妇的身体、精神都经历着巨大的能量消耗。其实，分娩前期的饮食很重要，饮食安排得当，除了补充身体的需要外，还能增加产力，促进产程的发展，帮助产妇顺利分娩。

在第一产程中，由于时间比较长，产妇睡眠、休息、饮食都会由于阵痛而受到影响，为了确保有足够的体力完成分娩，产妇应尽量进食。食物以半流质或软烂的食物为主，如鸡蛋挂面、蛋糕、面包、粥等。快进入第二产程时，由于子宫收缩频繁，疼痛加剧，消耗增加，此时产妇应尽量在宫缩间歇摄入一些果汁、藕粉、红糖水等流质食物，以补充体力，帮助胎儿顺利娩出。

分娩期的食物，应该选择能够快速消化、吸收的高糖或淀粉类食物，以快速补充体力。不宜吃油腻、蛋白质过多、需花太久时间消化的食物。

饮食专家提示

★增加产力小偏方：

优质羊肉350克，红枣100克，15～20克黄芪，15～20克当归加1 000毫升水一起煮，在煮成500毫升后，倒出汤汁，分成两碗，加入红糖。在临产前三天开始早晚服用。这个方法能够增加产妇的体力，有助于顺利分娩，同时还有安神、消除疲劳的作用。

★医生分析：

民间有分娩时吃桂圆鸡蛋或桂圆汤增力气、补气血的习俗，其实是缺乏科学依据的。桂圆进入胃内，被消化、吸收有一个过程，不能在半小时内马上见效，起不到补充体力的作用。从中医角度来看，桂圆安胎，抑制子宫收缩，会减慢分娩过程，还有可能造成产后出血，所以分娩时不宜吃桂圆。

孕妈妈的参考餐单

用餐时间	食物名称
早餐	牛奶1杯、鸡蛋1个、三明治1个
加餐	大枣5个、核桃仁2个
午餐	鲜虾面1碗、鸡丝拌海蜇
加餐	橘子1个、葡萄10粒
晚餐	米饭1碗、红烧鱼头、杏鲍菇扣西蓝花

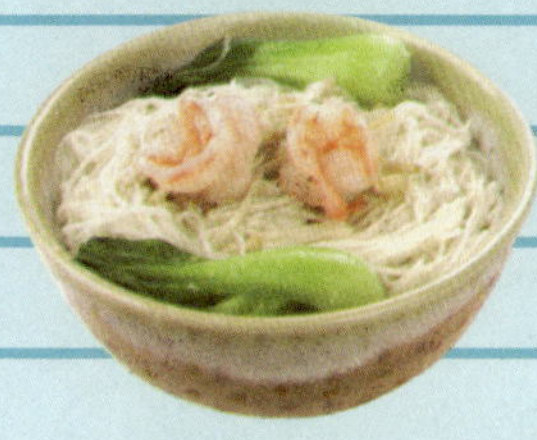

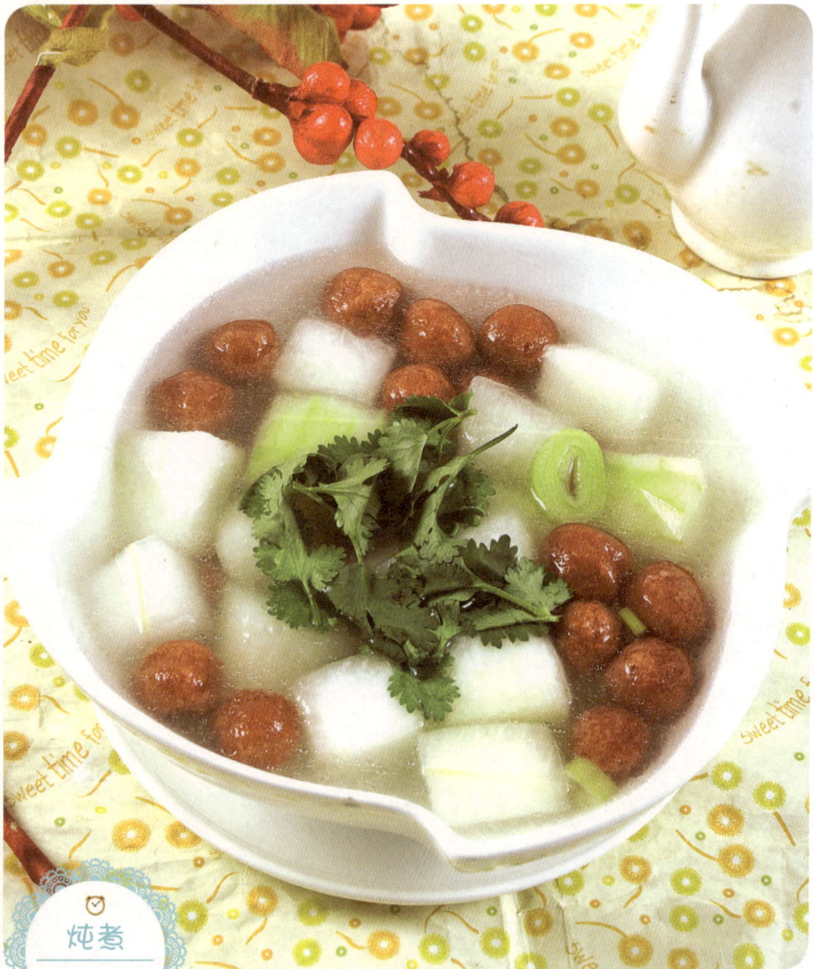

冬瓜烩羊肉丸

原料

冬瓜350克，羊腿肉300克，香菜15克，鸡蛋1个。

调料

葱段10克，姜末5克，精盐1小匙，淀粉、植物油各适量。

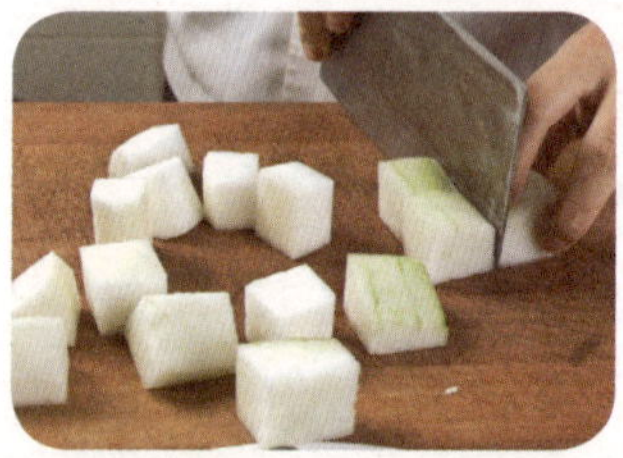

1 冬瓜切块，焯煮，捞出过凉；鸡蛋磕入碗中搅匀，香菜取嫩香菜叶，洗净。

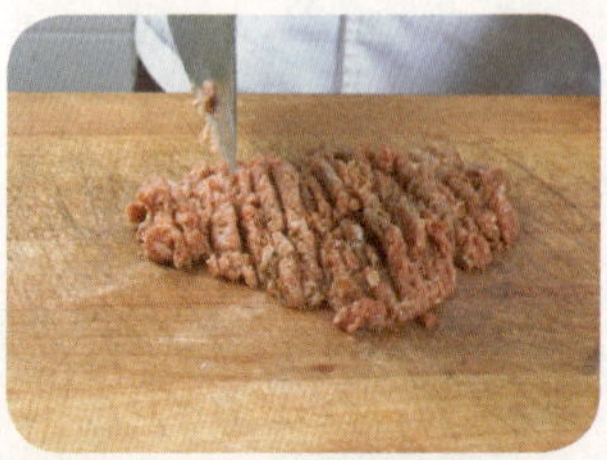

2 羊腿肉剁成末，放入碗中，加入少许精盐、姜末、鸡蛋液拌匀；再加入淀粉搅匀成馅料，团成直径2厘米大小的羊肉丸。

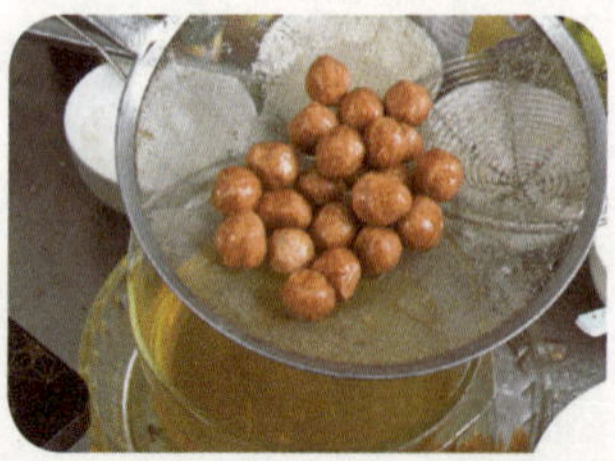

3 放入羊肉丸子，撇去浮沫，转文火炖至熟烂，加入调匀，出锅盛入碗中，撒上香菜叶即可。

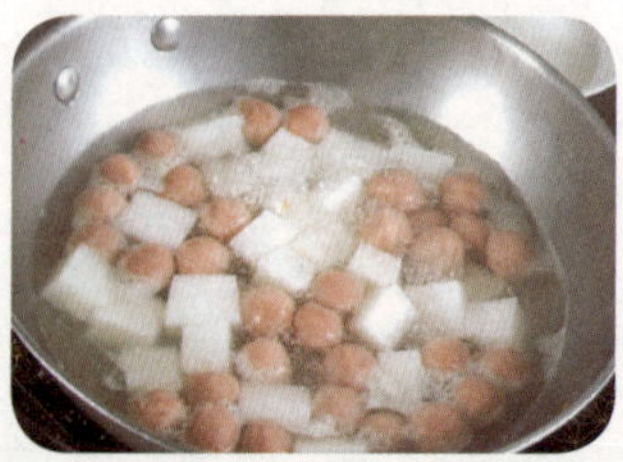

4 锅中加油烧至六成热，下入羊肉丸子炸熟，捞出沥油；净锅加入清水烧沸，放入精盐、葱段、冬瓜块煮沸。

青椒肉汤

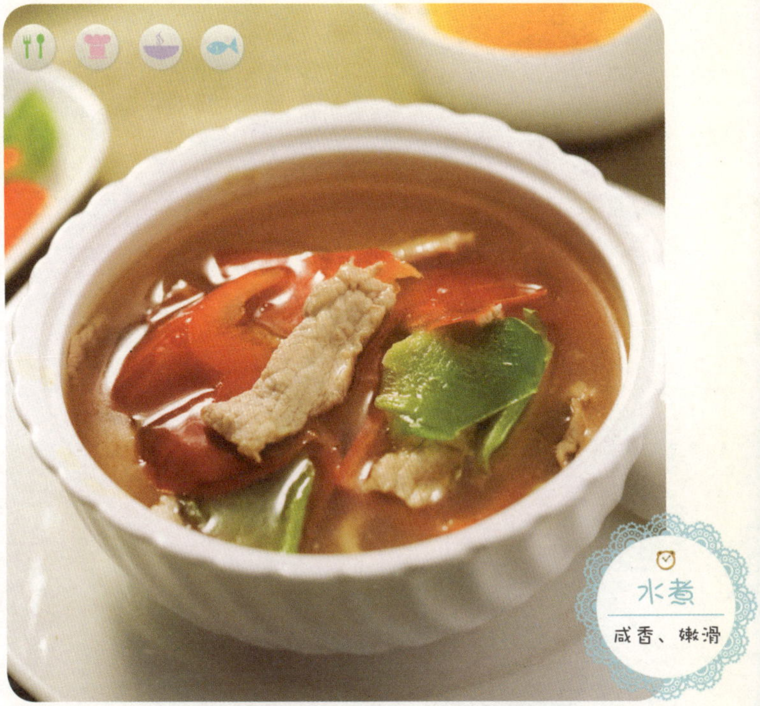

原料

青椒、红椒各1个，猪瘦肉150克。

调料

精盐2小匙，水淀粉2大匙，酱油1大匙。

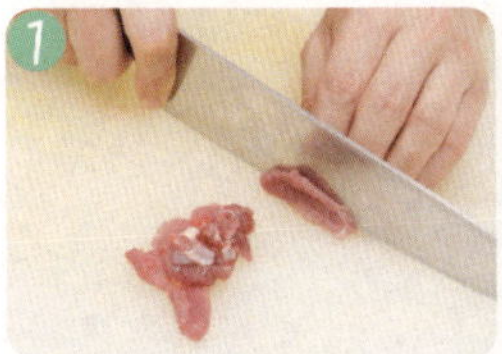

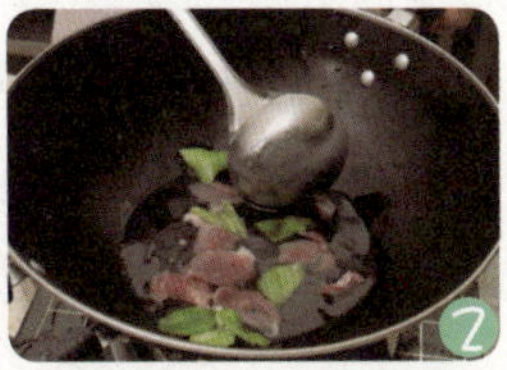

1 猪瘦肉洗净，切片，加入酱油、水淀粉拌匀，腌约10分钟；青椒、红椒分别去蒂、去籽，用清水洗净，均切成坡刀片。

2 锅置火上，加入适量清水烧沸，先放入青红椒片、猪肉片煮至熟嫩，再加入精盐调好口味，出锅装碗即可。

鸡爪冬瓜汤

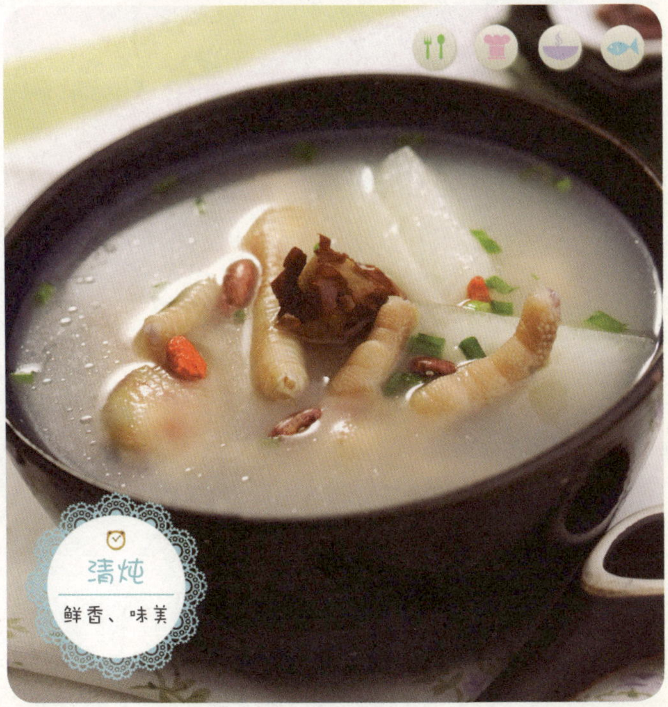

原料

冬瓜200克，鸡爪10只，红枣6枚。

调料

精盐1大匙。

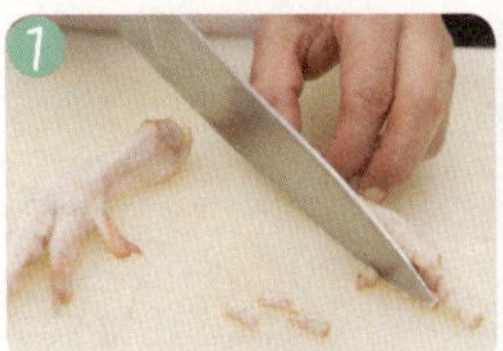

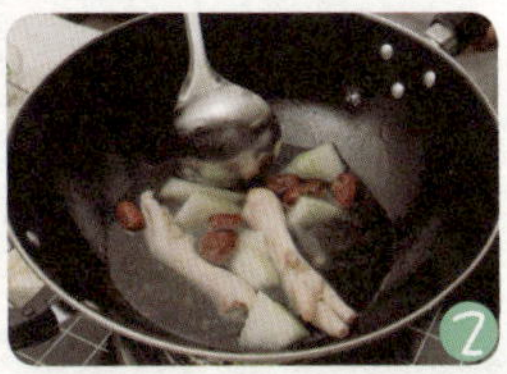

1 鸡爪剁去爪尖，洗净，再放入沸水锅中焯烫一下，捞出冲净；红枣洗净，去除果核；冬瓜去皮及瓤，洗净，切成大块。

2 净锅置火上，加入适量清水，先放入鸡爪用旺火烧沸，再放入冬瓜块、红枣；转文火煮至鸡爪熟烂，加入精盐调好口味即可。

孕39周 胎儿肠道充满胎便

孕妈妈 感觉到腹部的隆起要撑不住了。

胎　长 53厘米左右。

胎　重 3.4千克左右。

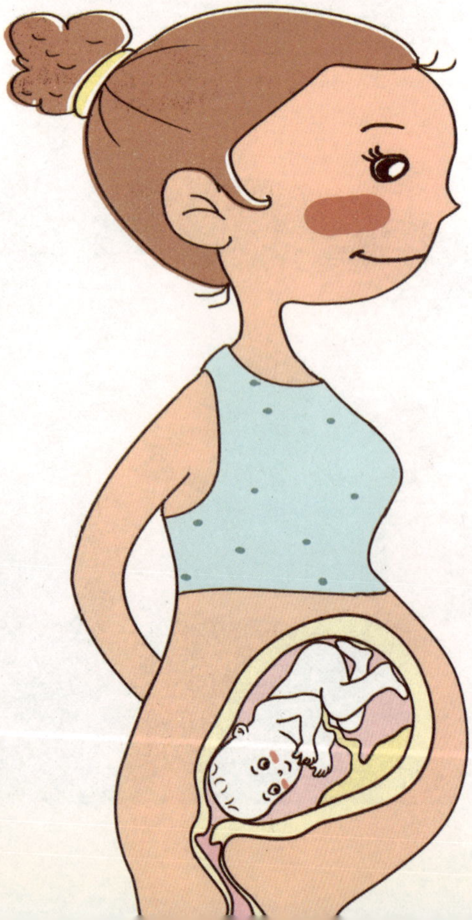

关节物带变得松弛

孕妈妈的腹部在逐渐增大，子宫底的高度为30～32厘米。由于胎头下降，孕妈妈全身关节和韧带变得松弛，腹部经常阵发性地变硬、变紧。

出现有规律的宫缩

临近分娩时，子宫颈部变得更加柔软，开始出现有规律的宫缩。随着孕妈妈的活动，宫缩越发强烈。如果收缩间隔规律，而且越来越短，就应该立即去医院。

特别注意预防便秘

由于胎儿增大压迫孕妈妈的肠胃消化道，造成肠蠕动变慢，再加上腹部逐渐增大，活动受限，因此极易造成便秘。这周需要特别注意便秘的预防。

胎儿的变化

胎儿准备出生的时候大部分胎毛已经褪去。他将胎毛连同其他分泌物吞进去，储存在肠道中。这将刺激胎儿的肠蠕动，排出称为胎粪的黑色粪便。

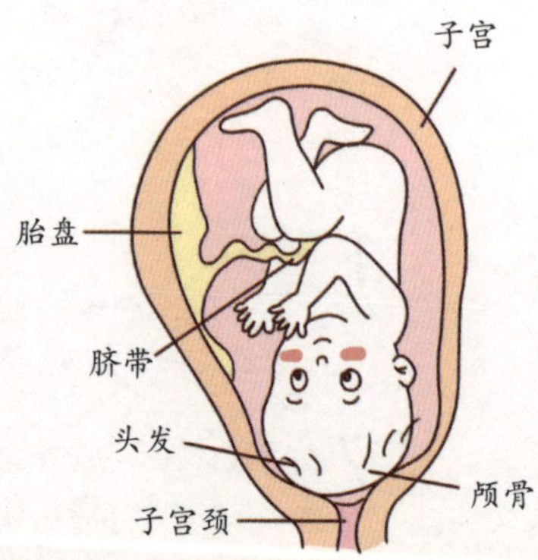

缓解阵痛的姿势

改变姿势有时能够有效地缓解阵痛，从以下介绍的姿势中产妇不妨积极地尝试，寻找自己感觉最舒服的姿势。

来回踱步

当阵痛尚不强烈的时候，活动一下身体会比一直躺在床上舒服，下床在医院内走走或许还能调节一下情绪。

把体重负荷压在墙上

将双臂伸直压着墙壁，把所有的体重压在墙壁上，由于此姿势是站立的方式，因此有帮助胎儿降落的效果。

膝胸卧姿

采取俯卧姿势，两手臂贴于床面，脸侧贴于地面，双膝弯曲跪着与大腿成垂直状，注意臀部应抬高，胸部与肩部尽量贴于床垫，双腿分开与肩同宽，以避免腹壁肌肉受到压力，此种姿势可促进骨盆腔的血液循环。

跨坐在椅子上

将两脚张开跨坐在椅子上有利于产道的扩张，同时还能减轻腰部的负担。可将身体略微前倾，把体重负荷在椅背上，注意不要用有轮子的椅子，也不要过度使力前倾，以免摔倒。

分娩方式

自然分娩

即自然阴道分娩，胎儿经阴道自然娩出。这是最理想、最安全的分娩方式。

产钳助产

是用产钳来帮助孕妈妈分娩，适合于在第二产程，子宫收缩乏力，产程延长，或产妇患有某些疾病，不宜在第二产程过度用力时使用。

剖宫产

这主要适用于胎儿过大；孕妈妈骨盆狭窄或畸形，短时间内无法通过阴道顺利分娩；孕妈妈患有妊娠高血压综合征等疾病，可行剖宫产。

本周注意事项

生活计划	执行方案
出现阵痛时不要慌张	突然出现阵痛时容易慌张，所以要事先了解住院的过程。电话机旁边要贴上用大字写的医院电话号码。为了能随时保持联系，要重新确认家人手机号码和紧急联络处的电话号码
避免一个人在外边走得太远	因随时都有可能破水、阵痛而分娩，所以孕妈妈应避免独自外出、出远门或长时间在外
注意个人卫生	若出现破水或见红等分娩征兆，就不能再进行洗浴，所以在此之前最好每天淋浴，特别要注意外阴部的清洁，头发也要整理好

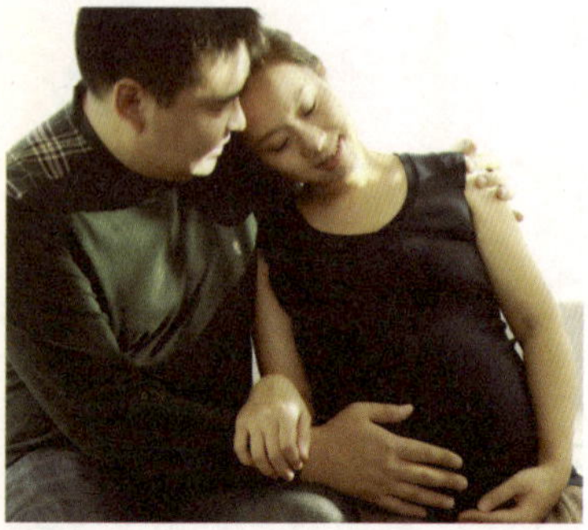

特别提示

丈夫的陪伴有利于妻子分娩时的情绪稳定，此时丈夫可以在妻子腰骨附近施以某种程度的强力，上下左右地进行按摩或用力压迫肛门，在指压背部及腰部时可使用拇指强力按压，而妻子可以配合丈夫的按摩，在放松时吸气、指压时吐气。

饮食营养：继续补充蛋白质，选择清单、易消化的食物

现在要进入随时分娩的阶段了，所以孕妈妈可以以根据自己喜好选择进食，为分娩储备能量。早上可以喝些豆浆，吃两个鸡蛋；午餐和晚餐可以吃些牛肉、蔬果和面条、馒头；加餐时吃一些水果、红豆汤等。

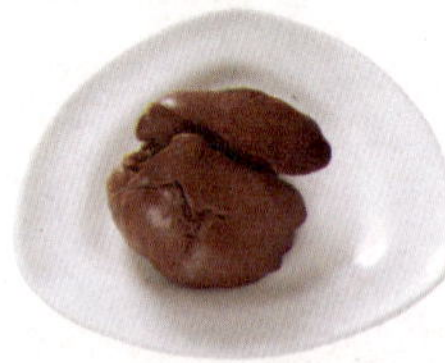

鸡肝 含有丰富的蛋白质

营养重点

重点补充	适量补充
蛋白质	脂肪
碳水化合物	复合维生素
	矿物质

营养需求

为了储备分娩时消耗的能量，孕妈妈应该多吃富含蛋白质、糖类等能量较高的食品。还要注意食物口味清淡、易于消化。蜂蜜是糖类物质的精品，孕妈妈食用后能有效预防和改善妊娠高血压综合征、妊娠贫血、妊娠合并肝炎、痔疮、便秘以及失眠等疾病，建议孕妈妈适量食用。

吃什么、怎么吃

饮食要平衡，适当增加一些副食品的种类及数量。提倡吃鸡蛋，每天1～2个。多吃蔬菜水果、动物肝脏、海带等，以补充维生素A、维生素C及钙、铁。多吃豆类、花生及芝麻等富含B族维生素、维生素C、铁和钙的食品。适当吃些粗粮，如糙米、小米、玉米等补充B族维生素。每日膳食要注意“两搭配，一注重”：两搭配——粗细粮搭配，荤素菜搭配；一注重——注重早餐吃得好，午餐吃得饱，晚餐吃得少。

饮食专家提示

素食的孕妈妈必须吃肉吗?

素食的孕妈妈一定要保证摄入的热量能满足分娩的需要。因为素食所能提供的热量明显要比肉类少。如果热量摄入不足，身体就会分解自身的蛋白质，从而影响孕妈妈自身及胎儿的生长发育。同时，孕妈妈还应注意食物的营养价值，多吃富含维生素、微量元素的新鲜蔬菜、豆类、干果、麦芽等。

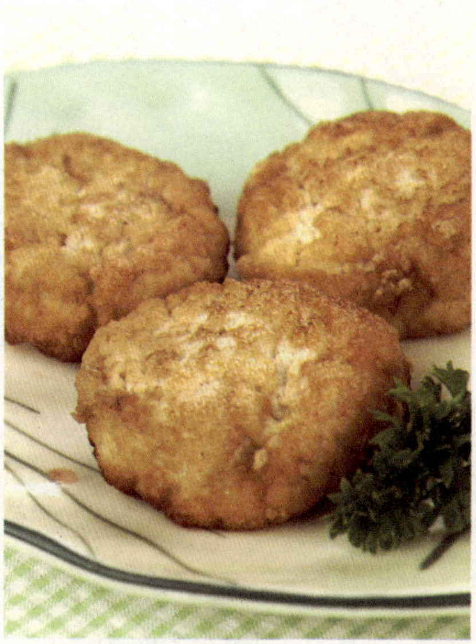

孕妈妈的参考餐单

用餐时间	食物名称
早餐	韭菜合子2个、紫菜蛋花汤1碗
加餐	胡萝卜奶糊1碗、苹果1个
午餐	芸豆酱肉包2个、芝麻牛肉粒、红烧茄条
加餐	苏打饼干、草莓5个
晚餐	玉米1个、糖醋排骨、青笋炒蛋

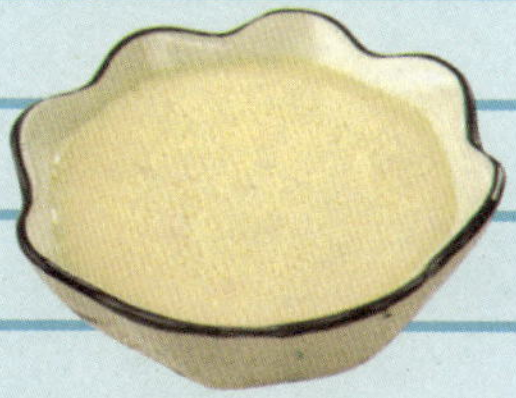

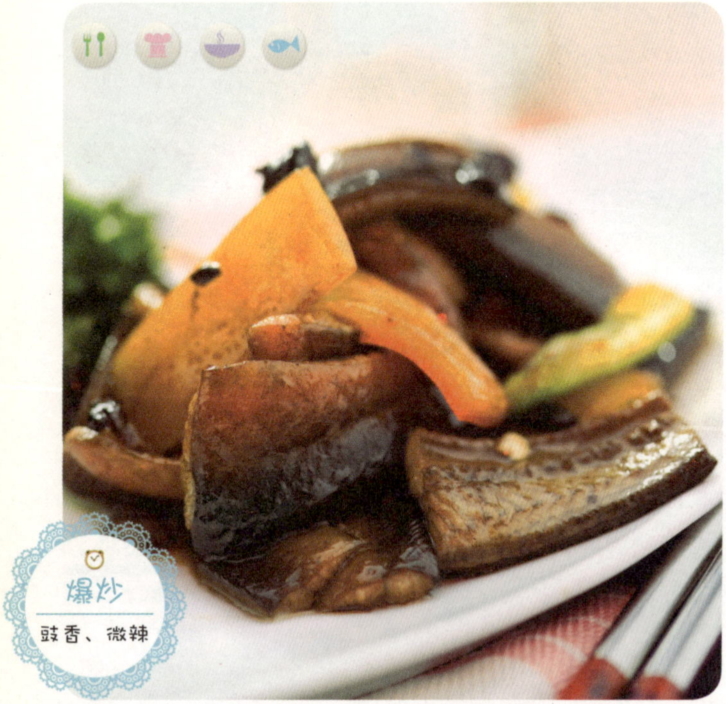

豉椒爆黄鳝

原料

鳝鱼300克，青椒、红椒各50克。

调料

姜末、蒜片各10克，精盐1/2小匙，豆豉1小匙，植物油1大匙。

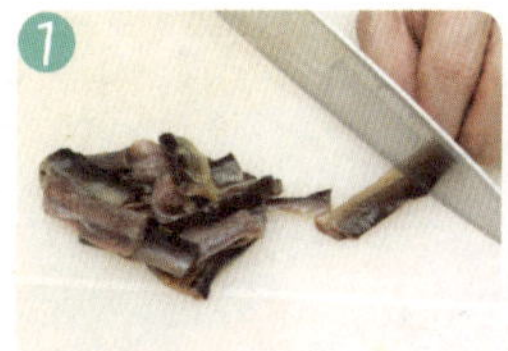
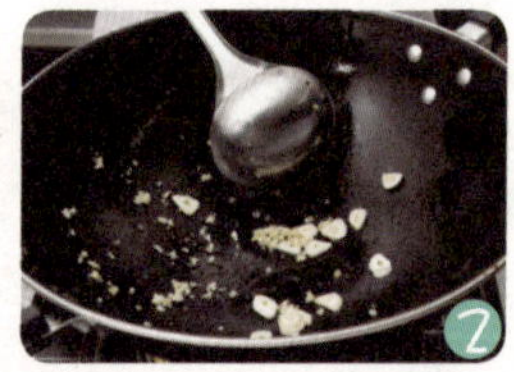

1 鳝鱼切段，再放入沸水中焯烫，捞出沥干；青椒、红椒分别洗净，去蒂及籽，切成块。

2 锅中加油烧热，先下入姜末、蒜片、豆豉炒出香味，再放入鳝鱼段，用文火炒熟；加入青椒块、红椒块翻炒至熟，加入精盐即可。

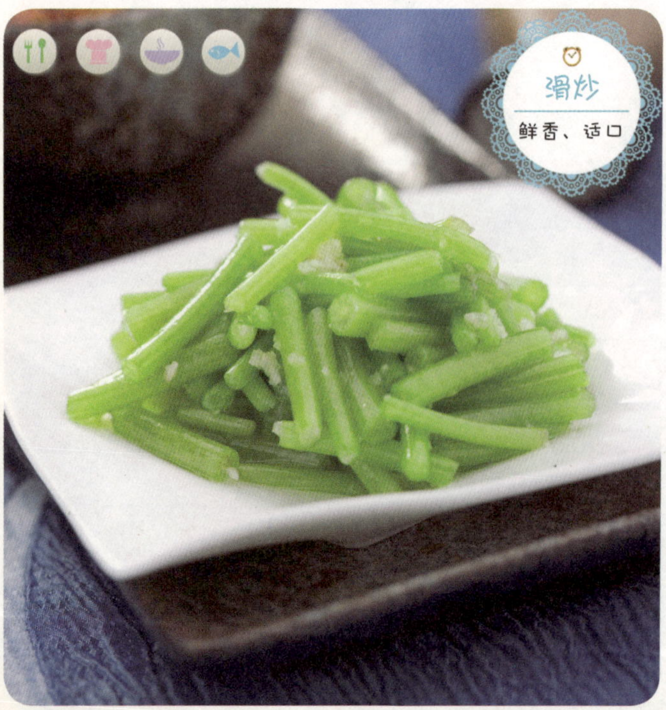

蒜香茼蒿

原料

茼蒿500克。

调料

大蒜5瓣，香油2/5小匙，精盐3/5小匙。

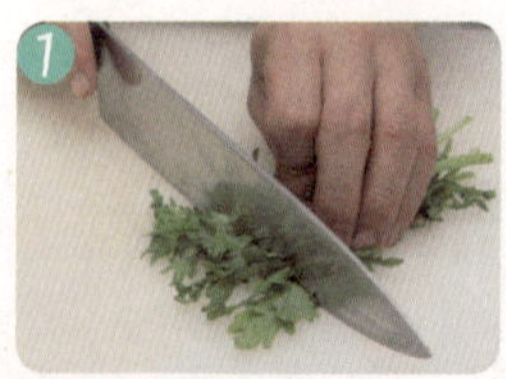
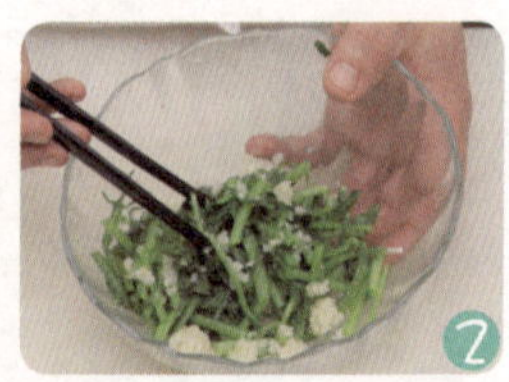

1 茼蒿去叶，洗净，焯一下。

2 容器内放入冷水，下入焯透的茼蒿浸泡2分钟，至凉透捞出，沥去水，切成3厘米长的段；蒜瓣切成细末，把茼蒿段放入大瓷碗中，加入蒜末、精盐，淋入香油，拌匀即可。

奶香玉米饼

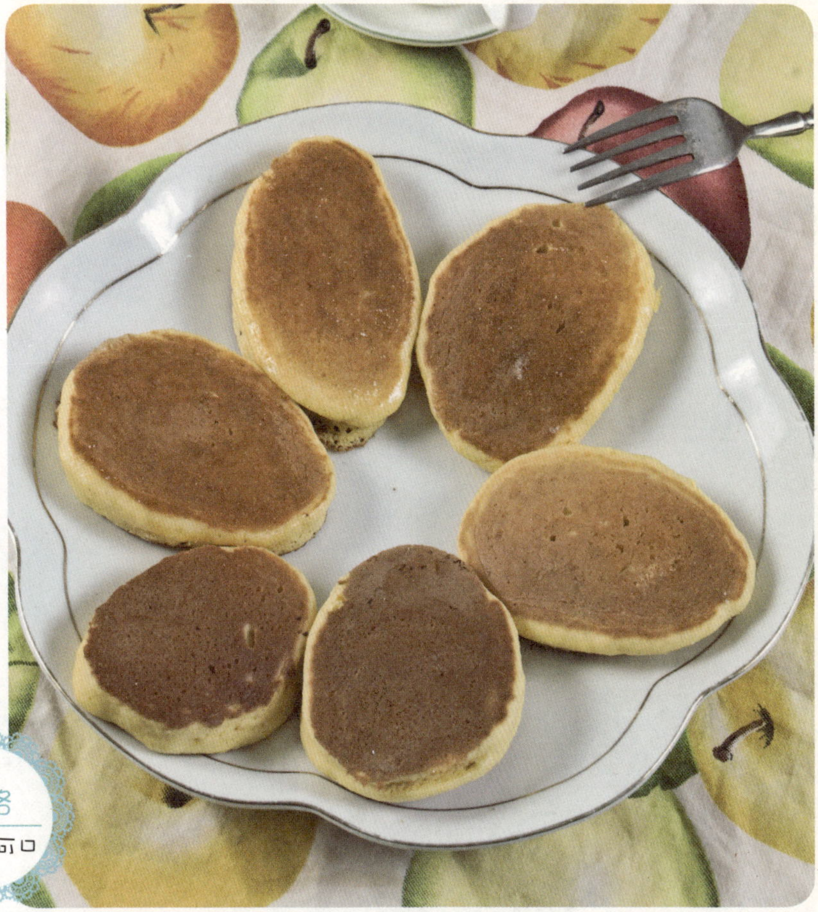

原料

玉米面500克，奶粉250克，中筋面粉200克，酵母粉、泡打粉各15克，鸡蛋1个。

调料

白糖200克，糖桂花1大匙，植物油适量。

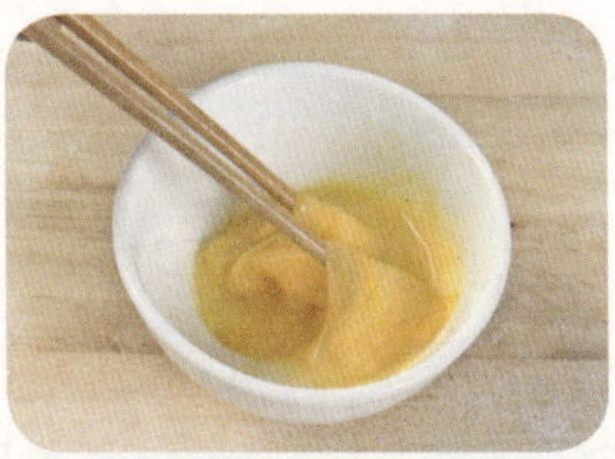

1 鸡蛋磕入碗内搅匀，加入少许精盐调拌均匀成鸡蛋液；糖桂花放锅内，加入少许清水烧沸，出锅凉凉，过滤取汁。

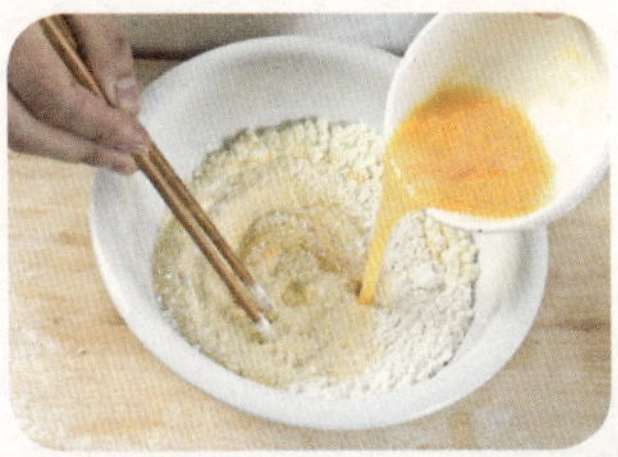

2 玉米面、面粉、奶粉放入盆内，加入酵母粉、泡打粉拌匀；加入鸡蛋液、糖桂花汁和清水，再放入白糖调成玉米面团；用湿布盖严，置阴凉处饧约20分钟，再团成椭圆形饼。

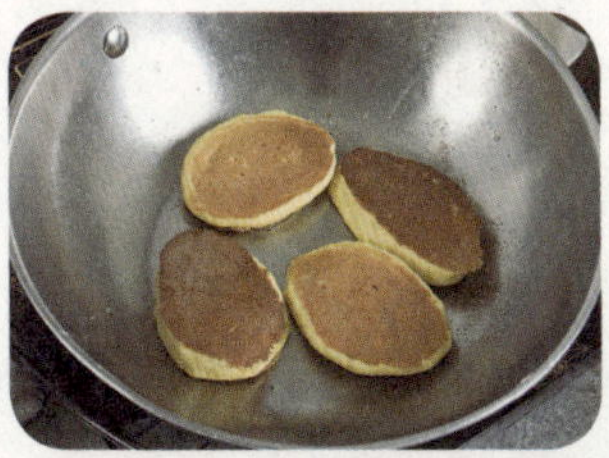

3 平锅上火，刷上植物油烧热，整齐地码入椭圆形玉米饼；用中火煎至底部上色后，将玉米饼翻面；续煎至玉米饼呈金黄色时，取出放在盘内即可。

孕40周 准备好与大家见面

孕妈妈 焦急地等待分娩。

胎　长 53厘米左右。

胎　重 3.5千克左右。

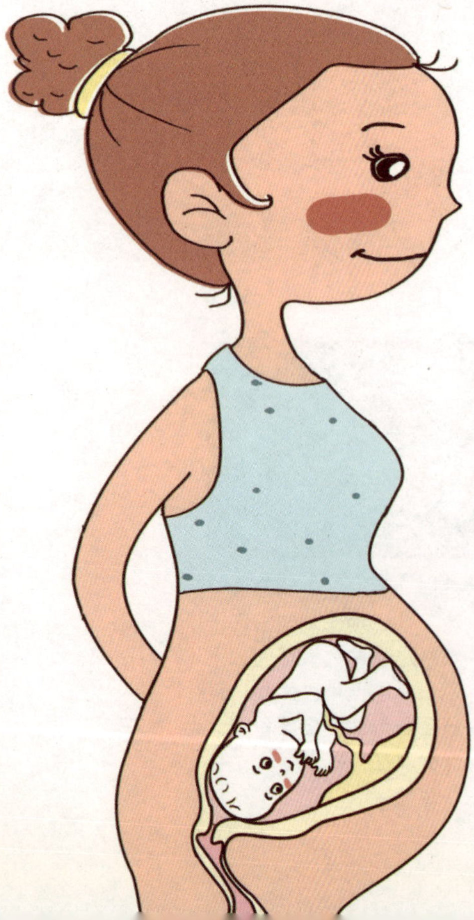

孕妈妈开始真正的阵痛

腹部感到针刺似的疼痛，这种疼痛以30分钟或1小时为间隔持续发生，那么这时就可以认定阵痛开始。阵痛的时间间隔因人而异。一旦阵痛间隔时间小于30分钟，不要慌张，沉着地做好住院准备。

调节心情

孕妈妈强大的承受能力，坚强的性格，也会传递给胎儿，是将来孩子性格形成的最早期的榜样。孕妈妈心中应尽量做到心理放松，全身就会放松，配合医生的指导，为宝宝的顺利出生创造条件。

胎儿的变化

在这段时期孕妈妈可能感觉不到他的活动。脐带长约51厘米，与胎儿从头到脚的长度差不多。

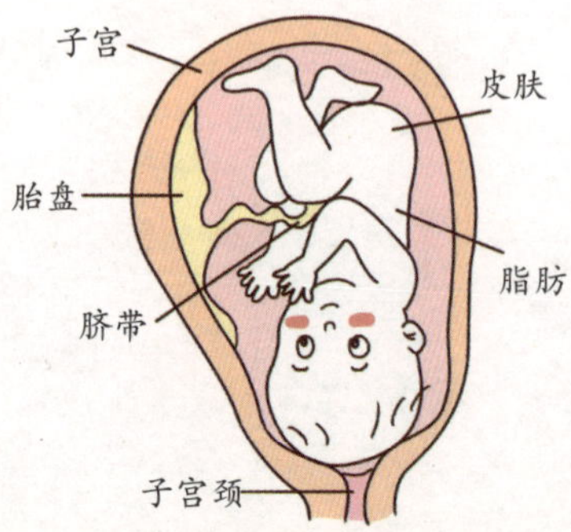

新生儿的医学检查

在产房里

1.清除残留羊水。宝宝出生之后，他的第一声啼哭很重要，这说明他的肺已经开始工作了。产科医生会用器械吸宝宝的嘴巴和鼻腔，以清除残留在里面的黏液和羊水，从而确保鼻孔完全打开畅通地呼吸。接着，护士用毯子把宝宝抱起来放在你身上，让你们亲近一会儿，如果你是剖宫产，护士会把宝宝抱起来给你看。然后，宝宝被交给你丈夫。如果婴儿早产或是出现呼吸困难，就会立刻被送入新生儿特护病房，接受检查。如果婴儿体重超过4千克则要验血，因为过重的新生儿在出生后的几小时内有可能出现低血糖。

2.剪脐带。脐带通常在婴儿出生后几分钟内就会被剪掉。医生用钳子钳住脐带，如果父亲被允许进产房，那么这一光荣的使命就交给父亲来完成。医生有可能从脐带里抽取血样以供稍后检验。如果你愿意把脐带血捐献给血库，操作过程也就在此时进行。

3.Apgar评分。婴儿出生后1分钟以及5分钟之后需要分别接受一次阿氏评分，即对新生儿的肤色、心率、反射应激性、肌张力及呼吸力5项进行评分，以此来检查新生儿是否适应了从子宫到外部世界的转变。然后，护士会给宝宝称体重，量身长，并且检查有无疾病症状。

4.保护性措施。所有的新生儿都要注射维生素K，它是用来帮助血液凝结的，以免宝宝出血过多，因为新生儿的肝脏——分泌维生素K的器官还未发育成熟。此外，为了防止受感染，护士还会在新生儿的眼睛里抹上含有抗生素的药膏或药水。接下来，护士会给宝宝垫上尿布，包裹起来。如果你愿意的话，这时候就可以给宝宝喂奶了。尽量多抱抱宝宝，因为他刚一来到这个世界的时候对周围的环境都很警觉，而你正好趁此机会和他加深感情。

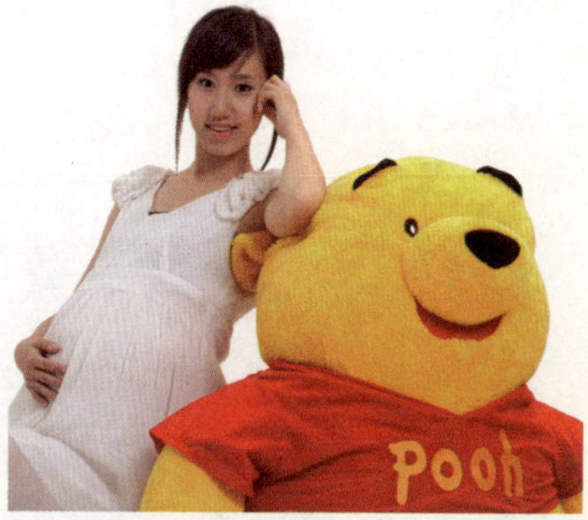

在产后恢复病房里

大约30分钟后，护士会把宝宝放在温暖的婴儿推车里送入婴儿室。如果医院允许母婴同室，他就会和你一起被送入产后恢复病房，在那里继续接受检查。

1.必要的统计。护士会用听诊器检查婴儿的心脏和肺部，给他测体温，并检查他是否有异常症状，如脊柱裂等。护士还会再次测量宝宝的身长、体重和头围，然后给他洗个温水澡。

2.第一次体格检查。在宝宝出生后24小时之内，儿科医生会对他进行检查。医生会把对宝宝的各种测量结果与你怀孕头几周内测得的数据进行比较，验证它们是否吻合。接下来，医生会听宝宝的胸腔，检测心杂音；听听宝宝的肚子，检查肠功能是否正常；看看宝宝的脑袋上有没有鼓包（大多数情况下，鼓包是没有伤害的）。医生还要检查宝宝的眼睛和生殖器，以及腭裂、锁骨骨折、胎记、髋部脱臼等情况。然后，在征得你的同意之后，护士会给宝宝打第一次疫防针，也就是乙肝疫苗。

本周注意事项

生活计划	执行方案
调节心情	孕妈妈应尽量做到心情放松，全身就会放松，配合医生的指导，为胎儿的顺利出生创造条件
分娩前洗一次澡	产前要记得洗一次澡。分娩时会排出很多汗，产后在身体恢复一段时间之后才可以用淋浴清洗
疲劳时注意休息	阵痛的时间间隔会逐渐变长，孕妈妈可以利用这个时间间隙，在不疼痛的时候活动身体，比如下地走走等
调整心态	经常做深呼吸，积极地让自己的身体动起来，这样有利于分娩。要保持“什么时候分娩都可以”的心态，做好随时入院的心理准备，还要保持分娩的体力，保证分娩的顺利进行

饮食营养：新妈妈的第一餐要选择小米粥

刚分娩完，新妈妈可以喝些小米粥等流食，以利于肠胃吸收。如果吃水果和青菜，一定要加热后炖烂喝汤食用，有利于下奶。产后数小时不要吃整个鸡蛋，产后3天可以喝清淡鱼粥。

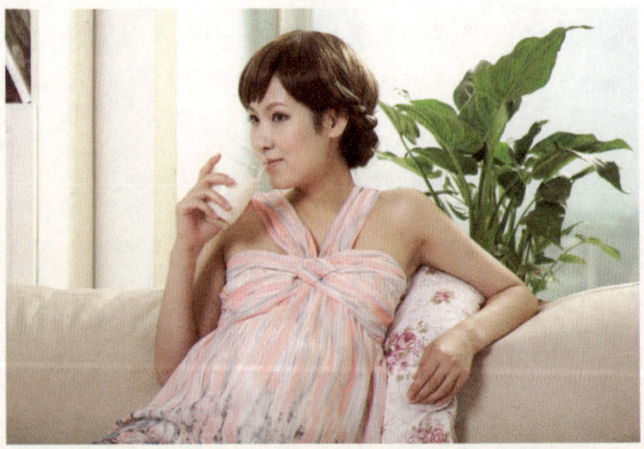

营养重点

重点补充	适量补充
蛋白质	复合维生素
钙	
铁	

营养需求

如果孕妈妈准备母乳喂养，孕40周时就要保证每天摄入80～100克的蛋白质。产前可以常喝莲藕、红枣、章鱼干、绿豆、猪爪一起煲的汤。莲藕性平，健脾开胃，益血生肌；红枣性温，补脾合胃，益气生津。临产时还可以准备一些容易消化吸收、少渣、可口味鲜的食物，如面条鸡蛋汤、面条排骨汤、牛奶、酸奶、巧克力等食物，同时注意补充水分，让自己吃饱吃好，为分娩准备足够的能量。否则吃不好睡不好，紧张焦虑，容易导致疲劳，很可能引起宫缩乏力、难产、产后出血等危险情况。

吃什么、怎么吃

由于此时产妇阵阵发作的宫缩痛，常影响产妇的胃口。饮食应以富于糖分、蛋白质、维生素、易消化的为好。根据产妇自己的爱好，可选择蛋糕、面汤、稀饭、肉粥、藕粉、点心、牛奶、果汁、苹果、西瓜、橘子、香蕉、巧克力等多样食物。

饮食专家提示

分娩后当天的饮食应稀、软、清淡，以补充水分、易消化为主。可以先喝一些热牛奶、粥等。牛奶不仅可以补充水分，还可以补充新妈妈特别需要的钙。粥类甜香可口，有益于脾胃，新妈妈在分娩当天不妨多喝一些。

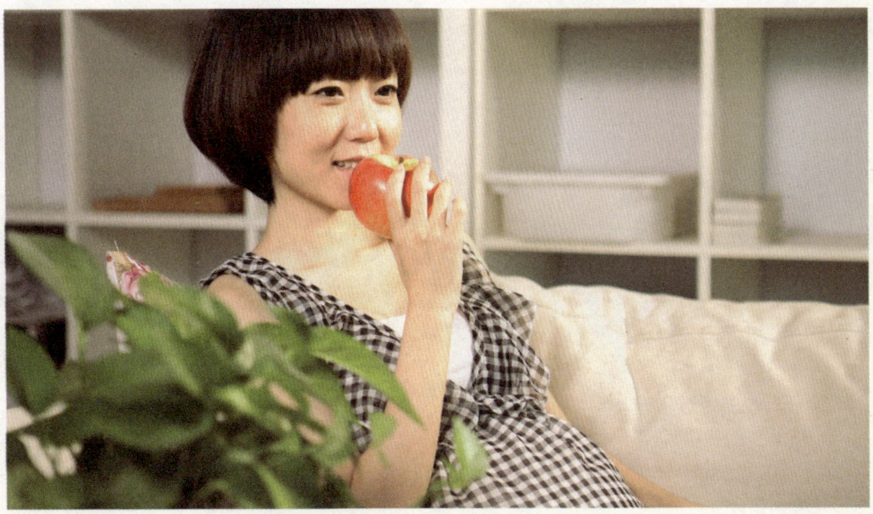

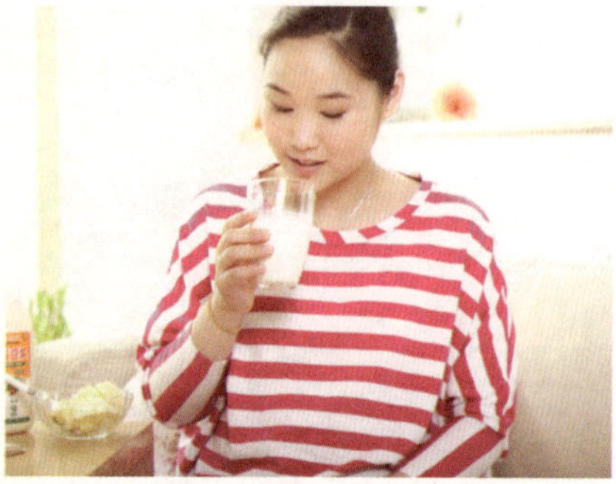

特别提示

在分娩后的3～4天内，新妈妈不要急于进食炖汤类。此时排乳不十分畅通，过早喝汤会使乳汁大量分泌，乳房胀痛。随着身体和消化能力的慢慢恢复，排乳畅通后就可以多喝汤了。

孕妈妈的参考餐单

用餐时间	食物名称
早餐	豆浆1杯、煎蛋1个、发面糖饼、醋熘白菜
加餐	点心1个、香蕉1个
午餐	米饭1碗、鱼香肝尖、马铃薯炖豆角
加餐	葡萄10个、草莓5个
晚餐	葱花火腿发面饼2张、清蒸黄花鱼、剁椒娃娃菜

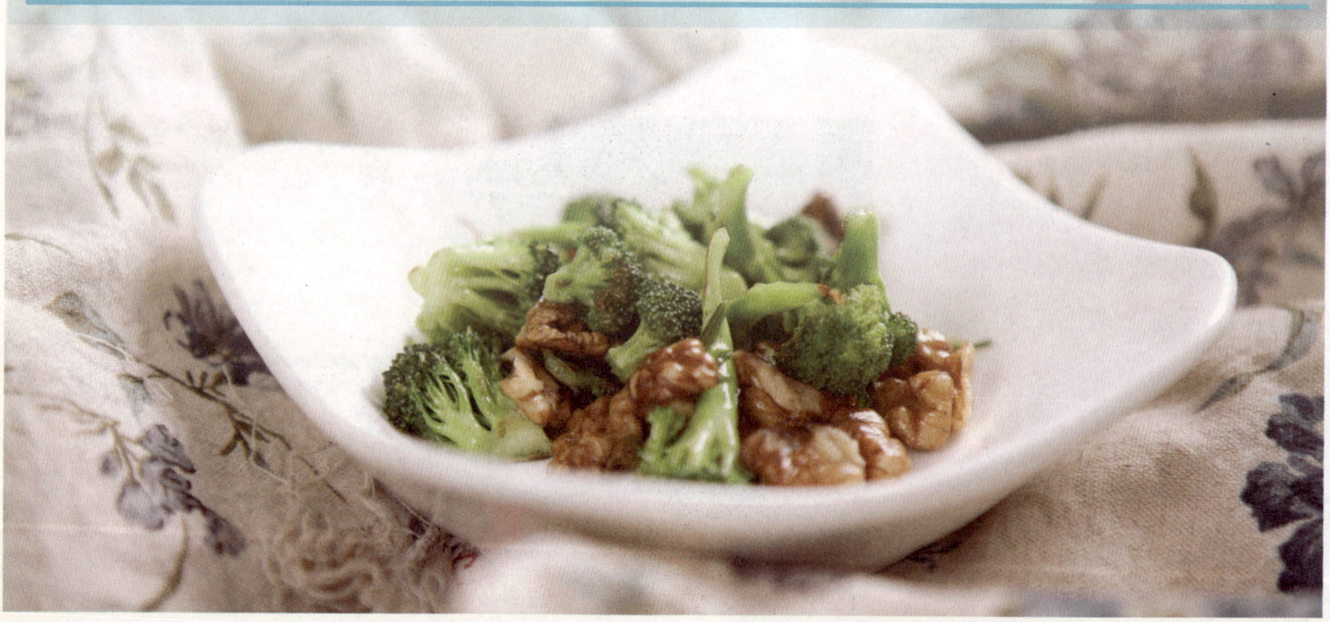

小白菜粉丝汤

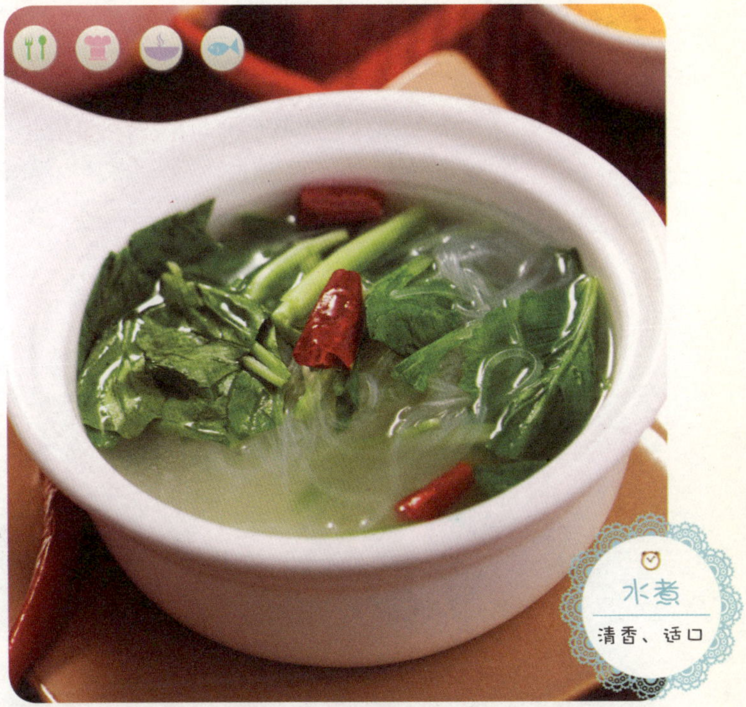

原料

小白菜1棵，粉丝50克。

调料

姜末10克，葱花5克，精盐2小匙，酱油1/2小匙，香油1小匙，植物油1大匙。

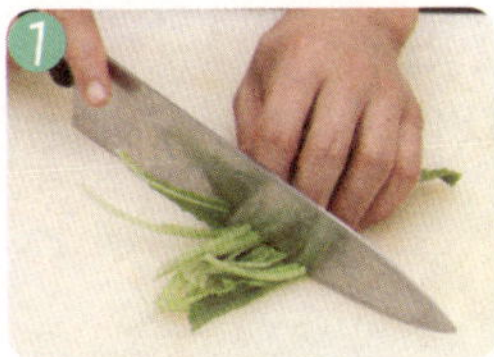
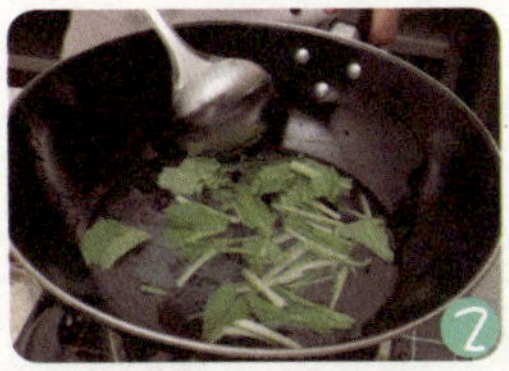

1 小白菜切段；粉丝用温水泡软，沥去水分。

2 锅置火上，加入植物油，先下入葱花炒出香味，再放入小白菜段、姜末和酱油翻炒均匀；加入适量清水，放入粉丝煮至熟软，加入精盐调味，淋入香油，出锅装碗即可。

鱼片粥

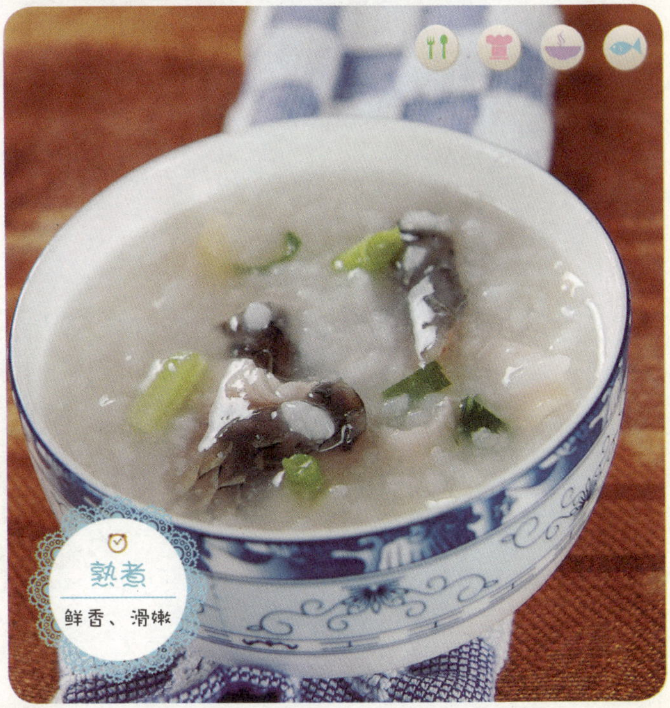

原料

大米250克，鱼肉150克。

调料

葱花、姜末、精盐、酱油、绍酒各适量。

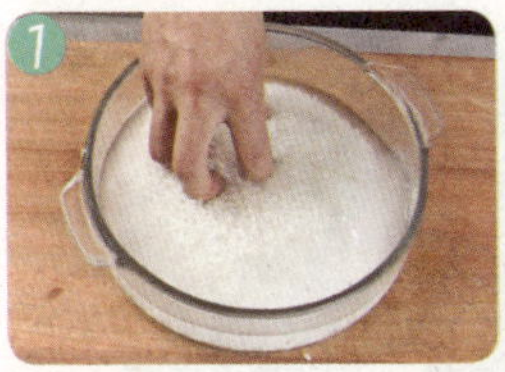
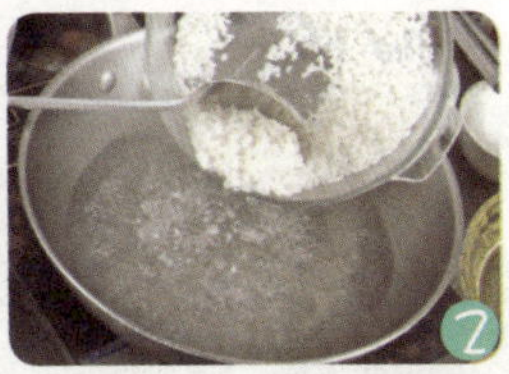

1 将鱼肉洗净，去皮及骨，切成薄片，再放入绍酒中浸泡备用；将大米淘洗干净，放入清水锅中，文火熬成稀粥，盛出待用。

2 将每只大碗用沸水烫热，分别放入少许鱼片、葱花、姜末、酱油，然后盛入滚热的大米粥，再用精盐调味，即可食用。

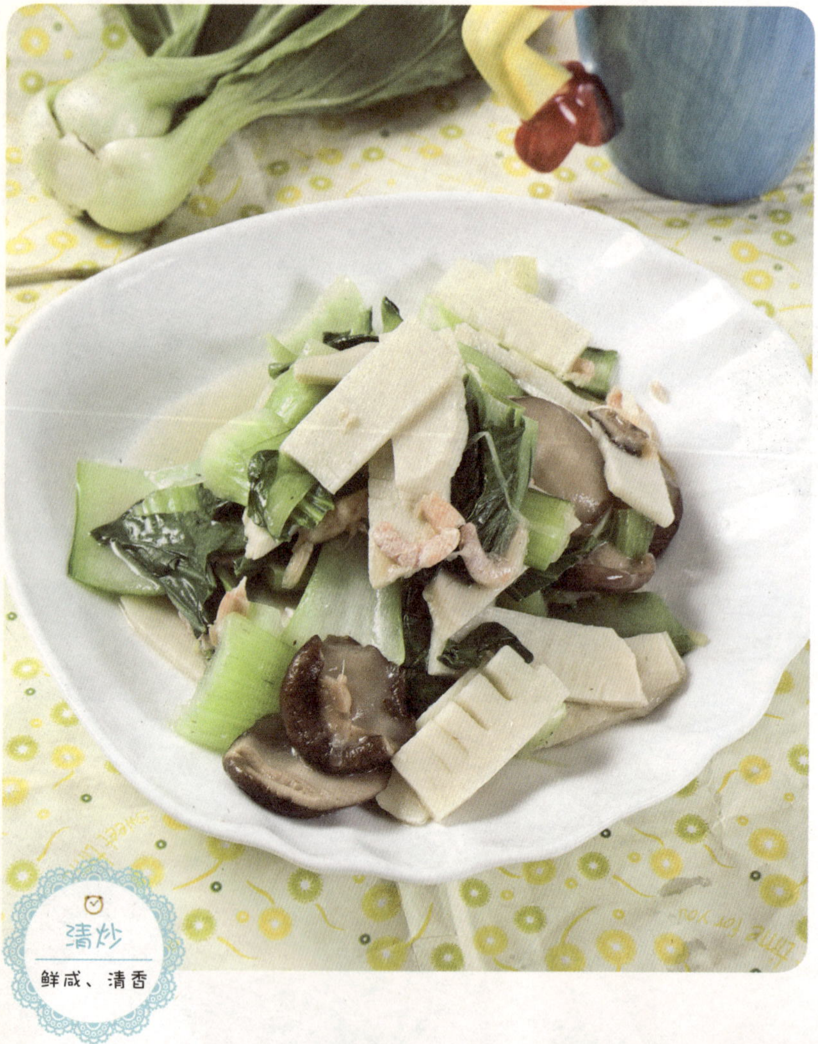

虾干炒油菜

原料

油菜300克，大虾干25克，水发香菇、冬笋各20克。

调料

葱段、姜片各10克，葱丝5克，姜丝3克，精盐1小匙，绍酒2小匙，香油1/2小匙，植物油2大匙。

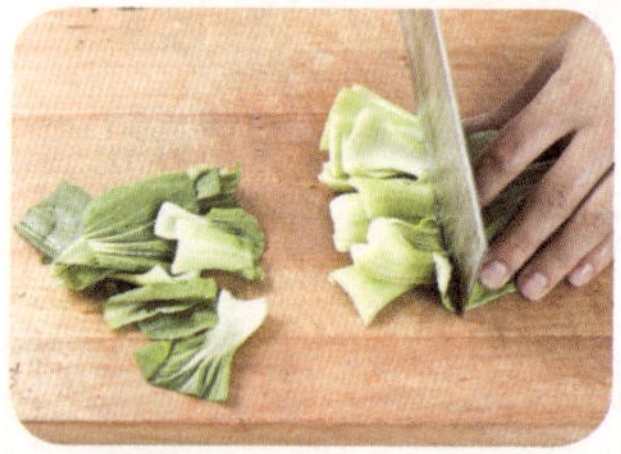

1 油菜去根和老叶，洗净，切成3厘米长的段。冬笋、香菇洗净，切片。

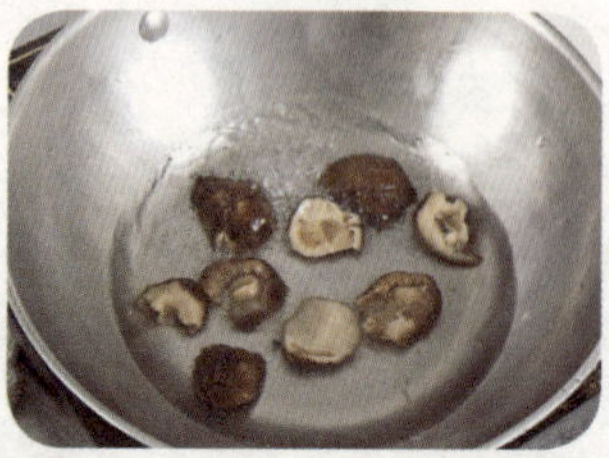

2 大虾干洗净，放入碗中，放入葱段、姜片和少许绍酒调匀；放入蒸锅内，用火蒸5分钟，取出虾干，原汁过滤。

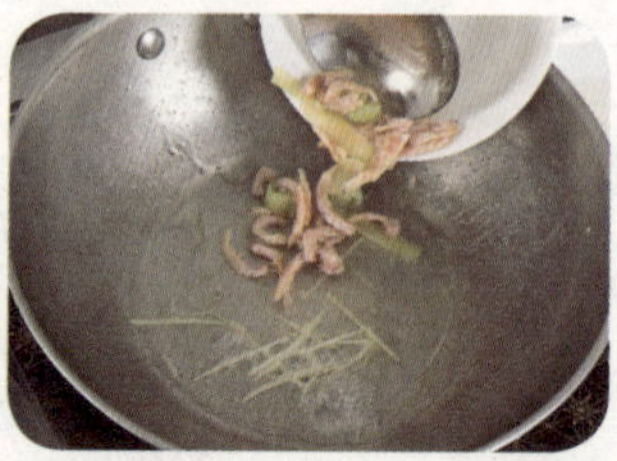

3 锅置火上，加入植物油烧至五成热，下入葱丝、姜丝炒香；烹入绍酒，放入大虾干和蒸虾干的原汁略炒片刻。

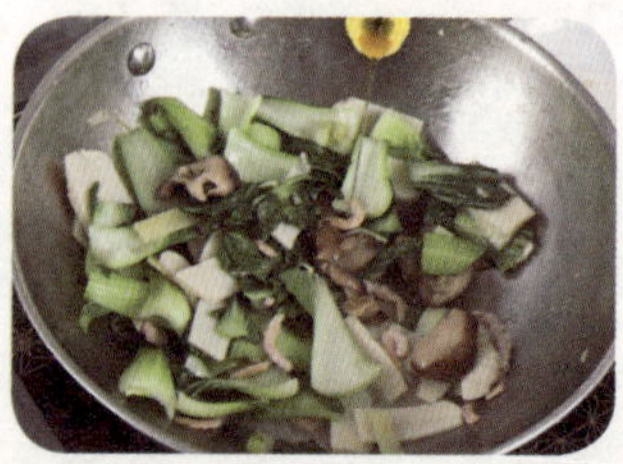

4 锅中放入冬笋片、香菇片，用火快速煸炒均匀；再放入油菜稍炒片刻，加入精盐，炒至断生；淋入香油翻炒均匀即可。

第三章
孕期必需的营养素

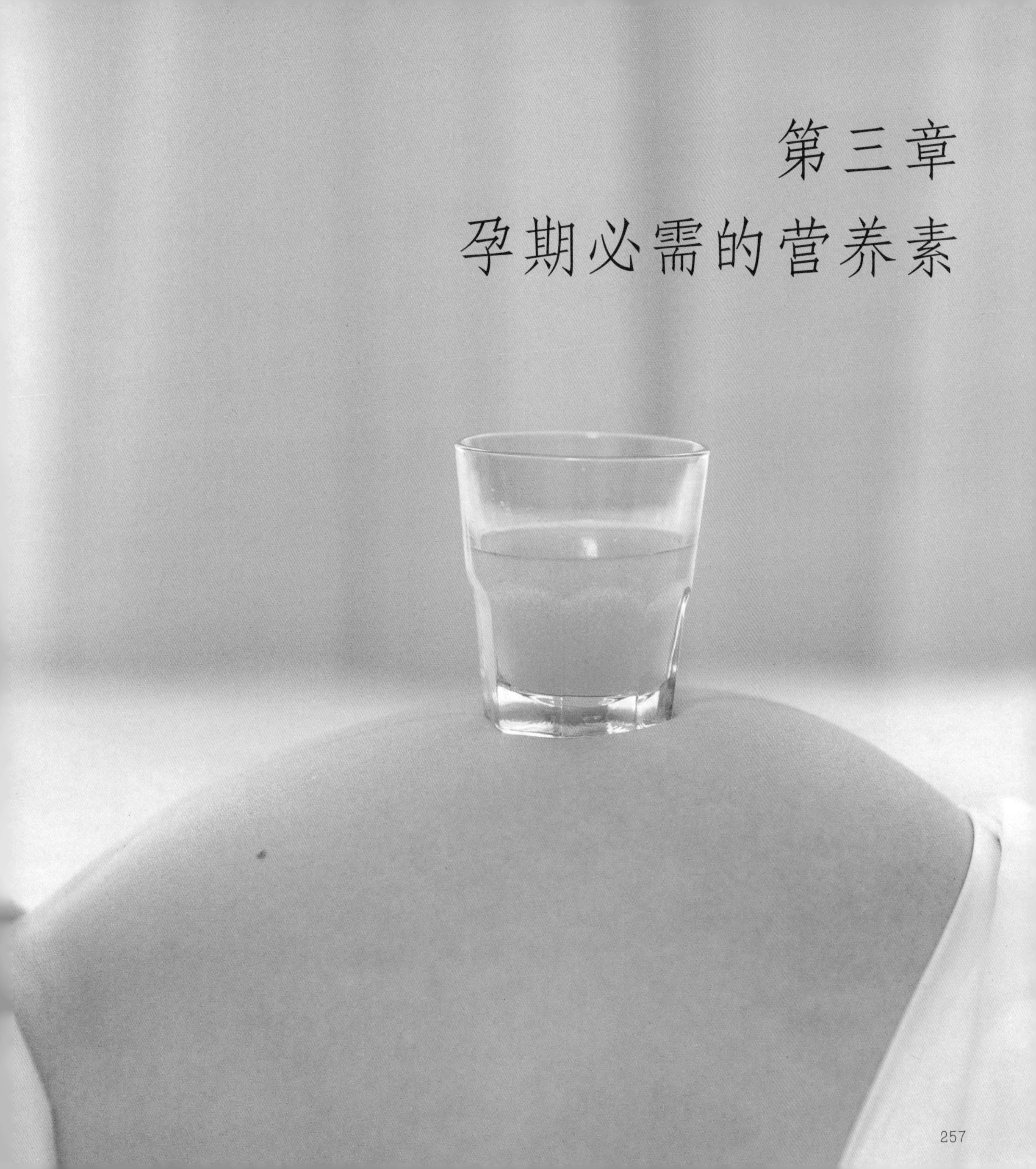

叶酸——预防畸形和缺陷儿

叶酸的作用

叶酸是B族维生素的一种，是细胞制造过程中不可缺少的营养素，它也是蛋白质和核酸合成的必需因子，血红蛋白、红细胞、白细胞快速增生、氨基酸代谢、大脑中长链脂肪酸如DHA（二十二碳六烯酸）的代谢都少不了叶酸。

叶酸的摄入量

孕妈妈每日应保证供给400~600微克的叶酸，并且整个孕期都要维持这个量。对于有不良妊娠史、高龄孕妈妈和家族中有生育过畸形儿史等高危因素的孕妈妈，最好在医生的指导下服用叶酸片。

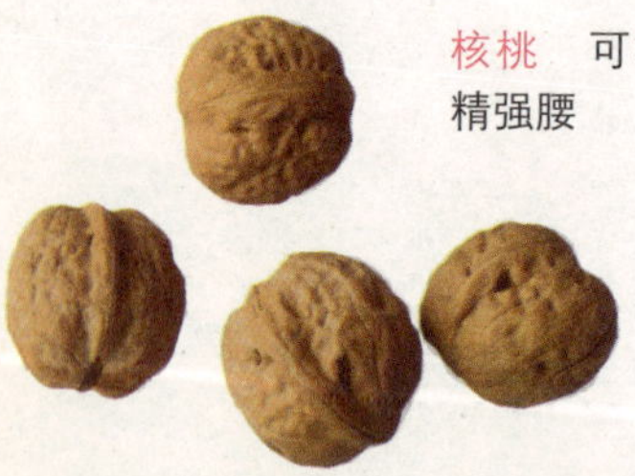

核桃　可补肾、固精强腰

孕妈妈缺乏叶酸的危害

人体缺乏叶酸时，会有贫血、倦怠、脸色苍白、眩晕、情绪低落、皮肤色素沉着、呼吸急促、舌炎、腹泻等症状。还会导致肠道黏膜改变、生殖功能障碍等。

含叶酸多的食物

谷类：全麦面粉、大麦。

豆类：黄豆、豆制品。

坚果类：核桃、腰果、栗子。

蔬菜类：小白菜、西蓝花、番茄、胡萝卜、南瓜、蘑菇。

水果类：橘子、草莓。

肉、蛋、奶类：动物的肝脏、牛奶、蛋黄

黄瓜拌豆芽

原料：黄豆芽350克，黄瓜50克，辣椒末10克，香油1大匙，醋1/3小匙，精盐1小匙，白糖1/2大匙。

做法：1.把黄豆芽和黄瓜洗净，沥去水，切成丝。

2.锅里放入清水，用武火烧开，黄豆芽入水焯约4分钟，至熟透捞出，沥去水。把黄豆芽放入盛有冷水的容器内浸泡2分钟左右，至凉透捞出，沥去水，放入装有黄瓜丝的大瓷碗中，加入醋、精盐、辣椒末、白糖、香油，拌匀即可。

特别提示

西蓝花的热量极低，对孕妈妈来说更是很好的食物，它不仅含有高量的叶酸，其纤维多的特性也能改善孕期便秘的困扰；牛奶也是不错的选择，牛奶不仅含钙高，它所含的叶酸也是其中重要的营养成分，通常孕妈妈每日都需摄取240毫升的牛奶两杯，才能够保证一天所需的钙量。

碳水化合物——胎儿的“热能站”

碳水化合物的作用

所有生物都需要热量维持生命活动，人体所需要的热量都是来自能产生热量的营养素，即蛋白质、脂肪和碳水化合物。孕妈妈在妊娠过程中由于大量贮存脂肪和胎儿新组织生成，能量消耗高于未妊娠时期。因此，妊娠后热量的需要增加，且随妊娠延续而增加。保证孕妈妈热量供应极为重要。

缺乏碳水化合物的危害

人类每天都需要充足的热能，而糖类是供给热能的最主要来源。如果糖类摄入不足，组织细胞就只能靠氧化脂肪、蛋白质的方式来获得人体必需的热能。虽然脂肪也是组织细胞的燃料，但是在肝脏中，脂肪的氧化不彻底，可能导致血中的酮体堆积，甚至发生酮症酸中毒，将影响胎儿的生命安全。孕妈妈应保证每天充足的糖类供应。

碳水化合物的摄入量

妊娠期女性每天碳水化合物的需要量为400～500克，最好根据体重的增加情况调整每日热量的供给量。

含碳水化合物多的食物

谷类：燕麦、大麦、小麦、玉米

豆类：绿豆、红豆

蔬菜类：胡萝卜、马铃薯、红薯、番茄

水果类：香蕉、甘蔗、葡萄

肉、蛋、奶类：肝脏、鸡蛋、牛奶、瘦肉

拔丝薯球

原料：马铃薯300克，面粉50克，熟黑芝麻30克，白糖125克，植物油800克。

做法：1.马铃薯去皮，洗净，放入蒸锅内蒸熟，取出后放入容器内，捣成细泥，加入面粉50克拌匀。

2.熟黑芝麻、白糖25克、余下的面粉放入同一容器内拌匀成馅料。

3.马铃薯泥揪成小剂子，按扁后包入芝麻糖馅，封口捏严，团成小圆球。

4.锅中加油烧热，下入马铃薯球炸呈金黄，捞出沥油。

5.另起锅，加入白糖炒化，呈金黄色、刚要冒小泡时，放入马铃薯球，离火翻匀，淋入明油即成。

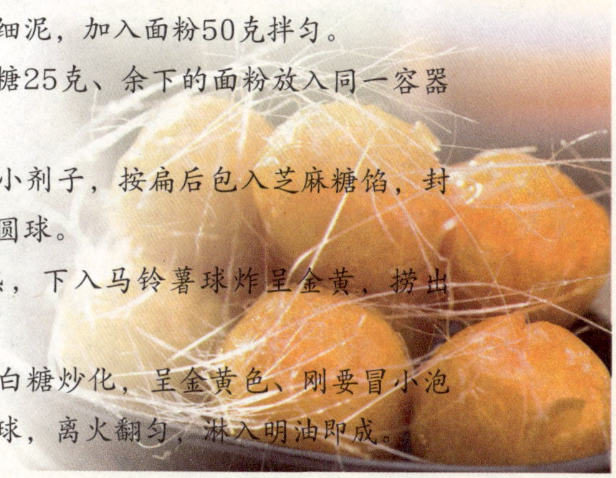

蛋白质——人体结构的“主角”

蛋白质的作用

蛋白质是生命的物质基础，我们的皮肤、肌肉、内脏、毛发、韧带、血液等都是以蛋白质为主要成分，更重要的是，蛋白质是人类大脑复杂智力活动中不可缺少的基本物质。如果在胎儿期蛋白质供应严重不足，就会引起胎儿大脑发育障碍，胎儿体重过轻，甚至影响智力。

缺乏蛋白质的危害

为了满足母体、胎盘和胎儿生长的需要，孕期对蛋白质的需要量增加。

如果在孕期蛋白质供给不足则容易影响胎儿身体和大脑的发育，也会增加妊娠期贫血、营养不良性水肿、妊娠高血压综合征的发病率。

蛋白质的摄入量

根据母体和胎儿发育所需，整个怀孕期在体内应保留1 000克蛋白质。1 000克蛋白质按照280天的孕期，在孕早期3个月每天增加1克，孕中期3个月每天增加4克，孕晚期3个月每天增加6克。

含蛋白质多的食物

谷类：小米、大麦、玉米。

豆类：黄豆、黑豆、豆制品。

坚果类：南瓜子、核桃。

蔬菜类：花椰菜、扁豆、豌豆、马铃薯、蘑菇。

肉、蛋、奶类：禽肉、猪肉、牛肉、羊肉、鱼、牛奶、鹌鹑蛋。

水产类：海参、虾、牡蛎。

小米粥

原料：小米100克，枣仁末15克，蜂蜜2大匙，鲜汤1 000克。

做法：1.将小米用清水反复淘洗干净，除去泥沙杂质，备用。

2.洗净的小米加300克清水浸泡30分钟，捞出，沥净水分，放入锅中，加入适量鲜汤煮沸，加入枣仁末并搅匀，转文火煮约1小时至米粒软烂黏稠即可。

3.食用时酌加蜂蜜调味即可。

特别提示

蛋白质分动物蛋白和植物蛋白两种：动物蛋白如肉、鱼、蛋等，植物蛋白主要是豆制品。过去有不少人认为植物蛋白不如动物蛋白营养价值高，因此忽视了植物蛋白的摄入，其实这是一个很大的损失。大豆制品不但味道鲜美，而且对胎儿大脑发育有着特殊的功能。

脂肪——胎儿大脑发育的必需营养

脂肪的作用

脂肪中有一种化合物叫类脂，结构与油脂类似，包括磷脂、糖脂、胆固醇和脂蛋白等。类脂受食物脂肪含量的影响较小，具有重要的生理功能。胆固醇是人体所必需的营养物质，它不但是构成细胞的主要成分，还是合成类固醇激素和维生素D的来源，对于防治儿童佝偻病有一定作用。有一种高密度脂蛋白可以清除血管壁上的胆固醇，有疏通血管、预防冠心病的作用。

缺乏脂肪的危害

脂肪是早期妊娠女性体内不可缺少的营养物质。如果孕妈妈缺乏脂肪，会影响免疫细胞的稳定性，导致免疫功能降低，引起食欲缺乏、情绪不宁、体重不增、皮肤干燥脱屑、容易患流感等多种症状，还会导致维生素A、维生素D、维生素E、维生素K缺乏症，使孕妈妈缺钙而造成骨质疏松等疾病。

脂肪的摄入量

孕妈妈血脂较平时升高时，脂肪摄入量不宜过多，一般认为脂肪提供的能量占总能量的25%～30%较为适宜。孕期要吃适量的脂肪。

含脂肪多的食物

谷类：小米、大米、玉米。

豆类：黄豆、黑豆、赤小豆。

坚果类：花生、瓜子、开心果、松子、核桃。

蔬菜类：西蓝花、小白菜、豌豆、蒜苗、白萝卜、苦瓜。

肉、蛋、奶类：肥肉。

油类：辣椒油、橄榄油、花生油、大豆油、菜籽油、黄油、奶油、猪油、牛油。

炝拌三丝

原料：白萝卜200克，胡萝卜、马铃薯各100克，精盐2小匙，白糖1大匙，米醋2小匙，花椒油4小匙。

做法：1.白萝卜去根，削去外皮，洗净，切成细丝；胡萝卜、马铃薯分别去皮，洗净，切成细丝。

2.锅中加入适量清水烧沸，下入白萝卜丝、胡萝卜丝、马铃薯丝焯烫一下，捞出过凉，沥干水分，装入大碗中。

3.再加入精盐、白糖、米醋和烧热的花椒油搅拌均匀，即可上桌食用。

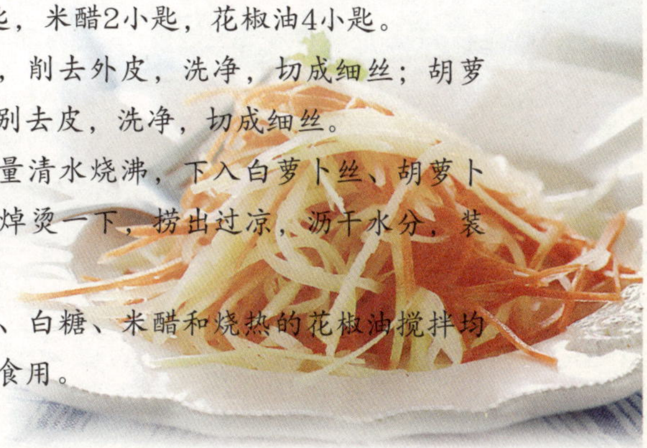

维生素A——视力和皮肤的保护神

维生素A的作用

维生素A可促进人体生长发育，维护正常视觉功能，保护免疫系统功能完整性及骨质正常代谢，预防缺铁性贫血的发生。母体维生素A缺乏可引起胎儿先天性畸形。

缺乏维生素A的危害

如果维生素A不足，会使人体对传染病的抵抗力降低，对感染的易感性增加，甚至有可能造成死亡。对于胎儿，则可能影响其生长和生殖功能，造成胎儿生长发育迟缓，生殖功能衰退。维生素A能促进上皮细胞的生长和分化，也是胎儿正常发育的要素，孕妈妈缺乏则会出现皮肤变厚、上皮干燥，也可能引发流产、胚胎发育不全或胎儿生长迟缓等症状的发生。

维生素A的摄入

维生素A是脂溶性维生素，长期过量摄入，可以在体内蓄积引起中毒，主要症状有厌食、体重不增长、头发脱落、皮肤瘙痒、肝脾肿大等。孕妈妈的维生素A推荐摄入量为每日1 000微克，不可过量用鱼肝油来补充维生素A，过量食用可能会引起胎儿先天性畸形。

含维生素A多的食物

蔬菜类：胡萝卜、西蓝花、红辣椒、菠菜、白菜、豌豆、南瓜、茼蒿、葱。

水果类：苹果、樱桃肉。

蛋、奶类：肝脏、鸭蛋黄。

春笋豌豆

原料：春笋尖150克，豌豆粒50克，精盐、水淀粉各1/2小匙，熟鸡油1大匙，植物油2大匙。

做法：1.豌豆粒洗净，放入沸水锅中焯熟，捞出过凉，沥干水分。

2.春笋尖洗净，切成小丁，再放入沸水锅中略焯，捞出沥干。

3.锅中倒入植物油，先下入豌豆、笋丁略炒，再添入清水烧沸，然后加入精盐烧至入味，再用水淀粉勾芡，淋入熟鸡油，即可出锅。

特别提示

维生素A最好的食物来源是各种动物肝脏、鱼肝油、鱼卵、奶类、奶油和蛋等。植物性食物中存在的胡萝卜素在体内也能转化成维生素A，因此胡萝卜素又称为维生素A原，含胡萝卜素高的蔬菜有胡萝卜、红辣椒、西蓝花等。

维生素B_1——神经功能的主要助手

维生素B_1的作用

维生素B_1被称为精神性的维生素，这是因为维生素B_1对神经组织和精神状态有良好的影响；维生素B_1的缺乏容易引起各种脚气病。

缺乏维生素B_1的危害

孕妈妈若缺乏维生素B_1，可能导致新生儿致命性青紫症状、吮吸无力、嗜睡，如果诊断及时，迅速补充，可以缓解病情。孕妈妈如果严重缺乏维生素B_1，也可影响胎儿的能量代谢，严重的可使婴儿发生先天性脚气病。患脚气病的母亲和母乳喂养的婴儿，还可能患脑型脚气病，其症状主要表现为食欲缺乏、呕吐、呼吸急促、面色苍白、心率快以及突然死亡等。

维生素B_1的摄入量

孕妈妈每日维生素B_1的推荐摄入量是1.8毫克。

含维生素B_1多的食物

谷类：小米、全麦、燕麦。

坚果类：榛子、核桃、花生。

蔬菜类：韭菜、黄花菜、青豌豆、茼蒿、葱、芹菜叶。

水果类：苹果、橘子。

肉、蛋、奶类：瘦肉。

炝海米茼蒿

原料：茼蒿400克，海米15克，花椒15粒，香油1小匙，精盐3/5小匙，白糖4/5小匙，植物油1大匙。

做法：1.把海米洗净，放入小碗中，加入温水至没过海米1厘米左右，浸泡30分钟，至变软捞出，沥去水；花椒洗净，沥去水。

2.把茼蒿择去根，洗净，下入加有精盐的沸水锅中，用武火烧开，捞出，沥去水，放冷水中浸泡2分钟，至凉透捞出，沥去水，切成3厘米长的段。

3.把茼蒿段放入大瓷碗中，加入精盐、白糖，淋入香油，拌匀，尝好咸淡，装入盘内，再把海米放在茼蒿段的上面。

4.锅里放入植物油，下入花椒粒，用文火炸至花椒粒变黑，锅中溢出浓郁的椒香味，花椒油浇在盘内海米上，即成。

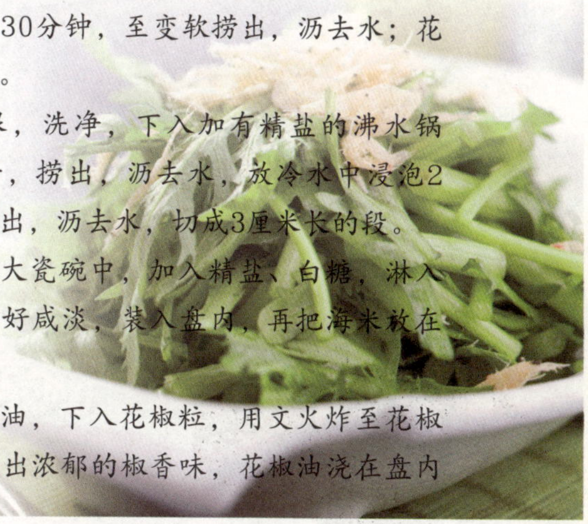

维生素B_2——避免胎儿发育迟缓

维生素B_2的作用

维生素B_2是一种黄色物质，由于分子含有核糖酸，故又名核黄素。维生素B_2进入人体后磷酸化，转变成磷酸核黄素及黄素腺嘌呤二核苷酸，与蛋白质结合成为一种调节氧化还原过程的脱氢酶。脱氢酶是维持组织细胞呼吸的重要物质，缺乏它体内的物质代谢就会紊乱，出现口角炎、皮炎、舌炎、脂溢性皮炎、结膜炎和角膜炎等。

维生素B_2的摄入量

我国推荐孕妈妈每日膳食维生素B_2的摄入量为1.8毫克。

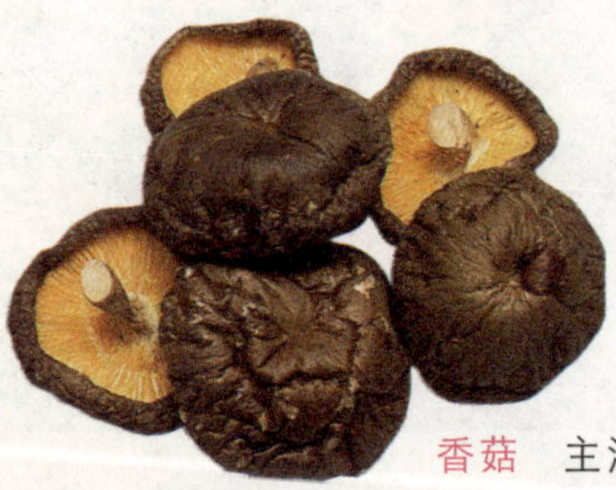

香菇　主治食欲缺乏，少气乏力

缺乏维生素B_2的危害

孕妈妈在孕期经常会出现“烂嘴角”症状，表现为口角部位湿白，有的会发生干裂，这是缺乏维生素B_2的表现。此外，还有嘴角、嘴唇发红甚至溃烂、舌炎等都是缺乏维生素B_2的症状。孕期缺乏维生素B_2会影响胎儿的生长发育，还可能导致骨骼畸形。

含维生素B_2多的食物

谷类：小米、全麦、燕麦。

坚果类：榛子、核桃。

蔬菜类：胡萝卜、香菇、紫菜、芹菜、茄子。

水果类：橙子、橘子。

肉、蛋、奶类：动物肝脏、牛奶。

斑鱼脯香菇饭

原料：米饭400克，石斑鱼脯100克，香菇2朵，小白菜心2个，姜片、精盐、白糖、生抽、淀粉、植物油各适量。

做法：1.将石斑鱼脯洗净，切小块，加入生抽、精盐、白糖拌匀，腌渍，再裹匀淀粉，下入热油锅内炸出香味备用。

2.锅置火上，加入适量清水烧沸，再放入炸好的石斑鱼脯、姜片、香菇略烧，然后加入小白菜心略煮，用水淀粉勾芡，浇在米饭上即可。

特别提示

含维生素的食物的加工和烹调方法密切相关。粮食碾磨得太细会丢失很多维生素B_1，多次用水搓米；煮饺子去米汤；煮粥、煮豆或蒸馒头时加碱也会造成维生素大量流失。

维生素D——骨骼生长的促进剂

维生素D的作用

维生素D具有免疫调节的功能，可促进孕妈妈身体对钙的吸收和利用，使其在骨骼中得到沉积，从而改变人体对感染的反应能力。日光照射皮肤可帮助合成维生素D，因此，除食补之外，孕妈妈还应该多去户外晒太阳，以补充维生素D的摄入量。

缺乏维生素D的危害

维生素D能够促进膳食中钙、磷的吸收和骨骼的钙化，妊娠期如果缺乏维生素D，可导致孕妈妈骨质软化，初期表现为腰背部、腿部不定期疼痛，严重时可引起骨软化、骨折等现象，同时也会造成胎儿及新生儿的骨骼钙化障碍以及牙齿发育出现缺馅。孕妈妈如果严重缺乏维生素D，还可使婴儿发生先天性佝偻病。对于孕妈妈来说，单纯靠晒太阳获取维生素D是不够的，还需要注意饮食的补充。

维生素D的摄入量

维生素D的每日摄入量为5～15微克。摄入过高会出现食欲减退、口渴、恶心、呕吐、烦躁、体弱、婴儿和儿童生长缓慢、成人体重下降等症状。因为照射阳光可促进合成维生素D，孕妈妈最好每日有1～2小时的户外活动。

含维生素D多的食物

菌类：蘑菇。

肉、蛋、奶类：动物肝脏、牛奶、鸡蛋黄、奶酪。

红油炝芥蓝

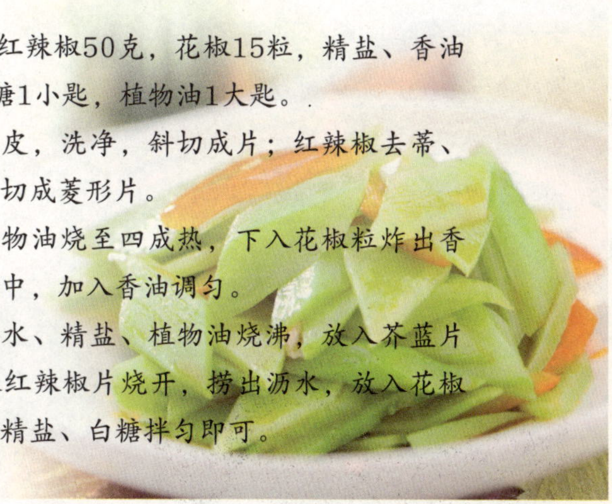

原料：芥蓝500克，红辣椒50克，花椒15粒，精盐、香油各2小匙，白糖1小匙，植物油1大匙。

做法：1.芥蓝削去外皮，洗净，斜切成片；红辣椒去蒂、去籽，洗净，切成菱形片。

2.锅中加入植物油烧至四成热，下入花椒粒炸出香味，倒入大碗中，加入香油调匀。

3.锅中加入清水、精盐、植物油烧沸，放入芥蓝片焯烫，再放入红辣椒片烧开，捞出沥水，放入花椒油碗中，加入精盐、白糖拌匀即可。

维生素C——非常娇弱的营养素

维生素C的作用

维生素C能促进人体对铁的吸收，促进白细胞的吞噬功能，能够维护人体抗过敏能力，增强人体免疫能力，维持激素分泌的平衡，促进细胞正常代谢，加强血液的凝固及增强抵抗力。

缺乏维生素C的危害

维生素C对胎儿的骨骼、牙齿发育、造血系统的健全和机体抵抗力的增强都有促进作用。如果孕妈妈在孕早期严重缺乏维生素C会导致流产，还可导致孕妈妈患维生素C缺乏症，甚至可引起胎膜早破和加大新生儿的死亡率。

番茄 生吃能补充维生素C

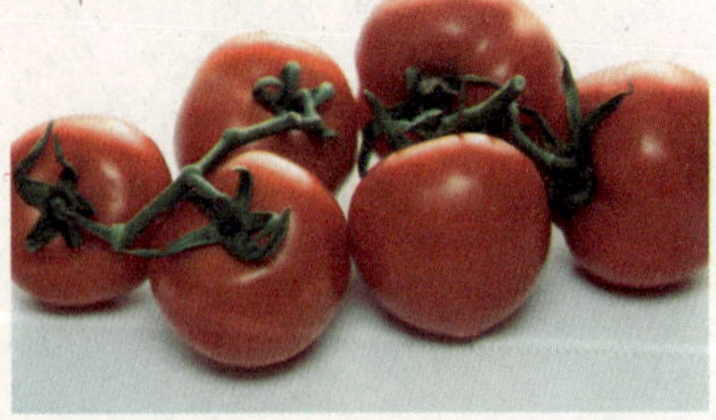

维生素C的摄入量

维生素C是人体需要量最大的一种维生素。成人每日供给80～90毫克即能满足需要，孕妈妈在此基础上需要再增加20～40毫克，即孕妈妈维生素C的摄入量每日为100～130毫克。

含维生素C多的食物

蔬菜类：红辣椒、黄辣椒、番茄、青花菜、芥蓝、菜花、芦笋。

水果类：樱桃、番石榴、草莓、橘子、猕猴桃、柠檬。

草菇扒芦笋

原料：芦笋250克，草菇100克，蚝油、植物油各适量。

做法：1.将芦笋洗净，切成长条形；草菇洗净，切成两半备用。

2.炒锅置火上，倒入植物油烧热，下入芦笋、草菇炒至断生，再加入蚝油翻炒入味，出锅装盘即可。

特别提示

维生素C能保证细胞的完整性和代谢的正常进行，能促进氨基酸中酪氨酸和色氨酸的代谢，延长机体寿命，可改善铁、钙和叶酸的利用，促进铁的吸收，对缺铁性贫血有辅助治疗作用，可改善脂肪和类脂特别是胆固醇的代谢，可促进胆固醇的排泄，防止胆固醇在动脉内壁的沉积。

维生素E——胎儿的健康“使者”

维生素E的作用

维生素E可通过自身的氧化进而使细胞膜结构中的多种不饱和脂肪酸、细胞骨架、细胞内的核酸、酶以及其他生物活性物质免受自由基的攻击。

缺乏维生素E生殖功能可能会丧失，甚至会出现胎死腹中和多发性先天畸形等严重后果。

缺乏维生素E的危害

一旦维生素E供应不足，男性将不育，女性不孕，严重者会患肌肉萎缩症、神经麻木症等，也会引起各种智能障碍或情绪障碍。

维生素E的摄入量

建议每天在10毫克左右。维生素E与适量的维生素C和硒一同摄入时，其吸收能力会有所提高。铁摄入量较高时，维生素E的吸收能力会被降低。

含维生素E多的食物

谷类：玉米、小麦胚芽。

坚果类：核桃、榛子。

蔬菜类：山药、莴苣、卷心菜、菠菜。

水果类：猕猴桃、橘子、橙子、葡萄。

肉、蛋、奶类：瘦肉、鸡蛋、牛奶。

油类：鱼肝油、芝麻油。

蛋黄焗山药

原料：山药300克，咸鸭蛋黄4个，精盐1/2小匙，胡椒粉、葱姜油各1小匙，白糖、料酒各2小匙，淀粉5小匙，香油1大匙，植物油1 000克。

做法：1.山药去皮、洗净，入锅蒸至八分熟，取出，切成条，再拍匀淀粉；咸鸭蛋黄入锅蒸熟，取出碾碎。

2.锅置火上，加入植物油烧至七成热，下入山药条炸至外表微黄，捞出沥油。

3.坐锅点火，加入葱姜油，放入咸鸭蛋黄、精盐、料酒、白糖、胡椒粉、香油炒香，再下入山药条翻挂均匀，出锅装盘即成。

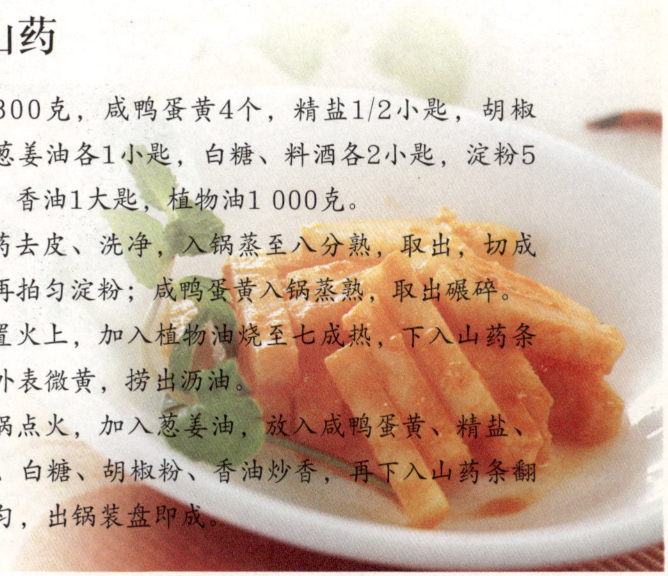

α-亚麻酸——促进胎儿智力生长

α-亚麻酸的作用

α-亚麻酸是人体必需的营养素之一，是组成大脑细胞和视网膜细胞的重要物质。α-亚麻酸可以促进胎儿功能和形体发育，特别是对发育不良的胎儿能促进机体发育到正常水平，还可以促进胎儿脑细胞的生长发育。α-亚麻酸不仅对胎儿大脑发育有帮助，还对控制孕妈妈体重，促进产后皮肤和身材恢复有帮助。

缺乏α-亚麻酸的危害

孕妈妈如果缺乏α-亚麻酸会导致胎儿发育不良，出生后的婴儿智力低下、视力不好、反应迟钝等，还会导致孕妈妈睡眠不好、情绪不安、体重增长幅度大、产后乳汁少且质量低。

α-亚麻酸的摄入量

建议孕妈妈每日需要补充1 000毫克左右的α-亚麻酸为宜。

含α-亚麻酸多的食物

坚果类：核桃、松子。

蔬菜类：卷心菜、西蓝花、菠菜。

水产类：深海鱼类。

油类：亚麻籽油、葵花子油、花生油、芝麻油。

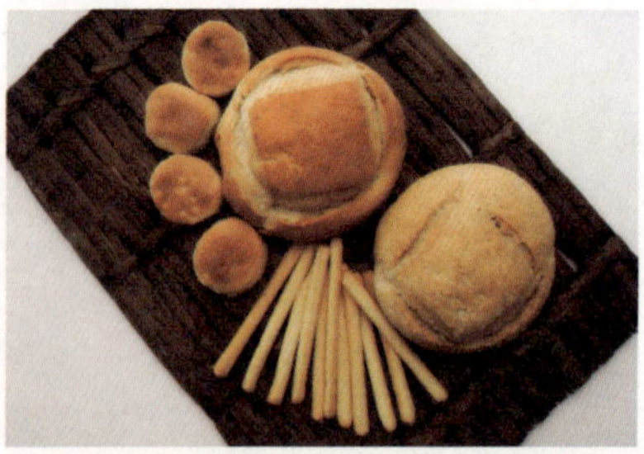

金枪鱼片配鱼子酱

原料：金枪鱼150克，鱼子酱5克，辣根粉5克，蛋黄酱10克。

做法：1.碗内放入辣根粉，用冰水调好，倒入蛋黄酱中，和匀。

2.金枪鱼切成1厘米厚的片，盘中摆入碎叶生菜，放入金枪鱼肉片，再放入鱼子酱，盘中装饰即可。

特别提示

孕产妇或出生后的婴儿如果缺少含α-亚麻酸，婴儿视网膜的磷脂质中DHA含量会减少一半，大脑灰白质减少1/4，使婴儿视力明显减弱，这样会影响以后的视力。α-亚麻酸能促进胎、婴儿的机能和形体发育，特别是对发育不良的胎儿和早产儿，能促使他们的功能发育达到正常水平。

铁——拒绝妊娠贫血

铁的作用

铁质是供给胎儿血液和组织细胞的重要元素，除供应胎儿日益增长的需要外，还得将一部分铁质储存于肝脏作为母体的储备，以补充分娩过程中出血的损失。

缺乏铁的危害

铁的摄入量不足，可引起铁缺乏甚至缺铁性贫血。缺铁性贫血严重的孕妈妈常会有食欲缺乏、烦躁不安、疲乏无力、心慌气短、头晕眼花、耳鸣、记忆力减退等症状。此外，孕妈妈在妊娠期血容量平均增加1 500毫升，红细胞的增加不如血浆增加的多，容易出现血液稀释，造成生理性贫血。

铁的摄入量

孕妈妈每日应摄入30～60毫克的铁，同时服用维生素C100毫克。

含铁多的食物

谷类：大米、小米、玉米、燕麦。

豆类：绿豆、红豆。

坚果类：瓜子。

蔬菜类：小油菜、菠菜、豌豆、茄子。

水果类：樱桃、枣、桂圆。

肉、蛋、奶类：动物肝脏、鸡胗、牛肉、羊肉。

东北酱茄子

原料：茄子400克，猪肉末100克，葱末、姜末、蒜末各少许，辣椒段5克，黄酱2大匙，料酒、白糖各1大匙，酱油1/2大匙，水淀粉适量，清汤少许，植物油1 000克。

做法：1.茄子去蒂，用清水浸泡并洗净，捞出沥净水分，切成长条，放入烧至六成热的油锅内炸至透，捞出沥油；锅留底油烧热，先下入猪肉末炒至变色，再放入葱末、姜末、蒜末和辣椒段炒出香辣味。

2.然后烹入料酒，加入黄酱、酱油、白糖炒匀，添入清汤烧沸。

3.再放入炸好的茄条，转文火烧至茄条入味，用水淀粉勾芡，淋入少许明油，出锅装盘即可。

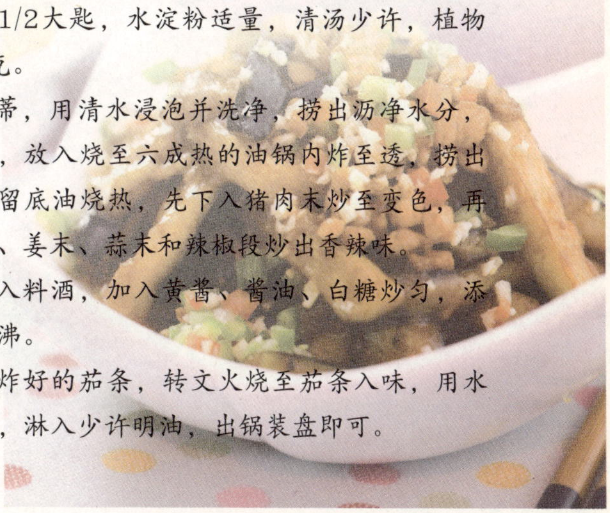

钙——胎儿骨骼发育的“密码”

钙的作用

对于不常吃动物性食物和乳制品的孕妈妈，应根据需要补充钙剂，补钙的同时还须注意补充维生素D，以保证钙的充分吸收和利用。为了防止胎儿头部过度骨化，不利于自然分娩，多数医生认为妊娠36周以后就不宜再补充钙了。

缺乏钙的危害

胎儿会从孕妈妈血液中吸收大量钙以满足其对骨骼和牙齿的发育需要。如果孕妈妈缺钙，不仅会影响胎儿骨骼和牙齿的正常发育，也有可能使孕妈妈出现钙代谢平衡失调。若没能得到及时补充，孕妈妈骨骼和牙齿就会疏松，进而引起腰痛、腿痛、小腿抽筋及牙齿脱落、关节痛、水肿、妊娠高血压综合征等病症，严重时可导致骨质软化症，使骨盆变形，造成难产。

钙的摄入量

孕妈妈和乳母的每日钙的摄入量为1 000～1 200毫克。

含钙多的食物

豆类：大豆以及豆制品。

坚果类：核桃、花生。

蔬菜类：甘蓝、菜花、白菜、西蓝花、油菜。

水果类：猕猴桃、橘子、橙子、葡萄。

肉、蛋、奶类：牛奶、羊奶

海产品：虾皮、海螺。

虾皮菠菜汤

原料：菠菜250克，虾皮10克，葱花10克，精盐1/2小匙，酱油1小匙，植物油1大匙，猪骨汤500克。

做法：1.将菠菜择洗干净，切成小段，再放入沸水中焯烫一下，捞出沥干；虾皮洗净备用。

2.锅中加油烧至四成热，先下入葱花炒香，再放入酱油、菠菜、虾皮炒匀，然后添入猪骨汤，加入精盐烧开，即可出锅装碗。

特别提示

由于我国居民饮食中含钙量普遍不足，母体平时贮存的钙亦不多，在妊娠全过程中均需补钙，如果维生素D充足则饮食中的钙量可以适当减少，胎儿骨骼的钙化程度取决于母体饮食中的钙、磷及维生素D的含量。

锌——保障胎儿正常发育

锌的作用

锌的缺乏可造成胎儿先天畸形。在孕早期，胎儿对缺锌最敏感。有人统计过，妊娠早期血锌低于平均值并持续下降的孕妈妈，胎儿的各种并发症的发生率达74%。而经过补锌或自身达到平衡的孕妈妈，其发病率为37%。一般来说，孕妈妈每天补充15～20毫克硫酸锌或醋酸锌，就可以保持体内锌的平衡。

缺乏锌的危害

孕妈妈对锌的需要量大，一般膳食难以满足，很容易缺锌。如果早期缺锌，会干扰胎儿中枢神经系统的发育，严重的可造成中枢神经系统畸形；孕晚期缺锌，可使胎儿神经系统的发育异常。胎儿脑部发育时若缺锌，可能导致脑伤害或其他先天性缺陷，影响胎儿智力。缺锌还会影响核酸、蛋白质的合成，导致胎儿生长发育迟缓并影响性器官的正常发育。

锌的摄入量

我国推荐孕妈妈和乳母每日锌的膳食摄入量为15～20毫克。

含锌多的食物

豆类：黄豆、赤小豆。

坚果类：核桃、花生、栗子、芝麻。

蔬菜类：番茄、芹菜、大白菜。

水果类：荔枝、桑葚。

肉、蛋、奶类：牛肉、鸡肉、猪瘦肉、鸡蛋、鸭蛋。

水产类：虾、海鱼、生蚝。

百合鸡蛋汤

原料：鸡蛋2个，百合60克，柿饼1个，精盐适量。

做法：1.柿饼洗净，切成小块；百合洗净。

2.鸡蛋煮熟后去壳。

3.将适量清水放入煲内，煮沸后加入以上材料，猛火煲滚后改用文火煲1小时，加盐调味即可。

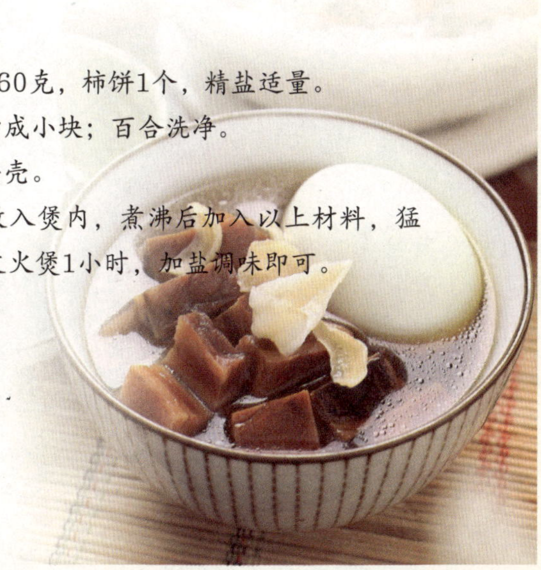

碘——胎儿发育的动力

碘的作用

缺碘的主要表现就是智力低下、身材矮小，因此又将碘称为智力元素。

人体吸收碘的主要来源是食物，常食用海产品就能预防碘缺乏。但含碘药物可导致胎儿体内碘积聚，从而抑制甲状腺激素的分泌，甚至会造成先天性甲状腺发育不良，并引起甲状腺功能低下。

缺碘的危害

怀孕期间，孕妈妈对碘的需要增加，如不及时增加含碘多的食物，就可能发生甲状腺肿大，甚至可能会出现流产。还会影响胎儿中枢神经系统发育，结果可能导致胎儿智力低下、听力障碍等。

碘的摄入量

孕妈妈碘的摄入量为每日100～200微克，乳母为200微克。

含碘多的食物

豆类：豆腐干。

坚果类：开心果。

蔬菜类：菠菜。

水果类：荔枝、桑葚。

肉、蛋、奶类：牛腱子肉、鹌鹑蛋、鸡蛋。

水产类：裙带菜（干）、海带、紫菜、虾皮。

豆腐海带鱼尾汤

原料：鲩鱼尾500克，豆腐100克，海带30克，生姜2片，精盐、植物油适量。

做法：1.豆腐洗净；海带浸泡24小时，反复换水，洗净。

2.鲩鱼尾去鳞，洗净；烧锅下油、姜，将鱼尾煎至金黄色。

3.将适量清水放入煲内，煮沸后加入以上全部材料，猛火煲滚后改用文火煲1.5小时，加盐调味即可。

特别提示

碘是合成甲状腺激素的重要物质。碘能促进蛋白质的合成与骨钙化，对胎儿的生长发育有一定的影响。成人体内含碘量为12～24毫克，其中70%～80%积蓄在甲状腺。

膳食纤维——肠道“清道夫”

膳食纤维的作用

膳食纤维是一种不能被人体消化的食物营养素，是健康饮食不可缺少的，纤维在保持消化系统健康上扮演着重要的角色。膳食纤维可以预防以下几种疾病：

1.心血管疾病。

2.糖尿病。

3.结肠癌。

膳食纤维对孕妈妈也有很大的好处，它可以增加肠道蠕动，减少有害物质对肠道壁的侵害，促进孕妈妈排便通畅等。

缺乏膳食纤维的危害

孕妈妈如果缺乏膳食纤维会引起便秘，甚至会得痔疮。膳食纤维体积大，会促进肠蠕动、减少食物在肠道中停留的时间，它还会在大肠内经细菌发酵，直接吸收纤维中的水分，使粪便变软，有通便的作用。

膳食纤维的摄入量

任何食物都不能吃过量，建议孕妈妈膳食纤维的摄入量为每日20克左右，相当于500克左右的蔬菜。

含膳食纤维多的食物

谷类：大麦、燕麦、玉米、黑米。

豆类：黄豆、豌豆。

坚果类：核桃、松子。

蔬菜类：菜花、南瓜、白菜、油菜。

水果类：苹果、樱桃、大枣、石榴。

菌类：香菇、木耳。

白菜香菇蹄花汤

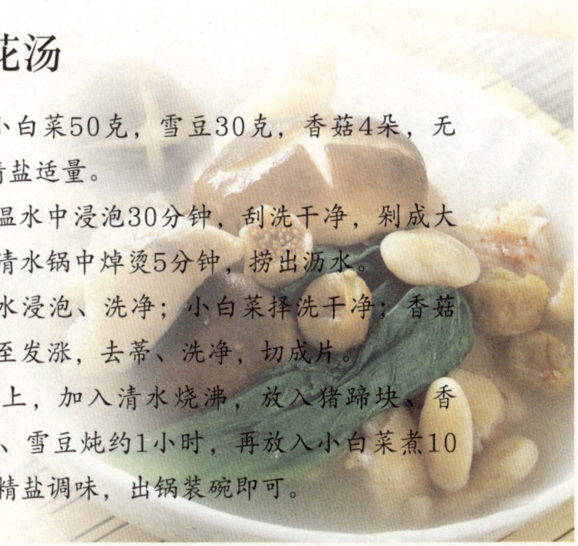

原料：猪蹄2个，小白菜50克，雪豆30克，香菇4朵，无花果5个，精盐适量。

做法：1.猪蹄放入温水中浸泡30分钟，刮洗干净，剁成大块，再放入清水锅中焯烫5分钟，捞出沥水。

2.雪豆用清水浸泡、洗净；小白菜择洗干净；香菇用温水浸泡至发涨，去蒂、洗净，切成片。

3.净锅置火上，加入清水烧沸，放入猪蹄块、香菇、无花果、雪豆炖约1小时，再放入小白菜煮10分钟，加入精盐调味，出锅装碗即可。

DHA——必需“脑黄金”

DHA的作用

DHA是二十二碳六烯酸的缩写，俗称“脑黄金”，是对人体非常重要的多不饱和脂肪酸，是大脑和视网膜的重要构成成分。因此，对胎儿和婴儿的智力、视力发育起着至关重要的作用。DHA（二十二碳六烯酸）还会减少产后忧郁的可能性。

缺乏DHA的危害

在孕期如果缺乏DHA（二十二碳六烯酸），日后会影响胎儿的视网膜光感细胞发育，甚至会导致胎儿大脑发育迟缓。缺乏DHA（二十二碳六烯酸）还会使母体流产、早产。

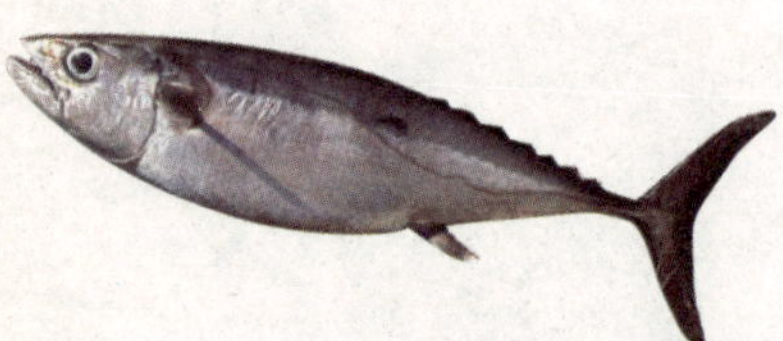

金枪鱼　金枪鱼具有丰富的DHA

DHA的摄入量

世界卫生组织建议，怀孕期间到产后3个月每日最低摄入量为300毫克。孕妈妈每天吃100克的金枪鱼或鳗鱼或带鱼等，DHA（二十二碳六烯酸）的含量就可以达到1000毫克以上。

含DHA多的食物

豆类：大豆。

坚果类：核桃、花生、松子、芝麻。

肉、蛋、奶类：鸡肉、鸭肉、牛奶。

水产类：黄花鱼、带鱼、鳗鱼、金枪鱼。

猪柳金枪鱼沙拉

原料：猪柳200克，金枪鱼罐头60克，洋葱20克，水瓜柳8个，柠檬汁、精盐、蛋黄酱各适量。

做法：1.将猪柳用精盐腌8分钟，放入180℃烤箱中烘烤约15分钟至熟，取出后切成薄片备用。

2.将洋葱、水瓜柳切碎备用。

3.与金枪鱼罐头一同打碎，放入碗中，加入柠檬汁、精盐、蛋黄酱搅拌均匀。

4.装入盘中，将金枪鱼汁淋在猪柳上即可。

特别提示

研究显示，我国50～75%的女性都随着孩子的出生经历一段产后抑郁，10%～15%的新妈妈会变得很强烈，有专门术语称为“产后抑郁症”。产后抑郁不仅会严重威胁产妇的身体健康，而且会影响婴儿的发育，导致婴儿发生情感障碍、行为异常。足量DHA可减少产后抑郁症的发生。

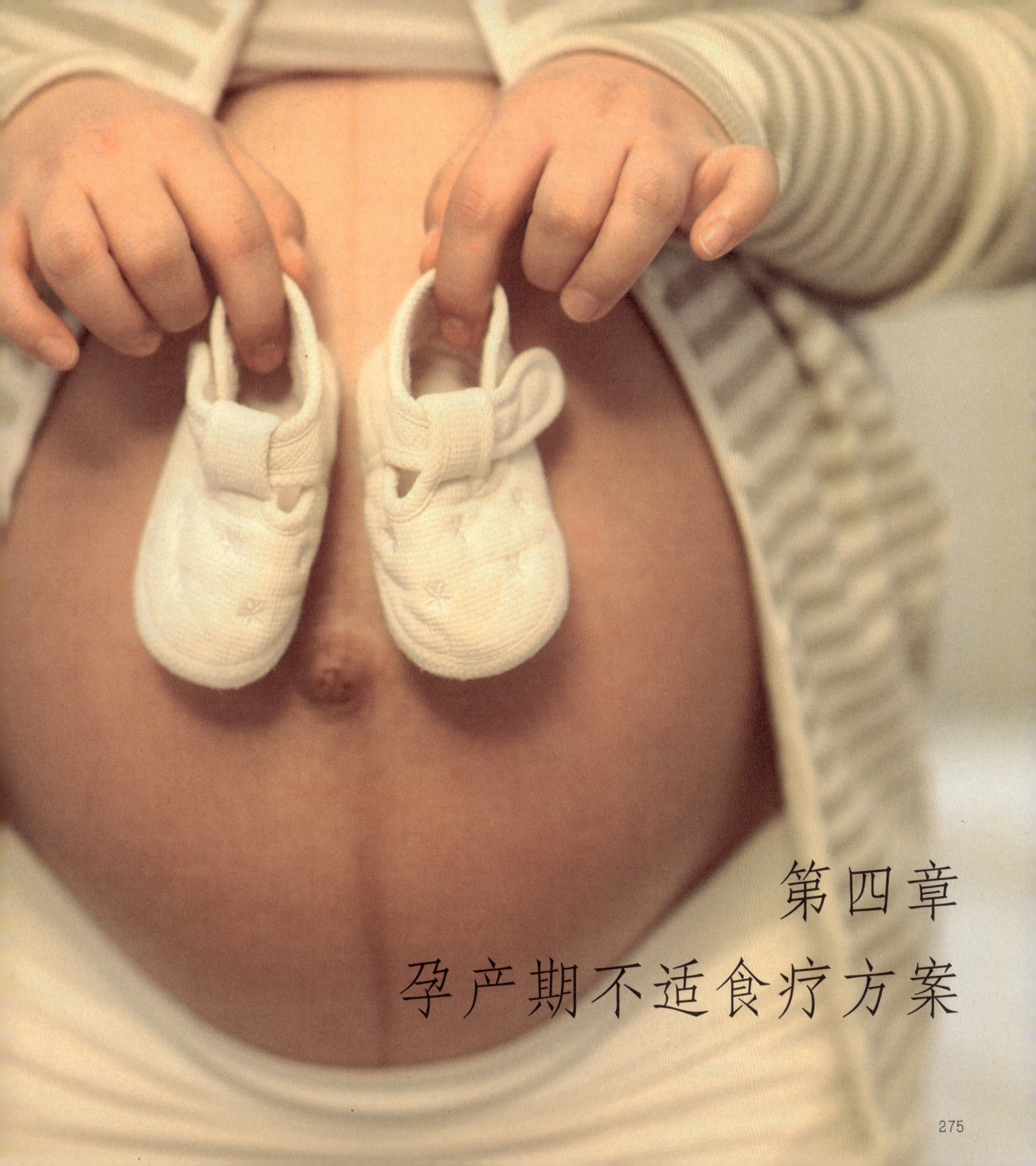

第四章

孕产期不适食疗方案

孕吐

孕吐是妊娠早期征象之一，多发生在怀孕2～3个月期间。妊娠反应较轻者，会出现食欲减退、挑食、清晨恶心及轻度呕吐等现象，一般在3～4周后即自行消失，对生活和工作影响不大，不需特殊治疗。少数孕妈妈反应严重，呈持续性呕吐，甚至不能进食、进水，并伴有上腹不适、头晕乏力等，这时称妊娠剧吐。

孕吐后 孕吐过后，孕妈妈吃一点容易吸收的小米粥，不要空着胃。

孕吐的症状和原因

怀孕之后，胎盘即分泌出绒毛膜促性腺激素，会在一定程度上抑制胃酸的分泌。胃酸分泌量的减少，使消化酶的活力大大降低，从而影响孕妈妈的食欲和消化功能。

这时，孕妈妈就会出现恶心、呕吐、食欲缺乏等症状。如果孕妈妈精神紧张、情绪抑郁，那么孕吐反应会更严重。

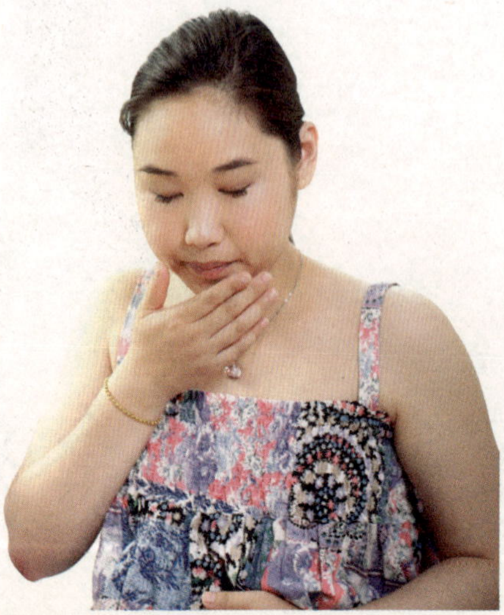

孕吐的危害

专家认为，妊娠剧吐一旦时间过长，会造成营养不良，严重影响孕妈妈身心健康与胎儿的正常发育，不利于优孕、优生。

对胎儿来说，胎儿生长发育所需的营养，全部靠母体的胎盘供给，因而孕妈妈的营养直接关系到胎儿在子宫内的生长发育和出生后的健康。在妊娠的前3个月，这是胚胎初步形成的关键时期，这个时期如果缺乏营养，就会造成一些严重的不良后果，如流产、早产、畸胎、宫内发育迟缓，甚至发生胎儿宫内死亡。

对孕妈妈的影响：因发生妊娠剧吐时，孕妈妈吃进去的食物几乎都呕吐出来，使得孕妈妈得不到足够的营养物质，致使孕妈妈的体重下降，抵抗力降低，容易感染疾病，严重时还会危及到孕妈妈的生命。

孕吐的饮食调理

在饮食方面，孕妈妈最好是能吃什么就吃什么，能吃多少就吃多少。避免胃内空虚，可备些饼干、点心等随时食用，这样可以缓解恶心呕吐。同时避免不良气味刺激，如炒菜味、油腻味等。

另外，便秘会加重呕吐反应的程度，所以孕妈妈要特别提防便秘。要多吃蔬菜、水果，注意补充水分，可以饮水、果汁、糖盐水或淡茶水等。通过利尿，可将体内有害物质从尿中排出。

孕妈妈最好多选择番茄、杨梅、石榴、樱桃、葡萄、橘子、苹果等新鲜的蔬果，它们不但香味浓郁，而且营养丰富。同时可选用食疗方，减轻妊娠剧吐，保持妊娠期精神的愉快和营养的充足。

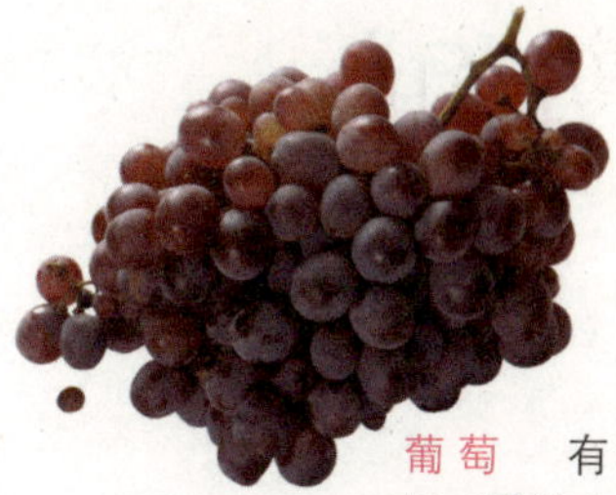

葡萄　有健脾和胃、助消化的功效

孕吐调理原则

适合选择一些富含碳水化合物（例如苏打饼干）和蛋白质的食物，但每次不要吃太多。还要避免吃油炸、辛辣食物，以及具有刺激性或不易消化的食物。

孕吐一般分为两种类型：脾胃虚弱与肝胃不和，前者可见恶心、呕吐水、厌食、精神倦怠、嗜睡等症；后者可见恶心、呕吐酸水、胸胁胀痛、精神抑郁、口苦、烦躁等症。

属胃气虚弱的孕妈妈，要用牛奶、豆浆、蛋羹、米粥、软饭、软面条为主的饮食来调养；属肝热气逆的孕妈妈，则宜多吃蔬菜和水果，少食多餐为好。

红绿豆瑶柱瘦肉汤

原料：猪瘦肉60克，瑶柱15克，红豆15克，绿豆15克，精盐适量。

做法：1.瑶柱洗净，浸软撕碎；猪瘦肉洗净，切丝；红豆、绿豆洗净，用清水浸半小时。

2.把全部用料放入锅内，加清水适量，武火煮沸后，文火煲2小时，放入精盐调味即可。

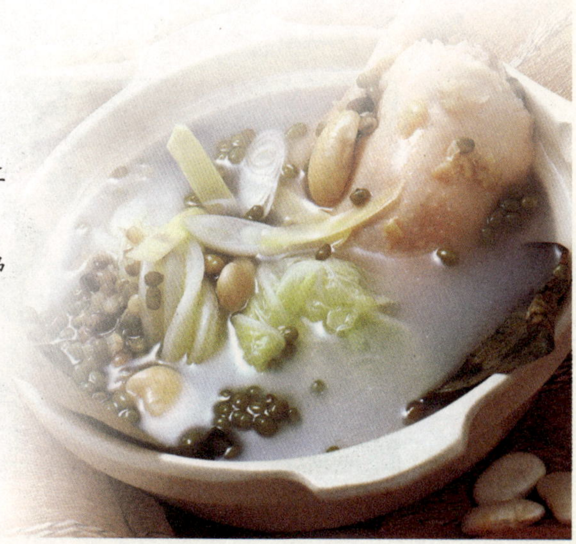

营养分析　此道菜可以调理孕妈妈的胃，以减轻孕吐的症状，增加孕妈妈的食欲。

孕期贫血

孕妈妈贫血是很常见的病症，如果不及时医治，就会出现很严重的情况，例如疲劳、头晕，脸色苍白，指甲变薄、易折断，甚至呼吸困难，心悸，胸口疼痛等。孕妈妈在日常生活中需要多用铁锅烹饪食物，这样可以补充一些铁元素。

补铁　开始补铁的时候，粪便会有些发黑，不用担心，这属于正常现象。

孕期贫血症状和原因

孕期贫血是孕期常见的营养缺乏病之一。由于孕妈妈血容量增加了约40%，超过红细胞增加的幅度，致使血液相对稀释，血中血红蛋白的浓度下降，从而出现生理性贫血，孕期贫血以缺铁性贫血最为常见。

铁和叶酸是形成红细胞的重要物质，孕妈妈在孕期对铁的需求比孕前增加近4倍，孕妈妈如果长时间铁摄入不足就极易发生缺铁性贫血。若孕妈妈在怀孕前就患有贫血或有影响铁吸收的慢性失血疾病，则会让孕妈妈与胎儿更容易发生缺铁性贫血，而且病情会较重。

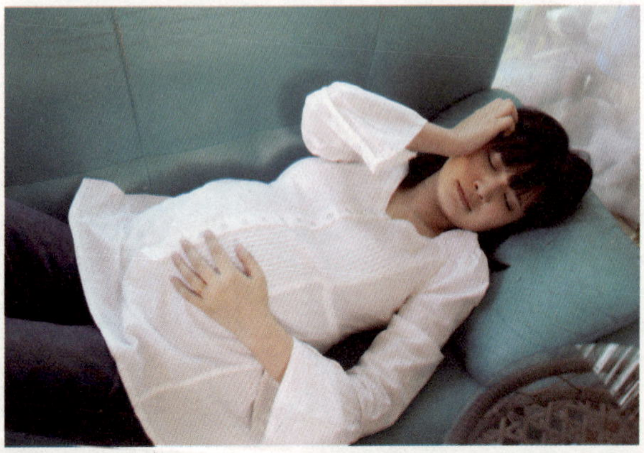

孕期贫血的危害

孕期贫血不但影响母体健康，而且直接影响胎儿的生长发育和出生后的神经行为以及智力水平。贫血可使孕妈妈发生妊娠高血压综合征，增加妊娠期的危险性。更重要的是，血细胞具有携氧能力，贫血的直接后果就是孕妈妈的血细胞携氧能力降低，从而导致胎儿宫内缺氧，进而造成胎死宫内、早产、分娩低体重儿。由于胎儿先天铁储备不足，出生后很快就会发生营养性贫血，也会导致智力水平下降。

孕期贫血的饮食调理

约有1/4的孕妈妈会发生不同程度的贫血，但重症贫血的患者并不多见。除了生理因素会造成贫血外，还有一些与孕妈妈偏食有关，使得铁营养成分摄入不够，造成缺铁性贫血；也有些孕妈妈是因为慢性萎缩性胃炎、慢性肾炎或钩虫病等原因造成了贫血。

孕期贫血饮食调理

对孕妈妈有益的食物有鱼、肉、蛋、豆腐等高蛋白质的食物，蛋白质是参与合成血红蛋白的物质基础。

例如豆类系列食品、新鲜蔬菜及时令水果。新鲜蔬菜及时令水果中含有丰富的维生素C，能促进人体的造血功能。

另外还有肝脏类食物，海带、小白菜等绿色蔬菜中含铁量也很多，铁是制造血色素必不可少的微量元素。

枸杞拌豆腐

原料：嫩豆腐500克，枸杞子50克，精盐、白糖、香油各1小匙，酱油2小匙。

做法：1.将枸杞子去除果柄，放入温水中泡软，再捞出沥干，剁成碎粒。

2.将嫩豆腐放入沸水锅中焯烫一下，捞出沥干，切成小丁。

3.将嫩豆腐装入盘中，加入精盐、白糖、酱油、香油、枸杞粒拌匀，即可食用。

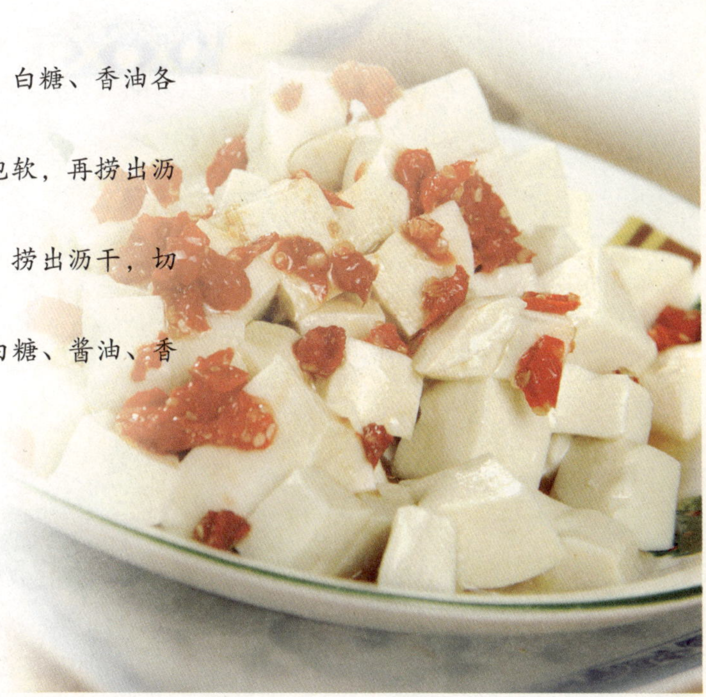

营养分析　豆腐有补铁的功效。本道菜不仅有补铁的功效，还有补肾、益气宽中、生津润燥、清热解毒和脾胃的功效。

孕期便秘

怀孕以后，由于排便的时间没有规律或者肠道肌肉变得松弛，因此很容易导致便秘。孕妈妈在孕期需要常吃一些有助于排便的食物，例如粗粮、韭菜等。另外，日常还需要做一些简单的运动，例如孕妇瑜伽，这样会对缓解便秘有所帮助。

酸奶　孕妈妈可以把酸奶当作零食，以改善和缓解孕妈妈便秘。

孕期便秘症状和原因

便秘，俗称大便干燥，孕期由于胃酸减少、体力活动减少、胃肠蠕动减慢，再加上胎儿逐渐增大，膨大的子宫压迫小肠，使其难以蠕动，孕妈妈就容易发生肠胀气或者便秘。另外，产褥期女性经常卧床休息，体力活动减少，也容易导致排便不畅，久之容易形成痔疮。

孕期便秘的危害

便秘情况下，排便会用劲增大，就有可能导致流产、早产和痔疮。

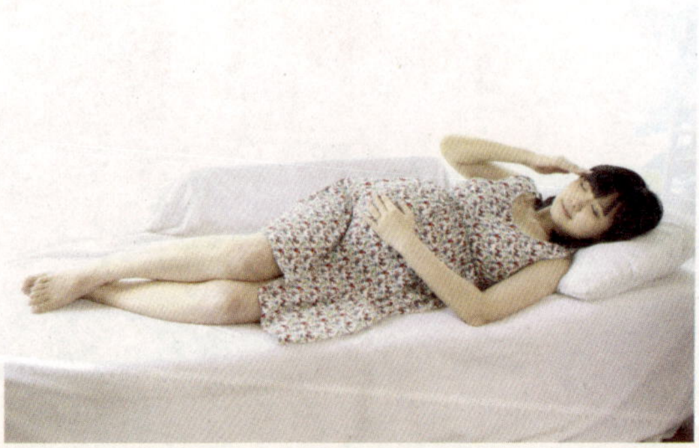

孕期便秘调理原则

孕期便秘适合多吃含纤维多的食物：

1.如各种制作较粗糙的粮食。如糙米、大麦、玉米。

2.多饮水。晨起空腹喝1杯淡盐水，对防治便秘非常有效。

3.多吃些富含维生素B_1的食物。如粗粮、豆类、瘦肉等，可以促进胃肠蠕动。

4.多吃产气食物。适当食用莴笋、萝卜、豆类等，刺激肠道蠕动，利于排便。

5.选择含水分多的食物。如鲜牛奶，自己制作的鲜果汁等。

孕期便秘的饮食调理

膳食纤维可加速肠蠕动，促进肠道内代谢废物的排出，减轻孕期的便秘。每日吃一顿粗粮，可增加膳食纤维的摄入，对便秘有较好的调理作用。

妊娠水肿

妊娠水肿是指女性在怀孕5～6个月以后，出现腿部水肿，腹部胀满，腹围增大迅速，体重明显增加，甚至头面及全身皆肿的一种病症。腿部水肿是由于下腔静脉受增大的子宫压迫，使血液回流受阻引起的。

水肿　如果发生水肿特别明显，且隔日不消退，就要及时向医生说明情况。

妊娠水肿症状和原因

妊娠水肿的主要症状表现为孕妈妈腿部皮肤紧而发亮，弹性降低，用手指按压后出现凹陷。水肿的程度分轻重，由踝部开始，逐渐向上扩展到小腿、大腿、腹壁、外阴，严重的可蔓延全身，甚至伴有腹水。妊娠水肿症状较轻者，要多休息，睡眠时抬高腿部。饮食中一定要注意控制盐分和水分的摄入量，以免加重水肿。

孕晚期胎儿的营养需求增加，这时需要食用高蛋白食物，以补充血浆的蛋白含量，维持血浆胶体正常的渗透压。营养不良性低蛋白血症、贫血和妊娠高血压综合征是孕妈妈水肿的常见原因。

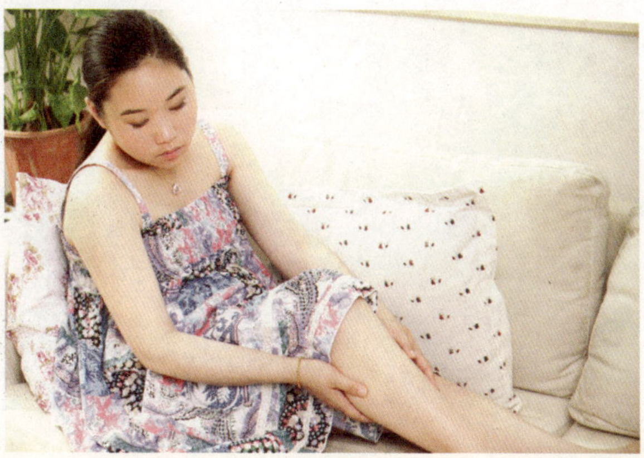

妊娠水肿饮食调理

患有妊娠水肿的孕妈妈饮食的主要目的，应该放在控制盐分的摄入和水分的摄入量上。控制盐分的摄入，就可以控制饮水量，防止水肿。

多吃冬瓜。冬瓜富含碳水化合物、淀粉、蛋白质、脂肪、胡萝卜素、钙、磷、铁以及多种维生素等，有利尿消肿、解毒化痰、生津止渴等功效，对妊娠水肿及各种原因引起的水肿、肝炎、肾炎、支气管炎的食疗效果很好。例如：取鲜冬瓜500克，活鲤鱼1尾，加水煮成冬瓜鲜鱼汤，味道鲜美，可防治妊娠水肿。

多吃鸭肉。鸭肉富含蛋白质、脂肪、铁、钾、糖等多种营养素，有清热凉血、祛病健身之功效。青头鸭肉通利小便，常吃可利尿消肿，尤其是对妊娠水肿有很好地治疗作用。有慢性肾炎病史的孕妈妈常吃，可有效地保护肾脏。

多吃猪腰花。猪腰花有滋肾利尿的作用，适宜孕妈妈偶尔食用以滋补肾脏。但注意一定要将肾上腺割除干净。清洗腰花时，可以看到白色纤维膜内有一个浅褐色腺体，那就是肾上腺。它富含皮质激素和髓质激素。如果孕妈妈误食皮质激素可使孕妈妈体内血钠增高，排尿减少而诱发妊娠水肿；髓质激素可促进糖原分解，使心跳加快，诱发妊娠高血压综合征或妊娠高血糖等疾患，同时可以出现恶心、呕吐、手足麻木、肌肉无力等中毒症状。因此，吃腰花时，必须割除肾上腺。

多吃荸荠。荸荠，又称为地栗，富含淀粉、蛋白质、脂肪、钙、磷、铁、维生素B_1、烟酸、胡萝卜素及多种维生素等营养成分，有清心泻火、润肺凉肝、消食化痰、利尿明目之功效。孕妈妈常吃荸荠，可以防治妊娠水肿、妊娠期间并发的急、慢性肾炎，妊娠合并肝炎等疾患。

荸荠加海带适量煮汤，被称为“二仙饮”，可以防治妊娠期间的缺碘、妊娠水肿、妊娠高血压综合征及痔疮便血等症。例如：取荸荠、鲜藕、白萝卜各200克，洗净切片煎水同服，每日1剂，可以治疗妊娠水肿。或者将荸荠榨汁当茶饮，可治疗咽喉炎、舌炎及声音嘶哑。

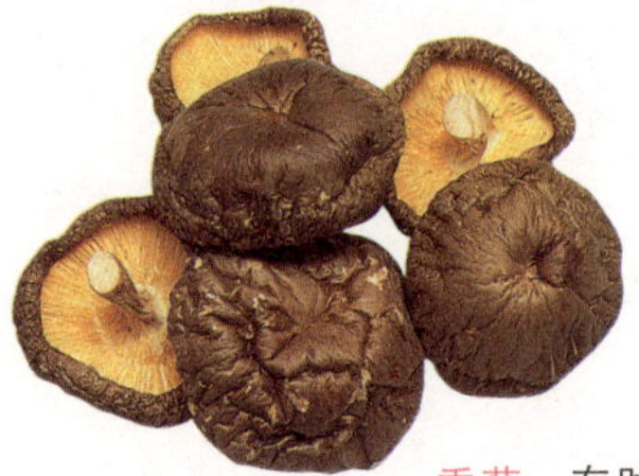

香菇　有助血液循环，消除水肿

香菇海鲜汤

原料：斑节虾100克，香菇、海带各50克，牡蛎30克，枸杞子少许、精盐适量，胡椒粉少许，柴鱼酱油1/2大匙，鸡汤1 500克。

做法：1.香菇去蒂、洗净，切花刀；海带洗净，切成条。

2.将斑节虾剥去头、壳，留虾尾壳，洗净；牡蛎洗净。

3.锅中加入鸡汤煮沸，下入香菇、海带，用中火煮沸20分钟，再放入斑节虾、牡蛎、枸杞子，加入精盐、胡椒粉、柴鱼酱油煮至虾肉变红色即可。

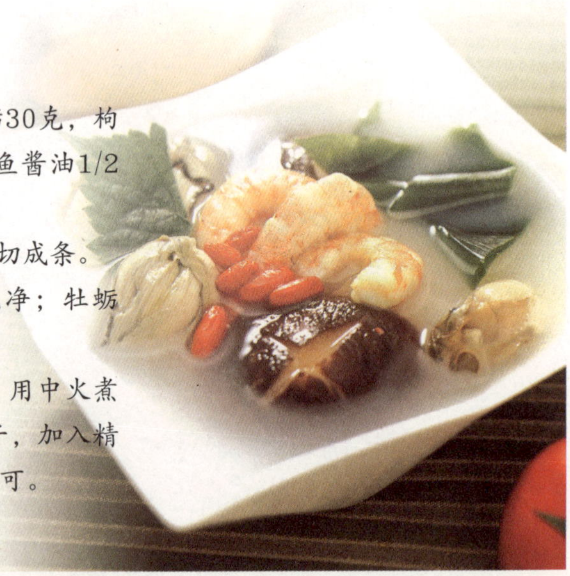

营养分析　此道菜不仅具有消除水肿，还具有补钙、补锌等功效。

妊娠高血压综合征

妊娠高血压综合征，俗称“妊高征”，是一种常见的妊娠并发症。若孕妈妈平时血压一直正常，而在妊娠24周后发生高血压，同时出现水肿和蛋白尿的症状，称为妊娠高血压综合征，是产科四大死亡原因之一，要引起足够重视。

大龄孕妇　大龄的孕妈妈要注意了，即便不是很肥胖，依然容易患有妊娠高血压综合征。

妊娠高血压综合征的症状和原因

妊高征主要表现为三大症状

水肿：表现为体重过度增长，踝部、腿部、腹壁以及全身水肿。

高血压：血压≥18/12千帕，或较基础增加≥4/2千帕，测量2次至少间隔6小时以上。

蛋白尿：尿蛋白定量≥0.3克/升为蛋白尿，测量至少2次，间隔6小时以上。其发病原因医学上至今还不十分明确。

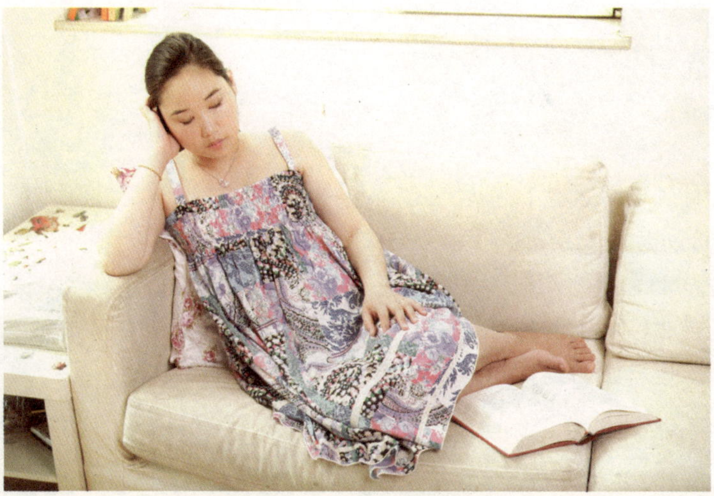

妊高征的易患人群

1.精神过度紧张或受刺激致使中枢神经系统功能紊乱者。

2.寒冷季节或气温变化过大，特别是气压升高时，尤其是秋季。

3.年轻初产妇或高龄初产妇。

4.有慢性高血压、慢性肾炎、糖尿病等病史的孕妈妈。

5.营养不良，如贫血、低蛋白血症者。

6.体形矮胖者。

7.宫张力过高（如羊水过多、双胎妊娠、糖尿病巨大儿及葡萄胎等）者。

8.家族中有高血压史，尤其是孕妈妈的母亲有重度妊高征史者。

妊娠高血压综合征的危害

妊娠高血压综合征可影响孕妈妈的健康及胎儿的发育。

妊娠高血压综合征主要表现为全身的小动脉痉挛及钠离子潴留。小动脉痉挛引起血管管径变窄，血液循环阻力增高，造成高血压征象。由于小动脉痉挛，毛细血管缺氧，使血管壁受损而引起渗透性增加，出现水肿或蛋白尿。脑血管痉挛可引起脑缺氧及水肿，出现头痛、头昏，甚至抽搐昏迷而继发先兆子痫，若不及时处理控制病情，会进一步发展成为子痫。一旦发生子痫，母婴的死亡率均明显升高。

严重的妊娠高血压综合征将对胎儿的影响很大，由于血管痉挛，使胎盘供血不足，可发生早产、宫内缺氧、宫内发育迟缓、死胎、死产、新生儿窒息和死亡。

妊娠高血压综合征的饮食调理

增加优质蛋白质摄入：患妊娠高血压的孕妈妈宜多吃海鱼，这是因为海鱼富含优质蛋白质与优质脂肪，其所含的不饱和脂肪酸比任何食物中的都多，建议采用清蒸和清炖这两种烹饪方法。

妊娠高血压综合征的调理原则

1.多吃芹菜。芹菜富含芫荽甙、胡萝卜素、维生素C、烟酸、甘露醇，以及粗纤维素等。有镇静降压、醒脑利尿、清热凉血、润肺止咳等功效。常吃芹菜对于妊娠高血压综合征、妊娠水肿、缺铁性贫血及肝脏疾患的疗效比较显著。

2.多吃鱼。鱼富含优质蛋白质与优质脂肪，其所含的不饱和脂肪酸比任何食物中的都多。

3.多吃鸭肉。鸭肉富含蛋白质、脂肪、铁、钾、糖等多种营养素，有清热凉血、祛病健身之功效。

回锅鸭肉

原料：鸭肉300克，竹笋100克，菜花50克，青椒、红椒各20克，精盐、料酒、豆豉酱、辣豆瓣酱、淀粉各适量，植物油2大匙。

做法：1.鸭肉洗净，用少许精盐、料酒擦匀装盘，再放入蒸锅，隔水蒸12分钟，取出切片；竹笋洗净、切片；菜花、青椒、红椒洗净、切块。

2.锅中加油烧热，先下入豆豉酱、辣豆瓣酱炒香，再放入竹笋、菜花、青椒、红椒、鸭肉翻炒均匀，用水淀粉勾芡，即可出锅装盘。

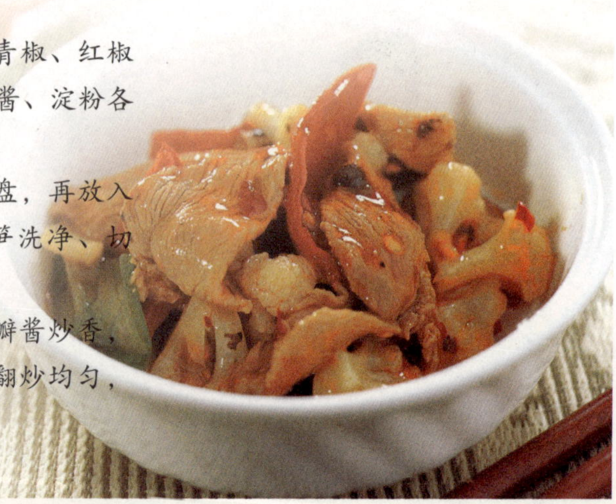

营养分析　此道菜有强身健体、调理妊娠高血压综合征的功效。

妊娠糖尿病

妊娠期间的糖尿病包括两种情况：一种是妊娠前已有糖尿病的患者妊娠，称为糖尿病合并妊娠；另一种是妊娠后首次发现或发病的糖尿病，又称为妊娠期糖尿病。糖尿病是由于胰岛素的相对缺乏或分泌不足而引起的一种慢性代谢紊乱性疾病。如果在妊娠期间出现了糖尿病的反应，就是“妊娠糖尿病”。

唐筛　孕妈妈应在24～28周进行糖筛，以便早期发现妊娠糖尿病。

妊娠糖尿病的症状和原因

胰岛素的主要作用是加速血糖乳化，促进糖原合成，使糖转变成脂肪，使血糖降低。糖尿病病人因胰岛素分泌相对或绝对减少，血糖的上述三条去路受阻，因而使血糖增高。血糖过多时，可经血循环至肾而随尿排出体外，即为糖尿，故叫“糖尿病”。

原本并没有糖尿病的女性，由于怀孕期间发生葡萄糖耐受性异常时，就称为“妊娠糖尿病”。

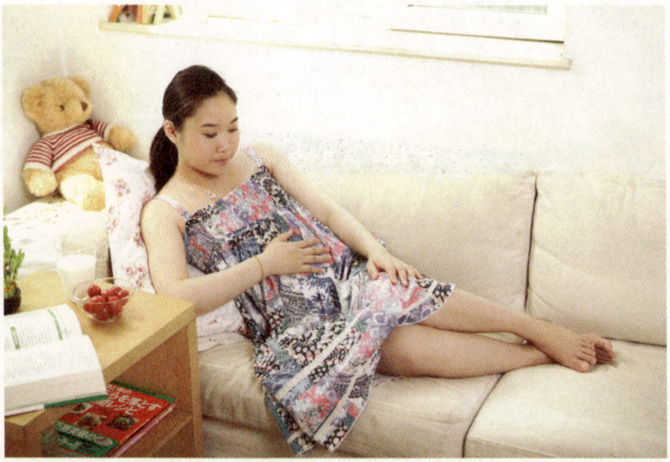

妊娠糖尿病的危害

妊娠糖尿病对母婴影响严重，容易引起孕妈妈自然流产、早产、合并妊娠高血压综合征、感染、羊水过多等症状。

如果不认真进行治疗，孕妈妈常会发生酸中毒，导致胎儿死亡或脑神经纤维受损。并且，胎儿发生畸形的概率很高，新生儿的成活概率也降低很多，胎儿可能会伴有高胰岛素血症，出生后常会有低血糖反应。

妊娠糖尿病的调理原则

患妊娠糖尿病的孕妈妈，在饮食上存在着矛盾，一方面必须把血糖控制在良好水平；另一方面孕妈妈又面临着自身和胎儿对营养物质大量需求的问题，这给她们的饮食治疗提出了一个很高的要求，必须要兼顾上述两个方面才行。

妊娠糖尿病的饮食调理

1.蛋白质的摄取量会随着怀孕时间逐渐增加，应该选择优质蛋白食物，同时避免含糖量高的食物。

2.要以植物油为主，减少油炸、油煎、油酥类的食物。另外，还须少食猪肉，尤其是肥肉和皮。

3.多摄取纤维素，在每日可摄取的热量范围内，多摄取高纤维食物，例如：用糙米或五谷米饭取代米饭，增加蔬菜摄取量，吃新鲜水果而勿喝果汁等，如此可帮助控制血糖，也比较有饱腹感。

鱼肚鲜虾苦瓜汤

原料：发好的鱼肚300克，鲜虾4只，瘦肉150克，淮山块30克，苦瓜100克，精盐适量。

做法：1.鲜虾去除虾须，剔除虾线，洗净；苦瓜剖开，去瓤、洗净，切成段；瘦肉洗净，切成块，入沸水中焯透，捞出沥水；鱼肚用碱水洗净，切成段。

2.锅中加入清水煮沸，放入鱼肚、瘦肉、淮山快，先用武火煮20分钟，再转文火，放入苦瓜煲40分钟，然后放入鲜虾煮5分钟至变色，加入精盐调味即可。

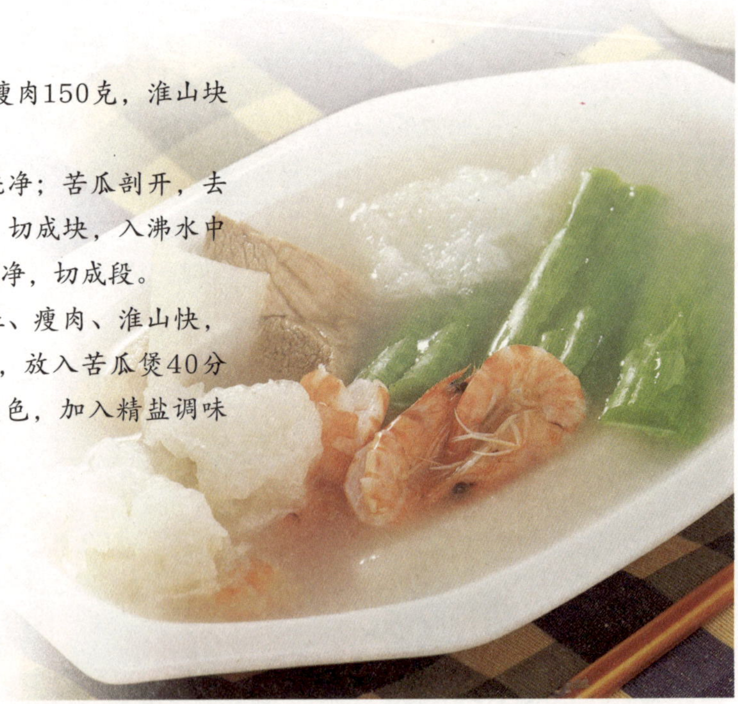

营养分析　苦瓜含有促进胰岛素分泌的成分，可以帮助控制血糖，预防糖尿病。孕妈妈常吃这道菜有助于调理妊娠糖尿病。

第五章
产后营养食疗

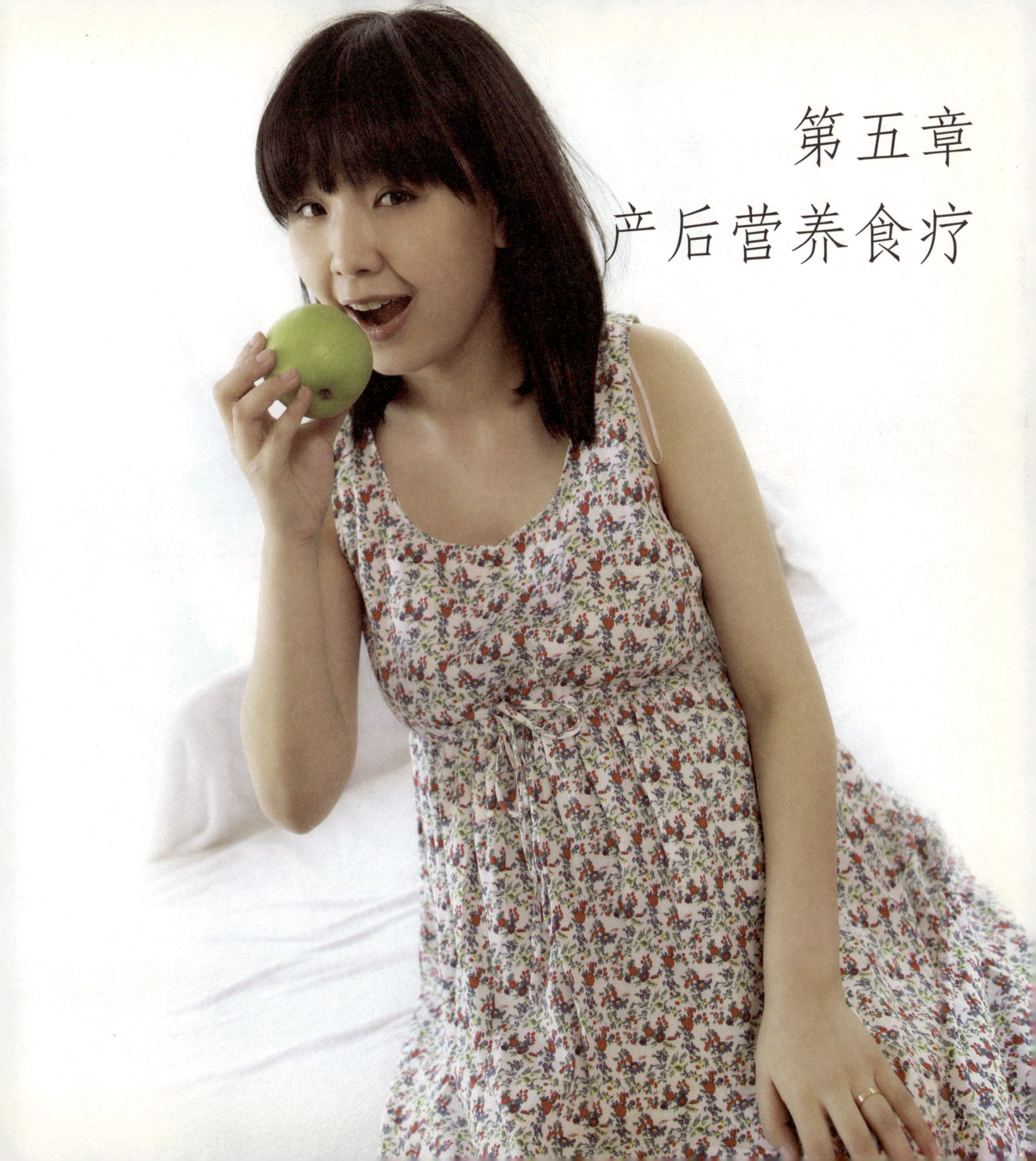

产后餐饮食方案

新妈妈在分娩时，消耗了很大的体力，失血量多常引起身体虚弱。一般经过适当的休息，合理的营养，都能够得到逐渐恢复。但如果想通过进补来缩短康复时间，则有许多学问。即使是平时身体素质很好的女性，在分娩后也消耗了大量精力和体力，所以应及时调理饮食，加强营养。

鸡蛋　分娩后数小时内，最好不要吃鸡蛋，以免因其难以消化而增加肠胃负担。

产后第一周这样吃

选择清淡且易消化的食物

在产褥期，新妈妈应吃些清淡且易消化的食物。在食物的烹饪上，宜采用蒸、炖、焖、煮等方式，而少用煎、炸的方法。

多吃钙、铁丰富的食物

处在哺乳期的新妈妈对钙的需求量很大，因此，要特别注意对钙的补充。奶和奶制品的含钙量最为丰富，且易于被人体吸收利用。虾皮、大豆、芝麻酱等也能提供丰富的钙质。

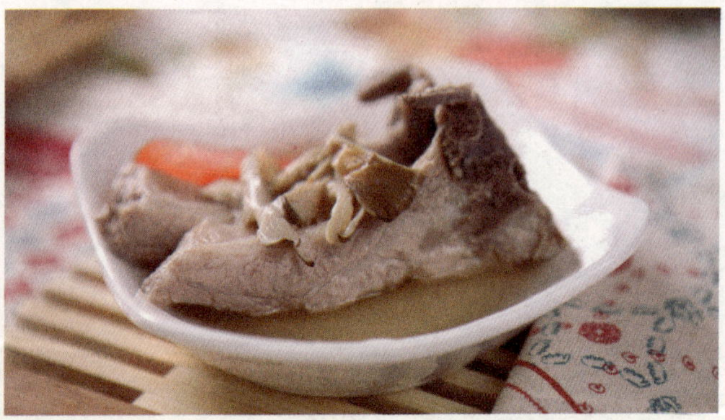

新妈妈还要多吃一些含铁丰富的食物，如动物肝脏、肉类、鱼类、菠菜、油菜等，以防止产后贫血。

新妈妈参考餐单

早餐：红糖小米粥1碗、鸡蛋1/2个。

午餐：米饭1小碗、香菇汤1碗、鲫鱼1份。

晚餐：薏米红枣粥1碗、鸡蛋1/2个。

产后第二周这样吃

每日摄入优质蛋白质

充足、高质量的蛋白质才能使母乳分泌充足。我国营养学会推荐，产妇每天蛋白质的供给量为95克。因此，新妈妈需要摄入更多的优质蛋白质，可适量多吃鸡肉、鱼肉、瘦肉、动物肝脏、鸡蛋、牛奶等。

食物干稀搭配

干食能保证营养的供给，稀食则可提供充足的水分。因此，新妈妈的饮食应注意干稀搭配。

产后第三周这样吃

有荤有素、粗细搭配

为了保证能摄入足够的营养素，新妈妈的饮食应多样化，荤菜、素菜要搭配着吃，并常吃些粗粮和杂粮。在小米、糙米、玉米粉里所含的B族维生素，要比精米、精面高出好几倍，对新妈妈的健康大有裨益。

摄入一定的脂肪

新妈妈对富含脂肪的食物不可避而远之，因为脂类是婴儿大脑发育的必要物质。但也不能摄取过量。

多吃新鲜蔬果和海藻类

这类食物不仅能为新妈妈提供必需的营养素，还可增进食欲，促进乳汁分泌，防止便秘。新妈妈每日应保证摄入500克以上的新鲜蔬果，并注意多食用绿叶蔬菜。

少食多餐

产后新妈妈的胃肠功能减弱，如果一次进食过多，会增加胃肠的负担。坚持少食多餐有助于胃肠功能的恢复，并能防止产后肥胖。

四季进补有所不同

春——蔬菜为主

春季很多蔬菜都陆续上市了，新妈妈可以适当吃些新鲜的蔬菜。静养很重要，产后1～3天要吃些清淡、易消化、营养丰富的食物。新妈妈由于分娩时身体能量消耗大，产后需要卧床休息，还要给宝宝哺乳，油炸、油腻及辛辣食物容易加剧便秘，也会影响下奶，而奶水也会刺激宝宝诱发湿疹、腹泻等疾病。新妈妈喝红糖水、母鸡汤、鱼汤、小米粥的习俗都是好的，如果再配以适量的新鲜蔬菜、水果，就更有益于新妈妈身体恢复和哺乳。

夏——慎食冷生

分娩后，新妈妈身体比较虚弱，尤其是脾胃。进食生冷食物会影响脾胃的恢复。夏季应该多喝一些温开水，以补充水分。千万不要

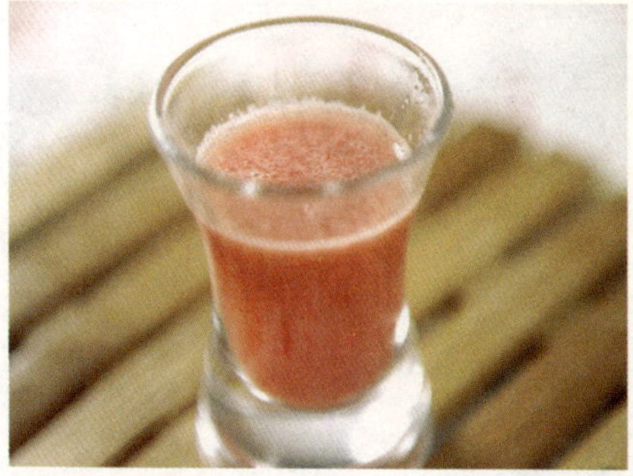

因为天气炎热或怕出汗而喝冰水或是大量饮用冷饮。也可以将水果榨汁，温热饮用。如果产后出现排便困难，可以将香蕉加热食用，以润肠通便。

秋——煲汤佳季

秋天除了进补一些鱼汤、鸡汤、猪蹄汤，还应当加入一些滋阴的食物，以对抗秋燥对新妈妈的影响，如百合、银耳、山药、葡萄、豆浆、芝麻、莲藕、菠菜等，这些食物具有润肺生津，养阴清燥的作用，应少食葱、姜、辣椒等辛辣食物。

冬——荤素相间

冬季忌食寒性食物。冬季是自然界万物闭藏的季节，人类的阳气也会潜藏于冬季，脾胃功能相对虚弱，如果再食寒、冷、凉的食物，易损伤脾胃阳气。

产褥期饮食禁忌

产后1～2天，由于劳累，新妈妈的消化能力减弱，应该吃些容易消化、富有营养又不油腻的食物，如牛奶、豆浆、藕粉、面片、大米或小米等谷类煮成的粥、挂面或馄饨等。不少老人认为，蔬菜、水果水气大，新妈妈不能吃。其实蔬菜、水果如果摄入不足，会引起孕妈妈便秘。

巧克力　巧克力中的可可碱会通过哺乳损害宝宝的神经系统和心脏，因此哺乳期新妈妈不宜吃巧克力。

不宜快速进补

在产后的前三天，新妈妈不要急着喝催奶的汤，否则胀奶期可能会疼痛，也容易患乳腺炎等疾病。

产后第一周，是新妈妈排出体内毒素、多余水分、废血、废气的阶段，这时如果盲目进补，会使恶露和毒素排不干净。同时，也会给消化系统造成负担。另外，也不要急着服用人参之类的滋补品。

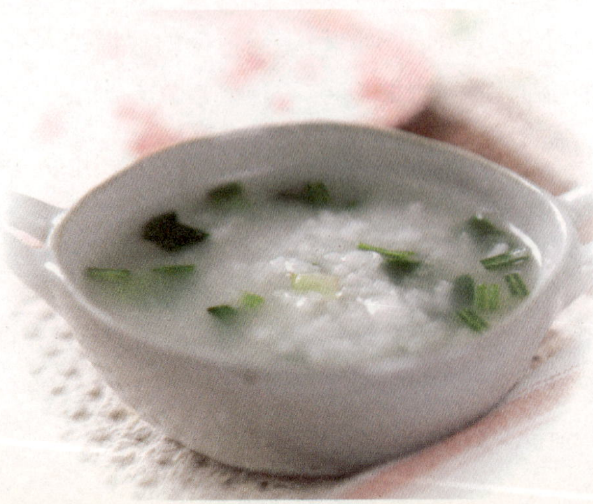

不宜滋补过量

有的新妈妈认为产后应该好好滋补，于是天天鸡鸭鱼肉不离口，对身体大补特补。殊不知，这样的做法不仅是一种浪费，还有损于健康。原因主要有以下几点：

第一，产后胃肠道功能的恢复需要一段时间，如果滋补过量，会加重肠道负担，引起消化不良。第二，处于产褥期的新妈妈活动较少，若滋补过量，容易导致肥胖，引发冠心病、糖尿病、高血压等各种疾病。第三，营养的过量摄入，必然会使新妈妈奶水中的脂肪含量大为增加，造成宝宝肥胖或导致宝宝出现慢性腹泻。

对于新妈妈来说，只需适当地增加营养，保证营养的全面均衡即可。

不宜喝浓茶

新妈妈不宜多喝茶，这是因为茶叶中含有鞣酸，它可影响肠道对铁的吸收，从而引起贫血，进而影响乳腺的血液循环，抑制乳汁分泌。茶水的浓度越大，鞣酸的含量就越高，对铁的吸收影响就越严重。

此外，茶水中含有咖啡因，不仅可使人精神兴奋、难以入睡，还可通过乳汁进入到宝宝的身体内，使宝宝容易出现肠痉挛和无故啼哭的现象。

TIPS

产后能吃动物肝脏吗，答案是可以吃。经常食用动物肝能补充维生素B_2，这对补充机体重要的辅酶有重要作用。肝中还具有一般肉类食品不含的维生素C和微量元素硒，能增强人体的免疫反应，抗氧化。

不宜吃过硬的食物

在产后，不少新妈妈都会有牙齿松动的情况出现，而过硬的食物不仅对牙齿不好，也不利于消化吸收。因此，新妈妈应选择松软可口的食物，以便利于营养的消化吸收。

不宜吃辛辣的食物

辛辣的食物，如辣椒、胡椒、茴香、韭菜、大蒜、酒等可助内热，引起口舌生疮、大便秘结或痔疮发作。而母体的内热能通过乳汁影响到宝宝的健康。

不宜吃生冷的食物

生冷的食物容易损伤脾胃，影响消化功能，还易引起产后腹痛及恶露不尽等症状。新妈妈尤其要注意在产后第一周不要食用寒性水果，如梨、西瓜等。

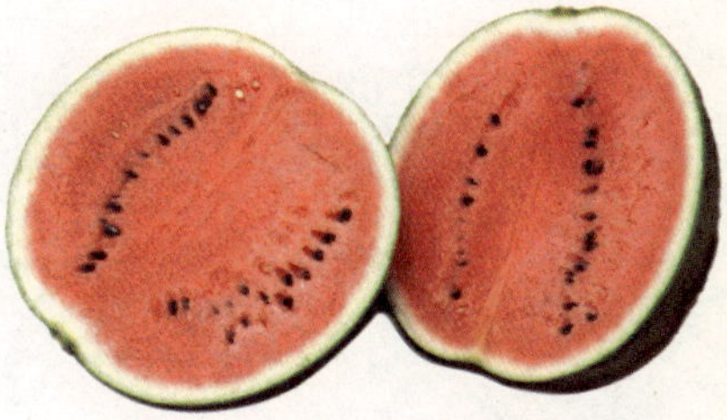

西瓜　西瓜性凉，产后不可以马上吃西瓜

不宜过多饮用红糖水

红糖所含的营养成分有利于新妈妈产后身体的恢复。红糖水具有活血化瘀、补血、促进子宫收缩及恶露排出等作用。但是，红糖水虽好，也不能过多饮用，否则会使恶露中的血量增加，导致慢性失血性贫血。红糖水的饮用时间不能超过10天。

不宜吃太多鸡蛋

鸡蛋虽然营养丰富，但也并非多多益善。在整个产褥期，新妈妈每天食用两个鸡蛋就足够了，若摄入过多，反而不利于身体健康，甚至容易引起胃病。因此，新妈妈不宜过多吃鸡蛋。

产褥期催乳食物推荐

母乳不足，新妈妈往往心急如火。母乳达不到小儿需求时，专业人士会通过科学的手法，刺激母乳的分泌。目前催乳的方法主要有中医按摩催乳和服用催乳汤。在产后24小时内按摩效果最佳，采用中医按摩手法使本来闭合、扭曲的奶管打开，达到奶管通畅，预防产后有奶不出、乳腺炎等情况的发生，使日后哺乳能顺利进行。

适合产褥期吃的食物

食物名称	功效
核桃	不仅能健脑益智、补血养气，还有润肤、乌发的作用
花生	养血止血，具滋补作用，可帮助新妈妈预防产后贫血
芝麻	滋养肝肾、补养气血、润肠通便，具有补钙的作用
小米	富含维生素B_1和维生素B_2，可促进肠蠕动，增进食欲。也是补血益脾之佳品，适用于产后体虚
玉米	富含多种人体所需的氨基酸，有助于新妈妈恢复体力，预防产后贫血
银耳	滋阴润肺、润肠通便，可帮助新妈妈预防产后便秘，并增强机体免疫力
红枣	富含铁、钙等，可帮助新妈妈补血、去寒
赤小豆	健脾利湿、散血解毒，有利于新妈妈消除水肿
牛奶	营养丰富，易于消化吸收。它是人体钙的最佳来源
鸡蛋	含丰富的蛋白质、脂肪、卵磷脂、核黄素和钙、磷、铁及多种维生素，对产后身体恢复很有好处。每日食用以不超过两个为宜
山药	具有益气补脾、帮助消化等作用，是产后滋补的佳品
莲藕	含有大量的淀粉、维生素和矿物质，可健脾益胃、润燥养阴、清热生乳
猪肝	是最理想的补血佳品之一，且具有明目的功效
鲫鱼	富含优质蛋白质，可促进子宫收缩，还有催乳作用
鲤鱼	可健脾开胃、消水肿、利小便、通脉催乳

食物名称	功效
猪蹄	性平，味甘咸，有补血和通乳的作用
丝瓜	如果出现乳腺炎症，发奶时有包块，乳汁分泌不畅时，中医会建议将丝瓜络放在高汤内炖煮，可以起到通调乳房气血，催乳和开胃化痰的功效。专家建议出现乳汁分泌不畅，乳房包块，可以在中医的指导下，适当服用丝瓜络，以便通络催乳
莴笋	莴笋性味苦寒，有通乳功效，产妇乳少时可用莴笋烧猪蹄食用。这种食法不仅减少油腻，清香可口，而且比单用猪蹄催乳效果更佳
豆腐	豆腐有益气和中，生津润燥，清热解毒之功效。也是一种催乳食物。以豆腐、红糖、酒酿加水煮服，可以生乳

中医按摩催乳

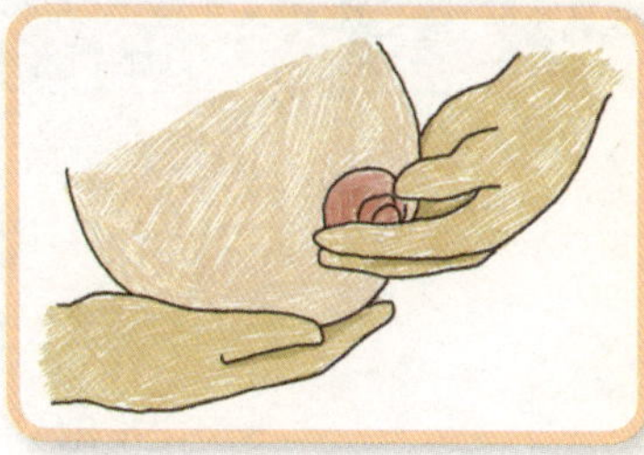

对乳房基底部进行按摩或热敷，可使宝宝更容易吸吮乳汁。乳房按摩不仅可以预防乳腺炎等疾病，且方便宝宝吸吮乳汁，所以请掌握好正确的按摩手法吧。

1.用干净的湿毛巾由乳头中心往乳晕方向成环形擦拭，两侧轮流热敷，每侧各15分钟。

2.环形按摩，双手置于乳房的上、下方，以环形方向按摩。

3.一手托住乳房，另一手示指和中指以螺旋形向乳头方向按摩。

4.指压式按摩双手张开置于乳房两侧，由乳房向乳头挤压。

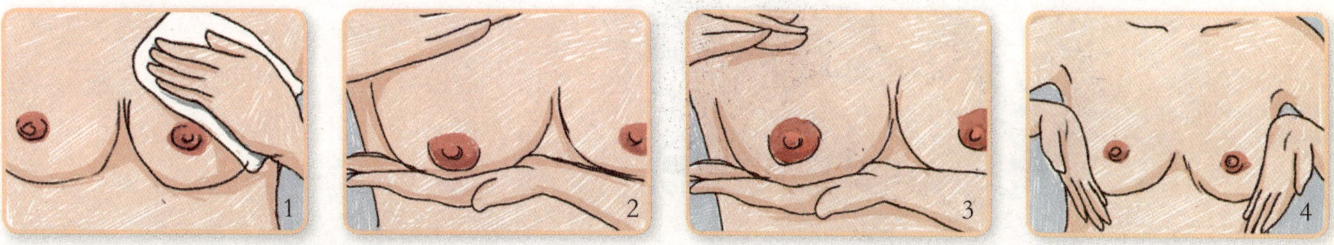

新生儿的喂养

对于刚出生的宝宝来说，最理想的营养来源莫过于母乳了。因为母乳的营养价值最高，且其所含的各种营养素的比例搭配适宜。母乳无菌，而且卫生、方便、经济，所以对宝宝来说，母乳是最好的食物。喂母乳还可以增进母子之间的感情，尽早建立亲子关系。

哺乳　不要让宝宝含着乳头睡觉，以免影响宝宝口腔和妈妈乳头的卫生。

哺喂母乳的重要性

母乳的营养价值高，所含的各种营养素的比例搭配适宜。母乳中还含有多种特殊的营养成分，如乳铁蛋白、牛磺酸、钙、磷等，母乳中所含的这些物质，对宝宝的生长发育以及增强抵抗力等都有益。此外，母乳近乎无菌，加之经济方便，所以对宝宝来说，母乳是最好的食物。

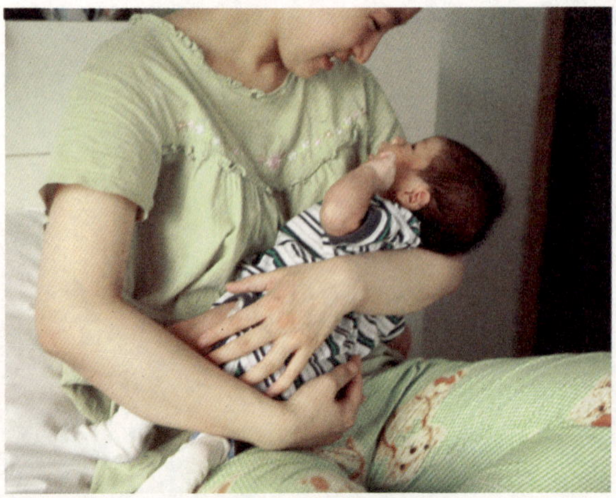

分娩后多长时间可以哺乳

宝宝出生后，应尽早进行哺乳，这样可以促进妈妈乳汁分泌。初乳含有丰富的抗体，应该及时让宝宝吃上妈妈的初乳。一般情况下，顺产分娩的妈妈和宝宝一切正常，0.5～2小时就可以哺喂母乳。

母乳喂养的姿势

哺乳时妈妈应采取正确的姿势，使自己体位舒适，肌肉松弛。

坐位

妈妈把宝宝横抱在怀中，宝宝头肩枕于妈妈一侧前臂上，妈妈一只手托起乳房。椅子高度要适中，使妈妈感到舒适，也可以在足下加脚凳以帮助肌体舒适、松弛。椅背不要后倾，否则宝宝含吸不易定位。坐位是最多见的喂奶姿势。

坐位环抱式

将宝宝抱放在妈妈身体一侧的喂奶姿势，如双胎儿、剖宫产后，均可采用这种姿势。

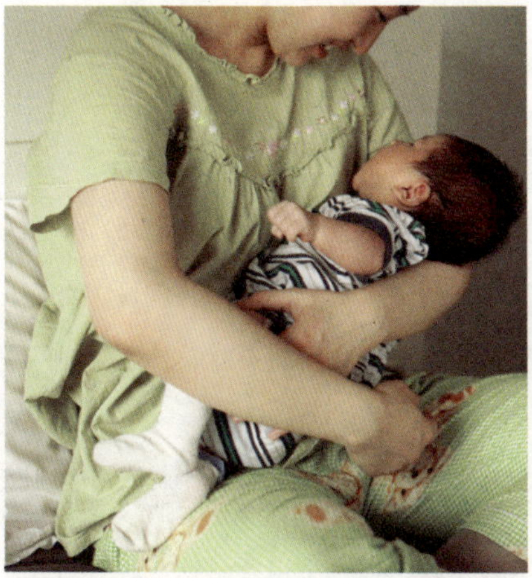

卧位

妈妈躺在床上，采取侧卧或仰卧姿势，与新生儿面对面，宝宝可躺一侧或俯卧吃奶。

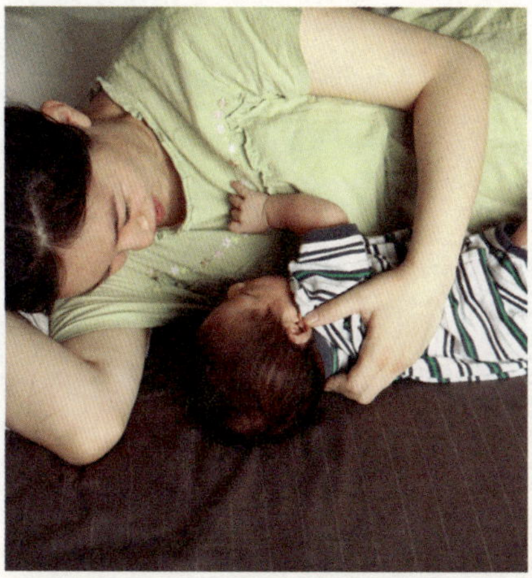

如何让宝宝含住乳头

宝宝第一次吮吸乳头的小嘴含接姿势要正确，如果第一次就错误吮吸，往后要纠正困难较大。开始喂奶时用乳头触碰宝宝的嘴唇，此时宝宝会把嘴张开。让乳头尽可能深地放入宝宝口内，使宝宝身体靠近自己，并且使其腹部面向并接触你的腹部。宝宝的嘴唇和牙龈要包住乳晕（乳头周围的深色区域）。一定不要让宝宝只用嘴唇含住或吮吸乳头，这样可以避免妈妈的不舒适。如果宝宝吃奶位置正确，嘴唇应该在外面，而不是内收到牙龈上。可以看到宝宝的下颌在来回动，并听到轻微的吞咽声。宝宝的鼻子会接触乳房，但是可以呼吸到足够的空气。如果觉得疼痛，说明姿势错了。将手指轻轻放在宝宝的嘴角让宝宝停止吮吸乳房。将宝宝从乳头上移开，再试一次。

定时喂奶还是按需喂奶

有些妈妈过早地给新生宝宝定时喂奶，这种喂奶方法对新生宝宝和妈妈都不利。专家认为，新生宝宝应按需喂奶，宝宝想吃就喂，妈妈奶胀就喂，这样就能满足母婴的生理需求。按需喂奶、勤喂奶，还能促进母乳分泌旺盛，有利于宝宝吃饱喝足，可促进宝宝生长发育。

夜间如何给新生儿哺乳

延长哺乳时间间隔

如果宝宝在夜间熟睡不醒，不必弄醒他，把喂奶的间隔时间延长。一般来说，这个阶段的宝宝一夜吃两次奶就可以了。

不要让宝宝含着乳头睡觉

如果宝宝含着乳头睡觉，会影响宝宝的睡眠，也不利于宝宝养成良好的进食习惯。而且还有可能在新妈妈睡熟后，不小心使乳房压住宝宝的鼻孔，造成宝宝窒息死亡的危险。

怎样进行混合喂养

在分娩后，经过尝试与努力仍然无法保证充足的母乳喂养，或因妈妈的特殊情况不允许母乳喂养时，可以选择一些适当的母乳替代品加以补充，如配方奶等。在混合喂养中应当注意以下两点：每次哺乳时，先喂母乳，再添加其他乳品以补充不足部分，这样可以在一定程度上促进母乳分泌，让宝宝吃到尽可能多的母乳。

在调配方奶时，按照奶粉包装上的说明为宝宝调制奶液，奶粉罐的小匙有的是4.4克的，有的是2.6克的，一定要按包装上的说明调配，不要随意增减量影响浓度。

TIPS

哺乳结束后，应该将新生儿竖抱，趴卧在妈妈肩部，轻拍其背的中部，使哺乳时进入胃内的空气排出，然后让新生儿略向左侧卧下。另外，妈妈还应再挤出几滴乳汁，来擦洗乳头，以保护皮肤。

如何选择配方奶

如果没有母乳，就要为宝宝选择配方奶，所以妈妈在选择上一定要慎重。建议妈妈不妨选择专业生产婴动儿奶粉的老品牌，1岁以内的宝宝，适合配方奶。

在选择奶粉时还要注意包装要完好无缺；包装袋要注明生产日期、生产批号、保存期限；保存期限最好是用钢印打出的。奶粉外观应是乳黄色粉末，颗粒均匀一致，没有结块，有清香味道，用温开水冲调后，能够完全溶解，静止后没有沉淀物，奶粉和水没有分离现象。如果出现相反的情况，说明奶粉的质量可能有问题。

如何选用奶瓶

奶瓶的材质分为玻璃和塑料两种。玻璃奶瓶耐热易清洗，比较实用；塑料奶瓶轻便，外出携带方便。选择塑料奶瓶应注意不合格的塑料奶瓶对宝宝有致癌作用。奶瓶的规格有所不同，容积也不同。比如用于盛装果汁和白开水的奶瓶就有50毫升的，也有240毫升的，具体可以根据宝宝的饮用量加以选择。

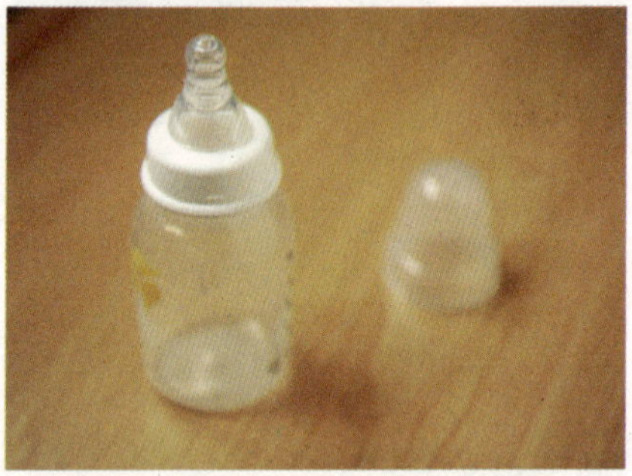

如何选择奶嘴

奶嘴孔的大小可随宝宝的月龄增长和吮吸能力的变化而定，新生儿用的奶嘴孔不宜过大，一般在15～20分钟吸完为合适。若太大，乳汁出得太多容易呛着宝宝，应买孔小一点的奶嘴，但也不能太小，以免宝宝吃起来太费劲。小孔奶嘴的标准是：将奶瓶倒过来，1秒钟滴一滴为准。此外，橡胶奶嘴也不能太硬，发现不好时应马上换掉。随月龄增加奶嘴孔可以加大一些，宝宝4～5个月时，奶嘴孔大小以每次在10～15分钟吸完、不呛奶为合适。

如何用奶瓶喂奶

1.注意查看奶嘴是否堵塞或者流出的速度过慢。如果将奶瓶倒置时呈现“啪嗒啪嗒”的滴奶声就是正确的。

2.给宝宝配方奶粉时最常用的姿势就是横着抱。和喂母乳时一样，也要边注视着宝宝，边叫着宝宝的名字喂奶。

3.母乳喂养时，宝宝要含住整个乳头才能吮吸到乳汁，在喂奶粉时也要让宝宝含住整个奶嘴。

4.为了避免造成宝宝打嗝，在喂奶时应该让奶瓶倾斜一定角度，以防空气大量进入。

哺乳时如何判断是否吃饱

饥饿的宝宝会变得急躁，活动增多，拱嘴或是扮怪脸，哭泣是饥饿晚期的表现。

其实大多数妈妈的母乳都能满足宝宝的需要。如果妈妈还是担心宝宝吃不饱，以下有几个标准让妈妈知道母乳已经足够宝宝食用：

哺乳时可连续听见吞几次到十几次咽声；新妈妈有下乳的感觉；尿布24小时湿6次或6次以上；宝宝便软，呈金黄色、糊状，每天2～4次；在两次哺乳之间，宝宝很安静；宝宝体重平均每天增长18～30克或每周增加125～210克。

奶瓶的清洗和消毒

洗奶瓶是件很麻烦的事情，可以提前准备好盛满水的大碗，将用后的奶瓶浸泡到碗里，过一会儿再洗。也可以将使用过的奶瓶里灌满干净的水，就不会使配方奶粘到瓶壁上，以后再清洗也会很容易。清洗过后一定要注意给奶瓶消毒。

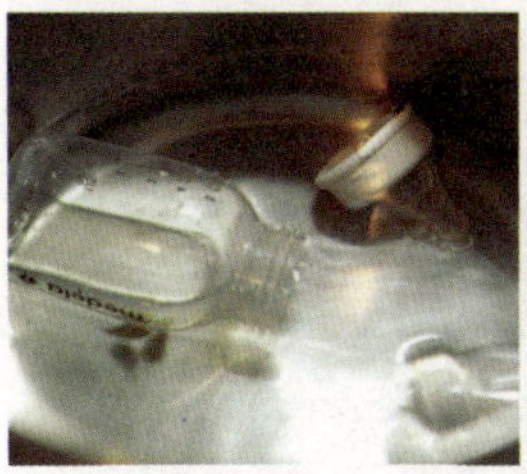
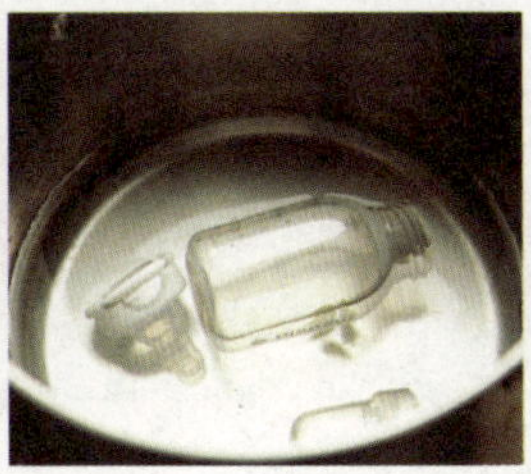
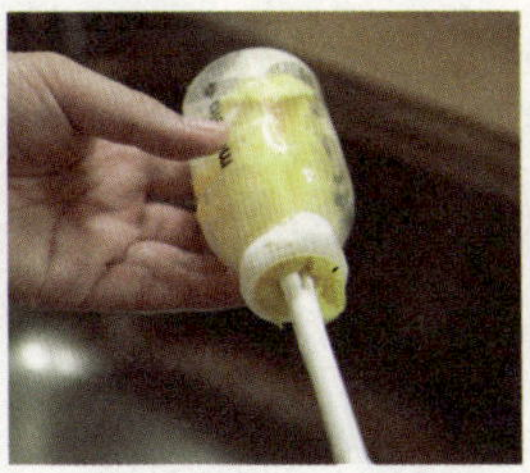
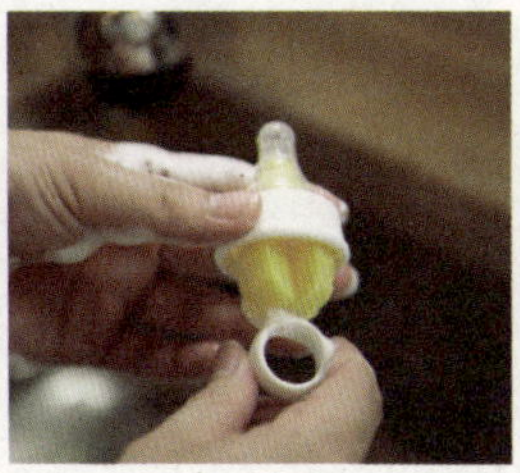
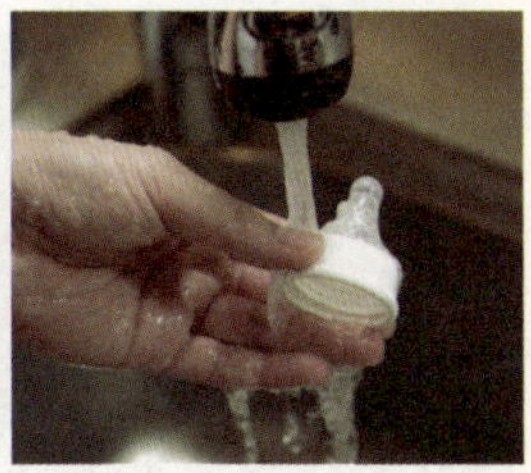

1.可以用专用的奶瓶洗涤剂，也可以使用天然食材制的洗涤剂，用刷子和海绵彻底地清洗干净。

2.奶嘴部分很容易残留奶粉，无论是外侧还是内侧都要用海绵和刷子彻底清洗。

3.为了防止洗涤剂的残留，奶嘴要冲洗干净，最好能将奶嘴翻转过来清洗内部。

4.锅里的水沸腾以后，可以用来消毒洗净的奶瓶和奶嘴。奶瓶容易浮起，将奶瓶内注满水即可沉没。

5.在煮沸3分钟可将奶嘴取出；奶瓶煮沸5分钟取出。煮沸结束后，放在干净的纱布上沥水，然后放在无菌盒子内即可。

吐奶的处理

吐奶的原因

吐奶即溢乳，是宝宝常见的现象，就好像宝宝吃多了，有时顺着嘴角往外流奶，或有时一打嗝就吐奶，这些一般都属生理性反应。这与宝宝的消化系统尚未发育成熟及其特点有关。正常成人的胃都是斜立着的，并且贲门肌肉与幽门肌肉一样发达。而新生儿的胃容积小，胃呈水平位，幽门肌肉发达，关闭紧，贲门肌肉不发达，关闭松，这样，当新生儿吃得过饱或吞咽的空气较多时就容易发生溢乳，但对宝宝的成长并无影响。

如何避免吐奶	
1	不要让宝宝吃太急。如果奶胀、喷射出来，会让孩子感到不舒服
2	在哺乳中以及吃饱后注意拍嗝
3	哺乳后最好让宝宝竖立20分钟左右，也别急着逗宝宝玩

处理方法

每次哺乳后，竖抱起宝宝轻拍后背，即可把咽下的空气排出来，且睡觉时应尽量采取头稍高右侧卧位，便会克服溢乳的发生。侧卧位可预防奶汁误吸入呼吸道和由此引起的窒息。为了防止宝宝头脸睡歪，应采取这次右侧卧位，下次左侧卧位。若发生呛奶，应立即采取头俯侧身位，并轻拍背，将吸入的奶汁拍出。一般情况下，吐出的奶远远少于吃进的奶，家长不必担心，只要宝宝生长发育不受影响，偶尔吐一次奶也无关紧要。若每次吃奶后必吐，那么就要做进一步检查，以排除疾病而致的吐奶。

TIPS

不适合母乳喂养的情况：

乙型肝炎患者：乳母为乙型肝炎患者，应暂缓母乳喂养。在宝宝出生2小时内，给宝宝进行疫苗注射，就可进行母乳喂养了。

乳房疾病患者：乳母患乳房疾病时，应暂缓母乳喂养。一定要在得到治疗后，再进行母乳喂养，在此期间可将乳汁挤出或用吸奶器吸出，经消毒后喂给宝宝。

心脏病、肾脏疾病患者：乳母患有严重的心脏病、肾脏疾病等，不宜进行母乳喂养。但若心功能、肾功能尚好，可以适当进行母乳喂养。

剖宫产妈妈的喂奶问题

产后输液通常是消炎或预防感染，使用的是静脉注射抗生素，一般不会影响乳汁分泌和成分。如果妈妈实在不放心，可以提前和医生说明情况，告诉他自己要进行母乳喂养，请他用一种对奶水没有影响的药物来替代那些会造成不良后果的输液药品。

剖宫产　禁食蛋类及牛奶，以避免胀气；避免食用辣椒等刺激性食物。

剖宫产妈妈的喂养

很多剖宫产的妈妈有这样的疑虑，剖宫产之后多久可以喂奶？母乳里会不会有麻药的残留？其实妈妈不要担心，只要产妇清醒且肢体能够活动的时候，就可以进行哺乳。

剖宫产妈妈比自然分娩的妈妈下奶要晚一些。由于伤口的疼痛、哺乳体位的困难，乳头皲裂，一些剖宫产妈妈很快就产生了畏惧心理，从而丧失或放弃了母乳喂养的信心。这些做法恰恰是造成乳汁更加不足的罪魁祸首，以致于这些妈妈的母乳喂养梦想更加艰难甚至破灭。在宝宝出生的2~3天里，他们其实不会太饿，正忙着排出胎便和肺里的羊水。妈妈需要做的就是每天保证能让宝宝在24小时之内吮吸乳头至少8～12次，充分的吮吸既能让宝宝吃到富含抗体的初乳，也能刺激更快下奶。

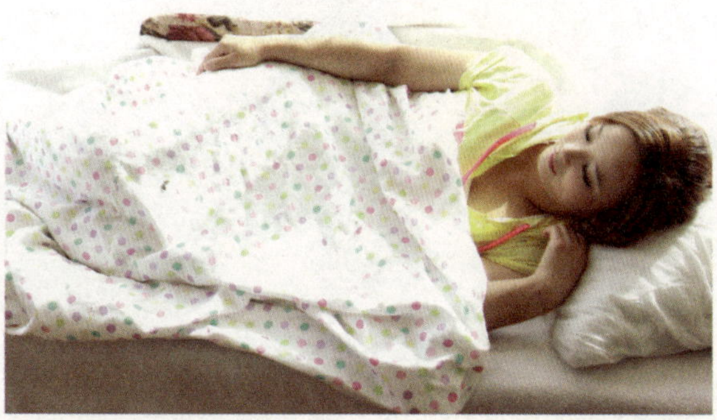

剖宫产妈妈的催乳方法

剖宫产妈妈分泌乳汁的时间要比顺产妈妈来得晚一些，分泌的量也会少一些，这属于正常现象，剖宫产妈妈不要因此担心。剖宫产妈妈在产后第三天，可以多吃一些鱼、蔬菜类的汤品，不要急着喝骨汤等油腻的食物，以免乳汁分泌不畅。剖宫产妈妈还可以多吃一些大枣、生姜，能缓解产后体虚，有散寒、补血、安神的功效。

新书推荐

Xinshu Tuijian

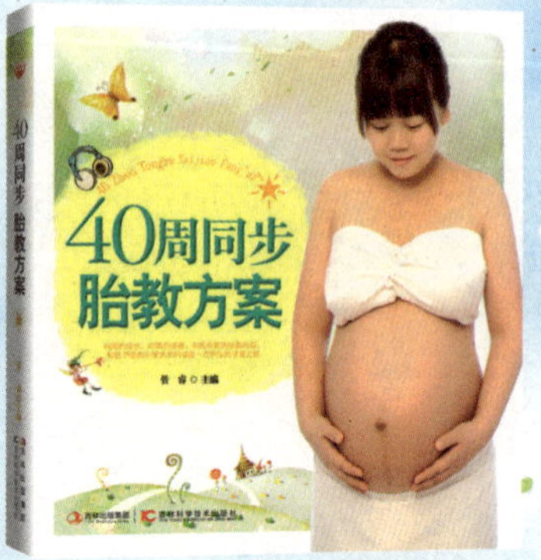

《40周同步胎教方案》

40周的成长、40周的惊喜、40周丰富的胎教内容，
和肚子里的小家伙共同体验一次快乐的孕育之旅

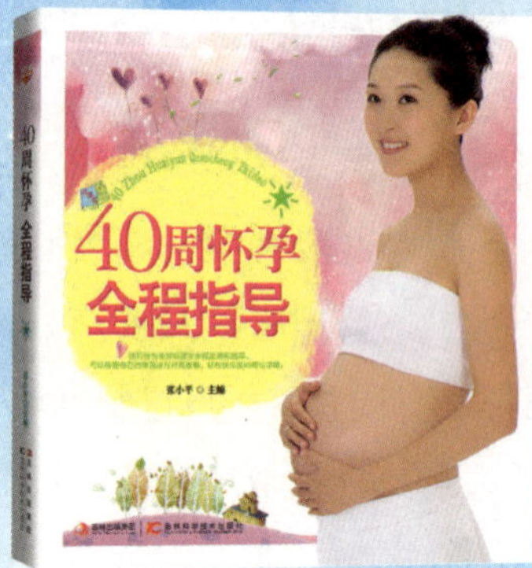

《40周怀孕全程指导》

按月份为准妈妈提供全程监测和指导，
可以根据自己的情况进行对照查看，轻松快乐度40周过孕期

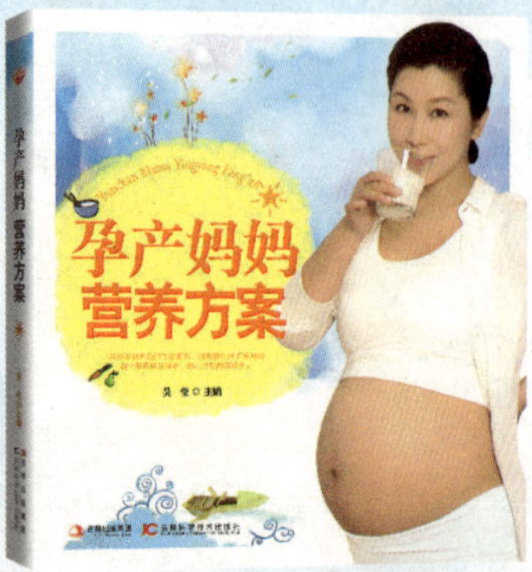

《孕产妈妈营养方案》

从待孕到产后的饮食营养，细致地介绍了孕妈妈
每一餐需要怎样吃，胎儿才能健康成长。

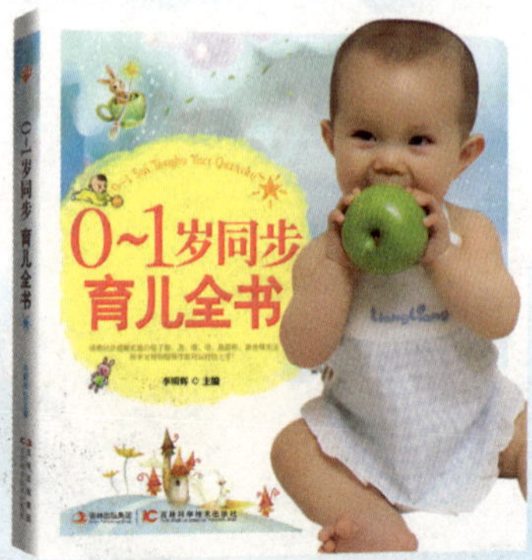

《0～1岁同步育儿全书》

详细分步图解式地介绍了抱、洗、喂、哄、换尿布、游戏等方法
新手父母照图操作就可以轻松上手！